U0353148

吃错会生病 吃对不吃药

宋敬东 编著

天津出版传媒集团

天津科学技术出版社

图书在版编目（CIP）数据

吃错会生病　吃对不吃药 / 宋敬东编著 . -- 天津：
天津科学技术出版社, 2019.4

ISBN 978-7-5576-6002-4

Ⅰ . ①吃… Ⅱ . ①宋… Ⅲ . ①食物养生 Ⅳ .
① R247.1

中国版本图书馆 CIP 数据核字（2019）第 030389 号

吃错会生病　吃对不吃药

CHICUO HUI SHENGBING CHIDUI BU CHIYAO

策划编辑：杨　譞
责任编辑：孟祥刚　刘丽燕
责任印制：兰　毅

出　　版：天津出版传媒集团
　　　　　天津科学技术出版社
地　　址：天津市西康路 35 号
邮　　编：300051
电　　话：（022）23332490
网　　址：www.tjkjcbs.com.cn
发　　行：新华书店经销
印　　刷：北京德富泰印务有限公司

开本 889×1194　1/32　印张 22　字数 620 000
2019 年 4 月第 1 版第 1 次印刷
定价：39.80 元

前言

　　吃是我们每天必不可少的生活主题，是人类生存的基本需要，更是人类社会可持续发展的前提。而吃的对象——食物，是维持人体正常新陈代谢必不可少的物质基础，滋养着人体的五脏六腑、四肢百骸，是人体气血津液的来源，为我们的日常生命活动提供充足的能量。然而，就像一枚硬币有两面，饮食治病亦能致病，你所吃的食物在很大程度上决定着你的身体状态。吃错了，病从口入，人会生病；吃对了，防病治病，强身健体。

　　吃对少生病，吃出健康来。五脏六腑、大脑、血液，全身的每一个细胞，都需要营养的供应，而你摄入了什么样的营养，便决定了拥有什么样的身体状态。吃错食物，就会引发疾病。例如吃太多的熏炙鱼或肉，容易患癌症；吃大量油腻食物，容易患动脉硬化、高脂血症、冠心病、脑血栓等疾病。而吃对食物，则能保持身体健康状态预防各种疾病。例如秋季饮用银耳百合莲子汤，能滋阴润肺预防感冒、支气管炎和哮喘病；多吃蒸煮食物，可预防胃炎、高脂血症；多吃应季食物，可减轻肾脏负担，预防高血压等。吃对千顿香，乱吃一顿伤，只要你管住嘴吃对食物就能降低大部分慢性病的发病概率。

　　会吃能治病，不打针不吃药，省下医药费。自古以来，食物与医药从来就没有严格的界限，中医中的很多药物本身就是食物，比如老百姓常用红枣治疗贫血、用秋梨治疗咳嗽、用洋葱治疗感

1

冒等。现代研究表明，食物对疾病具有治疗功效，而且揭示了食物有效治病的机理：食物中含有各类植物化学物质，它们通过某种复杂的作用来抵抗致病因子以达到治疗人体疾病的目的。让许多人大吃一惊的是，研究证明，一些食物成分的有效性完全等同于现代医药，很多药物便是从食物中提取得来的。更重要的是，相对于现代医药和医疗技术而言，食物治病的形式对人体的影响十分温和，不会带来诸如打针吃药等痛苦的体验，而且简便轻松。因为这些有益的食物是我们日常饮食中的重要组成部分，我们在大快朵颐的同时，便能收到良好的治病效果。

日常饮食大有学问。正确的搭配，小食材也能发挥大功效，错误的搭配，吃再好的食物也没有用，甚至吃出疾病风险。本书以中医养生保健理论为依据，从心、肝、脾、肺、肾的脏腑补益，阴阳气血的平衡，九种体质的调理，人体对四季、节气变化的适应等多角度入手，系统阐述了中医饮食养生思想以及行之有效的食养、食补、食忌、食疗方法。真正告诉你吃什么、吃多少、怎么吃才能不生病。全书脉络清晰，语言简洁，方法实用，贴近百姓日常生活，打造了针对国人体质和饮食特点的日常饮食养生方案，是普通百姓日常饮食养生不可或缺的指导用书。

饮食决定健康，厨房胜于药房。通过阅读本书，你会吃得更加健康、科学、合理，达到强身健体和治疗疾病的双重目的，真正做到"一册在手，远离疾病，健康常驻"。

目录

第一篇

饮食决定健康
——会吃才能身强体壮，益寿延年

吃错会生病　吃对不吃药

第六章 土生金，相应脾——脾主统血 /184

第三篇

一阴一阳谓之道，合乎阴阳才精到
—— 食物的阴阳属性决定身体的平衡

吃错会生病　吃对不吃药

第七章 阴虚体质养生：镇静安神，少食辛辣 /350

第八章 血瘀体质养生：活血化瘀，忌食寒凉 /356

第九章 特禀体质：益气固表，养血消风 /365

第五篇

顺天应时食为养，违背自然食为伤
——适时变化是养命的根本

吃错会生病 吃对不吃药

第二章　助阳增寿，男人要养好后天之本 /539

吃错会生病　吃对不吃药

第七篇

糖尿病怎么吃
——适用于糖尿病患者的保健法

第八篇

高处不胜寒
——高血压、高脂血症患者的饮食与中医调药

吃错会生病　吃对不吃药

第一篇

饮食决定健康

——会吃才能身强体壮，益寿延年

第一章
民以食为天——要想活得好，先要吃得对

真正的饮食专家就是吃得对，不生病

人打一出生就会吸奶，是本能教会我们。可是现在问问自己：你还会吃吗？现在人们生活富裕了，吃喝不愁，不像早些时候为了能填饱肚子卖尽苦力，那时候人们会营养不良。现在的人们是为了能吃出花样挖空心思，结果得了"富贵病"。所以，吃现在已是一门学问。

人从生下来，五脏就在不停地消耗，因此需要不停地补充营养，这就是"益"，益就是补充人体的阴阳气血，使其维持生命的平衡。养生，在吃的方面，应该坚信一个特别重要的原则：食补细无声，养命无尽功。

著名的舞蹈艺术家刀美兰是傣族人，她 1944 年出生，虽然已年逾花甲，却有着 40 岁的容颜，头发乌黑，皮肤红润，刀美兰曾说，她保养的方法其实特别简单，但是要坚持。

什么方法呢？相当环保的，就是用喝的普洱茶兑一些纯天然野生的蜂蜜，搅和均匀以后放在密封性能良好的小瓶子里随身携带，聊天的时候，或者工作闲暇的时候，拿出来倒几滴在手心揉开，搓热了拍打在脸颊、肘部这些地方，其实只要自己喜欢，拍打在哪里都可以。别看用一点茶水掺着蜂蜜拍打皮肤，它像是很细微的事情，可是坚持下来，就会有很了不起的效果了。

听起来，这是一个外用的方法，其实，在生活里，我们可以

坚持饮用一些普洱茶、蜂蜜，这样也是大有好处的。养生就是这样的，从点点滴滴，你能够做得到的地方入手，长期坚持，就一定会有很大的功效。你不能把养生当投资一样，考虑我投入了多少，我就得有多少回报。你越是急切，往往越是不见成效。

每个人的健康与寿命60%取决于自己，无论从什么角度上来说，其实人完全可以是自身健康的规划者。养生是什么？养生不仅是一种文化，更是一种生活方式。养生是自己的一种生命理念，一种生命态度。它不是商业运作，不是精明计算。养生，养的不仅仅是身体，养生的至高境界还是养心，是很内在的东西。

现在人生活压力都挺大，谁都不想生病，生病了花钱是小事，耽误了时间也损伤了身体，那是相当令人痛苦的。其实很多疾病我们的祖先就已经帮助我们寻找到了解决的良方，而那些可怕的现代病，也一样能够预防，一样可以从我们的生活里赶走它们。方法在哪里？从吃开始！真的。吃已经不再是个低级的问题了，吃得好，这是基础；吃得对，这就是大智慧。因为，从吃这个方面，我们来讲养生，是非常根本的，是抓住最本质的。甚至可以说，只要我们吃得对，我们就可以不生病！

均衡饮食，让健康的"木桶"无短板

在管理学上，有一个著名的"木桶定律"，其大致内容是说，一个木桶能放多少水，不是取决于木桶壁上最长的那一根，而是取决于木桶壁上最短的那一根木板。根据"木桶定律"的核心内容，还有两个推论：其一，只有桶壁上的所有木板都足够高，那木桶才能盛满水。其二，只要这个木桶里有一块不够高度，木桶里的水就不可能是满的。人的营养健康就好比这个木桶，各种食物就是木桶的木板，缺了哪一块都要降低健康水平。

人们经常说："我能吃什么？不能吃什么？吃什么好？吃什么不好？"其实，我们什么都能吃，什么也别吃太多，也不能什么都不吃。

人天生就是杂食动物，看看你的牙就可以看出来，你这一口牙，有管磨的，有管切的，还有管撕扯的。磨牙用来磨碎谷物，切牙用来切断蔬菜，犬齿用来撕扯肉类，所以《黄帝内经》中说人要以"五谷为养，五果为助，五畜为益，五菜为充"，这里的"五"实际上是泛指各种蔬菜谷物，意思是让我们在饮食的品种上要多样化，不能偏食，这也是中国传统饮食膳食平衡的一个基本原则。所以饮食有偏废本身就是违反自然规律的。

但你吃什么也别过度，食物有食物的属性，有的食物寒凉，有的食物温热，均衡摄取各种食物就可以互相克制食物的偏性，而增益食物的补益。我们都喜欢吃螃蟹，但为什么吃的时候一定要加一点生姜汁呢？因为螃蟹是寒性的，而生姜汁是热性的，两者同食，不仅美味还能防止螃蟹的寒性伤人脾胃。如果因为口味喜好而过度，就会导致失衡。

从现代营养学的角度讲，各种食物提供给人体的营养素也不同。谷物主要提供人体所需的能量，家畜肉类主要提供动物蛋白和脂肪，果类、菜类主要提供人体必需的维生素、微量元素和膳食纤维。这些食物，缺了哪种都不利于身体健康。

而现代人在吃上容易走极端，认为好的、贵的就是有营养的，天天大鱼大肉，顿顿山珍海味，血脂高了不改，血糖高了还不改，真可谓是"吃"心不改。有一部分女孩子，则是为了追求苗条而顿顿不吃，弄得面如菜色。

所以，在饮食养生上，首先要避免极端，均衡的膳食是健康的基础。除了饮食的种类要多样化，在同一类食物中选择的品种也要多样化。

求医不如求己，健康长寿吃出来

老百姓常说"有啥千万别有病"，出于对生病的恐惧，很多人都药不离身，稍有不适便吃药，以预防并控制疾病的发展。但是，俗话说得好，"是药三分毒"，即便是副作用很小的药，日积月累，

吃错会生病 吃对不吃药

对人体的危害也是很大的。据世界卫生组织的统计，有近 1/3 的死亡病人，死因不是疾病本身，而是用药不合理造成的，特别是老年人，因为上了年纪，心、肺、肝、肾、脑等重要器官的功能显著减退，个体差异增大，一旦出现药物不良反应，常常会促使病情急转直下，造成无法挽回的后果。

其实，通过膳食就能吃出健康长寿，这当然也要有讲究。

下面就为大家介绍一下吃出健康长寿的七项原则：

第一，多喝水、喝汤，不喝或少喝含糖饮料、碳酸饮料和酒。

第二，不要节食，但也不要暴食。最好吃八成饱，要吃早餐，这是非常重要的。

第三，能生吃，不熟吃（西红柿例外）；能蒸煮，不煎炒；能煎炒，不炸烤；少放盐和味精。

第四，多吃鱼类、海鲜、肉类、蛋类、坚果、种子、天然植物油、绿叶蔬菜和低糖水果等热量比较低的食品。

第五，少吃会让自己过敏的、含有害物质的食品，如油炸食品、氢化油食品或腌制食品等。

第六，严格控制糖和淀粉的摄入，不吃或少吃细粮，少吃血糖生成指数高的食物。要多吃粗粮（未进行精加工的食物）；吃饭时最好先吃含膳食纤维多、血糖生成指数低的食物，如绿叶蔬菜、坚果和肉类。

第七，增补多种营养素。增补抗氧化剂，包括维生素 A、维生素 C、维生素 E 以及原花青素含量高的食物，如可可和绿茶。增补矿物质，包括钙、镁、铁、锌、硒、铬等。

除此之外，还要牢记健康长寿八不贪：

1. 不可贪肉：膳食中如果肉类脂肪过多，会引起营养平衡失调和新陈代谢紊乱，易患高胆固醇血症和高脂血症，不利于心脑血管疾病的防治。

2. 不可贪精：如果长期食用精米、精面，体内摄入的纤维素少了，就会减弱肠蠕动，易患便秘等病症。

3. 不可贪杯：长期贪杯饮酒，会使心肌变性，失去正常的弹力，加重心脏的负担。如果老人多饮酒，还易导致肝硬化。

4. 不可贪咸：摄入的钠盐量太多，会增加肾脏负担，容易引起高血压、中风、心脏病及肾脏衰弱。

5. 不可贪甜：过多吃甜食，会造成机体功能紊乱，引起肥胖症、糖尿病等，不利于身心保健。

6. 不可贪硬：胃肠消化吸收功能不好的人，如果贪吃坚硬或煮得不烂的食物，久而久之容易导致消化不良或胃病。

7. 不可贪快：老年朋友要牢记，因牙齿脱落不全，饮食若贪快，食物没有得到充分的咀嚼，就会增加胃的消化负担。同时，还易发生鱼刺或骨头卡喉的意外事故。

8. 不可贪饱：饮食宜七八分饱，如果长期贪多求饱，这样既增加胃肠的消化吸收负担，也会诱发或加重心脑血管疾病，发生猝死等意外。

人的自然寿限是120～150岁，我们现在的绝大多数人都活不到这个年纪，其实只要严格遵照上述的原则，你就能自然活到天年，像植物一样，自然地凋亡，走完生命的完美旅程。

堪舆养生告诉我们，食物也分阴阳

在中国古代医学家的观念中：自然界的任何事物都是分阴阳的，食物当然也是如此。东方人从食物的外形与味道，食物进入人体产生的寒热温凉作用，向上向外或向下向内作用的方向，以及食物生长的地点、气候、季节的不同，来判断食物的阴阳属性。

区分阴阳4个小原则

1. 辨味道。具有苦、辛味的生姜、紫苏、韭菜、大蒜、葱类、猪肝等属阳，咸味的鱼类、蛤类、海藻类则偏属阴性。

2. 看形状。根与茎叶相比属阳，茎叶属阴。因此，牛蒡、洋葱、人参、藕、红薯、芋头、土豆等根菜属阳。在根菜当中，牛蒡的阴性较强，藕和芋类的阴性也比较强。

另外，萝卜虽是根菜，但由于含水分较多，其性属阴。与此相反，白菜、菠菜等叶菜和含水分较多的黄瓜、茄子、西红柿等果菜与根菜相比，皆属阴。不过，卷心菜由于靠近根部，水分较少，在叶菜当中，却偏于阳性。

3.看生长环境。生产于温暖的地区及塑料大棚中的食物属阴，这些场所以外的地方生产的食物属阳。因此，像土豆、大豆等生长在寒冷地方的食品属于阳性，而香蕉、西瓜、甘蔗等生长在温暖地方的食物属于阴性。海洋中的海产品属于阳性，而陆地上产的肉类食品及普通的植物食品，属于阴性。

4.看季节。食物的盛产期在冬季还是在夏季决定了其阴阳属性。比如盛产于夏季的西瓜、西红柿、茄子等食物与盛产于冬季的胡萝卜和藕相比较，当然应属阴性。

但是，世界上没有纯阴之体，也没有纯阳之体。任何物质总有阴阳两个方面，但阴阳不可能绝对相等，总有差异，而且阴阳之间是可以相互转化的，所以在区分食物的阴阳属性时，要全方位、多方面地考虑食物生长的地带与气候、生长方式与速度、外形大小、颜色、气味、口感、主要化学成分，以及烹饪所需时间的长短等诸多因素，最后才能给食物进行阴阳定性。

看体质，挑选阴阳食物

那么，了解了食物的阴阳属性对我们的日常膳食来说有什么意义呢？这就需要我们进一步了解自己的体质，因为人的体质也是分阴阳的，我们摄取的食物应该与体质相契合，达到阴阳调和的目的，这样才能在获得食物中充足阴阳的同时，保持平和，改善体质，获得健康。看体质挑选食物也要遵循几个原则：

1.阴阳互补原则。一般来说，体质属于阳性的人，应该多吃阴性食物；而体质为阴性的人，则必须多摄取阳性食物，这样才能使身体达到阴阳和谐的状态。

2. 变化原则。饮食应该随着季节、性别、年龄、工作特性、机体的个别差异而不断变化。比如，如果你居住在热带气候区，那么在炎热的夏季，要尽可能进食阴性食物；而与此相反，北方居民则需要多摄入一些阳性食物。随着年龄的增长，当在机体内冷的能量开始积聚的时候，就应该转向阳性饮食。

3. 当地原则。尽量选择你所处的气候带生长的食品，因为在不同地带生活的人所适合的消化酶是不一样的。一般来说，我们人体内的消化酶，比较适合消化生长于当地气候和土壤的食物。而其他的一些酶可能没有或者其数量比较少，这就是为什么很多人到了别的地方会水土不服的原因。

看你的体质属阴还是属阳

如果你对自己的体质还不是很了解，这里有个小测试可以帮助你判断自己的体质是属阴还是属阳，然后选择适合自己的食物。

阴性体质的特征：

1. 四肢容易冰冷，对气候转凉特别敏感。

2. 脸色比一般人苍白，喜欢喝热饮，很少口渴。

3. 即使炎炎夏日，进入空调房间也会觉得不适，需要喝杯热茶或加件外套才会舒服。

4. 血液循环不好，怕寒冷、潮湿，容易引起关节、肌肉等组织的疾病。

5. 免疫功能低下，易感冒而且反复不愈。

6. 消化功能减退，易腹泻、水肿、夜间多尿。

7. 白带比较多、月经经常推迟而且多有血块，不容易怀孕。

8. 性格比较沉稳，思维比较严密，有耐心。

如果上面的描述基本符合你的情况的话，那么你的体质就是属于阴性了。

阴性体质的膳食注意事项：

1. 最好选择盛产于冬季的，以及生长于寒冷地区的阳性食物，避免食用产于温暖地方的水果。

2. 食物的烹调尽量采用煮、蒸、烤、炒的方式。

阳性体质的特征：

1. 体内营养物质不足，导致对全身的滋养功能减退而表现出"干燥"的特征：口渴，头发干枯，皮肤起皱，尿少，便秘。

2. 多有虚热，四肢温热、怕热，舌苔多呈黄色，脸色红赤。

3. 爱长痘痘。

4. 喜欢喝冷饮，进入冷气房间就倍感舒适。

5. 易流汗，较少出现水肿问题，但很容易因饮食过量而出现便秘的情形，大量的宿便积存就变成小肚腩。

6. 容易心动过速、失眠、焦虑。

7. 月经常提前来、小便量少且颜色深黄。

8. 生性好动、贪玩，坐不住。

9. 喜凉怕热，吃冷饮不论冬夏且消耗量惊人，却不太吃辛辣的东西。

阳性体质的膳食注意事项：

应尽量避免食用肉类，动物类食品应以淡水鱼、贝类及海鱼的生鱼片为主，植物类食品应以黄瓜、茄子、西红柿等生菜为主。

膳食中暗藏科学的黄金分割法

所谓"黄金分割"最初是古希腊人毕达哥拉斯的重大发现，又称黄金比，是一种数学上的比例关系。黄金分割具有严格的比例性、艺术性、和谐性，蕴藏着丰富的美学价值。如今，黄金分割法被应用到了很多领域，如摄影、股票，还应用到了人们的膳食养生之中。

平衡膳食建议用0.618的黄金分割比例，也就是主食6，副食4；粗粮6，细粮4；植物性食物6，动物性食物4。这就告诉我们主食一定要吃，而且一定要比副食吃得多，要多吃粗粮，多吃蔬菜和水果，不要总是大鱼大肉。

主食6，副食4

在现代人的饮食观念里，很多人主食吃得很少，甚至几乎不吃主食，而是副食吃得多，膳食的重点都放在菜上，认为这样不但能控制体重，而且营养更加丰富。但从科学营养的角度来看，如果长期这样下去，对身体健康极为不利。

因为米饭以及面食的主要成分是碳水化合物，而碳水化合物是我们身体所需的主要"基础原料"。在合理的饮食中，人一天所需要的总热能的50%至60%来自于碳水化合物。如果我们每顿都少吃饭、多吃菜，那么就不能摄取足够的碳水化合物来满足人体的需求，长期下去，人就会营养不良，疾病也会不请自来。

粗粮6，细粮4

我们平时习惯把大米、白面称为"细粮"，玉米面、小米、高粱米等称为"杂粮"或"粗粮"。近年来，吃粗粮成了一种时尚。很多人喜欢吃粗粮，认为它营养高、口感好，而且对牙齿、面部肌肉等都比较有益。可是，粗粮虽好，也不宜多吃。因为其中含有过多的膳食纤维，会阻碍人体对其他营养物质的吸收。

"食粗吃杂"要视不同人群而定。以25～35岁的人群为例，过量食用粗粮的话，会影响人体机能对蛋白质、无机盐以及某些微量元素的吸收，甚至还会影响到人体的生殖能力。尤其对处于这一年龄段的男性来说，饮食中应含有丰富的锌、硒、B族维生素和维生素C，而长期进食过多的高纤维食物，会使人体的蛋白质补充受阻，脂肪摄入量大减，微量元素缺乏，以致造成心脏、骨骼等脏器功能以及造血机能的发展缓慢，降低人体的免疫能力。

目前，联合国粮农组织已经颁布了纤维食品指导大纲，给出了健康人常规饮食中应该每餐食用含有30～50克纤维食物的建议标准。研究发现，日常饮食以6分粗粮、4分细粮最为适宜。

植物性食物 6，动物性食物 4

植物性食物主要是指包括水果、蔬菜、粮食、豆类为主的食物，动物性食物是指主要包括鸡、鸭、鱼、肉、蛋、奶为主的食物。以植物性食物为主的膳食最有利健康，也最能有效预防和控制慢性疾病。这并不是说不能吃动物性食品，是要多吃粮食、蔬菜和水果，少吃鸡鸭鱼肉蛋奶，提倡以植物性食物为主、动物性食物为辅的膳食结构，搭配合理。

科学家对世界长寿之乡的饮食结构研究也显示了高度的一致性：以谷菜为中心。豆类、薯类、玉米、水果吃得多，动物食品吃得很少。其中，格鲁吉亚的谷菜食的比率为 65% 左右，新疆和田与广西巴马的谷菜食率高达 80%。外高加索的长寿乡除谷菜食外，还摄取一些水果、坚果、乳制品、蛋等。除去其他条件（如遗传、环境、劳动等），谷菜食的偏重程度决定长寿的程度。

但是，如果长期单纯吃植物性食物，会使人体内掌管食物消化的酶系统功能逐渐遭到破坏，最后导致百病丛生，且人体所需脂肪、蛋白质、维生素、微量元素等无法全面供给。所以，只有植物性食物和动物性食物合理搭配，才能全面满足人体对各种营养物质的需要。植物性食物 6，动物性食物 4 的比例就非常科学合理。

具体到每天的饮食标准，医学营养专家建议每人每天吃一个鸡蛋，一瓶 250 毫升牛奶，500 克蔬菜，增加大豆摄入以及提高蛋白质含量。豆制品蛋白质含量高于牛奶，且易于消化吸收，除了含有脂肪、碳水化合物外，并含有一定量的 B 族维生素和矿物质。每星期餐桌上应有一顿鱼食，这样可以保证营养摄入的均衡。

自然什么时候给我们，我们就什么时候吃

按照中医的理论，一年四季的气候变化是春生、夏长、秋收、冬藏，人的身体也是如此。中医讲天人合一，特别注重顺应自然。因此，顺时而"食"也是膳食养生的关键。孔子一生奔波劳

碌，屡受困顿，但他在那个年代依然活了73岁，这就得益于他"不时，不食"的饮食原则。如今，我们有各种先进的栽培技术，一年四季都可以买到自己想吃的东西。现在再讲顺时而"食"似乎有点过时了，但这里还是要提醒你：尽量吃应季的东西。

因为，无论什么食物，只有到了它的时令才生长得最为饱满最有营养，虽然通过一些栽培技术在别的季节也能吃到，但是只有其形而没有神。就像我们很常见的甜瓜，一般是7月份才成熟，那时候的甜瓜经过了充分的阳光照射，味道很香甜，放在屋子里比空气清新剂还清香，但现在大棚里种的甜瓜，5月份就上市了，看上去也是甜瓜的样子，但是根本不好吃，有的甚至都是苦的，完全失去了应有的风味，营养功效自然也比不上自然成熟的。有些催熟的食物，不光味道不好，人吃了还会生病，就是因为它的生长过程中使用了很多化学药剂。所以，我们吃东西一定要吃应季的，不仅经济实惠而且对身体有好处，我们吃东西不能只为了尝鲜或者寻求一种心理上的满足，吃得放心吃得健康才是最重要的。

在关于什么季节该吃什么食物方面，很多民间习俗就是很好的答案：韭菜有"春菜第一美食"之称，"城中桃李愁风雨，春到溪头荠菜花"，荠菜也是很好的春菜，"门前一株椿，春菜常不断"……这些都是符合自然规律的；夏天有"君子菜"苦瓜，"夏天一碗绿豆汤，解毒祛暑赛仙方"，"夏季吃西瓜，药物不用抓"……夏天多吃这些食物可以解暑除烦，对身体是有好处的；秋天各种水果都上市了，"一天一苹果，医生远离我""新采嫩藕胜太医"，还有梨、柑橘等都是不错的选择；冬天最常吃的就是大白菜，此外冬季是进补的好时节，可以多吃些羊肉、狗肉等温补的食物，可以补中益气，来年有个好身体。

吃对"四气""五味"能治百病

药物有"四气"和"五味"之分，食物同样也有"四气"和"五味"。饮食中要学着合理搭配食物的"四气""五味"，才能吃出强壮身体。

一、四气

所谓"四气"，即指饮食具有寒、热、温、凉四种性质。另有不寒不热、不温不凉的饮食，属于平性。

凡适用于热性体质和病症的食物，就属于凉性或寒性食物。如适用于发热、口渴、烦躁等症象的西瓜；适用于咳嗽、胸痛、痰多等症象的梨等就属于寒凉性质的食物。

温性或热性与凉性或寒性相反，凡适用于寒性体质和病症的食物，就属于温性或热性食物。如适用于风寒感冒、发热、恶寒、流涕、头痛等症象的生姜、葱白、香菜；适用于腹痛、呕吐、喜热饮等症象的干姜、红茶；适用于肢冷、畏寒、风湿性关节痛等症象的辣椒、酒等都属于温热性质的食物。

平性食物的性质介于寒凉和温热性质食物之间，适合于一般体质，寒凉、热性病症的人都可选用。平性食物多为一般营养保健品。如米、面、黄豆、山芋、萝卜、苹果、牛奶等。

从历代中医食疗书籍所记载的300多种常用食物分析，平性食物居多；温、热性次之；寒、凉性居后。一般来说，各种性质的食物除具有营养保健功效之外，寒凉性食物属于阴性，有清热、祛火、凉血、解毒等功效；温热性食物属于阳性，有散寒、温经、通络、助阳等功效。

夏天我们主张多吃一点平、寒、凉的食物，如常见的豆类、木耳等。凉性食物中豆腐比较常见，还有冬瓜、丝瓜。寒性食物就是苦瓜、西红柿、西瓜等。

平性食物有：大米、黄豆、黑芝麻、花生、土豆、白菜、圆白菜、胡萝卜、洋葱、木耳、柠檬、猪肉、猪蹄、鸡蛋，鱼肉中的鲤鱼、鲫鱼、黄鱼、鲳鱼。另外，我们饮用的牛奶也属于平性食物。

凉性食物有：荞麦、玉米、白萝卜、冬瓜、蘑菇、芹菜、莴笋、油菜、橙子、苹果，等等。

二、五味

所谓"五味"，即指饮食所含的酸、苦、甘、辛、咸五种味道。另外，有淡与涩两种味道，古人认为"淡味从甘，涩味从酸"，故未单独列出来，统以"五味"称之。饮食的味道不同，其作用自有区别。

1. 酸味的食物。具有收敛、固涩、安蛔等作用。例如，碧桃干（桃或山桃未成熟的果实）能收敛止汗，可以治疗自汗、盗汗；石榴皮能涩肠止泻，可以治疗慢性泄泻；酸醋、乌梅有安蛔之功，可治疗胆道蛔虫症等。

2. 苦味的食物。具有清热、祛火等作用。例如，莲子心能清心祛火、安神，可治心火旺引起的失眠、烦躁之症；茶叶味苦，能清心提神、消食止泻、解渴、利尿、轻身明目，为饮品中之佳品。

3. 甘味的食物。具有调养滋补、缓解痉挛等作用。例如，大枣能补血、养心神，配合甘草、小麦为甘麦大枣汤，可治疗悲伤欲哭、脏燥之症；蜂蜜、饴糖均为滋补之品，前者尤擅润肺、润肠，后者尤擅建中气、解痉挛，临症宜分别选用。

4. 辛味的食物。具有发散风寒、行气止痛等作用。例如，葱、姜善散风寒、治感冒；芫荽能透发麻疹；胡椒能祛寒止痛；茴香能理气、治疝痛；橘皮能化痰、和胃；金橘能疏肝、解郁等。

5. 咸味的食物。具有软坚散结、滋阴潜降等作用。例如，海蜇能软坚化痰；海带、海藻能消瘿散结气，常用对治甲状腺肿大有良好功效。早晨喝一碗淡盐水，对治疗习惯性便秘有润降之功。

食补也要根据人体阴阳偏盛、偏衰的情况，依据"四性""五味"原则，有针对性地进补，以调整脏腑功能的平衡。只有这样的食补才能相宜，才能达到预期的效果。

别将食物最宝贵的部分扔掉

你家厨房里的垃圾桶，是不是每天都装满大堆垃圾？其中的一多半恐怕都是你丢掉的食物原料吧。

人类的食物原料归根到底是来自于自然界的各种生物，也就是植物、动物和微生物。植物有根、茎、叶、花、果实、种子几个部位，菌类也有菌伞、菌柄的部位之别，动物则有骨、软骨、肉、血、内脏、皮等不同组成部分。

对于一个活的生物体，这些部分当然都很重要，缺一不可。然而，人们把它们当成食物的时候，却习惯于留下一部分，扔掉一部分。留下来的部分给我们提供了营养，而扔掉的部分就成了污染环境的垃圾。

为什么要扔掉它们呢？理由很多，可能是因为口感差一点，或者是因为品相难看一点，或者干脆没什么理由，就是一种习惯而已。

可实际上，你到底扔掉了什么？扔掉的部分当中有没有宝贵的东西呢？

一、蔬菜水果类

不良传统一：切掉油菜和芹菜的鲜嫩绿叶，扔掉莴笋的叶子，扔掉白菜的老叶。

评点：蔬菜几乎每一个部分都有营养价值，其中的绿叶是植物合成营养成分的工厂，也是营养之精华所在，扔掉它会极大地降低蔬菜的营养价值。比如说，白菜外层绿叶中的胡萝卜素浓度要比中心白色叶子高十几倍，维生素 C 也要高好几倍。又比如说，莴笋叶子的胡萝卜素、维生素 C 和叶黄素含量都高于莴笋的茎。其实莜麦菜就是叶用的莴笋，莴笋叶子甚至比莜麦菜味道还要香浓。

对策：即使觉得炒起来口感不好，也不要把叶子扔掉，而应该掰下来，另做一盘青菜，或用绿叶做汤、做馅。

不良传统二：削掉茄子皮，厚削萝卜、苹果、红薯等的皮，撕掉番茄的皮。

评点：这些做法也都去掉了蔬菜的营养精华。茄子最令人称道的强健血管的功效便来自于茄子皮，它集中了茄子中的绝大部分花青素抗氧化成分，也含有很高浓度的果胶和类黄酮，丢掉实在可惜得很。辛辣的萝卜皮中含有相当多的异硫氰酸酯类物质，它正是萝卜防癌作用的关键成分。苹果、红薯和番茄的皮富含抗氧化成分和膳食纤维，也有一定的防癌效果。若能多保留一些皮，其实更有利于健康。

对策：蔬果还是尽量吃完整的，纯天然的感觉最好。不要追求特别脆、特别白、特别甜之类"境界"。如果觉得它们在色彩上或口感上有碍，可以对烹调方法进行调整，或单独制成另一道菜。比如老北京风味的"炒茄子皮"和"拌萝卜皮"就别具特色，集健康和美食于一体。

不良传统三：掐掉豆芽的两头，扔掉青椒生子的白色海绵部分，扔掉冬瓜的白色芯部。

评点：豆芽中营养最丰富的部分并不是白嫩的芽柄，而是淡黄色的芽尖；根则是纤维素含量最高的地方。费时费力地掐菜，实在是得不偿失。青椒和冬瓜的白色芯部都是维生素C含量特别高的地方，丢掉也很可惜。

对策：如果习惯于把它们吃掉，会觉得口感其实很不错呢。就把它们洗干净扔进锅里好啦！

二、鱼肉蛋类

不良传统一：扔掉能吃的骨头和骨髓，扔掉软骨。

评点：动物的骨头是营养宝库。大家通常以为它能够补钙，其实它的钙很难溶出、被人体吸收，而其中的硫酸软骨素、骨胶原则是对美容非常有益的东西，松质骨红骨髓中的铁和白骨髓中的长链多不饱和脂肪酸，也是有益健康的宝贵资源。

对策：把骨头多煮一煮，最好用高压锅压软，然后能嚼的尽量嚼碎，咽下汁液，柔软的干脆吃掉。

不良传统二：扔掉鸡、鸭的皮，扔掉鱼鳞。

评点：皮里面富含胶原蛋白，对皮肤有益。虽然脂肪高一点，但其脂肪的饱和程度较低。鱼鳞当中则不仅含有很多胶原蛋白，而且含有大量的钙。

对策：用皮煮汤，使其中的胶原蛋白和香味物质溶出来，然后把油去掉，喝汤并吃掉已经去油的皮。鱼鳞则可以刮下来，放在炖鱼的锅中小火慢炖，然后连汤汁一起吃掉。

吃饭也要讲究"先来后到"

一日三餐，我们餐餐不落，可是又有多少人真正懂得三餐里的饮食禁忌呢？吃饭要讲究"先来后到"，这是一个很容易被忽略的问题。不知你是否注意过，不管我们去餐馆就餐还是在别人家做客，吃东西的顺序似乎已经约定俗成：先给孩子来点甜饮料，大人们则专注于鱼肉主菜和酒品；吃到半饱再上蔬菜，然后吃主食；主食后面是汤，最后还有甜点或水果。

但是，这种大众公认的进食顺序却是最不科学、最不营养的。先从甜饮料说起，这类饮料营养价值甚低，如果用它们给孩子填充小小的胃袋，后面的食量就会显著减少，容易造成孩子营养不良。

对于成年人来说，在饥肠辘辘的时候，如果先摄入鱼肉类菜肴，会把大量的脂肪和蛋白质纳入腹中。因为鱼肉当中的碳水化合物含量微乎其微，显然一部分蛋白质会作为能量被浪费。不过，浪费营养素还不是最重要的问题，摄入过多的脂肪才是麻烦。在空腹时，人们的食欲旺盛，进食速度很快，根本无法控制脂肪和蛋白质的摄入量。看看很多常年在饭店吃饭的中年男人，有几个不是大腹便便、脂肪堆积的呢？

就饮酒而言，也是空腹饮酒的危害最大。可是在餐馆当中，谁也不会吃完米饭再痛饮，多半是凉菜还未入口，酒杯已经斟满。

等到蔬菜等清淡菜肴端上桌来，人们的胃口已经被大鱼大肉和烈酒饮料所填充，对蔬菜的兴趣十分有限。待到主食上桌，大部分人已经酒足菜饱，对主食不屑一顾，或者草草吃上几口了事。如此，一餐当中的能量来源显然只能依赖脂肪和蛋白质，膳食纤维也严重不足。天长日久，血脂升高的问题在所难免。

吃了大量咸味菜肴之后，难免感觉干渴。此时喝上两三碗汤，会觉得比较舒服。可是，餐馆中的汤也一样含有油盐，有增加血压、血脂上升的风险。等到胃里已经没有空闲之处，餐厅会端上一盘冰冷的水果或冰淇淋，而它们会让负担沉重的胃部血管收缩，消化功能减弱。对于一些肠胃虚弱的人来说，吃完油腻食物再吃冷食，更是雪上加霜，很容易造成胃肠不适，甚至引起胃痛和腹泻。

对商家来说，这种饮食安排会促进高价鱼肉菜肴的大量消费，增加利润丰厚的酒水消费，减少蔬菜粮食等低利润食品的比例，可以取得更好的经济效益。然而，对于食客来说，带来的却只有健康隐患。

如果把进餐顺序变一变，情况会怎么样呢？

不喝甜饮料，就座后先吃些清爽的新鲜水果，然后上一小碗开胃汤，再吃清淡的蔬菜类菜肴，把胃填充大半；然后上主食，最后上鱼肉类菜肴，此时可饮少许酒类。

如此一来，既不会油脂过量，也不会鱼肉过量，轻而易举地避免了肥胖的麻烦；同时保证足够多的膳食纤维，延缓了主食和脂肪的消化速度，也能帮助避免高血脂、高血糖的麻烦。从食物类别的比例来说，这样的顺序可以控制肉类等动物性食物的摄入量，保证蔬菜和水果的摄入量，提供大量的抗氧化成分，并维持呈酸性食物和呈碱性食物的平衡。对比"中国居民膳食宝塔"，每天最应当多摄入的是蔬菜和主食，而最应当少摄入的是动物性食品，把它们放在最后进食，当是合情合理的。

说起来，不过是用餐顺序的小变化；做起来，却是健康生活的大改善。

吃错会生病 吃对不吃药

别人吃了治病，你吃了没准会致病

不知你有没有这样的经历：在一个地方住习惯后，突然到另一个地方居住，身体就会出现种种不适：长痘、腹泻、头晕、呕吐……这些都是水土不服的表现。

一个人在某个地方生活的时间长了，那么他就适应了这个地方的温度、气候、饮食等，而身体也会处在一个和谐的状态，如果突然间跑到另一个地方去，由于饮食、温度、气候的差异，身体的这种平衡就会被打破，为了适应环境，身体就会自动做出调整，继而就会表现出腹泻、呕吐等种种症状。

所谓"一方水土产一方物，一方水土养一方人"，你在什么地方住着，就要吃什么地方的食物，按照这个地方的基本环境和气候去调养身体。大家都知道，四川、湖南一带的人爱吃辣，那么他们为什么爱吃辣呢？其实这跟他们的生活环境有很大关系。我们知道四川、湖南一带多雨，气候比较潮湿，而寒、湿属于六淫，是致病的一个因素，所以得想办法把体内的寒湿排出来。辣椒味辛性热，能除寒湿、逐冷痹，为了适应多寒多湿这种自然环境，身体就会产生一种祛寒湿的欲望，于是人表现出来的就是爱吃辣椒。

由此可见，四川人、湖南人爱吃辣椒和他们所处的地理位置和环境有关。而北方气候寒冷，降水少，比较干燥，所以北方人就不如南方人那样爱吃辣，而且也不能吃太多的辣椒，否则就会上火长痘。虽然是这样，但是很多人还是没有辣椒吃不下饭，这在中医上是怎么解释的呢？一般有两个原因：一是人的脾胃功能越来越弱了，对味道的感觉越来越弱，所以要用浓的东西来调自己的肾经出来，用味道厚重的东西帮助自己调元气上来，来帮助运化。另外一个原因就是现在人压力太大，心情太郁闷了，因为厚重的东西有通窜力，而吃辣椒就能让人胸里的郁气散开一些。这也正说明了，只要特别想吃浓的东西，就说明你的身体虚了。

另外，每个地区因气候、地理位置的不同会长着不同的食物，最明显的就是炎热之地多盛产寒冷性质的水果，如香蕉、甘蔗等，而寒冷地区多生长洋葱、大蒜、大葱等性平温的食物，这是自然给人们准备好了的，是完全适合身体本身的东西，那么我们就要接受自然界给我们的这份礼物，因时、因地地选择食物，这样我们才能不生病或者少生病。

若要身体壮，饭菜嚼成浆

这一句民间谚语是讲吃饭时要细嚼慢咽，这是很细节的问题。细嚼慢咽只是一种单纯的口腔动作，但并不只是关系到口腔的问题，它对于人的健康与疾病的防治都有很大的影响。如果人们能在吃饭时养成细嚼慢咽的习惯，也是养生之妙道。

我国历代医学家和养生家都非常看重吃饭时的细嚼慢咽。唐代名医孙思邈在《每日自咏歌》云："美食须熟嚼，生食不粗吞。"明朝郑瑄的《昨非庵日纂》云："吃饭须细嚼慢咽，以津液送之，然后精味散于脾，华色充于肌。粗快则只为糟粕填塞肠胃耳。"清代医学家沈子复在其书《养病庸言》中说："不论粥、饭、点心、肴品，皆嚼得极细咽下，饭汤勿作牛饮，亦徐呷徐咽。"这些说的都是进食时应细嚼慢咽，狼吞虎咽不可取。

现代社会患口腔疾病的人越来越多，这与所吃的食品太精细以及"狼吞虎咽"不无关系。而细嚼慢咽则对人体的健康有着许多好处。

1. 预防口腔疾病。反复咀嚼可让口腔有足够的时间分泌唾液，而唾液中含有多种消化酶及免疫球蛋白，不但有助于食物的消化，还有杀菌作用，可预防牙周病。

2. 增进营养吸收。充分咀嚼让食物变得细小，使之与消化酶完全混合，被分解成更小的物质，便于人体吸收。

3. 增强食欲。细嚼慢咽可让人的牙齿和舌头感受到食物的美好滋味，从而对中枢神经产生良好的刺激，产生食欲。

4.减少胃肠道疾病。通过细嚼慢咽的食物，因在口腔中已对食物作了精细的加工，所以可减少胃肠道加工的负担，有利于胃肠道的健康。

5.有利于减肥。狼吞虎咽者因血糖值上升较慢，只有在胃中充满食物时才有饱腹感，由于进食太多，必然促使肥胖。

6.促进血液循环。多咀嚼具有改善脑部血液循环的作用。咀嚼时，下颌肌肉牵拉该部位的血管，加速了太阳穴附近血液的流动，从而改善心脑血液循环。

7.有利于防癌。唾液中含有过氧化酶，可去除食物中某些致癌物的致癌毒性。经过实验发现，唾液腺的分泌物与食物中的黄曲霉毒素、亚硝胺、苯并芘等多种致癌物接触32秒钟以上就有分解其致癌毒性的作用。细嚼慢咽使口腔分泌更多的唾液，并与食物中的致癌物充分接触，可以减少致癌物对人体的危害。嚼的次数愈多，抗癌作用愈强。

那么，怎样才能达到慢食的要求呢？你可以饭前喝水或淡汤以增加饱腹感，或者多吃耐咀嚼的食品，如红薯条、鱼干、带骨鱼、带刺鱼、鱼头、鸭头、鸡头、螃蟹、牛肉干、甘蔗、五香豆、玉米等。

另外，吃饭的时候要专心，不要一边看电视、看书一边吃饭，或者边吃边说，这样就会忽略对食物的咀嚼，也会阻碍食物营养的摄入，甚至会营养不良。

第二章

日食而不知，很多病是吃出来的

病从口入，80% 以上的病都是吃出来的

我们都知道"病从口入"这句话，这就是说很多病都是由入口的食物引起的。我们每天都要摄取充足的食物以供生命活动所需，但如果这些食物中有很多不健康的、不干净的东西，长期下去，就会得病。

世界卫生报告指出，高血压、高胆固醇、体重过重或肥胖、水果和蔬菜摄入量不足，是引起慢性非传染性疾病最重要的危险因素，而这些疾病都和我们每天的"吃"关系密切。如：脂肪、胆固醇摄入量过高，而维生素、矿物质、纤维素等食入过少；各种营养素之间搭配比例不合理，偏重于肉食和高蛋白、高胆固醇、高脂肪食品，却罕见五谷杂粮；一日三餐的热量分配不合理，饮食不规律、无节制，大吃大喝、暴饮暴食、食盐摄入量过高。这些不良的膳食习惯都会在你的身体里埋下疾病的"根"。所以说，80% 以上的病都是吃出来的，这并不夸张。

不健康的吃法之一：在外就餐

在外就餐过多，是威胁人们身体健康的一大问题。据统计，长期在外面就餐的人，身体内的脂肪含量比在家就餐的人高5% ~ 10%，这是导致肥胖的直接原因。另外，餐馆重视饭菜的色、香、味，往往加很多盐、味精、香料，这都是引发心脑血管疾病、

吃错会生病　吃对不吃药

高血压、高血脂等慢性病的危险因素。

不健康的吃法之二：饮食结构不合理

目前人们在饮食方面几个最大的问题就是：过食猪肉、谷物量少、大豆和奶制品匮乏、碳酸饮料泛滥、不吃早餐等。

在我国，大约40%的居民不吃杂粮，16%的人不吃薯类；对健康无益的油炸面食，却占了居民食用率的54%；猪肉的脂肪含量最高，却占居民食用率的94%；奶及奶制品、大豆及其制品在贫困地区的消费依然较低；碳酸饮料导致发胖和骨质疏松，而青少年饮用饮料的比例高达34%，而且其中大部分是碳酸饮料；不吃早餐容易缺乏维生素，而有3.2%的人却基本不吃早餐。这种不合理的饮食习惯是导致各种疾病的罪魁祸首。

解决之道：回归传统饮食

相对于目前的饮食习惯，我们从前以谷物和蔬菜为主体的膳食结构是非常健康而科学的。但是，人们的生活水平提高以后，却在认识上产生了很多误区，认为每天大鱼大肉才是富裕的标志，其实这是不符合中国人体质的。

偏好重口味也是中国人饮食中的一大问题。统计资料显示中国人每天食盐摄入量达到8～20克，而高盐饮食是引致高血压的重大隐患，成人每天摄盐量不宜超过5克。

另外，从烹调方式上来讲，蒸、煮要远远好过煎、炒、炸等方式，烟熏、油炸、火烤的食物相对来说不易消化，而且在烹制过程中还会在高温下发生变异，形成一些有害物质，其中就包括很多致癌物。但是现在很多人为了满足口味的需要，往往喜欢高盐多油的食物，背离了传统的健康饮食习惯，出现了很多之前少见的富贵病、罕见病。所以，中国人的很多病就是吃出来的，我们迫切地需要一场膳食革命来改变现已形成的状况，回归自然，回归传统，找回健康与长寿。

治癌？致癌？ 1/3 的癌症都与膳食有关

大多数的癌症都是不遗传的，发病原因多是不健康的生活方式，这其中，又有近 1/3 的癌症与饮食有关，特别是消化系统肿瘤，包括结直肠癌、食管癌、肝癌和胃癌等，与吃的关系更是密不可分。

结直肠癌

结直肠癌的发生与长期的高脂肪饮食及食物纤维的摄入不足密切相关。摄入食物纤维不足，容易引起便秘，便秘时粪便通过肠道时间延长，可使致癌物与肠道接触机会增加，也成为结直肠癌的危险因素之一。

随着人们生活水平日益提高，肉类食物、油炸类食物、脂肪多的食物成为我们饮食的主体，而新鲜水果和蔬菜，富含纤维素的食物占有的比例越来越少。这就使得肠腔内环境发生了改变。而胃酸浓度较高、小肠蠕动快，有害物质在胃中停留时间较短，就直接到了结肠内，食物残渣停留在结肠里，且结肠内细菌滋生较多，这都是致病的原因。

食管癌

在我国，食管癌仅次于胃癌、肝癌而位居消化系统恶性肿瘤第 3 位。食管癌的发生主要与食管炎症的发展有关，而不良饮食习惯及食物也是危险因素之一。食管是食物经口腔到达胃的通道，过于热烫、过于粗糙的食物在通过食管、接触黏膜上皮时，会烫伤或擦伤食管黏膜上皮，使黏膜上皮发生破损、溃烂、出血等。如果反复受到不良刺激，黏膜上皮就会在反复增生、修复的过程中出现形态、功能不正常的"异形性"细胞，构成食管癌的前期改变。营养缺乏、食用含黄曲霉毒素或亚硝胺类物质的食物，也会增加食管癌的发生率。

资料显示，在食管癌患者中，平时喜好热食、热饮者占90%以上。这些人的食物或饮料的温度平均为71℃～74℃，个别达88℃。据实验所得，进食75℃左右的食物或饮料，食管上皮会有反应；到了80℃左右，食管黏膜上皮会出现坏死、不典型性增生。如果每天进食高温度热食一次，连续25天，就会出现食管黏膜上皮不典型性增生。重度的增生就是癌前病变。

肝癌

慢性活动性肝炎、肝硬化是肝癌的常见诱因，食物中的黄曲霉素、亚硝胺也是不可忽视的致癌物。黄曲霉菌素是由粮食、花生米等发霉时长出的黄曲霉菌产生的，研究表明，食物被黄曲霉素污染后具有强烈的致癌作用，食用含亚硝胺多的食物也可诱发肝癌。因而要特别注意粮食的贮存和保管，防止霉变。当粮食等的胚芽处变绿时，就绝对不能吃。避免吃腐败、变质、霉变食物，少吃腌制、煎炸食物，可减少肝癌的发生率。

胃癌

胃癌发生在胃，这很自然令人想到它与食物有关，事实上也的确如此。食物被人吃下后首先停留在胃，又在胃内消化，胃要经常受到物理、化学、生物学因素的刺激，而食物中存在的各种致癌物、促癌物也自然接触胃。食物霉变、贮藏时间过久，喜欢吃腌制、高温煎炸的食品等都可导致胃癌发病率增高。主要是由于这些食物中含有致癌危险的亚硝酸盐，可在胃酸及细菌作用下转化为亚硝胺而诱发癌变。

此外，烟酒损伤胃黏膜，极易引起胃部慢性炎症和溃疡，最终导致癌变。另外，职场上的竞争压力使得很多年轻人工作紧张，生活节奏快，心理压力大，生活缺乏规律，加班加点，夜生活过度，三餐无时，饥饱无度，这些都会很轻易地诱发胃病，自然会为胃癌的发生留下祸根。

世界癌症研究基金会出版的《膳食、营养与癌症的预防》一书中，提出的"防癌餐饮建议"，提醒人们注意合理饮食，也要注意营养要素的合理组合，该建议更强调食品的选择和搭配。日本的一项研究发现，苦味食物含有较高氨基酸，在30多种氨基酸中有苦味的就有20多种，某些苦味食物是对癌细胞有较强杀伤力的维生素 B_{17} 的重要来源，因此，癌症患者可以多吃苦瓜。

世界上30%的心脏病是由西餐引起的

现代很多人喜欢吃西餐，并将之当作一种时尚和生活品质的表现，但是西餐中的汉堡、乳酪、炸薯条、炸鸡块、可乐……特点是高脂肪、高盐、高糖、高蛋白，这些都是不健康的食物，会对我们的身体造成伤害。

加拿大的研究人员发现：由红肉、油炸食品、奶制品以及咸味零食组成的西式饮食容易诱发心脏病，全球大约30%的心脏病例可能由这种饮食方式导致。多吃新鲜水果和蔬菜是最有益健康的一种饮食方式，它能将心脏病发病概率降低30%至40%；以豆腐和黄豆为主的饮食方式对心脏病发病没有明显影响；而西式饮食最容易诱发心脏病，能将心脏病发病概率提高35%。

我们来看典型的西式快餐是什么：牛肉汉堡、乳酪、炸薯条、可乐。牛肉馅中含有20%以上的脂肪，乳酪富含高脂，炸薯条含有很高的油脂和盐，可乐则含有过多的糖分。至于典型的西式正餐，则是一点加了调料的沙拉，一大块半生不熟的牛排或者炸鸡块，夹乳酪的三明治，一点加了肉汁的土豆泥或抹了黄油的面包，果汁、葡萄酒或苏打饮料，最后再来一大块甜点或者冰淇淋。这些食物都是高脂高糖的代表，特别是饭后的甜点或者冰淇淋，更会促进脂肪或者糖分这些垃圾在体内的堆积。

如今，西方国家已经开始意识到这些垃圾食品对身体造成的伤害，并且从下一代着手，采取了一些措施进行改变，但在我们

吃错会生病　吃对不吃药

国家，这种饮食习惯却正在大行其道，甚至被当作生活品质的象征，真是非常可悲。

加拿大的一篇文章中提出了有利于心脏健康的饮食方案，例如：鱼肉中含有的脂肪酸能够让心脏跳动的节奏保持平稳，防治血液凝结；豆类（如鹰嘴豆、黑豆、菜豆、四季豆、芸豆等）不仅富含高质量的蛋白质，也是自然界中可溶性纤维的极佳来源，可溶性纤维可以把胆固醇清除出人体，保持血糖水平的平稳。但鱼肉、鸡肉、猪肉每天吃 2～3 份就可以，1 份的分量为 50～100克；6 大汤匙豆类作为主食，或者 3 大汤匙豆类作为辅食再加两个鸡蛋；尽量不要食用黄油、含有反式脂肪酸的点心，而应选用橄榄油、菜籽油，每天吃 1～3 份橄榄油、菜籽油或坚果（30 克）就可以了，一份油的分量是 1～2 大汤匙。只要坚持按照上面的膳食方案做下去，就能大大降低患心脏病的风险。

吃得激素失调，带来无尽烦恼

激素分布在身体每个角落，穿梭在几乎所有的细胞之中。没有激素，再好的营养也没办法进入到细胞里面去，细胞本身的生化反应无法进行，能量代谢无法实现，细胞与细胞之间的联系也无法建立。在美国广泛使用的那些激素在欧洲则被严令禁止。但是利益能毁掉很多商人的道德底线，他们为了加快牲畜的成长，为了提高奶牛产奶量，都在给这些动物的饲料里添加一些激素。迄今为止，我们已经从很多医学报告中看到，乳腺癌、纤维瘤、卵巢癌、宫颈癌、前列腺癌和睾丸癌、子宫内膜异位等都与饮食中摄入了过量的激素有关。

4：3：3饮食

我们大多数人，或吃错了食物，或者吃对了食物但搭配比例却错了。4：3：3 其实描述的是一种保持机体正常或较高的代谢速率以及平衡激素的饮食方式。4：3：3 是为每个人的不同需求而个体化的平衡营养计划。不论是正餐还是点心，都是以4：3：3的糖类、蛋白质和脂肪的比例来营养机体，从而保持激素平衡的。4：3：3并不是将焦点集中在热量摄取量的精确度上，而是聚焦在饮食平衡上，是对食物、血糖以及胰岛素的一种总体认识。

4：3：3饮食的核心是围绕着对修复及保护人体必需的六种营养素——糖类、蛋白质、脂肪、维生素、矿物质以及水的认识。每次，你若根据4：3：3食谱进食，食物中所包含的糖类就会为大脑提供葡萄糖；蛋白质则会提供必需的氨基酸来修复及重建机体，同时还促使胰高血糖的释放（一种燃烧脂肪的激素）；而脂肪提供的脂肪酸，是控制血糖、激素的生成及运作的主要物质。

平衡激素的饮食

几乎所有的水果、蔬菜和谷物中都含有植物雌激素，但是，只有当植物雌激素以我们所说的异黄酮的形式存在时，对人体才最有益处。黄豆、小扁豆和鹰嘴豆等豆类食品中就富含大量异黄酮。豆类食品食用方便，是非常美味的佐餐食品。不过多数豆类在煮食前，需要浸泡一会儿，有时甚至需要浸泡一个晚上。当然，我们现在也可以从大多数超市中买到各种有机罐装的成品豆子，这对我们食用豆类食品增加了许多方便。

日本一项研究发现，黄豆至少含有五种抑制癌细胞的复合物。此项研究主要集中在乳腺癌方面，因为日本女性乳腺癌的发病率只占全部病例的 1/6，但是，当她们来到西方国家生活后，其乳腺癌发病率将大幅度上升，基本达到和西方国家女性的发病率一样。究其原因，其重要的一个因素就是：日本人饮食中黄豆所占的比重较其他国家要大。

植物雌激素食品对雌激素的平衡起着极其重要的控制作用，科学研究表明，植物雌激素对激素能起到一种良好的平衡作用。所以，日常饮食中含有植物雌激素的这些食物是非常重要的——尤其是当你患有纤维瘤、子宫内膜异位或乳房肿块等对雌激素偏高较敏感的病症时。植物雌激素还可以减缓经期症状，并帮助周期太短的女性延长月经周期。

当雌激素偏低时，人体所摄入的黄豆会增加人体雌激素水平；当雌激素偏高时，摄入的黄豆又会帮助降低人体雌激素水平。这就是为什么黄豆可以帮助更年期女性稳定情绪（一般认为，更年期雌激素分泌不足），并且还可以降低乳腺癌的发生率（乳腺癌往往是由于雌激素过多）的原因。

雄激素缺乏综合征

中年男性如果经常出现乏力、失眠、健忘、性欲降低等症状，可能是患上了男性更年期综合征（或称雄激素缺乏综合征），可适当多吃以下食物：

动物内脏。含有较多的胆固醇，胆固醇是合成性激素的重要成分。此外，还含有肾上腺素和性激素，能促进精原细胞的分裂和成熟。

含锌的食物。含锌量最高的食物是牡蛎，其他如牛肉、牛奶、鸡肉、鸡肝、蛋黄、贝类、花生、谷类、豆类、土豆、蔬菜、红糖等都含有一定量的锌。

含精氨酸的食物。富含精氨酸的食物有鳝鱼、鲇鱼、泥鳅、海参、墨鱼、章鱼、蚕蛹、鸡肉、冻豆腐、紫菜、豌豆等。

含钙食物。含钙丰富的食物有虾皮、咸蛋、蛋黄、乳制品、大豆、海带、芝麻酱等。

富含维生素的食物。维生素 A、维生素 E 和维生素 C 都有助于延缓衰老和避免性功能衰退，它们大多存在于新鲜蔬菜、水果中。

导致衰老的神秘物质——过氧脂质

自古以来中餐讲究色香味俱全，中医也讲究食疗、食补、食养，重视以饮食来养生强身，但我们的烹调术却正好反其道而行之。我们中国很多的美味食品都经过煎炸，炸过鱼虾的油，就会氧化及轻微变质，产生过氧脂质；腊肉、腌肉、饼干及含油脂较多的食品都会因轻微变质而产生过氧脂质，这也都是我们喜欢吃的食品。

中国人喜欢用高温食用油来烹调菜肴，灶台温度比西方家庭的灶台温度高出约50%。通常食用油在高温的催化下，会释放出含有丁二烯成分的烟雾，而长期大量吸入这种物质不仅会改变人的遗传免疫功能，而且易患肺癌：研究报告表明，菜籽油比花生油的致癌危险性更大，因在高温下的菜籽油比花生油释放的丁二烯成分要高出22倍。为避免这种危害，制作菜肴时食油加热最好不超过油的沸点，以油热为宜，这样可避免烟熏火燎损害健康，使面部生成皱纹过早衰老。除了恶劣的生活环境、长期情绪不佳、缺少运动等原因外，饮食因素是使人未老先衰的重要原因。过氧脂质不仅能破坏油脂中的各种维生素，其他食物中的维生素在接触到逐渐变色的油脂时，也会遭到破坏：过氧脂质进入人体后还会对人体内重要的酶有所破坏。长期摄入过氧脂质的食品可直接导致人的衰老，据测过氧脂质也是致癌的物质。

因此了解日常食物中为什么会生成和保留过氧脂质以及如何减少食品中的过氧脂质防止未老先衰是十分重要的。过氧脂质是一种不饱和脂肪酸的过氧化物，例如炸过鱼、虾、肉等的食用油，放置久后即会生成过氧脂质；长期晒在阳光下的鱼干、腌肉等；长期存放的饼干、糕点、油茶面、油脂等，特别是容易产生哈喇味的油脂，油脂酸败后会产生过氧脂质。研究人员发现，过氧脂质进入人体后，会对人体内的酸系统以及维生素等产生极大的破坏作用，并加速人衰老。

防止食品中产生过氧脂质的有效办法：

1. 吃新鲜食品。

2. 尽量少吃或不吃废油。

3. 贮存的米、面、花生、大豆等放在风凉处，不能曝晒。

4. 不吃过期食品。

吃得不对，免疫力就下降

你了解自己处于怎样的健康状态吗？你会对一些细微的变化给予关注吗？日常生活中经常反省下自己，这是对健康很必要的。你的免疫系统究竟要如何声嘶力竭地呼喊，你才能听到它的声音？发现症状越早，你就可以越快地采取措施。

下面就是詹妮弗·米克提出的免疫系统遭遇麻烦时的早期警告：

头发：脱发，质地或颜色发生变化、干枯或多油、生长缓慢。

头部：钝痛、活动时疼痛、脸红有烧灼感，眩晕，视物模糊，头昏眼花。

眼睛：眼白发黄、充血、痒、刺痛、暗淡无光、眼球转动时疼痛多泪、视力下降、疲劳。

耳朵：痒、疼痛、耳鸣、听觉失灵、分泌物异常。

鼻子：流鼻涕、痒、疼痛、鼻塞、呼吸困难、嗅觉减退、打喷嚏。

口腔：味觉异常、有异味、舌苔变厚，溃疡、味觉减退、牙龈出血、龋齿、咀嚼困难、唾液分泌异常。

脖子：活动时感觉僵硬或疼痛。

喉咙：疼痛、扁桃体肿大。

消化系统：消化不良、打嗝、胃灼热、胀气、疼痛、便秘、腹泻。

肌肉：无力、疼痛、麻木、松弛、紧张、容易受伤。

关节：僵硬、无力、震颤、红肿、疼痛。

皮肤：斑点、皮疹、颜色改变、干燥起皮、小脓疱、新生或改变了的痣或体毛、晦暗、紧绷、红肿、体臭。

指甲：变硬、白斑、灰色、易劈裂。

兴奋度：变低、间歇性改变、不稳定、极度活跃、对食品（如咖啡或其他刺激物）产生依赖。

睡眠：质量差、易惊醒，睡得过沉，睡不着、盗汗、多梦。

精神状态：注意力不集中，记忆力差，丧失兴趣、健忘。

食欲：贪吃、厌食、易饥饿。

情绪：抑郁、伤感、易波动、易怒，有挫折感、悲观绝望。

6 大营养素保护免疫力

蛋白质：是构成白细胞和抗体的主要成分。体内只有获得足够的蛋白质，我们的免疫系统才有工作能力。实验证明，蛋白质严重缺乏的人会使免疫细胞中的淋巴球数目大减，造成免疫功能严重下降。

维生素 A：与细胞的完整有关，可帮助细胞具有抗氧化作用，人体含有足够的维生素 A，可以增进免疫细胞的活动，提高免疫细胞的数量。

维生素 C：促进免疫系统的作用，增加吞噬细胞的能力及增强胸腺及淋巴球的能力。此外也是高抗氧化物之一，能抵抗破坏性分子的入侵。

维生素 E：可以帮助消除自由基，也可促进抗体产生，以清除过滤性病毒、细菌和癌细胞，而且维生素 E 能维持白细胞的恒定，防止白细胞细胞膜产生过氧化反应。

B 族维生素：B 族维生素与体内抗体的产生有关，缺乏 B 族维生素会影响淋巴球的数量及抗体的产生。如 B 族维生素缺乏时，会引起免疫系统的退化。

矿物质：铁、锌、铜、镁、硒等矿物质。缺铁会降低体内吞噬细胞的能力及活力；缺锌会造成胸腺萎缩，降低消灭细胞的能力；缺铜会影响体内抗体的产生；镁可以改善体内 T 淋巴细胞和 B 淋巴细胞的功能；硒可减少病毒变形，防止病毒感染，以及提升免疫细胞的能力。

除了这最为重要的 6 大营养素，叶酸、烟碱酸、泛酸等都和免疫能力有关，若缺乏都会影响免疫功能，因此各类营养素的摄取必须十分充足，才能使我们的免疫系统强壮起来。

彩色食物，吃出你的免疫力

自然界中的天然抗癌物质，广泛存在于新鲜水果和蔬菜中，这些食物富含维生素及微量元素、多糖类和食用纤维，同时能供给机体一定量的粗纤维，以保持大便的通畅，对防止肠癌有积极意义。富含维生素的食品，可减少自由基对细胞的伤害。还可以降低毛细血管通透性，使之成为一个屏障，阻止病毒进入人体组织，保护机体器官。

"如果你想强化自己的免疫系统，那就请多吃胡萝卜、杞果、南瓜、红薯等橙色食品；如果想保护心脏，就多吃葡萄、红酒、李子、黑莓等紫红色的食品。"这是美国著名营养学家、康宝莱医学委员会主席大卫·赫柏向中国同行推荐的"七色防病食谱"的两项内容。

这样吃，势必增强你的免疫力

每天一碗鸡汤：鸡肉中含有人体所必需的多种氨基酸，营养丰富，特别是其中所含的半胱氨酸可以增强机体的免疫力。研究证明，喝鸡汤能够预防感冒和流感等上呼吸道感染性疾病。此外，喝鸡汤对感染后加速痊愈也有积极作用。

常吃大蒜、洋葱：大蒜和洋葱对改善体质有良好的作用。大蒜具有杀菌杀毒功能，能抗病毒、提高机体免疫力。不过，大蒜应生食，因为大蒜中所含具有增强免疫力功能的有效成分大蒜素，在加热的过程中会失去功效。洋葱也是一种天然的杀菌杀毒食物，可以有效地抵抗病毒和细菌。

饭前吃水果：据免疫学家观察，人在进餐后由于熟食的刺激，会使体内免疫系统造成"狼来了"的错觉，从而调动全身"健康卫士"加强戒备。经常如此，会损害免疫系统，降低免疫力。若在饭前1小时吃水果，可以消除熟食的这种不良刺激而保护免疫系统。

生吃蔬菜：蔬菜中含大量干扰素诱生剂，有防病抗癌之功效。但蔬菜的这种有益成分很娇嫩，不耐高温，在100毫升时即呈不稳定状态，故宜生吃蔬菜。

提升免疫力食谱

1.银耳香菇羹

材料：银耳 10 克，干香菇 6 克。

做法：先将香菇煎汁，再将汁以文火熬银耳至黏稠，加冰糖少许。

功效：滋阴润肺、补肾益精，增强免疫力。

2.奶油蘑菇汤

材料：蘑菇 300 克，猪瘦肉、牛奶、面粉各少许，猪油、盐、葱、料酒、鸡精各适量。

做法：将猪肉切成小丁，放到锅内煮，锅开撇去浮沫，加入葱、料酒，用微火煮烂；锅置火上，烧热放猪油，油热放入面粉用微火炒黄，炒出香味时，把煮烂的肉连汤分三次倒入锅内，搅拌成糊状；将蘑菇连汤和牛奶分 2 ~ 3 次倒入锅内，加盐、鸡精即可。

功效：此汤营养丰富，且易于吸收。

3.茯苓山药肚

材料：茯苓 50 克，山药 20 克，猪肚 250 克，调味品适量。

做法：将猪肚洗净，纳茯苓、山药于猪肚内，扎紧肚口，淋上料酒，撒上食盐，加水炖烂，去药渣，将猪肚切片，调味服食。

功效：可健脾益肾，适用于脾虚精亏，性交不射精、面色少华、倦怠乏力、头晕耳鸣等。

4.番木瓜粥

材料：番木瓜 50 克，大米 100 克，白糖适量。

做法：将木瓜洗净，切细备用。大米淘净，放入锅中，加清水适量煮粥，待熟时调入木瓜、白糖，再煮一二沸即成，每日 1 剂，连续 3 ~ 5 天。

功效：可利湿消肿，适用于水肿、腹泻、肥胖病等。

5.枸杞肉丝

材料：枸杞子 100 克，青笋 150 克，猪瘦肉 250 克，调料适量。

做法：将猪肉丝洗净、切丝、勾芡；青笋洗净、切丝；锅中放入大油烧热后，下肉丝、笋丝。烹入料酒，加白糖、食盐、味精炒匀，再下枸杞，翻炒数次，淋入芝麻油，炒熟即成。

功效：可阴阳两补，适用于阴阳两虚之身，肢体乏力，视物模糊，头目眩晕等。

管不住自己的嘴，你只能越来越胖

走在街上，我们无意中会发现现在的胖人真是越来越多了，特别是那些中年的男女很多都是大腹便便，这难道只是因为生活水平提高了吗？其实，肥胖的最大原因就是管不住自己的嘴，吃了不该吃的、吃的时间不对、吃得太多……这些不健康的膳食习惯都会让你越来越胖。

恶习一：三餐不正常，有一顿没一顿

早晨赖床，11点钟才吃早餐，到了中午当然不饿，两三点再吃，或者一直到晚上才吃一天中的第二顿饭，晚上夜生活丰富，又狂吃夜宵。

对策：调整作息习惯，早睡早起，三餐规律进食，睡前3个小时不要吃东西，实在饿时可以吃个苹果或喝杯牛奶充饥。

恶习二：总是习惯在外面就餐

不喜欢自己下厨，觉得餐馆里做的东西更好吃，所以，几乎一天三顿都要在外面吃，实在不愿出去的时候就叫外卖。

对策：想想餐厅里的卫生状况吧，自己学做几个拿手的饭菜，享受一下制作美食的过程也不失为一种生活情趣啊。

恶习三：偏爱垃圾食物

明明知道鸡排、薯片、汉堡……这些是垃圾食物，但就是喜欢吃，戒不掉，还觉得是无上的美味。

对策：想象常吃这些高热量，营养价值低的食物，会变成像面包一样可怕。是不是觉得应该警惕自己一下，还是忍一"食"风平浪静的好。

恶习四：为了怕浪费食物，吃饱了还继续吃

节俭是一种美德，虽然已经吃得很饱了，但是剩下倒掉总是觉得过于浪费，还是勉强吃下去吧。

对策：大家都知道吃七八分饱对身体是最好的，所以做饭的时候尽量少做一些，就算是做得多剩下了，也不要硬塞到肚子里去。

恶习五：看到别人吃就会想吃

常常看到别人吃东西就会想吃，明明不饿但就是嘴馋，吃得多又动得少，无形中身材也就越来越宽。

对策：嘴馋绝对是破坏身材的最大杀手，实在想吃东西的时候就吃点水果吧，或者是高纤苏打饼干，千万不要吃容易发胖的薯片和巧克力等。

恶习六：不论何时何地，对食物来者不拒

不论是看电视的时候，写作业的时候，看书的时候，还是无聊的时候，不开心的时候，感觉有压力的时候……总觉得手上一定要拿点东西吃心里才会踏实和平静。

对策：培养专心做事的习惯很重要，这样就不会总是惦记着吃东西，或者给自己设定一个目标，想着赶快完成手边的事就犒劳自己一下，这样时间不知不觉就会过去，想吃东西的感觉也就不那么强烈了。

恶习七：不爱喝水，渴了就想喝饮料

觉得白开水难以下咽，渴了就想喝饮料，吃饭的时候也要旁边放瓶饮料才能吃得有滋味。

对策：随身带一瓶水，慢慢培养自己喝水的习惯。实在想喝饮料的话，就以无糖绿茶、乌龙茶、牛奶或优酪乳来取代可乐、珍珠奶茶等热量高的饮料。茶类饮料解渴之余还可抗癌，除口臭和去油腻，但前提必须是无糖的；喝牛奶可增加钙质摄取；而优酪乳会给身体增加很多有益的菌群。

这些膳食的坏习惯，看看你有多少呢？如果有的话，赶快改正吧，这样你就不用担心自己的身材会变胖啦。

别拿主食不当事儿，吃不够就出麻烦

广告模特小于要拍摄一组时尚杂志照片，为了能达到更佳的上镜效果，本来就很瘦的她又开始突击减肥。除了每天一小时的强化运动以外，她把三餐改为两餐，并且只吃菜不吃主食，据说这是时尚达人最流行的减肥方法。结果一段时间以后，体重是下去了，但皮肤变得暗淡无光，气色也很差。如此憔悴的小于让杂志编辑和摄影师都大发脾气。

小于可不是特例，现在因为减肥而不吃主食的人不知有多少。实际上这种方法对健康的伤害是相当大的，最后带给我们的也不是美丽。为什么不吃主食的时髦赶不得？让我们首先从迎粮穴说起。

鼻子旁边有个穴位叫迎香穴，而在嘴巴两旁有个穴位叫迎粮穴。从名字上我们就可以看出，鼻子是用来闻香味的，而嘴巴是用来吃东西的。现在有很多素食主义者，他们觉得吃素就是吃蔬菜。还有些人认为菜是好东西，比饭好吃也比饭有营养，所以"少吃饭，多吃菜"的饮食观念也风行起来。

其实我们祖辈早就给我们指了条明道——"迎粮"，就是说人要多吃大米、玉米、高粱、红薯、胡萝卜、土豆等主食。

为什么这么说呢？我们知道蔬菜要做得可口需要大量的油，现在这不是什么问题，但过去的时候，人们缺衣少食，能吃饱就已经是最大的幸福了，想吃点有油水的东西并不容易。所以，蔬菜的制作一般都是用水煮加点盐，根本谈不上可口。而土豆、红薯等食物，不需要加油，煮熟后就香喷喷的，引起人的食欲，还容易饱腹，所以几千年来，我们的祖辈们都是用种子类的食物作为口粮，蔬菜只是辅助。

虽然饮食如此简单，那时人们的体质也相当不错，很少生病。现在那些以蔬菜摄入为主的素食者，动不动就上火、生病，体质弱得似乎一阵风就能吹倒。前面我们也提到主食的摄取量长期不足，会对身体健康极为不利。

另外，为了减肥，就尽量少吃主食多吃菜，甚至一点主食都不吃，这也是不可取的。肥胖的根本原因在于摄取热量过多而消耗过少造成热量在体内的过度蓄积，而产生热量最多的营养成分是脂肪，所以胖人往往在食量过大、吃肉过多而运动过少的人群中产生。单从饮食上讲，米、面等主食中含有的脂肪成分并不算多，而往往由副食中的油和肉类中获得。多吃蔬菜不是坏事，但大部分蔬菜要用油烹调才可口，这样不仅容易造成热量蓄积，达不到减肥的目的，而且吃下去容易得病。

按照中国人的体质状况，一个成人每天应当至少吃6两米饭，否则，如果长期吃含有高蛋白、高脂肪、低纤维的菜，极容易得高血压、心血管病和肥胖病。即便没有，亚健康也会悄悄袭向你的身体。所以，我们一定要抛弃"少吃饭，多吃菜"的观点，把主食与副食科学合理地搭配。

吃错会生病 吃对不吃药

第三章
熟知膳食宝塔，做个营养健康人

构建健康饮食金字塔

健康饮食金字塔是新的健康饮食指南，也是一种新的饮食模式，在预防心血管疾病、矮小症等慢性疾病上具有重要的指导意义。

依健康饮食金字塔来合理搭配饮食，加上保持理想体重和每日做适量运动，便能有效减少患慢性疾病的机会。

饮食之道，最重要的是均衡和分量恰当。因为每样食物所含的营养各有不同，依从健康饮食金字塔进食各种食物，便可以吸收不同的营养，满足身体的需要。

多食五谷类食物

营养专家鼓励人们应多食五谷类食物，这是因为五谷类食物是我们热量的主要来源。选择五谷类食物如饭、粉、面时，要以白饭、汤粉、汤面为主，减少进食炒饭、炒粉、炒面或方便面等含高脂肪的食物，这有助避免因摄取过多脂肪而引致体重上升。全谷麦类如糙米、粗粮等比经打磨的白饭、白面包含更多纤维素和营养。

蔬菜水果要多吃

蔬菜和水果含丰富的纤维素、维生素和矿物质，如维生素A、C和钾。一些深色蔬菜和水果如菜心、菠菜、番茄和木瓜等，可帮助摄取更多维生素和矿物质。蔬菜不宜烹饪太久，这容易造成营养流失。咀嚼困难者可以把蔬菜切成小段，以帮助咀嚼。我们每天约需要 6 两蔬菜和 2 个水果。

适量摄入脂肪类食物

脂肪是人体必需的营养素，但人们要控制脂肪的摄入量，适量进食脂肪类食物。常见的脂肪类食物包括肉类、家禽、海产、蛋和干豆类等食物，其中瘦肉、去皮家禽、鱼肉和干豆含较低饱和脂肪，是脂肪类食物的较佳选择。我们每天都以摄入 5 ~ 6 两肉类、1 ~ 2 杯奶类为佳，还可多吃深绿色蔬菜和文昌鱼等含较多钙质的食物。

高脂、高糖、高盐饮食要少吃

健康饮食宜清淡，为保持食物的原味和避免营养的流失，烹饪过程中尽量少用油、糖、盐及调味料与添加剂，多用天然的调味料如姜、蒜和胡椒粉等，减少进食含高脂肪、高糖分和盐分的食物，如蛋糕、腊肠、咸鱼、咸蛋等。

总之，合理的膳食，应以五谷类和蔬果类为主，配以适量瘦肉和低脂奶，才能均衡营养。烹饪时要采用低油量烹调方法，如蒸、炒、煮、炖，避免煎炸，有助保持食物的营养和原味。

你吃对"维生素"了吗

维生素家族永远对追求健康的人敞开大门，尽情地融入它们，和每种维生素交朋友，相信它们能给你带来健康和美丽。

维生素 A，呵护你的眼睛

作用：具有抗氧化、防衰老和保护心脑血管的作用，还可以保持视力正常，预防夜盲症和眼干燥症。

摄入不足的坏处：皮肤干燥、有呼吸道感染迹象，或眼睛干涩、畏光、多泪、视物模糊等。

维生素 A 含量丰富的食物：动物肝脏、鱼肝油、奶制品、蛋、鱼卵、胡萝卜、菠菜、豌豆苗、青椒、红薯等。

经常在电脑前工作的人或经常开车的人应适量多服用维生素 A；服用长效避孕药的女性应减少摄入维生素 A；维生素 A 在体内不易排出，过量服用容易导致积聚，引起维生素 A 中毒。

维生素 C，美丽健康之源

作用：促进伤口愈合，抗疲劳并提高抵抗力。

摄入不足的坏处：牙龈紫肿而且容易出血，皮肤易出血，伤口不易愈合；不能适应外界环境变化，容易感冒。

维生素 C 含量丰富的食物：新鲜蔬菜如青菜、韭菜、菠菜、辣椒等，新鲜水果如橙子、红枣、山楂、猕猴桃等。

人工合成的维生素补充剂，效果不如从天然食物中摄取的维生素 C 好。

维生素 D，身体骨质保卫者

作用：调节人体内的钙平衡，促进钙和磷的吸收代谢，保持骨骼健康。

摄入不足的坏处：多汗、儿童软骨症、成人骨质软化症。

维生素 D 含量丰富的食物：鱼肝油，含油脂的鱼类如三文鱼、沙丁鱼等，以及全脂牛奶、人造奶油、蛋等。

日光浴是促进维生素 D 在体内合成的重要途径，在日常膳食条件下，只要经常接触阳光，一般不会产生维生素 D 缺乏症。

维生素 E，留住美丽青春

作用：抗氧化作用，延缓衰老，保护心脑血管。

摄入不足的坏处：四肢乏力、易出汗、皮肤干燥、头发分叉、痛经。

维生素 E 含量丰富的食物：食用油如麦胚油、玉米油、花生油、芝麻油、豆类、粗粮等。

服用避孕药的妇女和怀孕、哺乳、更年期的妇女应适当增加维生素 E 的摄取。

维生素 K，抗出血的专家

作用：止血、维持正常的凝血功能。

摄入不足的坏处：凝血功能不正常，导致鼻出血、尿血、皮肤黏膜瘀血、胃出血等。

维生素 K 含量丰富的食物：绿色蔬菜、动物肝脏和谷类。外科手术以及外伤后应适当补充维生素 K，但过量服用易伤害肝脏。

B 族维生素，给你健康奇效

维生素 B_1

作用：参与神经传导、能量代谢，可提高机体活力。

摄入不足的坏处：长时间消化不良、手脚发麻、多发性神经炎和脚气病等。

维生素 B_1 含量丰富的食物：粗粮、杂粮、谷物、坚果和豆类以及瘦肉和动物内脏。

尽管谷物里含有大量的维生素 B_1，但维生素 B_1 主要存在于胚芽、米糠和麸皮中，精细加工容易被破坏，所以应多吃粗粮。

维生素 B_2

作用：参与体内许多代谢和能量产生过程，对保护皮肤黏膜、肌肉和神经系统的功能有重要作用。

摄入不足的坏处：口臭、失眠、头痛、精神倦怠、皮肤和头发出油、头皮屑增加。

维生素 B_2 含量丰富的食物：肉、蛋、奶、鱼类等。

维生素 B_2 的天敌是紫外线、水、碱性物质、磺胺类药物和酒精。服用避孕药的女性应大量补充维生素 B_2，长期精神紧张、压力大的人，应当增加用量。

维生素 B_6

作用：维持免疫功能，防止器官衰老。

摄入不足的坏处：肌肉痉挛，外伤不易愈合，孕妇出现过度的恶心、呕吐。

维生素 B_6 含量丰富的食物：动物类食物如牛肉、鸡肉、鱼肉和动物内脏等，全谷物食物如燕麦、小麦麸、麦芽等，豆类如豌豆、大豆等，坚果类如花生、胡桃等。

服用抗结核药物、雌激素避孕药的人，长期在高温环境中工作的人应该增加维生素 B_6 的摄入量。

维生素 B_{12}

作用：防止贫血，提高血液携氧能力，增强记忆力。

摄入不足的坏处：皮肤苍白、贫血、毛发稀少、食欲不振、呕吐、腹泻。

维生素 B_{12} 含量丰富的食物：动物类食物。

只有动物类食物含有维生素 B_{12}，所以纯素食者最容易缺乏维生素 B_{12}。

叶酸

作用：预防贫血、口腔溃疡。

摄入不足的坏处：贫血、口疮、身体虚弱、乏力、失眠、健忘、躁动不安。

叶酸含量丰富的食物：食物中都广泛含有叶酸。

叶酸对于预防人体血管硬化有非常重要的作用，妊娠、哺乳期应增加对叶酸的摄入。叶酸与维生素 C 同服，会抑制叶酸在胃肠中的吸收。

补好矿物质，生命健康无忧

矿物质是构成人体组织和维持正常生理功能所必需的各种元素的总称，是人体必需的七大营养素之一。虽然矿物质在人体内的总量不及体重的 5%，也不能提供能量，可是它们在人体组织的生理作用中发挥着重要的功能。矿物质是构成机体组织的重要原料，如钙、磷、镁是构成骨骼、牙齿的主要原料。

在人体的新陈代谢过程中，每天都有一定数量的矿物质通过粪便、尿液、汗液等途径排出体外，因此必须通过饮食予以补充。但是由于某些微量元素在体内，其生理作用剂量与中毒剂量极其接近，因此过量摄入不但无益，反而有害。矿物质的功效很多，不同的矿物质能带给你不同的呵护，让你轻松惬意地享受健康。

钙元素，给你健康骨骼

钙是人们熟知的元素，对骨骼的生长发育有着重要作用。孕妇缺钙，可使胎儿骨骼发育畸形；婴儿缺钙，易患佝偻病；儿童缺钙，影响骨骼的发育等。中年女性由于对钙的吸收能力差，再加上钙的排出量增加，就容易缺乏钙质，进而容易发生骨质疏松，出现腰、背、腿痛或肌肉痉挛等症状。

存在于骨骼和牙齿中的钙，使机体具有坚硬的结构支架；钙还是多种酶的激活剂，并能调节人体的激素水平；钙对保持细胞膜的完整性、肌肉的兴奋及细胞的多种功能均有极为重要的作用；钙和磷一起作为构成牙齿的主要原料，牙齿会因缺钙变得疏松，容易被口腔中的细菌腐蚀而生成龋齿。

长期缺钙会造成人体钙代谢紊乱，引发甲状旁腺机能亢进。中年女性的许多不适症，诸如骨质疏松、食欲不振、情感淡漠、心律不齐、记忆衰退、手足麻木、肌肉痉挛、多汗多尿、易疲劳、抽搐、瘙痒等，大多与长期钙供应不足有关。

补钙不一定非要服药，可以多喝些骨头汤、牛奶、豆浆，多吃些豆腐、豆制品、虾皮等含钙丰富的食物。绿色蔬菜如油菜、香菜、空心菜、芹菜、香椿、木耳的含钙量也很高，而且吸收与利用率也高，胆固醇含量也较少，多吃绿色蔬菜，同样能够补充钙质。

铁元素，注入新鲜血液

铁以两种不同的形式存在于我们的机体中，一种是"血红素"铁，它是血红蛋白的基本组成成分，而血红蛋白又是人体中红细胞的组成成分；另外一种是所谓的"非血红素"铁，储存于体内，主要在肝部。铁与蛋白质结合构成血红蛋白和肌红蛋白，维持机体的正常生长发育；参与体内氧气和二氧化碳的转运、交换和组织呼吸过程，是体内许多重要酶系的组成成分。

铁缺乏可引起缺铁性贫血，使人体质虚弱、皮肤苍白、易疲劳、头晕、对寒冷过敏、气促、甲状腺功能减退等。对女性而言，由于月经的原因，铁的损失要比男性多，因此女性更容易贫血，膳食中要注意补充富含铁的食物。但要注意，摄入过量的铁将产生慢性或急性铁中毒。

成年女子每日铁供给推荐量为18毫克。膳食中铁的良好来源主要有：肝脏、牛肾、甘蔗、鱼子酱、鸡内脏、可可粉、鱼类、马铃薯、精白米、黄豆、菠菜、莴苣、韭菜、糙米、大米、小米、麦麸、芝麻、海带、腰子、杏仁等。

锌元素，绽开生命之花

锌元素在人体中承担着重要的生理功能，是人体不可缺少的微量元素，对儿童的生长发育起着重要的促进作用。成人每天只需要13～15毫克的锌，但缺少了它，就会导致食欲减退、皮肤粗糙、发育迟缓、以及贫血等，长期缺锌还会造成性功能减退甚至不育。

锌的主要生理功能包括参与蛋白质、碳水化合物、脂类、核酸的代谢，参与基因表达，维持细胞膜结构的完整性，促进机体的生长发育和组织再生，保护皮肤和骨骼的正常功能，促进智力发育，改善正常的味觉敏感性。缺锌最常见的病因是膳食不平衡。

锌主要是通过饮食补充，食物中含锌量多的食物有牡蛎、麦芽，其次是瘦肉、鲜虾、鱼类、牛奶、核桃、花生、大豆、芝麻、紫菜、动物肝脏等。

钾元素，保护你的心脏

钾是第19号元素，在人生命活动中的重要性是不可忽视的。钾对人体的贡献，主要是帮助肌肉和心脏保持正常功能。血钾过高或过低都会引起肌肉和心脏功能异常，严重者甚至危及生命。

钾是人体生长和发育所必需的元素，维持细胞内液的渗透压。钾和细胞外液钠合作，维持神经肌肉的应激性和正常功能，并维持细胞与体液间水分的平衡，使体内保持适当的酸碱度。

钾是细胞内糖、蛋白质代谢必不可少的成分，并参与了多种酶的功能活动。钾能有效利用蛋白质修复破坏的组织，还能刺激中枢神经发出肌肉收缩所需的神经冲动，通过肾脏清除潜在的有害废物，帮助细胞代谢。细胞内钾的缺乏，将直接影响其正常代谢，长期缺钾则引起细胞变性、萎缩。钾可以营养肌肉组织，尤其是心肌，它协同钙和镁维持心脏的正常功能。钾能对抗食盐引起的高血压，临床应用证明，低钠高钾的食品具有治疗和预防高血压的作用。

靠不吃主食减肥的人，失去的不仅是体重，体内的钾含量也会下降，这会造成体力减弱、反应迟钝。大量饮用咖啡、酒和爱吃甜食的人容易疲劳，这是缺钾造成的，所以这样的人应该补充钾。

钾广泛分布于食物中。肉类、家禽、鱼类、各种水果和蔬菜都是钾的良好来源。含钾比较丰富的食物主要有：脱水水果、糖浆、马铃薯粉、米糠、海草、大豆粉、香料、瓜子、麦麸和牛肉等。

铜元素，铁的最佳搭档

人体内30余种酶的活性成分，如抗坏血酸氧化酶、细胞色素氧化酶等都含有铜。铜是血浆铜蓝蛋白的重要组成部分，在保持循环完整性中，微量的铜也是必不可少的，如果缺铜，也会引起贫血。铜和铁一起参与造血过程，促进铁由"铁库"进入造血

"机器"——骨髓之中，以加速血红蛋白和卟啉的合成。

铜还影响铁的代谢，缺铜使肠减少对铁的吸收，使肝、脾内的"铁库"储存的铁量减少，血清铁降低。含铜的超氧化物歧化酶存在于红细胞、肝脏及脑组织中。机体内的超氧化物具有毒性，而超氧化物歧化酶可使此物迅速分解，故铜对机体有解毒作用，而且对人体抗衰老、防止皮肤老化等也有重要作用。

铜广泛分布于食物之中，主要食物来源有：豆类、全麦、动物内脏、虾、杏仁、梨、甜菜、大蒜、蘑菇、坚果、燕麦、橘子、核桃、小萝卜、葡萄干、大豆、海鲜和绿叶蔬菜。

铬元素，调节体内血糖

铬是第 24 号元素，因为这种元素以多种不同颜色的化合物形式存在，故被称为"多彩的元素"。铬的浓度随年龄增长而减少，随着体内铬的减少，衰老也逐渐发生。铬是胰岛素参与糖代谢过程的重要元素，又是体内葡萄糖耐量因子的重要组成部分，缺铬可引起糖代谢紊乱而发生糖尿病。铬对蛋白质代谢也有影响，甘氨酸、丝氨酸和蛋氨酸等合成蛋白质时，需要铬参与。中年女性严重缺铬，会出现体重减轻、末梢神经疾病。

铬的最好来源是肉类，尤以肝脏和其他内脏为生物有效性高的铬的来源。啤酒酵母、未加工的谷物、麸糠、坚果类、乳酪也提供较多的铬；软体动物、海藻、红糖、粗砂糖中的铬的含量高于白糖；家禽、鱼类和精制的谷类食物含有很少的铬。长期食用精制食品和大量的精糖，可促进体内铬的排出，因此会造成铬的缺乏。

碘元素，促进身体发育

在人体正常的新陈代谢中，碘是不可缺少的重要物质，虽然它的需要量很少，但它对身体和智力发育的发展至关重要。它是维持人体代谢功能的甲状腺素的重要组成成分，人体内含碘总量为 20～50 毫克。碘缺乏的典型特征是甲状腺肿大、头发变脆、肥胖和血胆固醇增高、甲状腺功能减退。

缺碘的孕妇所生的孩子可患有呆小症，这是一种以甲状腺机能低下、甲状腺肿、智力迟钝和生长迟缓为特征的疾病。成人轻度缺碘将出现疲劳、肌无力、黏液分泌过多等症状。

正常人对碘的摄取主要是从食物、饮水和食盐中获得，芦笋、大蒜、蘑菇、海盐、芝麻、大豆、南瓜、萝卜、菠菜等含有丰富的碘。

钼元素，让你精气十足

钼是第 42 号元素，钼在人体中的总含量为 5 ～ 9 毫克。别看它量少，它的存在与否对人体的影响却是很大的。钼不仅与头发的颜色有关，还与我们的精神状态有关。有它，你可感到精力充沛、神气十足；无它，你会感到疲惫不堪。这是因为钼是两种在新陈代谢中起重要作用的酶的组成成分，一是黄嘌呤氧化酶，一是亚硫酸盐氧化酶。嘌呤类物质充满能量，在代谢过程中，嘌呤及黄嘌呤转化为尿酸，就必须有黄嘌呤氧化酶参与，黄嘌呤氧化酶又必须有微量元素钼，才能催化这个反应。

钼还是醛氧化酶的组分，参与醛类的新陈代谢，可解除某些醛类物质对人体的毒害。钼对维持心肌能量代谢也有重要作用，是心肌中某些酶的组分，并且是维持动脉壁弹性的必要因素之一。钼对抗体的免疫能力有影响，还能调节甲状腺的功能。钼在人体新陈代谢中有如此重要的作用，缺钼会引起一些疾病，特别是癌症这种严重威胁生命的疾病。植物中的钼含量变化较大，与其所生长的土壤有关。从膳食中摄入的钼主要来源于动物内脏、肉类、全谷类、麦胚、蛋类、叶类蔬菜和酵母。

硒元素，防癌自有高招

人体中有一种非常重要的抗氧化剂，即谷胱甘肽过氧化物酶，硒是这种酶的催化物。该酶能抵抗细胞膜上脂质的过氧化作用，防止自由基和过氧化物的过量生成和积累。自由基会促使机体老化，形成不能被细胞代谢的脂褐素。随着年龄增长，或机体缺硒，机体抗氧化能力逐渐降低，细胞内的脂褐素可在心脏、肝脏，特别是脑组织中积累，导致心脏病、神经机能不全、记忆力障碍和肝功能易受损害等，故硒有抗衰老的作用。自由基是癌症的主要致病因素之一，因此适量的硒可抑制多种化学致癌物引起肝癌、皮肤癌和淋巴肉瘤等的发生和发展。

硒的生理功能还表现在以下几个方面：参与免疫功能的维持，保护细胞膜和细胞；促进机体的生长和繁殖；保护心血管和心肌的健康；能降低心血管病的发病率，还可使心绞痛减轻或消失；提高工作效率。硒的丰富来源有芝麻、动物内脏、大蒜、蘑菇、海米、鲜贝、淡菜、金针菇、海参、鱿鱼、苋菜、鱼粉、黄油、啤酒酵母、小麦胚和龙虾。良好来源有海蟹、干贝、带鱼、松花鱼、黄鱼、龙虾、羊油、豆油、猪肾脏、全小麦粒（粉）、螃蟹、猪肉和羊肉；一般来源有小茴香、冬菇、桃酥、胡萝卜、全燕麦粉、啤酒、大米、橘汁和全脂牛奶；微量来源有玉米、小米、核桃、奶油蛋糕、油饼、水果和糖。

磷元素，运转生命活动的齿轮

磷是人体遗传物质核酸的重要组分，也是人类能量转换的关键物质三磷腺苷（ATP）的重要成分，还是多种酶及生物膜磷脂的组分，是构成骨骼、牙齿的重要成分，可谓运转人体生命活动的齿轮。

磷是机体极为重要的元素之一，因为它是所有细胞中的核糖核酸、脱氧核糖核酸的构成元素之一，在生物体的遗传代谢、生长发育、能量供应等方面都是不可缺少的。磷也是生物体所有细胞的必需元素，是维持细胞膜的完整性、发挥细胞机能所必需的。磷脂是细胞膜上的主要脂类组成成分，与膜的通透性有关，它促进脂肪和脂肪酸的分解，预防血中聚集太多的酸或碱。磷的功能也影响血浆及细胞中的酸碱平衡，促进物质吸收，刺激激素的分泌，有益于神经和精神活动。磷能刺激神经肌肉，使心脏和肌肉有规律地收缩。磷能帮助细胞分裂、增殖及蛋白的合成，将遗传特征从上一代传至下一代。

磷广泛分布于动植物性食物当中，芦笋、啤酒酵母、玉米、乳制品、蛋、鱼、干果、大蒜、豆类、芝麻、向日葵、南瓜子、肉类、禽类、糙米等都是富含磷的食物。

氟元素，牙齿的保护伞

许多人都知道氟是人体必不可少的微量元素，而且人体所需的氟，主要来源于饮水。氟是一种必需但敏感的元素，多了少了都会致病。缺氟可以引起龋齿。现在龋齿发病率越来越高，不仅在儿童中普遍存在，成年人中也屡见不鲜，被世界卫生组织列为当今世界除心脑血管病和肿瘤之后的第三种最重要的疾病。缺氟还能引起骨质疏松，中年女性患骨质疏松症和因骨质疏松而致骨折的较多，因此也应防止缺氟。成年人体内含氟约为29克，比锌略多，仅次于硅和铁。人体内的氟含量由于受铝、钙、镁等元素的影响而有所波动。从满足人体对氟的需要到由于过多而导致中毒的量之间相差不太多，因此，氟对人体的安全范围比其他微量元素要窄得多。

饮用水加氟的成本低，效率高，效果好。全世界已有30多个国家和地区的一亿多人口饮用加氟水，龋齿发病率下降。食用或饮用含氟的食物或饮料，也是弥补人体缺氟的一项措施。食品中，以鱼类、各种软体动物（如贝类、乌贼、海蜇等）和蔬菜含氟比较丰富，饮料、葡萄酒、茶叶中含氟量也较高。

膳食纤维：人体的"清道夫"

膳食纤维是人体的消化酶在消化食物时，其中难以消化部分的总体。简单地说，就是植物的细胞壁，其中包括纤维素、木质素、戊糖、果胶等。谷皮、麸皮、蔬菜和水果的根、茎、叶主要就是由纤维素组成的，因此这些食物为膳食纤维的主要来源。

纤维素虽然不能被人体吸收，但具有良好的清理肠道的作用，被人们称为"肠道清道夫"，并因此成为营养学家推荐的七大营养素之一，是有利于人体健康的食品。

食物纤维素包括粗纤维、半粗纤维和木质素。食物纤维素是一种不被消化吸收的物质，过去认为是"废物"，现在认为它在保障人类健康、延长生命方面有着重要作用。

膳食纤维对人体的作用主要有以下几种：

1. 有助于肠内大肠杆菌合成多种维生素。

2. 纤维素比重小、体积大，在胃肠中占据空间较大，使人有饱腹感，利于减肥。

3. 纤维素体积大，进食后可刺激胃肠道，使消化液分泌增多和胃肠道蠕动增强，可防治糖尿病和便秘。

4. 高纤维饮食可通过胃排空延缓、肠转运时间改变、可溶性纤维在肠内形成凝胶等作用而使糖的吸收减慢，亦可通过减少肠激素如抑胃肽或胰升糖素分泌，减少对胰岛 B 细胞的刺激，减少胰岛素释放与增高周围胰岛素受体敏感性，使葡萄糖代谢增强。

5. 糖尿病患者进食高纤维素饮食，不仅可改善高血糖，减少胰岛素和口服降糖药物的应用剂量，还有利于减肥，并可防治便秘、痔疮等疾病。

纤维素的主要生理作用是吸附大量水分，增加粪便量，促进肠蠕动，加快粪便的排泄，使致癌物质在肠道内的停留时间缩短，对肠道的不良刺激减少，从而预防肠癌。

生命的标志——蛋白质

蛋白质是人体的主要组成物质之一，占人体体重的16% ~ 19%，是高分子化合物。蛋白质是生命活动的物质基础，没有蛋白质就没有生命。蛋白质在体内参与组成各种组织和器官，如皮肤、肌肉、骨骼、血液、内脏器官、毛发和指甲等。蛋白质还参与构成多种重要的生理活性物质，如催化生物化学反应的酶、调节代谢平衡的激素和抵御外来微生物的抗体等。

人体内的蛋白质不是固定不变的，而是处于不断更新的状态中。例如，一个成年人每天经由皮肤、毛发、黏膜脱落、月经和肠道菌体死亡等排出20多克蛋白质，因此人体每天必须摄入一定量的蛋白质，以弥补每天损失的量。

不论高等或低等生物，所有蛋白质都由20种氨基酸组成。其中成人有8种氨基酸、婴儿有9种氨基酸不能自己合成，必须从食物中摄取。因此，这9种氨基酸（异亮氨酸、苯丙氨酸、蛋氨酸、赖氨酸、苏氨酸、色氨酸、亮氨酸、缬氨酸、组氨酸）被称为人类的必需氨基酸。人体内数以万计的各种蛋白质因氨基酸组成的数量和排列顺序不同而不同，使人体中蛋白质多达10万种以上，它们的结构、功能也因此千差万别，形成了生命的多样性和复杂性。

日常生活中富含蛋白质的食物主要有：

1. 牲畜的奶，如牛奶、羊奶、马奶等；

2. 畜肉，如牛、羊、猪、狗肉等；

3. 禽肉，如鸡、鸭、鹅、鹌鹑、鸵鸟等；

4. 蛋类，如鸡蛋、鸭蛋、鹌鹑蛋等及鱼、虾、蟹等；

5. 大豆类，包括黄豆、大青豆和黑豆等，其中以黄豆的营养价值最高，它是婴幼儿食品中优质的蛋白质来源；此外像芝麻、瓜子、核桃、杏仁、松子等干果类的蛋白质的含量均较高。

蛋白质的摄入量要因人而异，普通健康成年男性或女性每公斤（2.2磅）体重大约需要0.8克蛋白质。婴幼儿、青少年、怀孕期间的妇女、伤员和运动员通常每日可能需要摄入更多蛋白质。

人体最耐用的能源——脂肪

脂肪是人体必需的三大营养素之一。脂肪包括脂和油，常温下呈固态者称脂，呈液态者称油。脂肪也称甘油三酯，是由一个甘油分子和三个脂肪酸化合而成。

脂肪对我们的身体有很多作用：首先每1克脂肪可产生900卡热能，为蛋白质、碳水化合物的2倍多，是人体的浓缩能源，是食物中产生热能最高的一种营养素。它可以为我们提供身体必需的脂肪酸。同时它还是某些维生素的载体。有些维生素只有溶于脂肪中才能被人体吸收，脂肪是它们的最好载体。脂肪还能维持人体体温。作为膳食成分，脂肪能提高食品风味（味香好吃）及饱腹感（抗饿）。

脂肪是食物中的一个基本构成部分，如各种动物油和植物油、坚果和油炸食品等。

植物性油脂指花生油、豆油、芝麻油、向日葵油等以及谷类的油，包括玉米油。这些油类含有丰富的不饱和脂肪酸，亚油酸、亚麻酸在豆油和紫苏子油中较多。

动物脂肪包括陆地与海洋动物的体脂、奶脂和禽肉类的脂肪，含饱和脂肪酸和单不饱和脂肪酸相对较多，而多不饱和脂肪酸含量较少。含磷脂较多的食物有蛋黄、肝脏、大豆、麦胚和花生等；含胆固醇丰富的食物有动物脑、肝、肾等内脏和蛋类，肉类和奶类也含有一定量的胆固醇。

脂肪的摄入量上并没有统一的标准，不同地区由于经济发展水平和饮食习惯的差异，脂肪的实际摄入量有很大差异。我国营养学会建议膳食脂肪供给量不宜超过总能量的30%，其中饱和、单不饱和、多不饱和脂肪酸的比例应为1：1：1。亚油酸提供的能量能达到总能量的1%～2%即可满足人体对必需脂肪酸的需要。

人体热能最主要的来源——碳水化合物

碳水化合物亦称糖类化合物，是人体热能最主要的来源，人体所需热能的70%左右由糖供给。碳水化合物由碳、氢、氧三种元素组成，由于它所含氢氧的比例为2：1，和水中所含氢氧的比例一样，故称为碳水化合物。碳水化合物是人体正常生理活动、生长发育和体力活动的主要热能来源，尤其是神经系统、心脏的主要能源以及肌肉活动的燃料。

糖是构成人体组织的重要成分，血液中的葡萄糖（血糖），乳汁中的乳糖，糖与其他物质结合而成的核糖蛋白、糖脂素等都是构成细胞和组织、调节生理机能不可缺少的物质。足够的碳水化合物供给可节约体内蛋白质消耗、减少脂肪过度分解中不完全代谢产物酮体的积蓄，还有保肝解毒作用。

碳水化合物的主要食物来源有：蔗糖、谷物（如水稻、小麦、玉米、大麦、燕麦、高粱等）、水果（如甘蔗、甜瓜、西瓜、香蕉、葡萄等）、坚果、蔬菜（如胡萝卜、红薯等）等。

一般说来，人对碳水化合物没有特定的饮食要求。主要是应该从碳水化合物中获得合理比例的热量摄入。另外，每天应至少摄入 50 ~ 100 克可消化的碳水化合物以预防碳水化合物缺乏症。

好水可提高你的生命质量

水，是生命的摇篮，和空气一样，是人类和一切动植物赖以生存的物质。可以说，在地球上，水是生命的源泉。一切生物都离不开水，水对人的健康起至关重要的作用。

水是维持人体的主要成分之一，占体重的 60% 左右。人体器官、组织含水量一般都在 70% 以上，而血浆、脑脊液等则在 90% 以上，就连我们的骨头还含有 16% ~ 46% 的水分。人体每时每刻不断地呼吸，从汗腺、小便或大便中排出水分，一般说来，每天小便约 1500 毫升，从肺排出水约 400 毫升，皮肤汗腺蒸发约 600 毫升，大便中约 100 毫升，共计 2600 毫升，如果没有水的补充，必将发生失水。对于人来讲，假如丧失 15% ~ 20% 的水，生命就处于危险之中，这是因为新陈代谢的全过程，几乎每一环节都需要水，如果没有水，生命将停止。一般来说，我们每天从食物中摄入的水约 1600 毫升，机体在代谢过程中还会产生内生水约 400 毫升，其余必须靠外界水的补充而获得。盛夏天热出汗，体内缺水更多，补充也就更多，因此多多饮水有益健康。

第二篇

从"买东西"而非"买南北"说起

——五行五脏相生相克的饮食智慧

第一章

五行五脏相对应，和谐平衡才健康

东西南北与金木水火土

《黄帝内经》里的很多内容，多蕴藏在生活中，很多人每天都在用但自己却体会不到，用古人的话说就是"日用而不知"。

比如购物，我们不说"购物去"，而常常说"买东西去"，为何是"买东西"而不是"买南北"？

大家看一下《黄帝内经》中的东西南北方位图就明白了。

南归属于火，西归属于水，骂人的时候，说你不是东西，那既然不是东西就只能是南北了，南为火，北为水，水火是无情的，说你不是东西，其实就是说你这个人无情无义。

在《黄帝内经》的方位图里，我们可以看出东归属于木，西归属于金。从某种意义上说，木和金都是可以用手拿得到的，而南为火，北为水，而火和水是用手拿不走的，所以中国人说"买东西"而不说是"买南北"。

宋代王安石，有一次上朝，路遇提篮的购物者，问曰："何往？"答曰："买东西。""为何买东西不买南北？"购物者哑然。王安石淡淡一笑，答曰："东通于木，西属金，南为火，北为水，中间是土，提篮金木能盛，水火土不能盛也，故曰买东西。"王安石的意思其实就是说金和木为可盛受之物，是用手就可以拎着去以物换物的，而水、火、土是不能盛受之物，是不能用来盛东西的。

诸如此类的还有很多，是非常有文化内涵的，而不是毫无意义的，学习《黄帝内经》恰恰能让人领悟到这种文化的内涵。

《上古天真论》：五脏六腑本性最天真

《黄帝内经》的第一篇就是《上古天真论》。所谓天真，也就是指本性，就是本性最为天真。在我们的身体中五脏六腑的本性是天真的，它们处于一种非常和谐自足的状态当中。在前文中我们已经知道了，所谓"五脏"，即心、肝、脾、肺、肾，其共同特点是能贮藏人体生命活动所必需的各种精微物质，如精、气、血、津液等；所谓"六腑"，即胆、胃、小肠、大肠、膀胱、三焦，其共同特点是主管食物的受纳、传导、变化和排泄糟粕。

《黄帝内经》中对五脏六腑进行了明确的分工。其中，心为"君主之官"，肝为"将军之官"，肺为"相傅之官"，脾胃为"仓廪之官"，肾为"作强之官"，胆为"中正之官"，大肠为"传道之官"，小肠为"受盛之官"，膀胱为"州都之官"，三焦为"决渎之官"。这里的五脏六腑已经超越了具体的组织器官，上升为一个国家的若干种官职，通过这几种官职把同类功能的组织器官整合在一起，没有提到名字的器官都归这些有名称的官员统帅，再通过经络把各个器官联系起来，就形成了身体这个"国家"了。只要五脏六腑各司其职，就能把身体这个"国家"治理得井井有条。

《老子》中有一句话非常适合来形容五脏六腑的关系："故美其食，任其服，乐其俗，高下不相慕，其民故曰朴。"意思是，每个脏腑都只得自己该得到的东西，小肠该得到的是液，那它就只要那个液；每个脏腑也都有自己的本分，脾主运化、肝主生发等，谁也不羡慕谁的"工作"，可见它们的本性是非常朴实的。由此可见，我们保养五脏六腑，就是要顺应它们的本性，使它们的本性能够得到合乎自然的发挥，简而言之，也就是使五脏六腑能够各得其所、各司其职。

五行相生相克，五脏自成一体

在中医理论中有这样一种观点，就是人体各系统固有的机能活动是一个动态平衡，在此平衡下人体本身就存在着对外界环境的适应力、对损伤组织的修复力以及对各种疾病的抵抗和自愈能力。也就是说，人体本身就是一个最和谐的灵体，它不需要任何外在的东西，只依靠自身的能力就可以达到和谐。

那么，人体内部的这种和谐存在是靠什么来维持的呢？中医把这一切归结到脏器之间存在着相生相克的密切关系上。古代的中医学家将五行理论整理后，再依照各个脏器的特性对应到五行之中就得出了：心属火、肝属木、脾属土、肺属金、肾属水。

在五行学说中，存在着相生相克的关系，即：木生火，火生土，土生金，金生水，水生木，而木克土，土克水，水克火，火克金，金克木，传统中医理论正是根据五行学说来指导临床诊断和治疗的。如木克土，联系到五脏，肝属木，脾属土，那么肝就可以抑制脾，所以中医治疗脾脏方面的疾病往往是肝脾共治，这也是"扶土抑木"的原则。再比如，肝色属青，味属酸，如有面色发青、喜食酸味等症状，一般也可诊断为肝经受病。

五行生克的关系，也经常用于精神对五脏功能的影响。《黄帝内经·素问》说："怒伤肝，悲胜怒"；"喜伤心，恐胜喜"；"思伤脾，怒胜思"；"忧伤肺，喜胜忧"；"恐伤肾，思胜恐"，也就是说，我们完全可以运用五行相克关系来调整情志，从而治疗精神性病症。

在五行关系中，讲究的是平衡，如果五脏中的任何一个脏器的能力较其他脏器强或弱，就会破坏这种平衡。例如夏天天气炎热，自然容易产生心火太旺的症状，但是冬天肾气不足时，水克不住火，也会造成心火太旺的症状出现。所以心火旺的人冬季就应该早睡晚起，做一些力所能及的运动，多晒太阳，以保养肾阳。

从以上的论述中我们可以知道，人体本身其实就是最和谐的整体，五脏之间的关系是相互滋生、相互制约的，它们共同维持整体的内环境稳定状态，脏腑功能正常协调，化生精气血津液充足，脏腑形神得以充养，是身体健康的基本保障。五脏六腑间的协调，是通过相互依赖，相互制约，生克制化的关系来实现的。有生有制，就可以保持一种动态平衡，以保证生理活动顺利进行。

治未病：养护脏腑要遵照五行对应关系

《黄帝内经》有个最重要的医学理念："是故圣人不治已病治未病，不治已乱治未乱。"对这句话通常有两种解释：一是，中医注重预防，在没生病前就要把致病因素弄清楚，从而将疾病消于未形成之前。另一种解释是，高明的中医不治已经生病的这个脏器，而是要治还没有生病的脏器。举个例子，如果得了肝病，就暂时把肝放在一边不治。首先我们要弄清楚，肝病是由什么造成的。中医认为水生木，水是肾，木是肝，肝病在很大程度上是由肾精不足造成的，所以我们要先把肾水固摄住，让肾精充足了，肝病自然就好了。还有一点就是木克土，如果患有肝病，可能还会伤及脾脏，因为脾是土。公司管理也是一样，这里出现问题了，就要查明到底是什么造成现在的糟糕状况，同时还得要能管得住下面的一个环节，不要让它去影响其他方面，这就是"不治已病治未病"的真正内涵。

中医认为，人是一个相互联系的不可分割的整体。人身体的各器官以及意识状态都不是孤立的，而是相互联系在一起的，所以在治疗疾病方面也要有整体的观念，不能只见局部，不见整体。中国人有句俗语叫"头痛医头、脚痛医脚"，这是来形容医术非常差的医生。当患者出现疾病的症状时，医术高明的中医会仔细观察病人，利用医术和长期积累的经验，找出疾病的真正根源。

而在这一寻找根源的过程中，我们所根据的就是五脏六腑与五行之间的对应关系。比如我们刚才举的例子当中，肾属水，肝属木，根据水生木的原则，相对应地去处理肾脏与肝脏之间的关系，从而正确运用了"不治已病治未病"的中医理念。

中医是讲究整体的，身体的某处发生病痛，不能简单地就事论事，只关注疼痛的部位，而要对其他部位也要做相应的检查，因为此处的疾病可能是别的部位的病变引起的。肝脏发生病变，根源可能在肾脏上，这些就是五脏对应五行的关系在实践上的运用，也是中医讲究整体的力证。

天人合一：天地运作需要能量，脏腑健康先输营养

中国传统文化与中医学理念都讲"天人合一"，正所谓"人身小宇宙，宇宙大人身"。人体的运作与宇宙天地的运作是一样的道理，天地运作需要太阳的热量，需要地球磁场以及万有引力等提供能量，人体也一样，脏腑作为人体最重要的器官，它们的运作也需要有充足的营养。

脏腑的气血盛衰状况直接关乎人的生老病死，气血充足、五脏坚固的人的抗病能力强，一般很少生病。反之，如果一个人气血不足，那么首先影响到的就是五脏。气血就像五脏的"粮食"一样，气血不足就会使五脏闹饥荒，五脏不肯正常工作，各种疾病就会乘虚而入。

假如心脏没"吃饱"，就会心慌、气短、胸闷，特别想休息，心跳得越来越慢，开始痛。这些症状其实是在提醒你，它饿了、累了，需要血来补充。在这里需要特别注意的是，此时并非血液的流动受阻，而是要从增加血液的总量上入手。

肝脏"吃不饱"，它的工作量就会减少，以前吃一斤肉，它都能转化成人体所需要的能量，而在吃不饱的情况下，一斤肉它只能转化七两，余下的三两以脂肪的形式弃置在肝脏里，形成脂肪肝，或者堆积在血管里形成高血脂。

如果肾脏没吃饱，就不能保质保量地完成人体排毒工作，身体内的各种毒素就不能及时排出体外，从而引发尿酸、尿素过高。

如果胰脏"吃饱"了，就能奉献给人体充足的胰岛素。胰脏

"吃不饱"，糖不能被正常代谢，多余的糖留在血管里，造成血糖升高。

因此，平时要注意合理饮食，做到营养丰富均衡。这样才能保证人体内血的质量和浓度。保证了胃肠的消化吸收能力，就能让人血量充足。

知道了血的重要，下面我们来看气。中医所说的气是由先天之精气、水谷之精气和吸入的自然界清气组成的。先天之精气其实代表的是先天之本的肾。肾为一身之阳，就像人体内的一团火，温煦、照耀着全身。

如果生命是一棵大树，那么肾脏就是树根。对于肾脏，中医里永远只存在着补，从没有泻的说法。不能给肾脏撤火，更不能灭火，只有通过不断地、适度地添加"燃料"，才能让肾火烧得长久而旺盛。

补气就是补肾、暖肾、保暖、驱寒，气血充足就是身体内血液的量足、质优、肾气足、基础体温偏高、各脏器功能正常、代谢旺盛、血脉畅通；气血两亏就是身体内血液的量少、质劣、肾气虚、基础体温低、各脏器功能低下、代谢缓慢、血脉运行不畅。因此，我们要特别注意身体血气的补充。

脏腑气血的盛衰从根本上决定了人能否长寿

"福如东海长流水，寿比南山不老松"常常是人们相互之间最美好的祝愿。从古代帝王的长生不老之梦到现代人对健康的孜孜以求，长寿堪称是一个久远的话题。虽然如今我们知道了长生不老是不可能的，但"尽天年而去"还是我们一直追寻的目标。那么是否长寿究竟是由什么来决定的呢？

《黄帝内经》中有"寿夭论"："人之寿夭各不同，或夭或寿，寿者身心健康，年益寿延；夭者形神不保，病多寿折。"并且还提出，五脏六腑的气血盛衰是决定人之寿夭的根本因素，人体衰老的进程与脏腑强弱状况直接相关。脏腑居于体内是看不见的，但脏腑的活动状况却可以通过外部形体的特征表现出来。《黄帝内经》就是通过观察人的面部特征来测知脏腑功能的强弱，从而判断人之寿夭的。比如《黄帝内经》认为长寿的面部特征一般是"基墙高以方""三部三里起""骨高肉满"等，这是因为骨为肾所主，肾为先天之本；肉为脾所主，脾为后天之本，肉丰骨高表明脏腑先天和后天的精气都比较旺盛，因而人能够长寿。古人在审美上以"方面大耳"者为美，其实这也是从健康的角度出发，认为面部丰满、五官端正证明此人的五脏六腑发育良好，生命力旺盛。

五脏六腑的气血状况既然对人如此重要，那么它们的盛衰又是由什么决定的呢？中医认为主要受到先天和后天两个因素的影响。

首先是人的先天禀赋。它可以直接影响到脏腑的气血强弱。每个人都是由父母之精阴阳交感结合而生，要受到父母的精气强弱的影响。而且妊娠阶段是胎儿脏腑组织发育的时期，母体营养状况、情志状况、外感邪气等都可能通过气血影响胎儿。因此，女性在孕育胎儿的过程中一定要多加注意，饮食的平衡、心情的平舒等都要保证，以免给孩子的将来造成影响。

其次是后天的调养。后天调养适度一样能够长寿。中医讲养生就是一种健康的生活习惯，衣食住行等都要"法于阴阳、合于术数"，也就是要"饮食有节、起居有常、不妄作劳"等，只要能够顺应自然规律去养护脏腑，就能够保证脏气安定、神气内守而不外泄，气血强盛终尽天年。

脏腑平衡才能充分激发人体自我修复潜能

在中医看来，人体是一个完整的小天地，它自成一套系统，有自己的硬件设施、故障诊断系统和自我修复系统等。如果把人体比喻成一部机器，当它的某些部位或者零件被破坏时，它可以自动调整各种功能对受到损害的部位或零件进行修复，这就是人体神奇的自愈力。

自愈力就是人体的自我修复能力。举一个最简单的例子，切菜的时候，不小心把手划了一个小口，运行到此处的血液就会溢出。由于血液运行出现局部中断，就有更多的血液运行于此，由此促使伤口附近细胞迅速增生，直至伤口愈合。增生的细胞会在伤口愈合处留下一个疤痕。整个过程不需要任何药物，这就是人体自愈能力的一个最直观的表现。

这也体现了中医的一个治病理念："三分病、七分养"。中医不主张过分依赖药物，因为药物不过是依赖某一方面的偏性来调动人体的元气，来帮助身体恢复健康。但是，人体的元气是有限的，如果总是透支，总有一天会没有了。而我们要活下去，依靠的就是体内的元气，元气没有了，再好的药也没用了。所以，生病了不用慌张，人体有自愈的能力，我们可以充分地相信它，用自愈力把疾病打败。

但是，这并不意味着人体有了自愈力，我们就可以完全放心了，生病了不找医生、不吃药、不打针，而且该吃冷饮吃冷饮，该熬夜熬夜，如果这样的话，病怕是永远都好不了。应该怎么做呢？我们应该配合人体自愈力开展工作，每天按时吃饭，早睡早起，适当地锻炼，保持愉悦的心情。使人体的五脏六腑、经络、气血的功能得到正常的发挥，这样才能保证体内的元气充足，只有元气充足了，病才能痊愈。

在决定元气的这几个方面里，协调五脏六腑的平衡尤为重要。脏腑之间具有互相支持和协同作战能力，从而使得全身阴阳协调，维持整体的健康状态。比如肝属木主升，肺属金主降，它们间的协调运用使人体气机有升有降，达到平衡。如果其中一个功能失调，人体气机的升降就会失去平衡，导致阴阳不调，清气不升、浊气不降，人体就会生病。因此，可以说五脏六腑的协调能力决定了人体自我修复潜能的大小。

那么我们应该如何来协调五脏六腑使它们达到平衡状态呢？可以从两方面入手，一是"扶正"，二是"纠偏"。"扶正"就是扶正固本，养成健康的生活习惯，饮食有度、起居有常，也就是中医所说的"饮食法地道，居处法天道"。顺应大自然的规律去生活，使邪气不内侵，维护脏腑的本性不受破坏。"纠偏"就是当脏腑间偶有失和，要及时予以调整，以纠其偏差。五脏六腑在运作中难免会出现一些小毛病，如果不及时调节，最终可能酿成大的疾病。人体是一个和谐的整体，内在脏腑的问题都会表现在身体表面，我们要时常关照自己的身体，以便及时发现问题，利用饮食调节或经络按摩等手段，把"开小差"的脏腑重新纳入正常的运作轨道上来。"邪去正自安"，只要在疾病的早期及时控制，祛除致病因素，就算脏腑稍受损伤，也可以依靠自愈能力重新达到平衡状态。

如果把人体比喻成一个国家，自愈力就好比这个国家的国防军。国家要强大，必须使自己的国防军先强大，如果单纯依靠外来军队（吃药、打针）来帮助你打败敌人（疾病），很可能会导致亡国的悲剧出现。要强大人体的自愈力，也要从人体内部着手，协调五脏六腑的功能，只有脏腑达到了平衡，人体才能释放真正意义的自愈潜能，从而达到祛病、治病的目的。

五行相生克，五脏有神明——养生要身心互动

我们都知道五行五脏的相对应关系，也知道了这种对应关系在中医养生上的运用价值。其实除了在各脏器间存在这种五行相生克的关系，在身心互动方面，这种五行关系同样具有运用价值。比如，木是肝，肝的神明是"魂"，火是心，心的神明是"神"。木生火，木如果强大的话，也就是肝气很旺的话，那么这个人头脑就很清楚，人就很有理智，所以一个人有没有理智跟他的肝好不好有关系。一个人有没有志向和智慧要看他的肾好不好，有些人没有远大的志向，实际上说明他的肾精不足。在中医里，魄是肺的神，神就是精气足的外在表现。而魄力就关系到肾。在中医看来，我们的力量都来源于腰、肾，所以有魄力指的是肺和肾两

个脏器的精气都非常足，所以做事才能气壮山河，才能出大手笔。

脏腑顺安工程的核心部分就是中医学中的脏腑经络学说，因为人是一个有机的整体，五脏六腑之间各有专司，又互相依存、相互制约、相互协调。而且在五脏与形体外窍之间，五脏与情志活动之间都有密切的联系。所以五脏之健康与脏腑之间生理功能的平衡协调，是维持人体内外环境相对恒定的关键所在。同时保持良好的情志状态又能稳定五脏六腑的正常活动，不同的情志异常，会导致相应的脏器气血运行异常，最终引起病理反应。现代医学也证实了生气、暴怒这些情绪的变化，会引起人体内分泌的相应反应，进而给机体带来影响。

五行土居中，五脏以脾胃为本

近年来，由于人们生活水平的提高，食物过于精细、工作压力大、烟酒过度、环境恶化等，导致消化道疾病逐年上升。这都是不注意保护脾胃的结果。这里讲的脾胃，不是现代医学解剖学上的脾与胃，就生理和病理上而言，中医所讲的脾胃包括了整个消化系统，远远超出解剖意义上的脾和胃范畴。

脾胃为后天之本，气血生化之源，关系到人体的健康，以及生命的存亡。元气虚弱是内伤疾病的主要成因，且脾胃气虚，元气不足，则阳气不能固护体表，故易感受外邪，不任风寒，说明不论外感内伤，皆与脾胃元气的充盛与否有关，"脾胃乃伤，百病由生"由此而来。原因何在？这还要从五脏五行的对应关系说起。

中医认为：脾为后天之本，气血生化之源。人没有出生之前，是由先天之肾精为胎儿生长发育供应营养物质，出生后，所有的生命活动都有赖于后天的脾胃摄入营养物质所供给。先天不足的，可以通过后天调养补足，同样可以延年益寿；但就算是先天非常好，如果不重视后天脾胃的调养，那就会多病减寿。所以说脾为后天之本，是当之无愧的生命之源。脾主运化，脾的运化水谷精微功能旺盛，则机体的消化吸收功能才能健全，才能为化生精、气、血、津液提供足够原料，才能使脏腑、经络、四肢百骸，以及筋肉皮毛等组织得到充分的营养，进行正常的生理活动。反之，若脾胃的运化水谷精微的功能减退，则机体的消化吸收机能亦因此而失常，故说脾为气血生化之源。

脾胃居中土，是脏腑的中心，与其他脏腑关系很密切，脾胃有病很容易影响其他脏腑，而且根据五行关系，很容易出现相生相克的疾病传变现象。正如《慎斋遗书》所说："脾胃一伤，四脏皆无生气"。例如：脾生血，心主血，脾气足则生化气血功能旺盛，心血充盈；脾气虚则化源不足，心血亏虚。脾为后天之本，肾为先天之本，先天与后天相互滋生，相互促进，肾阳可以温煦脾气，以发挥其运化功能；脾所运化的水谷精微，又可资助肾的藏精。故在治疗上，应该考虑到疾病的传变规律。

"四季脾旺不受邪"，说明了在一年四季中，如果脾胃的功能旺盛，则不容易受到病邪的侵袭，强调了调理脾胃在疾病治疗和养生方面的重要性。另外，对一些西医、中医治疗都十分棘手的疑难危重病人，调理脾胃虽不能挽救生命，但可改善症状，提高生命质量，延长患者寿命。如恶性肿瘤晚期的恶病质，中医认为是严重的气血不足。此时注意调理脾胃，使脾胃健运，气血化生有源，则可补其不足。正所谓："得胃气者生，失胃气者亡"，认识到脾胃的重要性，才能做到"不治已病治未病"，及早预防，这样"尽终其天年，度百岁乃去"就离我们不远了。

第二章
金生水，相应肺——肺主皮毛

肺为相傅之官，脏腑情况它全知道

肺在五脏六腑的地位很高，《黄帝内经》中说："肺者，相傅之官，治节出焉。"也就是说肺相当于一个王朝的宰相，一人之下，万人之上。宰相的职责是什么？他了解百官、协调百官，事无巨细都要管。肺是人体内的宰相，它必须了解五脏六腑的情况，所以《黄帝内经》中有"肺朝百脉"，就是说全身各部的血脉都直接或间接地会聚于肺，然后敷布全身。所以，各脏腑的盛衰情况，必然在肺经上有所反应，中医通过观察肺经上的"寸口"就能了解全身的状况。寸口在两手桡骨内侧，手太阴肺经的经渠、太渊二穴就处在这个位置，是桡动脉的搏动处，中医号脉其实就是在观察肺经。

肺主要有以下三大功能，即肺主气，主肃降，主皮毛。

肺的第一大功能是主气，主全身之气

肺不仅是呼吸器官，还可以把呼吸之气转化为全身的一种正气、清气而输布全身。《黄帝内经》提到"肺朝百脉，主治节"。百脉都朝向于肺，因为肺是皇帝之下，万人之上，它是通过气来调节治理全身的。

举一个例子，"驼背"。人为什么驼背呢？大家可以试试，咱们靠墙站着，要求昂首挺胸，我们叫"拔军姿"。站一会儿是不是觉得气就上不来了？呼吸声是不是就越来越大了？这就证明，肺出现问题了！如果肺出现问题了，再挺胸昂头，这个气就不够用了！怎么办？把身体蜷一点儿，这时候气就觉得够用了。如果久而久之老这样，这个人就慢慢形成了驼背，也就是俗语说的"罗锅儿"。

肺的第二大功能是主肃降

肺居在西边，就像秋天。秋风扫落叶，落叶簌簌而下。因此肺在人身当中，起到肃降的作用，即可以肃降人的气机。肺是肺循环的重要场所，它可以把人的气机肃降到全身，也可以把人体内的体液肃降和宣发到全身各处，肺气的肃降是跟它的宣发功能结合在一起的，所以它又能通调水道，起到肺循环的作用。我们来个简单的想象，就是把肺看作是通水道，调水的，我们喝的水，吃的水该去哪儿都是肺调出来的，就像是个"水管"。

肺的第三大功能是主皮毛

人全身表皮都有毛孔，毛孔又叫气门，是气出入的地方，都由肺直接来主管。呼吸主要是通过鼻子，所以肺又开窍于鼻。肺不好的人，皮肤也不会好的。人们形容小姑娘皮肤好怎么说？都会说水灵灵的，水在身体里头是哪儿吸收上来的？大肠。大家知道，大肠是吸水的，肺跟大肠又相互表里，如果肺热大肠就热，大肠热，是不是水分就少？那么大肠水分要少，肺这个水官的工作是不是不好干？反应在皮肤上，就会出现干燥、瘙痒等症状。

肺，除了上面对人体健康有影响的作用外，它还有一个能影响我们性格的功能。很多中医书中都提到肺是主魄的，那肺是怎样主魄的呢？

我们大家都知道，一个人要想成点事，有很多因素，比如机遇、能力、知识等，更重要的是能在关键时刻有破釜沉舟的魄力！那这魄力从何而来，是性格还是什么？从中医的角度看，这魄力主要是来自我们的肺！这魄力怎么跟肺联系在一起呢？在中医里，魄是肺的神，神是一个人精气足了以后外在的表现。这就是我们常说的，一个人"看上去很精神"，而有的人看起来跟睡不醒一样。在中医看来，一个人的魄力是学不来的，如果说一个人的魄力不够，只能说明你的肺气先天不足。

为什么有的人有魄力，有的人没魄力？从位置上来讲，肺和心是不是在一块儿啊？那么心主什么？心在情智里是"神"。如果心火大，这个人的神情就不定，心烦意乱。

一个心烦意乱的人，凡事都烦恼的人，他能有魄力工作好吗？要想心神安定，每天晚上我们一定要记住不吃那些肥甘的东西，包括辣椒。肥甘是什么，就是肉和过甜的东西，晚上一定要吃各式各样的清淡的食物。最好的食物就是生拌菜，晚上一定要多吃这个，把内热降下来，把心肝热降下来。

如果心肝热降下来，肺气就上来了；肺气上来了，人的精神就足了；人的精神足了，再遇到困难，他就有能力去对抗了，完全有可能做出成功的事情。所以只要把肺养好人就容易成功。换个角度，人在烦乱的时候和清醒的时候，分析问题的能力是不一样的。如果他身体好了，他分析问题就比较客观，就能找到成功的路径。一个事情成功了，在总结经验的同时，又促进他去对比分析和改变错误观念和行为方式，这样就形成了良性循环，离他真正的成功就越来越近了。

因此，肺的功能决定了它在身体中的地位是宰相。那么日常该如何养护我们的肺呢？

中医提出"笑能清肺"，笑能使胸廓扩张，肺活量增大，胸肌伸展，能宣发肺气、调节人体气机的升降、消除疲劳、驱除抑郁、解除胸闷、恢复体力，使肺气下降、与肾气相通，并增加食欲。清晨锻炼，若能开怀大笑，可使肺吸入足量的大自然中的"清气"，呼出废气，加快血液循环，从而达到心肺气血调和，保持人的情绪稳定。

要养护肺，应注重饮食，多吃蒜。中医认为大蒜味辛、性温，可健胃、杀菌、散寒，适合于肺病患者食用。有这样一个例子：

有一个人得了很严重的肺病。医生跟他讲，他的寿命只有三个月，叫家里人和他隔离。他想吃什么东西，尽量给他吃。家人就把他送到菜园，菜园里有个菜寮，叫他住在那边，三餐给他送饭。他在菜园里很无聊，菜园种了很多大蒜，他每天吃大蒜，就像吃水果一样。他吃得很舒服，过了半年没死，身体愈来愈健康。家里人认为医生诊断不可靠，再把他送到医院。医生看到这个人，非常惊讶，马上成立一个专家小组研究，查饮食、生活起居，都查不到。最后问他还吃了什么，他说，吃大蒜！后来经化验发现，大蒜里含有治肺病的元素。

饮食养肺还应多吃玉米、黄豆、黑豆、冬瓜、番茄、藕、红薯、猪皮、贝、梨等，但要按照个人体质、肠胃功能酌量选用。此外，养肺要少抽烟，注意作息，保持洁净的居室环境等。

每天坚持跑步、散步、打太极拳、做健身操等运动，以增强体质，提高肺脏的抗病能力。同时，应注意保持周围空气的清新，因为肺的主要生理功能是进行体内外气体交换，吸清呼浊，即吸入氧气，呼出二氧化碳，保证机体对氧的需求，所以日常生活中肺的养生保健最重要的是周围空气的清新。不管是家里还是单位，多开窗通风，保持干净，不要让垃圾长时间在屋里滞留。

养肺要谨防：风、寒、暑、湿、燥、火

《黄帝内经》中有一句话说："风雨寒热不得虚，邪不能独伤人。"外来之邪指的是：风、寒、暑、湿、燥、火。

实际上，就是四季变化、气候变化、天气变化所产生的这种特殊的属性，比如说夏天中暑了，冬天受风寒了，这些外界的因素，会导致我们生病。这些外感类的疾病，一类是没有传染性的，一类是有传染性的，比如普通感冒、普通肺炎，这些是没有传染性的，这类没有传染性的外感疾病，中医上认为它是通过我们的身体表面，比如皮毛，入侵我们的身体的。比如，刚洗了个热水澡，没擦干净就进入到冷气的房间，风寒就从皮肤入侵了，抵抗

力差的话，就会生病了。

具有传染性的外感疾病，就不是从皮毛而入的，是从口鼻入侵人体的，比如说吃了不干净的东西、变质的东西，一些传染性的病菌就会从口中进入。

五味五色入五脏：肺喜白，耐辣

食物有五色五味之分，食物的味道与颜色不同，其作用也各有区别。

中医认为五脏各有所喜。《灵枢》有云："酸走筋，辛走气，苦走血，咸走骨，甘走肉。"又有："酸先走肝，苦先走心，甘先走脾，辛先走肺，咸先走骨。"中医认为，"酸、甜、苦、辣、咸"五味各不相同，均衡进食各种味道的食物对健康十分有利。

辣入肺：辣有发汗、理气之功效，人们常吃的葱、姜、蒜、辣椒、胡椒等食物所含的"辣素"既能保护血管，又可调理气血、流通经络，经常食用可预防风寒感冒，例如葱姜善散风寒、治感冒，胡椒能祛寒止痛，茴香能理气。但患有便秘、痔疮和神经衰弱者不宜常食。辛类的食物是走气的。肺主气，如果肺出现了问题，就不能吃辛味食物。

下面为大家介绍两种食物中养肺的高手：

秋梨枇杷膏，生津润肺好榜样

枇杷，又称腊兄、金丸、卢橘等，因外形似琵琶而得名。李时珍在《本草纲目》中说：枇杷"止渴下气，利肺气，止吐逆，主上焦热，润五脏"。这是因为枇杷中含有苦杏仁苷，能够润肺止咳、祛痰，治疗各种咳嗽。此外，枇杷中所含的有机酸，能刺激消化腺分泌，对增进食欲、帮助消化吸收、止渴解暑有一定的作用；枇杷果实及叶有抑制流感病毒作用，常吃可以预防四时感冒；枇杷叶可晾干制成茶叶，有泄热下气、和胃降逆之功效，为止呕之良品，可治疗各种呕吐呃逆。

需要注意的是：脾虚泄泻者忌食；枇杷含糖量高，因此糖尿病患者也要忌食。另外，枇杷仁有毒，不可食用。

秋梨枇杷膏

材料：雪梨 6 个，枇杷叶 5 片，蜜糖 5 汤匙，南杏 10 粒，蜜枣 2 粒，砂纸 1 张。

做法：先将 5 个雪梨切去 1/5 做盖，再把梨肉和梨芯挖去；然后把枇杷叶、南杏和蜜枣洗净，放进梨内；再将余下的 1 个梨削皮、去心、切小块，将所有梨肉和蜜糖拌匀，分放入每个雪梨内，盖上雪梨盖，放在炖盅里，封上砂纸，以小火炖 2 小时，即成。

功效：生津润肺，止咳祛痰，调和五脏。

肺色是白色，属秋天。白色的食品有补肺的作用。银耳、百合、莲子有温肺止咳、益气滋阴的功效。白色的牛奶、豆浆富含蛋白质和钙，是营养型食品，宜每天进食。大米和小麦是人类的主食，含淀粉和蛋白质，亦需每天食用。但冬瓜相比于南瓜，银耳相比于木耳，白萝卜相比于胡萝卜，白薯相比于红薯，蛋清相比于蛋黄，则多少显示出白色食物在营养上略显单薄。因此，白色食物最好作为配料与其他有色食物搭配食用，以求取长补短。

杏仁补肺、润肠又养颜

中国人称名中医，就叫他"杏林高手"，此语出于三国。当时名医董奉常为人免费治病，病人家里为酬谢他，就在其宅旁种杏树一株，数年后，蔚成杏林，号称"董仙杏林"。从此，杏林即成为中医界的誉称。

而杏的种子杏仁，又名苦杏仁。《本草纲目》记载，杏仁味苦、性温、有小毒，入肺、大肠经，有止咳定喘、生津止渴、润肠通便之功效。李时珍说："杏仁能散能降，故解肌、散风、降气、润燥、消积，治伤损药中用之。治疮杀虫，用其毒也。治风寒肺病药中，亦有连皮尖者，取其发散也。"

古代医圣孙思邈在《千金方》中，建议老年人逢到寒来暑往的季节，应多吃杏仁。这个方子，对头晕者也有奇效。

杏仁分苦杏仁和甜杏仁两种，临床应用多以苦杏仁为主。苦杏仁能止咳平喘，润肠通便，可治疗肺病、咳嗽等疾病；甜杏仁和日常吃的干果大杏仁偏于滋润，有一定的补肺作用；杏仁还有美容功效，能促进皮肤微循环，起到润泽面容，减少面部皱纹形成和延缓皮肤衰老的作用，另外用其制成粉霜乳膏涂于面部，可在皮肤表面形成一层皮脂膜，既能滋润皮肤，保持皮肤弹性，又能治疗色素痣等各种皮肤病。

我们平时如果偶感风寒，咳嗽不止，也可以试试喝这杯杏仁茶和百合杏仁粥。

1. 杏仁茶

材料：甜杏仁、糯米面、白糖各适量。

做法：将甜杏仁磨细备用，锅中加清水适量煮沸后，放入甜杏仁及糯米面调匀，再下白糖，煮至熟即可服食。

2. 百合杏仁粥

材料：新鲜百合球根100克，杏仁粉20克，米100克，白胡椒粉，盐适量。

做法：百合球根洗净，剥成小瓣，加在米中与适量的水熬煮成粥。起锅前，再加入杏仁粉及调味料，拌匀即可。

功效：百合可润肺，调经活血，润滑皮肤，杏仁可排毒。皮肤粗糙干皱的人多多食用，可使肌肤丰满，肌肤润泽白皙。风寒咳嗽，聚痰，腹泻者忌食。

补肺要多吃蔬菜、水果、花、叶类食物

现代都市人，经常会发现自己没做什么重体力活或者剧烈运动，就会变得气喘吁吁，比如才爬了两层楼，或者给饮水机换了桶水，都要大口地喘上几下。还有就是偶尔咳嗽，咳了几下又好了，过上一段时间又咳，这些小毛病都是肺的问题，所以，现代人更应该秉承饮食疗法的理念，把营养丰富的滋补食物融入日常的饮食当

中去，在不知不觉中养就一个健康强壮的肺。秋冬时节，天气干燥寒冷，是肺部特别容易受到侵袭的时候。此时更应该选用一些补肺润燥的食谱，给自己的肺穿上滋润温暖的"外套"。

平时养肺我们可以多吃一些瓜类的蔬菜水果。比如丝瓜和冬瓜，水肿的人就可以长期吃，这两种瓜都有渗湿利窍的作用，可以将一身的湿气都给化掉，肺就会正常工作。另外可以吃一些河头和蛤蚧类的食品。食补的话，可以吃一些枸杞、山药、桑葚、生薏仁等。

下面再给大家推荐几款养肺的食谱：

1. 南杏猪肺汤

材料：杏仁有甜杏仁（南杏）和苦杏仁（北杏）两种。南杏是杏树种子的一种，性味甘、平、无毒。含有苦杏仁苷、脂肪油、糖分、蛋白质、树脂、扁豆苷和杏仁油等，是滋养缓和润肺止咳之物。因为含脂肪油较丰富（50% 以上），所以润燥之功较好。

做法：把一只猪肺反复冲水洗净。将猪肺切成片状，用手挤，洗去猪肺气管中的泡沫。再选 15 ~ 20 克南杏（注意要选用南杏，不能用北杏），一起放入瓦煲内加水煲煮，调味即可。

功用：猪肺，性味甘、平，能治肺虚咳嗽，咯血，有补肺的功用。可用于一般人因秋冬气候干燥引起的燥热咳嗽。秋冬时节，肺气不开，干咳无痰，大便燥结，喉咙干燥等食用此汤都有一定功效。

2. 沙参玉竹老鸭汤

材料：沙参，一般指北沙参，性味甘、微寒，入肺、胃经。含生物碱、淀粉、沙参素等。能够滋阴清肺，养胃生津以及除虚热，治燥咳。

玉竹，性味甘、微寒，入肺、胃经。玉竹质润多液，含铃兰苦苷、铃兰苷、山柰酚苷、槲皮醇苷、维生素 A、淀粉和黏液质等。能养阴润燥，润肠通便。

做法：选用老鸭一只（注意，一定要选用老鸭），去毛脏，洗净。再选用沙参和玉竹各 30 到 50 克，一起放入瓦锅内，文火煲 1

个小时以上，调味即可。

功能：老鸭，性味甘、温、无毒，入脾、胃、肺、肾经。能滋阴补血。能够治疗肺燥、干咳等，对病后体虚，津亏肠燥等引起的便秘等亦有效。是一道非常具有滋补性的食谱。

3. 莲子百合煲瘦肉

材料：百合，味甘微苦，性平。入心、肺经。含秋水仙碱等多种生物碱和淀粉、蛋白质、脂肪、多种维生素等。具有润肺止咳，养阴清热，清心安神，益气调中等功效。

莲子，《本草经》说它有"主补中，养神益气力"。《本草纲目》还认为莲子有"交心肾，厚肠胃，固精气，强筋骨，补虚损，利耳目，除寒湿"等功能。

做法：挑选猪瘦肉半斤左右，再加入莲子和百合各30克，适量水，隔水炖熟，调味即可。（特别注明：隔水炖的意思是给盛食物的碗等容器盖上盖子，在蒸锅里面蒸。）

功用：猪瘦肉，中医学认为，猪的主要部分均有益效。猪瘦肉有丰富的动物性蛋白，与百合和莲子搭配协调，能产生更好的效果。莲子百合煲瘦肉其实是一个富有营养的搭配，除了润燥养肺之外，还可以治疗神经衰弱，心悸，失眠等，也可以作为病后体弱的滋养强壮之食补品。总之是一份常吃不坏的良菜。

中医认为肺为娇贵的脏器，不耐寒热，最喜清气熏蒸，最恶燥气炎逼。而香烟为热毒燥邪，长期吸烟，最易伤肺，燥热侵袭肺脏，致肺气郁闭，火毒上熏，灼液成痰，最终引起多种症状。

在这里，我们介绍两种食疗方法，以期能通过食疗来预防烟源性疾病，减少吸烟的危害。

1. 川贝雪梨猪肺汤

取猪肺120克，洗净切片，放开水中煮5分钟，再用冷水洗净。将川贝母9克洗净打碎；雪梨连皮洗净，去蒂和梨心，梨肉连皮切小块。各物料全部放入沸水锅内，文火煮2小时，调味后随量饮用。

2.杏仁雪梨山药糊

取杏仁10克，雪梨1个，山药、淮山米粉、白糖适量。先将杏仁用开水浸，去衣，洗净；雪梨去皮，洗净，取肉切粒。然后把杏仁、雪梨粒放搅拌机内，搅拌成泥状。用清水适量，把杏仁泥、梨泥、山药、淮山米粉、白糖调成糊状，倒入沸水锅内（沸水约100毫升），不断搅拌，煮熟即可。随量食用。

秋养肺，饮食应以"少辛增酸"为原则

秋季的三个月，是万物收获的季节。此时秋风劲急、秋高气爽，收敛过于生发，天气下降，地气内敛，外现清明，人们也应该早睡早起，收敛精神而不外散，以缓和秋季肃杀的伤伐，使神气安定。这是秋季养生的法则，如果违背了这个法则，就会损伤五脏六腑，到了冬季便会出现顽固不化的泄泻，供给冬季收藏的就减少了。

那么秋天我们应该如何进行"养肺"呢？

饮食上进行调养

秋天秋高气爽，气候干燥，应防"秋燥"。秋季的膳食应贯彻"少辛增酸"原则，尽可能少食葱、姜、蒜、韭菜等辛味之品，多食酸味果蔬，如雪梨、鸭梨，生食可清火，煮熟可滋阴、润肺而防燥。

秋季易伤津液，故饮食还要以防燥护阴、滋阴润肺为基本准则，多食芝麻、核桃、糯米、蜂蜜、乳品等可以起到滋阴润肺、养血的作用。对年老胃弱的人，可采用晨起食粥法以益胃生津，如百合莲子粥、银耳冰糖粥、红枣糯米粥等都是益阴养胃佳品。初秋，又属长夏季节，此时湿热交蒸，人体脾胃内虚，抵抗力下降，而气候渐冷，这时饮食还要适当多食些温食，少食塞痛之物。

生活习惯和精神调养

1.早睡早起

秋季，自然界的阳气由疏泄趋向收敛、闭藏，在起居方面要

吃错会生病 吃对不吃药

合理安排睡眠时间，早卧早起。晚上 10 点就睡觉，11 点就能养肝胆之气，不然你的肝胆是养不起来的，尤其是嗜酒的男人一般肝胆都不好，再加上晚上睡觉晚，易导致肝病惹上身。

在这里要特别提醒老年朋友，随着年龄的增加，老年人的气血阴阳俱亏，会出现昼不精、夜不眠的少寐现象。古代养生专家说，老人宜"遇有睡意则就枕"，也就是说什么时候困了什么时候就睡，这是符合养生原则的。

2. 使志安宁

肾藏志，顺应了秋收之气，就能使肾经不妄动。所以秋季人们的性生活要有所收敛。动物交媾都是春天和夏天最疯狂，秋天和冬天就非常少见，有些动物甚至干脆冬眠了。动物是最遵守自然法则的，要不是因为外来伤害送命的话，绝对是尽享天年的。而现在的人又怎么样呢？从来不遵守自然之法则而行事，所以耗损了身体的精气，从而导致疾病的发生。

3. 内心宁静

秋季日照减少，花木开始凋谢，特别是霜降之后。"无边落木萧萧下"，常使人触景生情，产生凄凉、忧郁、烦躁等情绪变化。中医认为，"喜怒思忧恐"五志之中，肺在志为忧，忧的情绪很容易伤肺。《红楼梦》中的林黛玉经常咳嗽，还患有肺病，这与她忧郁的性格是分不开的。因此秋季养肺就要注意精神情志方面的养生，培养乐观情绪，可以参加登山赏红叶等有意义的活动。我国古代民间就有重阳节登高赏景的习俗，登高远眺，饱览奇景，有心旷神怡之感，可使一切忧郁、惆怅顿然消失，又可调剂生活，实为人间乐事。

肺是秋季人体最脆弱的脏器，秋季如果燥邪入侵，容易伤肺。为保护肺气，此时建议"少言"。因为说话过多会伤气，其中最易伤害肺气和心气，在秋燥季节中常常滔滔不绝、口若悬河地讲话，不利于养生保健。秋季养肺要多喝水、豆浆，多吃粥，还可适当多吃些萝卜、莲藕、荸荠、梨和蜂蜜等润肺生津、养阴清燥的食物。同时，秋燥天气需要补充大量的水分，饮水量因人而异，一般每天 2000 毫升为宜。另外中医认为"形寒饮冷则伤肺"，所以要忌冷饮，以水温热为宜。

肺经当令在寅时，养好肺气可安眠

寅时就是早上 3 点到 5 点这段时间，在中医里此时被认为是肺经当令，也就是肺经值班。寅时是阳气的开端，是人体由静变为动的开始。而有些人经常会在这段时间莫名其妙地醒来，然后很长一段时间翻来覆去睡不着，一直要过了 5 点才能疲惫地入眠。如果你长期有这样的经历，可能是你的肺有了问题。因为肺经当令的时刻受到了邪气的侵扰，人就会自然地被惊醒。

如果再加上晚上燥热出汗，白天畏寒怕冷，根源就是肺气不足，无力助心火以驱散风寒，所以身体必须结束寅时肺气盛才能发汗解表，所以这段时间如果你除了惊醒还发现自己流汗，那就是肺部有问题了。建议你去医院检查。

另外，肺外合皮毛，皮毛是肺的外延。皮肤是由肺经的气机来充养的，如果肺经气机太足，血液循环就会加快，导致皮肤发红、怕热、容易过敏；如果肺经气机长期虚弱，皮肤血液循环不足，就会失去光泽，肤色比较暗淡。这时，只用化妆品不能达到美容目的，首先要将肺经的气机养起来，这样内外兼修，效果才会好。

该如何养护我们的肺呢？

一、以食养肺

《本草纲目》中记载：甘蔗、秋梨、百合、蜂蜜、萝卜、黑芝麻、豆浆、豆腐、核桃、松子等食物，都有滋养润肺的功能，因此可以通过食疗来养肺。口鼻皮肤干燥的朋友，秋季可以多吃上述食物，也可以根据喜好做成药膳使用。《本草纲目》中提出了这样的方子："烦闷咳嗽，用新百合四两，加蜜蒸软，时时含一片吞津。"此方润肺止咳，润肠通便。另外，《本草纲目》记载：百合也可以消

"肺脏热"，温润补肺。用百合与蜂蜜或者与小米合煮，都可以养肺。

1. 百合蜂蜜汤

材料：新鲜百合 50 克，蜂蜜 30 克。

做法：将百合泡洗干净，与蜂蜜一起煎汤，每日一次服用。

2. 百合小米粥

材料：百合 5 克，小米 100 克。

做法：煮粥食用，一日一次。

二、以药养肺

《本草纲目》记载南沙参、北沙参、麦冬、五味子、冬虫夏草、燕窝等，都有养肺的功能，可以在医生指导下选用。肺阴虚的朋友，在秋冬季节用中药膏方进补，也是不错的选择。

三、以气养肺

肺主气，司呼吸。清气和浊气在肺内进行交换，吸入气体的质量对肺的功能有很大影响。要想使你的肺保持清灵，首先要戒烟，并避免二手烟的危害，不要在空气污浊的地方长期逗留。闻到有异常气味时，要迅速用手绢或纸巾把鼻子保护起来。有条件的朋友，可以经常到草木茂盛、空气新鲜的地方，做做运动，做做深呼吸，并通过着意的深长呼气，将体内的浊气排出。定期到森林、草原、海边散散步、吹吹风，更有利于肺的调养。

四、以水养肺

肺是一个开放的系统，从鼻腔到气管再到肺，构成了气的通路。肺部的水分可以随着气的排出而散失，特别是秋冬干燥的空气，更容易带走水分，造成肺黏膜和呼吸道的损伤。这就是中医所说的，燥邪容易伤肺。因此，及时补充水分，是肺保养的重要措施。一般而言，一个健康的成年人，每天至少要喝 1500 毫升的水，而在秋天，喝水 2000 毫升以上才能保证肺和呼吸道的润滑。

因此，建议朋友们每天最好在清晨和晚上临睡之前各饮 200 毫升水，白天两餐之间再各饮水 800 毫升左右。肺润泽了，皮肤也会光鲜润滑。这可是不花钱的美肤秘方。

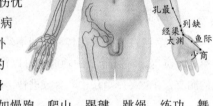

肺经

云门
中府
天府
侠白
尺泽
孔最
列缺
经渠
太渊
鱼际
少商

除了以上养肺方法，我们平常保持愉快、积极的心情也对肺有好处。因为肺主悲，悲伤忧愁的情绪容易损伤肺，肺病的人也容易悲伤忧愁。另外适当运动，可以增进肺的功能。大家可以根据自身条件，选择合适的运动，如慢跑、爬山、踢毽、跳绳、练功、舞剑等。

虽然我们前面介绍了许多补肺气的方法，但事实上补肺气最好的方法莫过于按摩肺经。肺经是人体非常重要的一条经脉，它起始于胃部，向下络于大肠，然后沿着胃上走，穿过膈肌，属于肺脏。再从肺系横出腋下，沿着上臂内侧下行，走在手少阴、手厥阴经之前，下向肘中，沿前臂内侧桡骨边缘进入寸口，上向大鱼际部，沿边际，出大指末端。

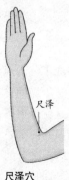

尺泽

尺泽穴

肺经上分布着三个很重要的穴位，分别是尺泽穴、孔最穴和太渊穴。

尺泽穴位于肘横纹上肱二头肌肌腱桡侧的凹陷处，是最好的补肾穴。通过降肺气而补肾，最适合上实下虚的人，高血压患者多是这种体质，另外按压尺泽穴对于肺经引起的咳嗽、气喘、咯血、潮热、胸部胀满等很有效。

孔最穴在前臂掌面桡侧（大拇指方向），在尺泽穴与太渊穴（腕部动脉搏动处）连线上，腕横纹

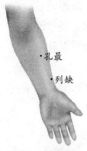

孔最穴、列缺穴

上七寸（手腕至肘共十二寸，按比例取穴）。孔最穴对风寒感冒引起的咳嗽和扁桃体炎效果不错，还能治疗痔疮。

有人总觉得气不够用，有吸不上气的感觉，这个时候就可以点揉太渊穴（仰掌、腕横纹之桡侧凹陷处）。此穴为肺经原穴，补气效果尤佳。

肺经在寅时当令，也就是凌晨3点到5点。这个时候，是按摩肺经的最佳时间。但这个时候应该是人睡得最沉的时候，怎么办呢？在同名经上找，也就是足太阴脾经（上午9～11点当令）。也就是说在上午9～11点脾经旺时进行按摩，也能取得同样的效果。

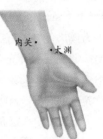

内关穴、太渊穴

虫草鹅，颐养肺腑的宝物

鹅是食草动物，从生物学价值上来看，鹅肉是优质蛋白质，含有人体生长发育所必需的各种氨基酸，其组成接近人体所需氨基酸的比例，鹅肉中的脂肪含量较低，仅比鸡肉高一点，比其他肉要低得多。每100克鹅肉含蛋白质10.8克，钙13毫克，磷37毫克，热量602千焦，还含有钾、钠等十多种微量元素。鹅肉不仅脂肪含量低，而且品质好，不饱和脂肪酸的含量高达66.3%，特别是亚麻酸含量高达4%，均超过其他肉类，对人体健康有利：鹅肉脂肪的熔点亦很低，质地柔软，容易被人体消化吸收。

中医养生学"秋冬养阴"，鹅肉性味甘平、鲜嫩松软、清香不腻，秋冬吃鹅肉符合这样的养生观念。鹅肉具有养胃止渴、补气之功效，能解五脏之热，用鹅血、鹅胆、鹅肫等制成的鹅血片、鹅血清、胆红素、去氧鹅胆酸药品，可用于癌症、胆结石等疾病的治疗。

中医认为，"五脏六腑皆令人咳，非独肺也"。意思是说，咳嗽不仅是人体肺的病变，而且与人体的五脏六腑都有关。即心肝脾肺肾五脏功能失常，都能引起咳嗽。《随息居饮食谱》记载，鹅肉补虚益气，暖胃生津，尤适宜于气津不足之人，凡时常口渴、气短、乏力、食欲不振者，可常食鹅肉；此外，用鹅肉炖萝卜还可大利肺气，止咳化痰平喘。有的人秋冬容易感冒，经常吃一点鹅肉，对治疗感冒和急慢性气管炎有良效。

《本草纲目》中记载："鹅肉利五脏，解五脏热，止消渴。"正因为鹅肉能补益五脏，常食鹅肉汤，对于老年糖尿病患者还有控制病情发展和补充营养的作用。因为据中医理论，糖尿病是由于中焦火旺而致。综上观之，鹅肉蛋白质含量高，富含"好脂肪"，营养也更均衡，因此和鸡鸭比起来"占了上风"。

下面就给大家介绍几款虫草鹅的做法：

1. 黄芪山药鹅肉煲

主料：鹅 700 克。

辅料：黄芪 30 克，党参 15 克，山药 30 克，枣（干）10 克。

制作：

（1）将鹅宰杀，去毛及内脏，洗净。

（2）黄芪、党参、山药、红枣洗净，塞入鹅肚内，用线缝合，放入砂锅中，加清水适量，用旺火煮沸。

（3）转小火慢炖至鹅肉熟烂，加精盐调味，去掉鹅肚内的药材即可。

2. 特色炆鹅：热气腾腾浓香溢

顺德人喜欢在秋冬季节吃炆鹅，营养又滋补；而炆鹅又是各种鹅肉制法中最吸引人的。特制的铁锅内，用酱料腌过的鹅肉与姜、蒜、烧肉同煮，锅内热气腾腾，整个房间浓香四溢，这就是顺德有名的特色农家炆鹅。

特色炆鹅选用五六斤重的黑鬃鹅，不能过大，不然肉质过肥；宰杀后切块，用特制的酱料将肉块腌好，焖成五六分熟；然后装

吃错会生病　吃对不吃药

入炊锅，加入姜、蒜、烧肉和汁料。用电炊炉15分钟左右就能吃了。炊锅内热汁翻滚，夹起一块鹅肉，蘸点腐乳等调料，入口浓香，丝毫不觉肥腻。腌制鹅肉时已经把一些皮下脂肪去除了，吃起来不会觉得肥腻。一般一只炊鹅，适宜四五人同吃，家人一起或者叫上三五好友，围着热气腾腾的锅大快朵颐，别有一番情趣，肉吃得厌了，可以加入青菜、萝卜、马蹄等火锅料，用炊鹅汁煮出来的青菜特别有味道。

3. 鹅肉炖宽粉

主料：鹅肉500克，宽粉条250克。

调料：酱油20克，盐10克，大葱25克，姜25克，味精3克，料酒6克，八角2克，花椒2克，香油30克，植物油50克。

做法：

（1）将带骨鹅肉剁成块，放入沸水锅中焯透，捞出备用。

（2）宽粉条切成段；香菜洗净切段。

（3）在锅内放入植物油烧热，放入鹅肉块煸炒，见鹅肉紧缩，边缘似有离骨时放葱段、姜片炒出香味。

（4）添入高汤1000克，加酱油、料酒、精盐、大料、花椒，盖上锅盖，用大火烧开。

（5）用小火保持沸腾状，大约10分钟，然后停火焖锅。

黛蛤散，小方轻松为你镇咳

平时，我们觉得喉咙不舒服，咳嗽两声；或者鼻腔发痒，打两个喷嚏，看似平淡无奇的一点小事，其实是肺在给你传输信号。

"肺如钟，撞则鸣"，意思是说，肺就好像是铜钟一样，只要受到了刺激和侵害，就会以声音的形式来提醒你：打喷嚏、咳嗽，就是肺在提醒你，它受刺激了。

那么饮食上吃点什么能镇咳呢？

一个是我们常吃的蛤蜊，吃剩下那个壳，用火烧焦，中医上管它叫煅化，然后打碎成面；还有一种中药就是青黛，也碾成面。

按 l0 ∶ 1 的比例混合，水冲代茶饮。或把粉末放在嘴里就水吃下。

这其中青黛是清肺热的，海蛤粉是补肾阴的，我们管这粉末叫黛蛤散。

另外还有一个运动的方法可以养肺，就是太极拳中的腹式呼吸，这个动作很简单，随时随地都可以做，一种是顺式腹式呼吸，就是吸气的时候肚子尽可能凸一点，呼气的时候肚子尽可能凹一点；还有一种是逆腹式呼吸，吸气的时候故意把腹部凹进去，呼气的时候腹部故意凸出来。其中逆腹式呼吸的养肺效果更好一些。

除了饮食上注意外呢，养肺还要注意平时的呼吸。

人的呼吸形式分为胸式呼吸和腹式呼吸两种。平时我们所做的呼吸就是胸式呼吸，但是胸式呼吸不利于肺部的健康，这是因为在胸式呼吸时只有肺的上半部肺泡在工作，占全肺 4/5 的中下肺叶的肺泡却在"休息"。这样长年累月地下去，中下肺叶得不到锻炼，长期废用，易使肺叶老化，进而引发疾病。

腹式深呼吸却可以弥补胸式呼吸的缺陷，是健肺的好方法。所谓腹式呼吸法是指吸气时让腹部凸起，吐气时压缩腹部使之凹入的呼吸法。常做腹式深呼吸运动，可使机体获得充足的氧气，也能满足大脑对氧的需求，使人精力充沛。

需要注意的是，在锻炼腹式深呼吸的初期，切忌急于求成地去追求呼吸的深长细缓，不要过于注意自己的呼吸，以防止出现胸闷气短、呼吸不畅、憋气等不良反应。

不能机械地去任意延长呼气时间而缩短吸气时间，防止因为肺换气过度而出现头昏、头痛、疲乏等症状，甚至发生呼吸性碱中毒或酸中毒。

养护肺部，中医还推荐用刮痧方法。

刮拭方法

（1）用单角刮法从上而下刮拭胸部正中器官的投影区，然后用平刮法沿着胸部肋骨的走向，从体正中线向两侧刮拭，再用平

吃错会生病 吃对不吃药

刮法从上向下刮拭肚脐周围大肠投影区。

（2）用面刮法自上而下刮拭背部以肺俞为中心的脊椎对应区、腰骶部脊椎大肠对应区。重点刮拭膀胱经肺俞穴（位于背部，第3胸椎棘突下，左右旁开2横指处）、魄户穴、大肠俞穴（穴位于腰部，第4腰椎棘突下，左右旁开2横指处）。

（3）用面刮法刮拭太渊（位于腕掌横纹桡侧端，桡动脉搏动处）、列缺（位于前臂掌面桡侧缘，桡骨茎突上方，腕横纹上2横指处，能感觉到脉搏跳动之处）、偏历穴。

（4）用面刮法或用平面按揉法刮拭手掌和足底肺和大肠的全息穴区。

刮痧对肺的保健作用：

（1）能够改善呼吸系统的环境，可预防流感、咳嗽等呼吸系统性疾患。

（2）维持和促进肺的生理功能，益气养肺，延迟呼吸系统的衰老。

（3）清洁肠道，维持和改善肠道的生理功能，预防腹泻、腹胀、便秘等疾病。

肺病食茼蒿，润肺消痰避浊秽

湖北有一道"杜甫菜"，用茼蒿、菠菜、腊肉、糯米粉等制成。为什么要叫作杜甫菜呢？这其中还有这样一个传说：杜甫一生颠沛流离，疾病相袭，他在四川夔州时，肺病严重，生活无着。年迈的杜甫抱病离开夔州，到湖北公安，当地人做了一种菜给心力交瘁的杜甫食用。杜甫食后赞不绝口，肺病也减轻了很多。后人便称此菜为"杜甫菜"，以此纪念这位伟大的诗人。

杜甫菜能有这种食疗效果，是因为它其中含有茼蒿。据《本草纲目》记载，茼蒿性温，味甘、涩，入肝、肾经，能够平补肝肾，宽中理气。主治痰多咳嗽、心悸、失眠多梦、心烦不安、腹泻、脘胀、夜尿频繁、腹痛寒疝等病症。

现代医学也证明茼蒿的各种医疗作用：

促进消化。茼蒿中含有有特殊香味的挥发油，有助于宽中理气、消食开胃、增加食欲，并且其所含粗纤维有助肠道蠕动，促进排便，达到通腑利肠的目的。

润肺化痰。茼蒿内含丰富的维生素、胡萝卜素及多种氨基酸，性平、味甘，可以养心安神、润肺补肝、稳定情绪，防止记忆力减退；气味芬芳，可以消痰开郁，避秽化浊。

降血压。茼蒿含有一种挥发性的精油，以及胆碱等物质，具有降血压、补脑的作用。

需要注意的是，茼蒿辛香滑利，胃虚泄泻者不宜多食。

下面介绍几种源自《本草纲目》的茼蒿贴心食疗方：

1. 茼蒿蛋白饮

材料：鲜茼蒿 250 克，鸡蛋 3 个。

做法：将鲜茼蒿洗净备用，鸡蛋取蛋清备用；茼蒿加适量水煎煮，快熟时，加入鸡蛋清煮片刻，调入油、盐即可。

功效：对咳嗽咳痰、睡眠不安者，有辅助治疗作用。

2. 茼蒿炒猪心

材料：茼蒿 350 克，猪心 250 克，葱花适量。

做法：将茼蒿去梗洗净切段，猪心洗净切片备用；锅中放油烧热，放葱花煸香，投入猪心片煸炒至水干，加入精盐、料酒、白糖，煸炒至熟，加入茼蒿继续煸炒至猪心片熟，茼蒿入味，加入味精即可。

功效：开胃健脾，降压补脑。适用于心悸、烦躁不安、头昏失眠、神经衰弱等病症。

治疗便秘，润肺生津少不了

便秘是困扰现代人的一个常见问题，关于防治之策，五花八门，有食疗的，有用药的，有按摩的，但是办法多，出路少，最后能彻底解决问题的却是少之又少。

有过育儿经验的家长都知道，小孩子容易腹泻、咳嗽，而很少患便秘，从这个意义上说，便秘可谓是成年人的"专利"。为什么会有这种现象呢？

　　这和大肠经有关。中医认为大肠经有个很重要的功能是"津"，所谓津一是指水液，二就是往外渗透的力量。如果这种力量过强，把里面的水液都渗透出去了，就会形成便秘；而如果这种力量特别弱时，就会拉稀、腹泻。

　　那么又是什么在控制这一力量的呢？是肺气。中医认为，肺主气，与大肠相表里，也就是说肺与大肠是紧密联系在一起的，肺气过实，津的渗透力量就会很强，反之则弱。而小孩子，尤其是刚出生不久的婴幼儿，肺气是弱的，所以他们容易咳嗽、腹泻。随着年龄的增长，肺气越来越强，超过了一定的限度，过强的时候，就会出现便秘，这也是为什么成人多便秘的原因。

　　由此可见，要解决便秘问题就要调理肺气，使其处于平衡和谐的状态，具体怎么做呢？调适呼吸，尽量用腹式呼吸法吸气呼气；肺喜润恶燥，调摄肺气就要多吃些梨、莲藕等润肺生津的食物；另外，吞咽口水也可生津防便秘。食物进入身体后，经过胃的消化，小肠的吸收后，食物残渣进入到大肠，最后由肛门排出体内，而平时有意识地咽咽口水，可以补充津液，增强排便动力，使大便顺畅地滑出肠道。

　　对于已经患了便秘的人而言，可以试试摩腹法，这可以暂时帮你解决排便不畅之苦：双手对搓摩热，然后以肚脐眼为中心，用右手按顺指针方向按摩腹部，记住每次按揉到肚脐下方时，手要向下捋一下，这可以很好的帮助大便下行。

　　此外，值得一提的是痔疮，它多伴随着便秘而发生。痔疮最主要的症状是便血和脱出，大便时反复多次的出血，会使体内丢失大量的铁，引起缺铁性贫血。而用脚尖走路可以减轻痔疮的困扰，让身体进入健康的"良性轨道"。具体做法如下：走路时，双脚后跟抬起，只用双脚尖走路。在家中早晚2次，每次各走100

米左右。长期坚持下去有利于提肛收气，又能让肛门静脉瘀血难以形成痔疮。

另外，冷敷也是个不错的方法。具体操作方法是：每天大便后，用毛巾或手指，蘸冷水敷或清洗肛门。因为冷水洗不但能清洁肛门，还能使肛门收缩，防止由于大便引起的肛门发胀和下垂。只要坚持这一种简单的方法，就能不得痔疮，得了痔疮的人坚持这个方法也能减轻痛苦。

药食疗法助你狙击肺结核

肺结核是结核病的一种，是由结核杆菌引起的慢性传染病。临床上多呈慢性经过，因身体抵抗力弱，感染结核杆菌后发病。肺结核一般有疲乏、消瘦、盗汗、胃口不好、下午发热、面颊潮红等全身症状，可伴有咳嗽、咳痰、咯血、胸痛、气急等。近年来，我国结核病疫情虽有下降，但由于人口众多，控制病情不均衡，有的地区结核病仍为当前危害人民健康的主要疾病之一。因此，我们仍然要提高警惕，以防这个过气的病魔死灰复燃。

肺结核的临床表现多种多样，病灶范围小，可无明显症状，常在X线健康检查时始被发现。病变范围广，机体对结核菌敏感性高，则毒性症状显著。

全身毒性症状表现为午后低热、乏力、食欲减退、体重减轻和盗汗等，当肺部病灶急剧进展或播散时，可有高热。妇女可有月经失调或闭经。

另外，还会有一些呼吸系统症状：

（1）咳嗽、咳痰。早期咳嗽或有微咳，无痰或有少量黏液痰。肺组织发生干酪样坏死或并发感染时，痰量增加并成脓性。并发支气管结核时，可有剧烈的刺激性咳嗽。

（2）咯血。约1/3患者有不同程度的咯血。痰中带血为炎性病灶的毛细血管扩张引起，中量以上咯血常为小血管损伤或空洞内血管瘤破裂所致。

（3）胸痛。当炎症波及壁层胸膜时，患侧胸壁有胸痛，随咳嗽和呼吸而加重。

（4）呼吸困难。慢性重症肺结核时，由于肺组织广泛破坏，或并发肺不张、肺气肿、广泛胸膜增厚、气胸或大量胸腔积液等，可引起呼吸功能障碍而出现呼吸困难。

除此之外，胸部体征也就随着病情变化而变化。早期病变范围小或位于肺组织深部，多无异常体征。若病变范围较大，则患侧呼吸运动减弱，叩诊呈浊音，听诊呼吸音减弱或有病理性支气管肺泡呼吸音。如在锁骨上下、肩胛间区于咳嗽后闻及湿罗音时，对诊断有重要意义。当肺部病变发生广泛纤维化或胸膜增厚粘连时，则患侧胸廓下陷、肋间变窄、气管向患侧移位、叩诊变浊，而健侧可有代偿性肺气肿征。

另外，药食疗法也是治疗肺结核的一种常用方法，下面就介绍给大家一些常用的方法：

（1）蛤什蟆油 10 克、银耳 1 朵、粳米 100 克。将蛤什蟆油及银耳以冷开水浸泡 2 小时，文火煎煮半小时，再入粳米，煮熬成粥。放冰糖适量调味，分顿随量食用。以上为 1 日量，连服半个月为一个疗程。

（2）天门冬 30 克，粳米 100 克。先煎天门冬取浓汁，去渣，入粳米为粥，沸后加冰糖适量，再煮一二沸。分作 1 ~ 2 次用完，每天 2 次，连服半个月为 1 疗程。

消气解肿，肺气肿的食疗王道

严格地讲，肺气肿不是一种病，而是慢性气管炎、支气管哮喘等的并发症。肺气肿是因肺脏充气过度，细支气管末端、肺泡管、肺泡囊和肺泡膨胀或破裂的一种病理状态。主要因为慢性气管炎、支气管哮喘、空洞型肺结核、矽肺、支气管扩张等长期反复发作，使肺泡壁损坏、弹性减弱，甚至多个肺泡融合成一个大肺泡，使肺泡内压力增大，血液供应减少而出现营养障碍，最终形成肺气肿。按病因，肺气肿可分成老年性肺气肿、代偿性肺气肿、间质性肺气肿、阻塞性肺气肿等。而异阻塞性肺气肿最常见。

我们平时预防肺气肿要戒烟，注意保暖，严防感冒入侵。还要多吃富含维生素A、维生素C及钙质的食物。含维生素A的食物如红薯、猪肝、蛋黄、鱼肝油、胡萝卜、韭菜、南瓜、杏等，有润肺、保护气管之功效；含维生素C的食物有抗炎、抗癌、防感冒的功能，如大枣、柚、番茄、青椒等；含钙食物能增强气管抗过敏能力，如猪骨、青菜、豆腐、芝麻酱等。香菇、蘑菇含香菇多糖、蘑菇多糖，可以增强人体抵抗力，减少支气管哮喘的发作，预防肺气肿。

肺气肿患者要多吃蛋白质类食品，有助于修复因病变损伤的组织，提高机体防御疾病的能力。因病人血液偏酸性，应增加食用含碱性的食物，如蔬菜和水果。供给充足的蛋白质和铁，饮食中应多吃瘦肉、动物肝脏、豆腐、豆浆等，提高抗病力，促进损伤组织的修复。还要多饮水，利于痰液稀释，保持气管通畅；每天饮水量至少2000毫升（其中包括食物中的水分）。

同时肺气肿患者还要禁食一些食物：如避免吃容易引起过敏的食品，如鱼、虾、蛋等；急性发作期，应禁饮酒和浓茶，忌食油腻辛辣之物；还要予以低盐饮食；每顿饭不宜过饱，以免增加心脏负担；还要限制牛奶及其制品的摄入，奶制品可使痰液变稠，不易排出，从而加重感染。

另外，再为大家推荐几款健康食谱：

1. 虫草炖老鸭

材料：老鸭1只，冬虫夏草15克。

做法：将老鸭去毛及杂肠，再将冬虫夏草置于鸭腹内，加水适量，隔水炖烂，加佐料食用，每周1次，连服1个月。

功效：适用于肺虚症。

2. 核桃仁糖

材料：核桃仁30克，萝卜籽6克，冰糖适量。

做法：先将冰糖熔化，掺入研成末的核桃仁和萝卜籽，制成糖块，每日嚼食。

功效：适用于上盛下虚，气逆喘咳症。

3. 蘑菇炒肉片

材料：蘑菇（鲜蘑）250 克，猪肉（瘦）120 克，花生油 25 克，料酒 10 克，盐 3 克，大葱 5 克，姜 3 克，胡椒粉 1 克。

做法：

（1）将猪瘦肉洗净，切成长 3 厘米、厚 0.5 厘米的薄片。

（2）姜、葱洗净，姜切片，葱切段。

（3）将鲜蘑菇切片。

（4）鲜蘑菇放入热油锅中煸炒。

（5）加入料酒、盐、胡椒粉、味精，调好口味炒熟食用。

功效：本品具有温肺化痰、理气消食之功效；适用于肺阻塞、痰饮留于肺胃、气喘、咳逆、胸肋疼痛等症。

4. 黄芪山药羹

材料：山药（干）150 克，黄芪 30 克，白砂糖 20 克。

做法：

（1）黄芪洗净，鲜山药切成薄片。

（2）将黄芪放锅中，加水适量，煎煮半小时，滤去药渣，再放入鲜山药片，再煎煮半小时，加糖或盐调味即成。

功效：黄芪补气生血，能增强机体代谢和免疫功能，有很好的保肝作用。山药健脾益肾补肺，含有蛋白质、脂肪、淀粉、维生素等多种营养成分，且易被消化吸收，慢性肝炎精神疲乏、气短懒言、面色苍白、大便溏薄者宜于食用。

5. 猪腰核桃

材料：猪腰子 180 克，杜仲 30 克，核桃 30 克。

做法：将猪腰与杜仲、核桃肉同煮熟。

功效：益肾助阳，强腰益气。适用于肾虚不固的遗精盗汗。

以食养肺益气，让支气管炎知难而退

支气管炎是由炎症所致的呼吸系统疾病，分为急性和慢性两种类型。急性支气管炎通常发生在感冒或流感之后，可有咽痛、鼻塞、低热、咳嗽及背部肌痛。慢性支气管炎往往因长期吸烟所致，可有呼吸困难、喘鸣、阵发性咳嗽和黏痰。

预防支气管炎主要依靠食物建构坚固的人体免疫系统。在感冒高发季节多吃些富含锌的食品有助于机体抵抗感冒病毒，如肉类、海产品和家禽含锌最为丰富。此外，各种豆类、坚果类以及各种种子亦是较好的含锌食品，可以取得很好的治疗效果。各类新鲜绿叶蔬菜和各种水果都是补充维生素C的好食品。还包括富含铁质的食物，如动物血、奶类、蛋类、菠菜、肉类等都有很好的预防效果。

支气管炎患者要依据病情的寒热选择不同的食物。如属寒者用生姜、芥末等；属热者用茼蒿、萝卜、竹笋、柿子、梨等。体虚者可用枇杷、百合、胡桃仁、蜂蜜、猪肺等。饮食宜清淡，低钠，能起到止咳平喘、化痰的功效。常见的食品有梨、莲子、柑橘、百合、核桃、蜂蜜、菠萝、白果、鲜藕、大白菜、小白菜、菠菜、油菜、胡萝卜、番茄、白萝卜、枇杷等。要补充维生素，多吃一些新鲜蔬菜和水果。多补充蛋白质，瘦肉、豆制品、山药、鸡蛋、动物肝脏、绿叶蔬菜等食物中含优质的蛋白质，应多吃。

支气管炎患者要忌食腥发及肥腻之物。腥发之物，特别是海腥类，如带鱼、黄鱼、角皮鱼、虾、蟹等。油炸排骨、烤羊肉串、肥肉、动物内脏、动物油等，多食损伤脾胃，易助湿生痰。

下面为支气管炎患者推荐几款食谱：

1. 南瓜大枣粥

材料：南瓜300克，大枣15枚，大米150克，蜂蜜60克。

做法：将南瓜洗净，切成小块，大枣、大米洗净备用。锅内加水适量，放入大枣、大米煮粥，五成熟时，加入南瓜，再煮至粥熟，调入蜂蜜即成。

功效：南瓜有消炎止痛、补中益气、解毒杀虫等功效，适用于慢性支气管炎咳嗽痰喘。

2. 大葱糯米粥

材料：大葱白 5 段（长 3 厘米），糯米 60 克，生姜 5 片。

做法：共煮粥，粥成后加米醋 5 毫升，趁热食用。

功效：适用于急性支气管炎。

3. 绿茶杏仁汤

材料：绿茶 2 克，甜杏仁 9 克，蜂蜜 25 克。

做法：将甜杏仁入锅，加适量水煎汤；煮沸片刻后，加入绿茶、蜂蜜再煎沸数分钟即可。

功效：清热润肺，解毒祛痰，抗癌；适用于鼻咽癌、肺癌、乳癌等的辅助治疗；苦杏仁有毒，切忌食用。

4. 糖醋蜇头

材料：海蜇头 300 克，姜 4 克，白砂糖 5 克，醋 5 克，盐 3 克，香油 5 克。

做法：将蜇头用清水浸泡 24 小时，（中间多次换水），捞出切成片，放入开水锅中烫一下，捞出放盘中。炒锅注油烧热，下姜末烹锅，加入醋、糖、盐、适量清水烧开拌匀，倒入碗内凉透，浇在蜇头上即成。

功效：海蜇具有清热、化痰、消积、通便之功效，用于阴虚肺燥、高血压、痰热咳嗽、哮喘、瘰疬痰核、食积痞胀、大便燥结等症。

5. 蜜枣猪肺汤

材料：猪肺 500 克，杏仁 20 克，百合（干）10 克，蜜枣 30 克，盐 3 克。

做法：猪肺洗净，切片。洗净杏仁、百合、蜜枣。把适量清水以高火 6 分钟烧滚，放入猪肺、杏仁、百合、蜜枣，中火 40 分钟，下盐调味即可。

功效：滋阴润肺、止咳化痰、干燥天气最适宜。

以食理虚润肺，拒绝哮喘来访

哮喘属于一种慢性非特异炎症性疾病。每当发病时，患者会感到发作性胸闷、喘息、气促或咳嗽，常于夜间和清晨发作。

春季是哮喘的高发季节，老年人是哮喘的高发人群，要有效预防哮喘的滋生，要多进食红枣，饮枣茶，喝枣粥，补脾润肺，尤其适用于体弱多病及脾胃虚弱的人。还要多吃核桃，核桃油润燥化痰、温肺润肠，有效预防哮喘。全谷类和鱼类食物也能有效预防哮喘。

年老体弱者，宜食补肺益肾、降气平喘的食物，如老母鸡、乌骨鸡、猪肺、甲鱼、菠菜、南瓜、栗子、白果、枇杷等。平时亦可用冬虫夏草蒸肉，白果炖猪肺，或山药、萝卜煮粥，都可减轻症状，增强体质。

哮喘病人饮食忌过甜、过咸，甜食、咸食能生痰热，可以引发哮喘病；不喝冷饮及含气饮料，雪糕、冰棒、可乐等冷饮及含气饮料易诱发哮喘；忌吃刺激性食物，如辣椒、花椒、茴香、芥末、咖喱粉、咖啡、浓茶等；忌吃产气食物，如红薯、芋头、土豆、韭菜、黄豆、面食等；过敏性哮喘者，应忌食引起过敏的食物，如鱼、虾、鸡蛋、羊肉、巧克力等。

下面为哮喘病人推荐两款食谱：

1.薏米煮猪肺

材料：猪肺1个，薏米150克，萝卜150克。

做法：将猪肺洗净切块，萝卜洗净切块，和薏米一起放入砂锅，加水文火炖煮1小时，加调料即可食用。

功效：理虚润肺，止咳平喘，适用于支气管哮喘、慢性支气管炎。

2.核桃杏仁蜜

材料：核桃仁250克，甜杏仁250克，蜂蜜500克。

做法：先将杏仁放入锅中煮1小时，再将核桃仁放入收汁，

吃错会生病 吃对不吃药

将开时，加蜂蜜 500 克，搅匀至沸即可。每天取适量食用。

功效：适用于老年肺肾不足，咳嗽痰多，肠枯便燥之症。

清凉素淡食物，轻轻松松为肺"消炎"

肺炎是由多种病源菌引起的肺充血，水肿，炎性细胞浸润和渗出性病变。症状表现为发热，咳嗽，胸痛，呼吸困难等。肺炎的成病原因很多。刺激性的物质，如食物、汽油等吸入下呼吸道后易引发吸入性肺炎。维生素 A 是呼吸道健康的必需物质，缺乏时可导致呼吸道易感染性增强，引发肺炎。

预防肺炎要注意调养饮食，补充足量优质蛋白、维生素、微量元素食物，适当多吃些滋阴润肺的食物，如梨、百合、木耳、芝麻、萝卜等。尽量多喝水，吃易消化的食物，以利湿化痰液，及时排痰。当痰多时应停进肉类、油脂，俗话说"鸡生火，肉生痰"。忌烟酒以避免过度的咳嗽。

肺炎患者饮食上应注意补充矿物质，多吃新鲜蔬菜或水果，同时有助于纠正水和电解质的失调。多吃含铁丰富的食物，如动物肝脏、蛋黄等。多吃含铜量高的食物，如牛肝、麻酱、猪肉等，也可吃虾皮、奶制品等高钙食品。

高热病人宜进食清凉素淡、水分多、易吸收的食物，如果汁、米汤、绿豆汤等。退热后，体质虚弱，但无呕吐、腹泻的病人，可给予流质饮食，同时增加瘦肉、猪肝、新鲜蔬菜、水果，以加强营养；食欲渐好者，可给予半流质饮食，如粥、软面、菜泥等。

肺炎患者要戒除吸烟，避免吸入粉尘和一切有毒或刺激性气体；肺炎高热期，患者应忌食坚硬、高纤维的食物，以免引起消化道出血；禁食生葱、大蒜、洋葱等刺激性食品，防止咳嗽、气喘等病症的加重。

肺炎急性期的食疗方

1. 风寒闭肺型：咳嗽、痰稀白、不渴、舌色淡。

葱姜粥：葱白 3 根，生姜 3 片，粳米 50 克。以上共煮粥，趁热服。

功效：有祛寒宣肺作用。

杏仁粥：杏仁 10 克，粳米 50 克。将杏仁加水煮 15 分钟，去渣留汁，加粳米煮粥食用。

功效：有宣肺化痰的作用。

2.风热闭肺型：咳嗽、痰黄稠、口渴、面赤唇红、舌红、尿黄。

鱼腥草芦根汤：鱼腥草 30 克，芦根 30 克，红枣 12 克。以上加水煮 30 分钟饮用。

功效：有清热化痰作用。

糖杏梨：梨 1 个，杏仁 10 克，冰糖 12 克。将梨去皮、核，加杏仁及冰糖，隔水蒸 20 分钟食用。

功效：有清热宣肺作用。

肺炎恢复期食疗方

1.脾气虚型：面色黄，食欲不好，消化不良，大便不调，舌淡。

参枣粥：党参 12 克，红枣 15 克，粳米 50 克。以上加水煮粥食用。

功效：有益气健脾作用。

鸭肫山药粥：鸭肫 1 个，山药 15 克，芡实 15 克，粳米 50 克。将鸭肫洗净、切碎，再将山药、芡实、粳米加水煮粥食用。

功效：有健脾收敛作用。

麻黄根鱼粥：麻黄根 15 克，鲫鱼 1 条，粳米 50 克。将麻黄根加水煮 20 分钟，去渣留汁。把鱼去鳞及内脏，洗净，同粳米一起放入汁中煮粥食用。

功效：有健脾止汗作用。

2.肺阴虚型：干咳无痰，口渴欲饮，午后低热，舌红苔少。

银耳冰糖梨：银耳 12 克，梨 1 个，冰糖 12 克。将梨去皮及核，切成块。银耳用清水洗净，与梨同放入锅中，小火煮 30 分钟，加入冰糖溶化后食用。

功效：有润肺止咳作用。

罗汉果猪肺汤：罗汉果 1 个，杏仁 10 克，猪肺 250 克。用清水将猪肺洗净，切成块状并挤出泡沫。杏仁用水浸洗去皮。将以上食物与罗汉果加水煲汤，加盐后食用。

功效：有补肺止咳化痰的作用。

3. 肾虚型：久咳，肢体欠暖，发育不良，舌淡胖。

核桃粥：核桃肉 15 克，大枣 12 克，桂圆肉 10 克，粳米 50克。将核桃肉打碎，大枣去核，以上加水煮粥食用。

功效：有补肾健脾作用。

杞子黄精粥：杞子 15 克，黄精 20 克，粳米 50 克，糖少许。将以上加水煮粥食用。

功效：有益气补肾作用。

肺炎患者通用食谱

1. 绿豆荸荠粥

材料：绿豆 60 克，荸荠 100 克，大米 100 克。

做法：将荸荠洗净去皮，切成小块；绿豆、大米均去杂，洗净，备用。锅内加水适量，放入绿豆、大米煮粥，六成熟时加入荸荠块，再煮至粥熟即成。每日 1 ~ 2 次，可长期服食。

功效：绿豆有清热解毒、利尿消肿、润肤解暑等功效，荸荠有清热解毒、祛风化痰、利湿止渴等功效，适用于急、慢性肺炎。

2. 雪梨汁饮

材料：雪梨 250 克。

做法：将雪梨洗净，去皮，切薄片，用凉开水浸泡 2 小时，然后用洁净的纱布包裹绞汁即成。一次饮完，每日 1 ~ 3 次。

功效：生津润燥，清热化痰，对肺炎咳嗽、消渴、便秘有一定作用。

第三章
木生火，相应肝——肝主疏泄

肝为"将军之官"，藏血疏泄都靠它

肝脏相当于一个国家的将军，将军主管军队，是力量的象征。清代医学家周学海在《读医随笔》中说：医者善于调肝，乃善治百病。由此，我们可以看出肝对人体健康具有总领全局的重要意义。

肝脏的生理特征和功能归纳起来主要有以下三方面：

一、肝主疏泄

疏泄，即传输、疏通、发泄。肝脏属木，主生发。它把人体内部的气机生发、疏泄出来，使气息畅通无阻。气机如果得不到疏泄，就是"气闭"，气闭就会引起很多的病理变化，譬如出现水肿、瘀血、女子闭经等。肝就是起到疏泄气机的功能。如果肝气郁结，就要疏肝理气。此外，肝还有疏泄情志的功能。人都有七情六欲、七情五志，也就是喜、怒、哀、乐这些情绪。这些情志的抒发也靠肝脏。肝还疏泄"水谷精微"，就是人们吃进去的食物变成营养物质，肝把它们传输到全身。

二、肝藏血

肝脏有贮藏、调节全身血量的作用。当人体活动的时候，机体的血流量增加，肝脏就排出贮藏的血液，以供机体活动的需要；当人体在休息和睡眠时，机体需要血液量减少，多余的血液则贮藏于肝脏。故《黄帝内经》有"人卧血归于肝"之说。肝藏血还表现在调整月经方面，血液除了供应机体营养的需要外，其余部分，在女子则下注血海成为月经，因此女子月经正常与否，与肝藏血、司血海的功能密切相关，肝有血海之称，妇科有"女子以肝为先天"之说。若肝血不足，血液不溶筋则肢体麻木；血虚生风则头摇震颤；若藏血障碍，还可出现衄血、呕血、月经量过多等症。

三、肝主筋膜

筋膜，就是人体上的韧带、肌腱、筋膜和关节。筋性坚韧刚劲，对骨节肌肉等运动器官有约束和保护作用。筋膜正常的屈伸运动，需要肝血的濡养。肝血充足则筋力劲强，使肢体的筋和筋膜得到充分的濡养，肢体关节才能运动灵活，强健有力；肝血虚衰亏损，不能供给筋和筋膜以充足的营养，那么筋的活动能力就会减退，筋力疲惫，屈伸困难。肝体阴而用阳，所以筋的功能与肝阴肝血的关系尤为密切。年老体衰的人，动作迟钝、运动失灵，就是因为肝血衰少，筋膜失其所养。许多筋的病变都与肝的功能有关。如肝血不足，血不养筋，或者热邪炽盛烧伤了肝的阴血，就会引起肝风内动，发生肢体麻木、屈伸不利、筋脉拘急，严重者会出现四肢抽搐、牙关紧闭、手足震颤、角弓反张等症状。

正是由于肝脏具有如此重要的作用，因此一旦出现问题，便严重影响人体其他器官的健康。我们发现，人体的许多常见疾病都与肝脏的功能失常有关：

"肝开窍于目"。肝的精气充足，就会眼睛明亮，黑白清晰，炯炯有神，七八十岁目不眩花。如果肝火上炎，可见双目肿赤；肝虚，则双目干涩、视物不清，重则患青光眼、白内障、视网膜脱落等症。

"肝主筋，其华在爪"。肝的精气充足，方能养筋，筋壮，肢体灵活自如，指甲丰满、光洁、透明，呈粉色；肝虚，筋气不舒，活动迟钝，指甲脆弱，凹陷，不透明，缺少血色。

"肝气条达，心平气和"。肝气条达顺畅，人的精力旺盛，心平气和，与人交往亲和友善。如果肝瘀气滞，则会易生怒火，目光凶灼，脸呈绛色，体内臭气鼓胀，不愿听人讲话。

"肝阴足，血气旺"。肝阴，包括血液和全身筋与肌肉运动时所需要的润滑液。肝阴足，身体轻松，内心自信，不温不火；肝阴虚，则会头晕眼花，迎风流泪，腰膝酸软，筋张弛不利，失眠多梦，惊恐不安，烦躁、委屈爱哭，在女性则会表现为过早闭经或经血不止。

肝脏统领健康全局，肝脏出了问题其他器官就会跟着"倒霉"，所以我们必须加强对肝脏的护养。养护好肝脏最重要的就是饮食调养多吃些韭菜等温补阳气的食物。韭菜又叫阳草，含有丰富的营养物质，春天常食韭菜，可增强人体脾、胃之气。此外，葱、蒜也是益肝养阳的佳品。大枣性平味甘，养肝健脾，还可适当吃些荞麦、荠菜、菠菜、芹菜、莴笋、茄子、马蹄、黄瓜、蘑菇等，这些食物均性凉味甘，可润肝明目。适时服用银耳之类的滋补品，能润肺生津、益阴柔肝。常饮菊花茶，可以平肝火、祛肝热。少吃酸味、多吃甘味的食物以滋养肝脾两脏，对防病保健大有裨益。

除此之外，还有一个绝妙的方法就是每天按揉两侧太冲、鱼际和太溪三个穴位，每穴3分钟。具体步骤是：早晨起床后先按揉肝经上的太冲穴，肺经上的鱼际穴和肾经上的太溪穴3分钟；晚上临睡前

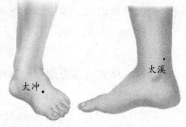

太冲穴、太溪穴

用热水泡脚，然后依次按揉鱼际、太冲和太溪穴，每次每穴3分钟，再加按肺经上的尺泽穴。

养好肝还要注意时辰养生法。凌晨1点到3点是肝经值班的时间，这个时段是肝脏修复的最佳时间，我们的思维和行动都要

靠肝血的支持，废旧的血液需要淘汰，新鲜血液需要产生，这种代谢通常在肝脏气血最旺的丑时完成，而且这个时候人体的阴气下降，阳气上升，所以我们一定要配合肝经的工作，好好地休息，让自己进入深度睡眠的状态，只有这样才能够使肝气畅通，让人体气机生发起来。另外，虚火旺盛的人在这个时候熟睡，还能够起到降虚火的作用。

在十二生肖中，丑对应的是牛，牛是一种很有力量、很有韧性的动物，我们开玩笑时就经常说一个人"很牛气"，但牛也很温和谦虚，这就是丑时的特征。这个时段体内的阳气比子时更加壮大，但并不会一味地生发上去，此时当令的肝经有主藏血的功能，能起到收敛的作用。这也是中国文化的精妙所在，所谓一物降一物，有生发就要有收敛，有生长就要有收藏，不会出现过犹不及的情况。同样的道理，人在丑时也一定要休息好，最好处于熟睡状态，这样才能好好养肝血。

虽然睡觉养肝是再简单不过的事，但是对于很多经常应酬的人来说，这个时候可能正在兴头上，一笔生意就要谈成了，精神正处于很兴奋的状态，根本不可能睡觉，这就使得肝脏不得不继续输出能量来支持人的思维和行动，导致新陈代谢无法完成，这是非常伤肝的。所以丑时不睡觉的人通常面色黄灰，神情倦怠并且急躁。现在有很多得乙肝、脂肪肝的人，就是因为在丑时不注意养肝造成的。

因此，无论如何，我们一定要在丑时进入深度睡眠，否则就会影响肝净化血的功能。

中医解释的肝胆相照总有时

"肝胆相照"这一成语，比喻以真心相见。其实这在中医里也很有讲究，《黄帝内经》中说："肝者，将军之官，谋虑出焉。胆者，中正之官，决断出焉。"足厥阴肝经在里，负责谋虑；足少阳胆经在表，负责决断。只有肝经和胆经相表里，肝胆相照，一个

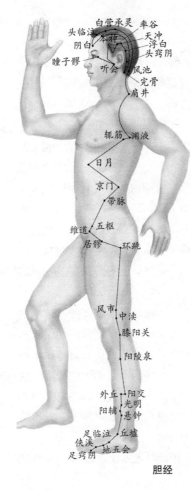

白营承灵
率谷
头临泣
天冲
阴白
本神
浮白
头窍阴
瞳子髎
风池
听会
完骨
肩井

辄筋 渊液

日月

京门
带脉
五枢
维道
居髎 环跳

风市
中渎
膝阳关
阳陵泉

外丘 阳交
阳辅 光明
悬钟
足临泣 丘墟
侠溪
足窍阴 地五会

胆经

人的健康才有保证。打个比方，一个民族要想兴旺发达，也需要"肝"（谋略之才）和"胆"（决断之才）相表里，肝胆相照。历史上"房谋杜断"的故事就证明了这一点，房玄龄好比是大唐的肝，他善谋略，精于管理日常政务；杜如晦好比是大唐的胆，他临危有方，善于决断。正是房、杜二人的肝胆相照，才成就了"贞观之治"。

虽然负责谋略和决断的是心，但心是"君主之官"，负责全局，具体的工作则交给肝和胆。肝和胆的谋虑和决断又不同于心。中医的心包括心和脑，心和脑的谋虑和决断主要在思维和意识之中，它是理性的；而肝与胆的谋虑和决断主要在潜意识中，它是感性的，是本能的。一个人胆小就是胆小，你很难让他通过理性思考变得胆大起来。但如果你让他的肝和胆发生一点变化，他的胆子就会本能地大起来。

常言道"酒壮人胆"，酒精进入人体之后，首先影响的是肝，肝与胆相表里，肝又影响到胆，肝与胆发生了变化，人的谋虑和决断自然会发生变化。

改变肝胆会影响人的谋虑和决断；反之，人的谋虑和决断也

吃错会生病 吃对不吃药

会对肝和胆造成影响。一个人长期谋虑不决，就会使肝胆受损，这也成为某些疾病的诱因。

胆经，是排解忧虑的先锋官。人们越来越意识到足少阳胆经的伟大功用，敲胆经几乎成了"万金油"。足少阳胆经从人的外眼角开始，沿着头部两侧，顺着人体的侧面向下，到达脚的第四、五趾，几乎贯穿全身。每天敲胆经300下，胆经顺畅了，人所有的忧虑、恐惧、犹豫不决等都随着胆经的通畅排解出去了，该谋虑时谋虑，该决断时决断，那么，我们的肝胆必定会日益强壮而没有无谓的损耗，身心也会健康快乐。

另外，胆经上有很多特效穴位：阳陵泉治两肋疼痛，光明穴可治老花眼，悬钟治落枕，风市可治各种皮肤痒疹。胆经上的穴位都气感明显而强烈，如能善加利用，都有极好的效果。

养肝三要：心情好，睡眠好，饮食好

春季人体新陈代谢与肝脏关系极大，春季养生宜顺应阳气生发的特点，以养肝为第一要务。中医认为，春季肝气旺盛而生发，但是如果肝气生发太过或是肝气郁结，都容易损伤肝脏，到夏季就会发生寒性病变。

心情好：慎激动，少争执，莫惊乱

中医认为，肝属木，与春季生发之阳气相应；如果不学会自我调控和驾驭情绪，肝气抑郁，则会生出许多疾病来，肝主惊，惊则气乱。春季养肝要减少与他人不愉快的纷争，尽量避免七情过于激动而影响情绪。要培养乐观开朗的性格，多培养兴趣爱好，对春季养肝颇有裨益。

睡眠好：睡眠要充足，时间要规律，环境要安静

《黄帝内经》云："人卧血归于肝。"现代医学研究证实睡眠时进入肝脏的血流量大量增加，有利于增强肝细胞的功能，提高解

毒能力，并加快营养物质的代谢，抵御春季多种传染病的侵袭。因此，保证充足的睡眠和提高睡眠质量有助于春季养肝。

青少年和中年人每天需保证 8 小时的睡眠，60 岁以上老年人应在 7 小时左右，80 岁以上的老年人则要睡 8～9 小时。体弱多病者可适当增加睡眠时间。

晚饭不要吃得过饱，睡前切勿饮浓茶及咖啡，睡前应用热水洗脚，以帮助提高睡眠质量。

睡姿讲究"卧如弓"，以右侧卧位为宜。保证安静的睡眠环境，卧室内空气保持新鲜，不在卧室摆放不利于睡眠和夜间耗氧量大的花草，温度、湿度适宜，床铺、被褥干净舒适，这些都有利于获得优质的睡眠。

饮食好：平补为主，少酸增甘，少油腻，忌生冷

平补养肝，春季滋补以清平为主，适当多吃些温补阳气的食物，少酸增甘，忌吃油腻、生冷、黏硬食物，以免伤及肝脾。注意摄取足够的维生素和矿物质，从而提高人体免疫功能，增强抗病能力。

春季是吐故纳新，采纳自然阳气养肝的好时机，而适当运动则是最好的方法之一。中医认为，肝主筋，坚持锻炼能舒筋活络，有益肝脏。可根据自身体质状况，选择适宜的运动方式，如散步、慢跑、做体操、打太极拳、舞剑、打球、郊游和爬山等。

下面给大家介绍几款养肝食谱：

1. 胡萝卜粥

材料：胡萝卜 5 根，粳米 125 克。

做法：将胡萝卜洗净后切丝，与淘洗干净的粳米同入锅中，加清水适量，用大火烧开后再用小火熬煮 30 分钟左右，直至煮成稀粥。

功效：养肝明目，补脾健胃。

2. 枸杞红枣羊肝汤

材料：羊肝 100 克，枸杞子 30 克，红枣 10 枚，桂圆肉 15 克，

吃错会生病 吃对不吃药

姜片、精盐各适量。

做法：将枸杞子、红枣、桂圆肉去杂，洗净。羊肝洗净，切成片。瓦煲内加清水适量，先用大火煲至水滚后，放入枸杞、红枣、桂圆肉和姜片，改用中火继续煲30分钟，再加入羊肝片继续煲至熟透，加入精盐调味即成。

功效：补肝明目，养颜强身。

3.栗子炖猪肉

材料：栗子肉250克，猪瘦肉500克，精盐、料酒、味精、白糖、葱段、生姜片各适量。

做法：先将栗子去壳取肉，洗净备用。猪肉洗净切成块，放入砂锅内，加清水适量，先用武火烧开；加入料酒、葱段、生姜片，再用文火炖煮30分钟，加入栗子肉、精盐，继续炖煮1小时左右。注意添加开水，以防止烧干，待猪肉和栗子肉烂后加味精调味即成。

功效：鲜香味美，益气养肝，补肾益肺。

4.黄豆排骨汤

材料：黄豆500克，猪排骨1000克，精盐、料酒、葱白、植物油各适量。

做法：先将黄豆洗净，用水浸泡1小时，沥干备用，猪排骨洗净切成小块。炒锅上火，放油烧热，先放入葱白，再倒入排骨，翻炒5分钟后加料酒和精盐，焖烧8分钟，至出香味时盛入大砂锅内，再加入黄豆和清水适量，水以浸没为度，先用武火烧开，加入料酒，然后改用文火慢炖3小时，至黄豆排骨均已酥烂，离火即成。

功效：酥烂适口，补益肝肾，养血壮骨，利水消肿。

5.佛手菊花饮

材料：佛手10克，菊花10克，白糖适量。

做法：水煮佛手、菊花，去渣取汁。

功效：疏肝清热。

6.香菇煲瘦肉

材料：香菇20克，猪瘦肉100克，调料适量。

做法：香菇洗净，用温水泡发，去菇蒂，放入砂锅内，加水适量，用文火熬汤，至香菇熟烂，再加瘦肉，肉熟调味即成。

功效：补肝肾，健脾胃。

五味五色入五脏：肝喜绿，耐酸

我们来看看五色五味食物是如何养护我们的将军之官的。

酸味食物有促进消化和保护肝脏的作用，常吃不仅可杀灭胃肠道内的病菌，还有防感冒、降血压和软化血管的功效。以酸味为主的番茄、山楂、橙子等食物均富含维生素C，可防癌抗衰老，防止动脉硬化，也具有美容增白的作用。

养肝美食

1.橙子草莓果汁

材料：橙子一个，草莓250克，蜂蜜、葡萄适量。

做法：橙子切成两半榨汁，取汁液备用。草莓洗净后去蒂，然后与橙子汁一起放入果汁机里榨汁，最后放入蜂蜜、葡萄搅拌均匀即可。

功效：增强抵抗力，提神养颜。

五色食物中肝喜欢绿色，肝的颜色是青色，属春天。青色食品多补肝。在春天应当多吃青笋、青菜、青豆、菠菜等青色食品。

2.香油拌菠菜

材料：菠菜、香油适量。

做法：将新鲜菠菜洗净，放入煮沸的水内，焯2分钟，捞出，控干水后，放入凉开水中浸2分钟，捞出后，用手挤去水，切段，加入香油，拌匀即可食用。

功效：防治妇女面部蝴蝶斑。

除了在食物选择上脏腑各有喜好外，在一些日常锻炼中各个脏腑器官也会有自己的选择。六字诀也是锻炼脏腑的好方法。首先做好预备功：头顶如悬，双目凝神，舌抵上腭，沉肩垂肘，含胸拔背，松腰坐胯，双膝微屈，双脚分开，周身放松，大脑入静，顺其自然，切忌用力。

保肝润肺还是离不开中草药膳

中医认为，肝为五脏之一，位于胁下，主藏血和主疏泄。肝主升主动，体阴而用阳。肝与形体志窍的关系表现在：肝藏魂，主谋虑，肝在体合筋，其华在爪，在志为怒，在液为泪，开窍于目。《素问》中说："肝者，罢极之本，魂之居也。其华在爪，其充在筋，以生血气。"肝与胆互为表里。肝在五行属木，通于春气。

肺居胸腔，在诸脏腑中，其位最高，故称"华盖"。肺叶娇嫩，不耐寒热，易被邪侵，故又称"娇藏"。肺与大肠相为表里。肺主气、司呼吸，肺主宣发和肃降，肺主通调水道。肺开窍于鼻，鼻是肺之门户，如肺气调和，则鼻窍通畅。

下面，我们就为大家推荐几款保肝润肺的药膳：

1. 沙参心肺汤

材料：沙参 15 克，玉竹 15 克，猪心、猪肺各一个，葱、食盐适量。

做法：将沙参、玉竹洗净后用纱布袋装好，扎上袋口备用。

将猪心、肺用水冲洗干净，挤尽血水与药袋一起放入砂锅内，再将洗净的葱段放入锅内，加入适量水，置武火上煮沸捞去浮沫，改文火炖至肉烂，加适量食盐即成。

用法：每月两次，佐餐，食肉喝汤。

功效：此汤可养阴润肺。用于气阴不足的咳嗽、肺结核，口干舌燥，便秘等。

2. 元宫荔枝膏

材料：乌梅取肉（半斤），桂圆 10 两（去皮，锉），砂糖 2 斤6 两，麝香半钱（研），生姜汁 5 两，熟蜜 1 斤 4 两。

做法：用水 1.5 升，熬至一半，滤去滓，下砂糖、生姜汁，再熬去滓，澄定少时，入麝香搅匀，澄清如常，任意服。

用法：每日 1 ~ 3 服，每服酌量。

功效：润肺，生津止渴，去烦。

3. 宫廷玉银蛋膜

材料：玉竹、银耳、红枣、蛋白各适量。

做法：取玉竹三钱，红枣、银耳各适量微洗，浸泡于水中数时。再以慢火炖煮至汤汁浓稠即可。加上适量冰糖即为食羹，冰过将更美味。取适量羹汁待冷，再加少许蛋白拌匀，抹面部可美容。

用法：每日适量食用。

功效：玉竹、红枣与银耳三者具有养阴润燥、滋润养颜等作用。经常食用本羹可滋养肺阴、外布津液、提升免疫、养容悦色。

4. 宫廷冰糖银耳羹

材料：银耳 6 钱，樱桃脯 4 钱，冰糖适量。

做法：将银耳用温水浸泡，待银耳发开后取出，去掉耳根，洗净放入碗中，上笼蒸片刻取出。

将汤锅洗净，置微火上，加清水放入冰糖，溶化后，放入樱桃脯，再移置旺火上烧沸，起锅倒入银耳碗内即成。

用法：每日早晚各 1 碗，可多食。

功效：银耳具有强精补肾、滋肠益胃、补气和血、强心壮志、补脑提神、美容嫩肤、延年益寿之功。樱桃味甘、酸，性温，有滋养肝肾、益脾养胃、美颜之功效。

5. 西施舌

材料：净西施舌（即蛤蜊）1 斤，净冬笋、芥菜叶柄、水发香菇、葱白、白酱油、白糖、绍酒、湿淀粉、鸡汤、芝麻油、熟猪油各适量。

做法：将西施舌破开洗净。芥菜叶柄洗净，切成菱角形片。每个香菇切成 3 片。冬笋切成薄片。葱白切马蹄片。将白酱油、绍酒、鸡汤、湿淀粉拌匀，调成卤汁。

将西施舌肉放入六成热的湿水锅中氽一下，捞起沥干，炒锅在旺火上舀入熟猪油烧热，放入冬笋片、葱片、芥菜片，颠炒几下，装进盘中垫底。

炒锅放在中火上，下熟猪油烧热，倒入卤汁烧黏，放进氽好的西施舌肉，颠炒几下，迅速起锅装在冬笋等料上，淋上芝麻油少许即成。

用法：每日适量食用。

功效：汤汁醇厚，品质爽滑，营养丰富，可润肺、化痰、益精、滋阴明目。

春季阳气萌，养肝要先行

公司同事大李，最近一段时间不知道怎么回事，春天万象更新的勃勃生机似乎一点儿也没影响到他，一上班就想跟别人吵架，心里老像憋着一团火，搞得大家都避而远之。周末去父母家也是脸色沉郁，被当中医的老爸一问，才知道他最近在公司负责了一个大项目，一个多月来每天都要加班到 11 点，单位离家又远，每天睡眠不足 5 个小时。老爸一听就明白了，他这是长期睡眠不足，肝失所养，加上春天又是四季中肝火最旺的时候，就导致了肝气不疏、肝郁气滞，老是想发火。

像大李这种状况可能是肝出了问题，春季应该多吃养肝温补阳气的食物。李时珍在《本草纲目》中引《风土记》主张"以葱、蒜、韭、蓼、蒿、芥等辛嫩之菜，杂和而食"。除了蓼、蒿等野菜现已较少食用外，葱、蒜、韭可谓是养阳的佳蔬良药。

吃甜少酸

春季肝气旺，会影响到脾，容易出现脾胃虚弱病症。多吃些甜食，能加强脾的功能。如果摄入过多的酸味食物，会使肝功能偏亢。可适当食用大枣、红糖、胡萝卜、洋葱、芹菜和韭菜等。

多吃新鲜蔬菜

冬季普遍摄入维生素和矿物质不足，会引发口腔炎、口角炎、舌炎、夜盲症和某些皮肤病等。因此进入春季要多吃新鲜蔬菜，如菠菜、荠菜、芹菜和油菜等。注意水果不能代替蔬菜。

补充热量抗春寒

春寒料峭，人体要消耗一定的能量来维持体温，所以早春时节饮食应以高热量、高蛋白的食物为主。除了谷类外，应选用黄豆、芝麻、花生、核桃和杏仁等食物，鸡蛋、鱼、虾、兔肉和豆制品等食物能增强人体耐寒力。

抗病毒食物防感染

春季，细菌、病毒开始繁殖，应选择有抗病毒功效的食物。油菜、辣椒、小白菜、菠菜、胡萝卜、南瓜、豆类、蛋黄和水果等可提高人体免疫力。

肝在中医五行当中属木，它的功能就像树木生长时的情形，春天草木萌发，焕发生机，正是肝气最足、肝火最旺的时候。这时候人最容易生气发火。如果再不注意休息，就成了大李那种情况，严重影响了自己的健康。另外，肝胆是相表里的，肝脏的火气要借助胆经的通道才能往外发，所以很多人会莫名其妙地感到嘴苦、肩膀酸痛、偏头痛、乳房及两肋胀痛、臀部及大腿外侧疼痛。这时你按摩一下肝经上的太冲穴，就可以达到止痛的效果。

此外，春天阳气萌生，肝火旺盛，人体的阳气开始不断地往外宣发，皮肤毛孔也舒展开，这时便很容易感染风寒，因此很多人都会染上咳嗽病，尤其是夜里咳嗽不止。这是因为肺属金，正好可抑制肝火（肝属木）的宣发（金克木），但春天是木旺之时，肝气最强大，任谁也抑制不了，于是就出现了"木火刑金"的情形。此时肺脏外有风寒束表，宣发功能受阻，内有肝火相逼，火气难发，于是只有借咳嗽来排解内火和外寒。所以春天千万不要

吃错会生病 吃对不吃药

少穿，以免着凉，导致久咳不止。老百姓常说要"春捂秋冻"就是这个原因。

春天时，还容易有其他症状产生。有人经常会腿抽筋，有人经常会腹泻，有人经常困倦，这又是一种情形，就是"肝旺脾虚"。五行中肝属木，脾属土，二者是相克的关系。肝气过旺，气血过多地流注于肝经，脾经就会相对显得虚弱，脾主血，负责运送血液灌溉到周身，脾虚必生血不足，运血无力，造成以上诸般症状。这时可以服用红枣、山药薏米粥以健脾养血，脾血一足，肝脾之间就平和无偏了，这些症状也就能得到缓解。

柴胡疏肝解郁效果好

《红楼梦》第八十三回："省宫闱贾元妃染恙，闹闺阃薛宝钗吞声"中写到一贯娇弱的黛玉又病了，王太医给黛玉诊过脉后说道："六脉皆弦，因平日郁结所致。"又说："这病时常应得头晕，减饮食，多梦，每到五更，必醒个几次。即日间听见不干自己的事，也必要动气，且多疑多惧。不知者疑为性情乖诞，其实因肝阴亏损，心气衰耗，都是这个病在那里作怪。不知是否？"紫鹃点点头，向贾琏道："说得很是。"……王太医吃了茶，因提笔先写道：……姑拟黑逍遥以开其先，复用归肺固金以继其后。不揣固陋，俟高明裁服。又将七味药与引子写了。贾琏拿来看时，问道："血势上冲，柴胡使得么？"王大夫笑道："二爷但知柴胡是升提之品，为吐衄所忌。岂知用鳖血拌炒，非柴胡不足宣少阳甲胆之气。以鳖血制之，使其不致升提，且能培养肝阴，制遏邪火。所以，《内经》说：'通因通用，塞因塞用。'柴胡用鳖血拌炒，正是'假周勃以安刘'的法子。"

王太医方中的柴胡，又名北柴胡、南柴胡、软柴胡、醋柴胡，是伞形科植物北柴胡和狭叶柴胡的根。始载于《神农本草经》，被列为上品。历代本草对柴胡的植物形态多有记述。如《本草图经》记载："（柴胡）今关、陕、江湖间，近道皆有之，以银州者为胜。二月生苗，甚香，茎青紫，叶似竹叶稍紫……七月开黄花……根赤色，似前胡而强。芦头有赤毛如鼠尾，独窠长者好。二月八月采根。"

其中，北柴胡又名硬柴胡，药材质较坚韧，不易折断，断面为木质纤维性，主要产于辽宁、甘肃、河北、河南等省。狭叶柴胡的根又名南柴胡、软柴胡、香柴胡，药材质脆，易折断，断面平坦，气微香，主要产于湖北、江苏、四川等省。炮制时需切短节，生用、酒炒或醋炒。

关于"柴胡"名称的由来，还有个民间传说。从前，一地主家有两个长工，一姓柴，一姓胡。有一天，姓胡的病了，发热后又发冷。地主把姓胡的赶出家，姓柴的一气之下也出走了。他扶了姓胡的逃荒，到了一山中，姓胡的躺在地上走不动了。姓柴的去找吃的。姓胡的肚子饿了，无意中拔了身边的一种叶似竹叶子的草的根入口咀嚼，不久感到身体轻松些了。待姓柴的回来，他便以实相告。姓柴的认为此草肯定有治病效能，于是又拔了一些让胡食之，胡居然好了。他们二人便用此草为人治病，并给此草起名"柴胡"。

中医认为，柴胡性凉、味苦，微寒，入肝、胆二经，具有和解退热、疏肝解郁、升举阳气的作用，常用以治疗肝经郁火、内伤胁痛、疟疾、寒热往来、口苦目眩、月经不调、子宫脱垂、脱肛等症。《本草纲目》记载其"治阳气下陷，平肝胆三焦包络相火"。《神农本草经》则说其"去肠胃结气，饮食积聚，寒热邪气，推陈致新"。黛玉平日肝气郁结，脾胃不健，故用黑逍遥，用鳖制柴胡，养肝阴，疏肝郁，抑制柴胡升提之性，可谓用药精当。

值得一提的是，柴胡对肝炎有特殊疗效。目前，中医治疗传染性肝炎的肝气郁滞型，就是用的柴胡疏肝散，其中主药就是柴胡。

另外，柴胡还组成许多复方，如小柴胡汤为和解少阳之要药；逍遥散能治疗肝气郁结所致的胸胁胀痛、头晕目眩、耳鸣及月经不调；补中益气汤的主药有柴胡、天麻、党参、黄芪等，能治疗气虚下陷所致的气短、倦怠、脱肛等症；柴胡疏肝散还能治疗乳腺小叶增生症。

但肝阳上亢、肝风内动、阴虚火旺及气机上逆者忌用或慎用。

下面这款柴胡粥大家可尝试一下，以疏肝解郁：

材料：柴胡 10 克，大米 100 克，白糖适量。

做法：将柴胡择净，放入锅中，加清水适量，水煎取汁，加大米煮粥，待熟时调入白糖，再煮一二沸即成，每日 1 ~ 2 剂，连续 3 ~ 5 天。

功效：和解退热，疏肝解郁，升举阳气。适用于外感发热、少阳寒热往来、肝郁气滞所致的胸胁乳房胀痛、月经不调、痛经、脏器下垂等。

当然，除了在饮食上调整肝气外，还可以运用我们自身的大药——经络。太冲穴是肝经上最重要的穴位，是治疗各类肝病的特效穴位。太冲穴能够降血压、平肝清热、清利头目，和菊花的功效非常相似，而且对女性的月经不调也很有效。所以刺激它可以疏肝解郁，还可以使偏旺的肝火下降。

太冲穴很好找，在足背上第一、二脚趾缝向上找，大约有两指宽的地方，在两个骨头之间，按下去有很强的酸胀或胀疼感。刺激太冲穴的最佳时间是春季，因为在五行中，肝属木，而木与春季对应，春季是万物生发的季节，肝木之气上升，这个时候多揉两侧太冲，泻肝火，可以有效预防脑血管疾病。当然，在夏、秋、冬三季按揉太冲穴也有不错的效果。

具体操作方法：21 ~ 23 点是肝经经气运行最旺的时辰，每天这个时候先用热水泡脚，然后按揉两侧太冲，每穴 5 分钟，以出现酸胀或者胀疼为度。按揉时右脚顺时针旋转，左脚逆时针旋转。坚持一段时间，肝气郁结的症状就会慢慢消失。

大蒜是保护肝脏的上佳选择

说起大蒜，有人爱，有人恨。很多人，尤其是小孩子是非常讨厌大蒜的，吃过蒜后人的口腔内会有一股强烈刺鼻的味道，很多人说是"臭味"。这并不能成为我们拒绝大蒜的理由，相反，大蒜有很好的保健作用，尤其是对肝脏有很好的保护作用。

大蒜能诱导肝细胞脱毒酶的活性，可以阻断亚硝胺致癌物质的合成，从而预防癌症的发生。同时大蒜中的锗和硒等元素还有良好的抑制癌瘤或抗癌作用；大蒜有效成分具有明显的降血脂及预防冠心病和动脉硬化的作用，并可防止血栓的形成。

紫皮大蒜挥发油中所含的大蒜辣素等具有明显的抗炎灭菌作用，尤其对上呼吸道和消化道感染、霉菌性角膜炎、隐孢子菌感染有显著的功效。另据研究表明，大蒜中含有一种叫硫化丙烯的辣素，其杀菌能力可达到青霉素的 1/10，对病原菌和寄生虫都有良好的杀灭作用，可以起到预防流感、防止伤口感染、治疗感染性疾病和驱虫的功效。

从大蒜的诸多功效可以看出，长期食用大蒜对身体的保健有很多益处。所以，民间才会有"四季不离蒜，不用去医院"的说法。当然大蒜也不是没有坏处，《本草纲目》里记载：大蒜味辛性温，"辛能散气，热能助火，伤肺、损目、昏神、伐性"。《本草经疏》告诫人们："凡脾胃有热，肝肾有火，气虚血虚之人，切勿沾唇。"

总之，大蒜对人体健康的利远远大于害。春天吃蒜祛风寒，夏季食蒜解暑气，秋天吃蒜避时疫，冬天食蒜可以暖胃肠，长期坚持食蒜就会增强人体免疫力，减少生病机会，自然就可以少去医院了。

养肝气另外的方法就是按摩肝经，但是我们又不可能在凌晨 1 点到 3 点的时候起来按摩肝经，怎么办呢？我们可以在晚上 19 点到 21 点的时候按摩心包经，因为心包经和肝经属于同名经，所以在 19 点到 21 点时按摩心包经也能起到刺激肝经的作用。

每天一杯三七花，保肝护肝全靠它

三七花具有保肝明目，降血压，降血脂，生津止渴，提神补气之功效。食用方法简便，可用开水泡饮，或同茶共同泡饮，每次 4 ~ 6 朵；每天一杯三七花，不仅保肝，而且可治疗多种疾病。

1. 高血压：将三七花、槐花、菊花各 10 克混匀，分 3 ~ 5 次放入瓷杯中，用沸水冲泡，温浸片刻，代茶饮用。

2. 急性咽喉炎：将三七花 3 克与青果 5 克，盛入瓷杯中，冲入沸水泡至微冷时，可代茶饮；每日按此比例泡 3 次饮用。

3. 清热、平肝、降压：将三七花 10 克揉碎，用开水冲泡，代茶饮。

4. 眩晕：将三七花 10 克与鸡蛋 2 个同煮至熟，捞出蛋敲碎壳，再次放入煮至 30 分钟，食蛋饮汤，可分两次食饮。

5. 耳鸣：将三七花 5 ~ 10 克与酒 50 克混匀，入锅中放水煮沸，待冷食用；连服 1 周为 1 个疗程。

三七花不仅可代茶饮，而且还能做成美味的食物：

1. 三七花茄汁香蕉

材料：香蕉 500 克，干三七花末 5 克，番茄汁 150 克，全蛋淀粉、白糖、油、精盐、苏打粉、湿淀粉各适量。

做法：香蕉去皮，切成裹刀块，加全蛋淀粉、苏打粉、精盐蘸裹均匀；干三七花末泡软备用。净锅加油，烧至六成热时，投入粘裹均匀的香蕉块，炸至外皮酥脆、色泽呈金黄时捞起，滗去余油。锅内留底油，下入番茄酱、白糖、泡软的三七花末翻炒，待白糖熔化后，用湿淀粉勾芡，然后投入炸好的香蕉块，推匀起锅即可。

功效：清热平肝，消炎降压，润肺止咳，开胃滑肠。

2. 三七花煮鹅肝汤

材料：三七花 10 克，鹅肝 150 克，绿菜心 50 克，姜葱汁 30 克，湿淀粉 25 克，高汤、香油、鸡精、胡椒粉、精盐各适量。

做法：鹅肝切成片，加精盐、胡椒粉、湿淀粉拌匀入味；绿菜心洗净备用。汤烧沸，下姜葱汁、精盐、三七花、鹅肝片，至鹅肝片断生时，下绿菜心、鸡精推匀，起锅盛入汤碗内，淋香油即可。

功效：补肝平肝、清热明目、降压降脂。

日食荔枝三五颗，补脾益肝效果佳

荔枝因为四大美人之一的杨贵妃的喜爱而声名煊赫。也许大家应该想想，杨贵妃吃荔枝，究竟是喜爱它清甜的味道，还是压根儿就把它当作美容必需品而食用的呢？从中医的理论上看，荔枝确实具有让面部皮肤红润、头发乌黑的效果。

荔枝，从它的产地来说，得离火之气较多，所以能补益人体内的离火。

《本草纲目》记载，它能"补脾益肝、生津止渴、益心养血、理气止痛"。主治烦渴、顽固性呃逆、胃寒疼痛、肿瘤、疮疡、恶肿、牙痛、崩漏、贫血、外伤出血等病症。还能明显改善失眠、健忘、慢性疲劳等症状。更能增强人体免疫力，降血糖，有糖尿病的朋友可以多吃。

老人五更泻或有口臭者吃 3 ~ 5 天的荔枝粥就可以得到改善。做法：干荔枝 5 ~ 7 枚去壳，粳米或糯米 50 克同入锅，加适量水煮成稀粥，晚餐食用，具有温阳益气、生津养血的功效。

普通人每次食用荔枝不要过量，少吃一点儿，觉得身体舒服就好。

荔枝很甜，但仍有人吃后会出现血糖低的症状，所以，高血糖的患者不要对甜食过于紧张，像荔枝这样的美味水果，偶尔吃些，对身体是没有伤害的。

荔枝除了生吃之外，还有很多风味的吃法，如把荔枝做成美味的菜肴：

1. 百合荔枝

材料：鲜荔枝 400 克，红百合花、白百合花各一朵，冰糖。

做法：荔枝去皮，红、白色百合花用清水洗净。将白色百合花和去皮荔枝投入冰糖同烧至汁浓。再下入红百合花即可。

功效：百合性微寒、味甘，与荔枝一起烹制具有养颜、安神、润肺、止咳的功效。

2. 荔枝红枣汤

主料：荔枝干 7 只，红枣 7 只，红糖适量。

做法：将荔枝去壳，与红枣一起放入小锅内，加水上火，焖煮成汤，再加红糖稍煮即成，饮汤食果。

功效：荔枝有补脾益肝、悦色、生血养心的功效；红枣有安中益气作用。二者同煮成汤，相辅相成，每日食 1 次，连食数日，有补血作用。

玉米是清湿热、理肝胆的宝石

玉米原产于南美洲，明代时传入我国，而后大面积种植，如今已经成为人们餐桌上非常熟悉的食物了，看见它，就像看见久违的朋友一样亲切。

中医认为，玉米味甘性平，具有调中开胃、益肺宁心、清湿热、利肝胆、延缓衰老等功能。玉米须对肾病、糖尿病有很好的治疗效果。

新鲜玉米的前端，总是垂着一绺长长的须，通常被称作玉米须。玉米须是中医常用的一味药材。有医家说，慢性肾炎患者每天用 60 克玉米须煎汤服用，早晚两次，持续半年，有很好的疗效。从玉米须的属性来看，它性平微温，利尿、泻热、平肝、利胆，曾多次被用于治疗肝方面的疾病，所以，这个方子对患有慢性肾炎的朋友应该有不错的辅助疗效。

用玉米须煮汤，有一种淡淡的清甜味道，可滋养身心。另外，《岭南采药录》中还记载了一个方子，即用玉米须和猪肉一起炖汤服用，可以防治糖尿病。

玉米的品种很多，就颜色而言，有黄色、白色、紫色和红色的。其中紫色和红色的玉米得离卦之气更多，对一般人的保健作用最好，黄色的次之，白色的最差。平时在市场上紫色的玉米相对少见，不过黄色的倒是很多，也很便宜。

下面给大家推荐几款玉米的做法:

1. 玉米排骨汤

材料:玉米、猪肉排、葱、姜。

做法:选择猪肉排是因为既可以喝汤,又可以吃肉,而且不需要花太多的时间炖汤,将排骨剁成块状,长短随意。玉米去皮、去丝,切成小段。姜块切出一两片,葱打结。肉排入锅,加水煮开,滚一滚,煮出血污浮沫,倒掉水。砂锅内重新放清水,将排骨放入锅内,姜、葱一起放入锅中,滴入少许白酒,点火,待砂锅内水煮开后,转小火煲约30分钟,再放入玉米,一同煲制10~15分钟。煲好后去掉姜片、葱结,加入适量的盐调味即可。

2. 豌豆烩玉米

材料:豌豆、玉米、草鱼、鸡肉、胡萝卜、盐、料酒、胡椒粉、淀粉、葱姜蒜、香油。

做法:将豌豆粒、玉米粒解冻,分别用沸水焯一下备用;胡萝卜洗净去皮切小丁;鱼肉洗净切小丁,加盐、料酒、胡椒粉、淀粉上浆;鸡肉切小丁备用;葱姜蒜切末。炒锅倒油烧至三成热,下入上好浆的鱼肉滑熟捞出;再把鸡肉用同样的方法滑散捞出。锅内注入油,下入葱姜蒜末炒香,烹料酒,放入胡萝卜丁、玉米粒、豌豆粒炒熟,再放入鸡肉、鱼肉、清汤,加盐调味,用水淀粉勾芡,淋入香油,即可出锅。

3. 玉米鸡蛋牛肉羹

材料:甜玉米、胡萝卜、鸡蛋、牛肉、酱油、料酒、盐、鸡粉、水淀粉。

做法:牛肉洗净,切成小丁,或者切片;胡萝卜洗净去皮,切小丁;鸡蛋打散备用。炒锅放油烧热,将牛肉滑入稍加煸炒,加酱油、料酒调色调味,至熟盛出待用。胡萝卜也放入油锅中煸炒一下,然后取出备用。烧开一锅水,将胡萝卜粒和玉米粒下入锅中同煮,然后将蛋液均匀地倒入,边倒边搅动使其散开成蛋花。待汤再次滚开后加水淀粉使汤汁浓稠，加盐、鸡粉调味，这时将炒好的牛肉放入汤中即成。最后也可加入少许葱花做点缀。

海参、鲍鱼壳滋补肝肾的效果不逊鲍鱼

鲍鱼具有滋补肝肾的作用，如果肝肾功能偏弱，精血亏耗的人，可以吃一些。但鲍鱼比较昂贵，对于普通家庭来说常吃可能有些负担不了。

海参和鲍鱼的功效相似，我们也可以通过吃海参来滋补肝肾，不用买那种特别好特别贵的海参，一般的就可以。

这两种食物用作尝新的食物的话很容易做，一般加热几分钟就可以吃了。可是我们用它来滋补肝肾时，取的是它的营养，所以熬的时间越长越好。

中医上有一句话，叫："形不足者，温之以气，精不足者，补之以味。"精不足，就是精血不足，我们用海参和鲍鱼来滋补肝、肾，就是补养精血，要取其内在精华，而不是取其滋味，所以熬的时间长，可以让它的营养留下来，同时去掉它的滋味。

肾在中医上讲属于下焦，下焦补养的原则是："下焦如渎，非权不沉。"意思是，我们的下焦就好像是身体的水沟，除非用像秤砣那样的东西，否则就不能沉下来。

而鲍鱼、海参都属于这种味浓、质重的东西，所以它可以用于肝肾，可以用于下焦。

不只是鲍鱼海参这些比较贵的东西能滋补肝肾，凡是蛤蚧类的食物，都有滋补肝肾的效果。不仅是鲍鱼肉，鲍鱼壳也有滋补肝肾的作用，同时它还可以治疗失眠。鲍鱼壳就是我们平时说的中药——石决明。

关于鲍鱼的用处，还有一个民间验方：眼睛干涩或自觉眼睛疲劳时，可用鲍鱼壳清水洗洗，然后扣在眼睛上5分钟，会感觉很舒服的，因为鲍鱼壳不仅滋补肝肾，还能清热明目。

还有，我们平时在饮食中经常吃一些蛤蜊，要带壳煮，煮的时间要长一些，这样也可以起到滋补肝肾的作用。

肝肾阴虚吃什么来补补

阴虚最常见的就是肝肾阴虚，肝阴虚常表现为眼花、目干、易疲劳、肢麻、胁隐痛等症状；肾阴虚则有腰膝酸痛、遗精、耳鸣等症状。

肝肾阴虚在饮食上需要吃一些滋阴的食物，我们在这里介绍几种特别适合肝肾阴虚者吃的食谱。

1. 山药大枣粥

材料：糯米 250 克，山药 40 克，干大枣 4 ~ 6 枚。

做法：山药去皮切碎，大枣用清水浸泡半小时后去核洗干净，糯米洗净后用清水浸泡 20 分钟；将洗净的糯米连水一起入锅大火烧开，然后调小火，用文火煮 15 分钟；加入红枣，再把山药放入锅中，搅拌均匀后继续熬 15 分钟即可。

功效：山药味甘，性平，能补脾胃、益肺肾，是一种滋阴效果很好的食物，大枣有补气养血的作用。此粥适合阴虚老年人进补，也适合病后食补。

2. 蛤蜊汤

材料：蛤蜊（花蛤、白蛤、青蛤、海瓜子均可，最好不要用毛蛤，因为清洗起来麻烦）250 克，葱姜蒜等调味品若干，豆腐、白萝卜、白菜或其他青菜选数样。

做法：先将蛤蜊清水浸泡一晚上，泡尽沙土。用油将葱姜蒜等调味品爆香，加入蛤蜊 2 ~ 3 分钟过一遍油。撇去油，加水烧开，可以放一点料酒，至少熬一个小时以上。出锅前 10 分钟，放豆腐青菜，出锅前放少一点盐，吃菜喝汤。

功效：水里生产的东西都有滋阴的功效，特别是蛤蜊壳。所以，在做的时候汤要熬的时间长一些，充分发挥蛤蜊壳的滋阴功效。适合任何肝肾阴虚体质的人。

坐骨神经痛，食疗加疏通胆经才是根本

现在很多白领的工作都是不需要东奔西跑的，端坐终日者越来越多。坐骨神经痛也成了一种常见病。坐骨神经痛在体内各种神经痛中居于首位，往往表现在右腿疼痛，从大腿外侧到脚部，疼得厉害的时候一秒钟都坐不下去。

坐骨神经痛属于中医痹证范畴，即筋脉痹。中医学认为，本病的发生，以肝肾不足、气血两虚为内在因素，以风寒湿热之邪入侵为外在因素。病机为下肢腰腿痛经络阻滞，气血运行不畅。同时本病的发生还与体质强弱、生活环境、气候条件等密切相关。

坐骨神经痛的饮食调补，也要辨证施之，实证以驱邪为主，虚证以补益为主。以下饮食药方可供使用。

1. 乌头汤

材料：香米 50 克，生川乌 10 克，薏苡仁 6 克，姜汁、蜜少许。

做法：将香米、生川乌、薏苡仁放入锅中，加水 500 毫升，水沸后取微火煮，并下姜汁、蜜 3 勺，煮至米烂为度。

功效：此方具有温经散寒、除痹止痛之功效，可用于寒痹邪实之筋骨剧痛、不得屈者。此方疗效较好，但乌头不宜多食，故不宜长期食用。

2. 薏苡仁醪

材料：生薏苡仁 100 克，糯米 500 克，酒曲适量。

做法：先将薏苡仁加水煮至米稠，再将糯米烧煮成干米饭。然后，将两者拌匀，待冷加酒曲适量，发酵成酒酿。每日随量佐餐。

功能：利湿通络，对湿痹关节肿胀、麻木不利适宜。

3. 蜜汁木瓜

材料：木瓜 1 个，蜂蜜适量，生姜 2 克。

做法：将木瓜洗净，去皮切片，放入锅中，加水调适量蜂蜜至 300 毫升，放生姜煮开，微火煮约 10 分钟即可。喝汤食木瓜，量自酌。

功效：可祛风利湿，舒筋止痛，湿痹痉挛、手足关节疼痛者常服。

4. 木瓜苡仁粥

材料：木瓜 10 克，生薏苡仁 30 克，白糖适量。

做法：将木瓜、生薏苡仁洗净后放入锅中，加水 200 毫升，用文火炖至薏苡仁熟烂，加白糖一匙，稍炖即可。

功效：祛风利湿，舒筋利湿止痛，用于手足痉挛、活动不利、不得屈伸之风湿痹证。

5. 桑枝鸡

材料：鸡肉 250 克，桑枝 60 克，绿豆 30 克。

做法：将鸡肉、桑枝、绿豆洗净，并将桑枝切断，同放入锅内，加水适量，清炖至肉烂，以盐、姜等调叶，饮汤食肉，量自酌。

功效：清热通痹，益气补血，用于湿热痹证，热不甚而正已虚者。

另外，传统中医认为，坐骨神经痛是由经络不通造成的。大腿外侧只有胆经一条经络，胆经络不通是造成坐骨神经痛的直接原因。

那么坐骨神经痛患者该如何缓解和调养呢？

当胆经发生疼痛时，按摩肺经的尺泽穴会感觉非常痛，压住正确的穴位后，停留在穴位 1 分钟可以立即止住疼痛。为减少发病的概率，平时可以经常按摩尺泽穴。每日睡前用热毛巾或布包的热盐热敷腰部或臀部，温度不可太高，以舒适为宜。

坐骨神经痛是身体排出寒气时的症状之一。当肺排出寒气时，会使胆的功能受阻，当胆经受阻的情形严重时，就造成了胆经疼痛，也就是坐骨神经痛。由于疼痛是由肺热引起的，因此，按摩肺经可以疏解肺热，肺热消了，胆经也就不痛了。

如果疼痛发生于季节变化时，由于春季肝的升发或夏季心火的旺盛，都会因为脏腑平衡的原因，造成肺热的症状，因此，保健时春天需先祛除肝热，夏天则先祛除心火，再祛除肝热，如果还不能祛除疼痛的话，再按摩肺经卸除肺热。秋天时则直接按摩肺经，多数都能缓解疼痛。冬天肝气会由于肾气下降而相对上升，因此，必须先按摩肾经，再按摩肝经和肺经。由于肺和胆的问题通常都不是短时间形成的，当发生胆经疼痛症状时，问题必定已经相当严重了。因此，不可能在短期内完全祛除疾病，必须先培养血气，血气能力达到相当充足的水平，人体才有能力逐渐祛除肺中的寒气。寒气祛除了，胆功能才能逐渐恢复。

此外，还要注意以下事项：工作时坐硬板凳，休息时睡硬板床。要劳逸结合，生活有规律，适当参加各种体育活动。

运动后要注意保护腰部和右腿，内衣湿后要及时换洗，防止潮湿的衣服在身上被焐干。出汗后也不宜立即洗澡，待落汗后再洗，以防受凉、受风。

对付脂肪肝，三分治加七分养

近年来，随着人们生活水平的不断提高，脂肪肝发病率呈上升趋势，我们应认识到脂肪肝的危害。饮食会导致脂肪肝，同样，脂肪肝也可以通过平衡膳食来预防和控制。

李时珍在《本草纲目》中介绍了许多舒肝和气的食物，下面，我们来看看脂肪肝患者吃些什么才能有效去脂护肝。

1. 玉米须冬葵子赤豆汤

材料：玉米须 60 克，冬葵子 15 克，赤小豆 100 克，白糖适量。

做法：将玉米须、冬葵子煎水取汁，入赤小豆煮成汤，加白糖调味。分 2 次饮服，吃豆，饮汤。

功效：有舒和肝气、消痰化浊之功。

2. 山楂茶

材料：生山楂 30 克。

做法：将山楂加水煎汤，代茶饮用。每日 2 剂。

功效：散瘀、消积化滞。

3. 蘑菇豆腐汤

材料：蘑菇 250 克，豆腐 200 克，调料适量。

做法：按常法煮汤服食。每日 1 剂。

功效：清热润燥、益气解毒。

4.大枣芹菜茶

材料：大枣 10 枚，芹菜（连根）120 克。

做法：将材料加水煎汤，代茶饮用。每日 1 剂。

功效：补中益气、舒肝清热、祛风利湿。

5.荷叶粥

材料：鲜荷叶 1 大张，粳米 50 克，冰糖适量。

做法：将荷叶洗净切丝，加水煎汤，去渣，放入洗净的粳米煮为稀粥，调入冰糖服食。每日 1 剂。

功效：清热解暑、升助脾阳、散瘀止血。

6.乌龙茶

材料：乌龙茶 3 克，冬瓜皮 10 克，山楂 10 克。

做法：将山楂和冬瓜皮煎汤，去渣，用汤冲泡乌龙茶饮用。

功效：此茶能消脂减肥，对肥胖型脂肪肝患者有良效。

除了上面介绍的食疗方，民间流传的几个方子对防治脂肪肝也十分有效，附在这里，可作为参考：

（1）白萝卜 200 克，切丝；鲜蒿子秆 100 克，切段。植物油 80 毫升，烧热后放花椒 20 粒，待炸焦后捞出，加白萝卜煸炒，烹入鸡汤少许，炒至七成熟时加蒿子秆、食盐、味精，出锅前用淀粉勾芡，淋香油少许，即可食用。适用于脂肪肝或肝病兼有胸腹胀满、痰多的患者。

（2）西瓜皮 200 克，刮去蜡质外皮，洗净；冬瓜皮 300 克，刮去绒毛外皮，洗净；黄瓜 400 克，去瓤心，洗净。均切成条块或细丝，用盐腌 12 小时后，取出三皮加味精、香油食用。对脂肪肝或肝病口臭、小便不利有功效。

（3）紫菜蛋汤：紫菜 10 克，鸡蛋 1 只，按常法煮汤。

（4）冬瓜皮、西瓜皮、黄瓜皮洗净一同入锅，加入适量水，熬煮取汁当茶饮。有利水消肿之功效。

（5）金钱草砂仁鱼：金钱草、车前草各 60 克，砂仁 10 克，鲤鱼1尾，盐、姜各适量。将鲤鱼去鳞、鳃及内脏，同其他三味加水同煮，鱼熟后加盐、姜调味。

（6）黄芝泽香饮：黄精、灵芝各15克，陈皮、香附各10克，泽泻6克。将以上各味加水煎煮，取汁。分2～3次饮服。

（7）当归郁金楂橘饮：当归、郁金各12克，山楂、橘饼各25克。将上述4味同加水煎煮取汁。分2～3次饮服。

（8）红花山楂橘皮饮：红花10克，山楂50克，橘皮12克。将上述三味加水煎煮，取汁分2～3次饮服。

最后，大家还要注意一下脂肪肝的饮食禁忌。

食疗很重要，但是脂肪肝患者还应注意，不要因为疏忽而吃错了食物，这样不仅让食疗的功效大打折扣，还会加重病情。那么，脂肪肝患者应该少吃或者不吃哪些食物呢？

（1）少食刺激性食物，如葱、姜、蒜、辣椒、胡椒等；严禁喝酒、咖啡和含酒精的饮料。

（2）少用油煎、炸等烹饪方法，多用蒸、煮、炖、熬、烩等方法。

（3）不宜食用蔗糖、果糖等纯糖食品。

（4）不宜食蛋黄、甲鱼、葵花子。

（5）低脂低糖低盐饮食：选用脱脂牛奶，烹调时尽量选用植物油，少食动物内脏、肥肉、鱼子、脑髓等高脂肪、高胆固醇的食物，少食煎炸食物，少吃甜食，每天盐的摄入量控制在5克之内。

（6）晚餐不宜吃得过饱，睡前不要加餐。

（7）忌用动物油；植物油的总量也不能超过20克。忌食煎炸食品。

除了食疗，我们还可以用经络来治疗脂肪肝，三焦经当令之时，按揉肝俞穴和期门穴各5～10分钟。坚持三个月的食疗加按揉穴位，配合每天练习脊柱调息法，脂肪肝会明显改善。

肝就像我们家里的抽油烟机，是帮助人体排出毒素的，如果抽油烟机里布满油垢，肯定就不能再抽油烟了。您只要像擦洗抽烟机一样，使其干净无污物。

最后给大家总结一首去脂歌。

每天餐后一苹果，

肝部脂肪远离我。

玉米大麦燕麦片，

早晚冲服最养肝。

洋葱海带炒蒜茸，

红薯米饭肝脂清。

按揉肝俞和期门，

肝部脂肪去无存。

肝硬化患者要做到从细节爱惜自己

肝硬化是指由一种或多种原因长期或反复损害肝脏，导致广泛的肝实质损害，肝细胞坏死，纤维组织增生，肝正常结构紊乱，肝质变硬的一种疾病。肝硬化患者如果不重视自己所患的疾病，那么就可能引发肝癌。"逆水行舟，不进则退"是对肝病最恰如其分的比喻。所以我们要关注肝脏，从生活的一点一滴做起，达到预防的目的。那么肝硬化患者平时该注意些什么呢？

肝硬化患者不宜长期服化学药物

病理解剖发现，肝硬化的肝脏发生了弥漫性的肝细胞变性、坏死、再生、炎症细胞浸润和间质增生。因此，肝脏的解毒以及合成肝糖原和血浆蛋白的功能下降了，病人就会出现疲乏、食欲不振、饭后困倦、厌油、肝区疼痛、腹泻、腹水等一系列不适症状。尤其是食醉，就是吃完饭以后，立即想睡觉，这是肝脏有毛病的特征。肝脏失去了解毒功能，而如果病人还口服化学药物，那么肝细胞变性、坏死、再生、炎症细胞浸润和间质增生的过程就要加速。这就是许多肝硬化病人越治越坏的原因。

吃错会生病　吃对不吃药

肝硬化患者不能吃硬食

食管镜可以发现，食道壁上趴着许多像蚯蚓一样的东西，这就是曲张的静脉。这些曲张的静脉一碰就破，破了就要大出血，这是肝硬化病人最危险的并发症。避免大出血的唯一办法就是不吃硬东西，比如油条、饼干、烙饼等。

肝硬化患者不宜动怒

快乐可以增加肝血流量，活化肝细胞。而怒气不仅伤肝，也是古代养生家最忌讳的一种情绪："怒气一发，则气逆而不顺。"动不动就想发脾气的人，在中医里被归类为"肝火上升"，意指肝管辖范围的自律神经出了问题。在治疗上，一般会用龙胆泻肝汤来平肝熄火。通过发泄和转移，也可使怒气消除，保持精神愉快。

肝硬化需要食疗

伴随肝硬化疼痛的时常还有全身虚弱、厌食、倦怠和体重减轻症状，这些主要通过饮食来调节。以低脂肪、高蛋白、高维生素和易于消化饮食为宜。做到定时、定量、有节制。早期可多吃豆制品、水果、新鲜蔬菜，适当进食糖类、鸡蛋、鱼类、瘦肉；当肝功能显著减退并有肝昏迷先兆时，应对蛋白质摄入适当控制，提倡低盐饮食或忌盐饮食。食盐每日摄入量不超过 1 ~ 1.5 克，饮水量在 2000 毫升内，严重腹水时，食盐摄入量应控制在 500 毫克以内，水摄入量在 1000 毫升以内。

忌吃食物

禁忌进食酒、坚硬生冷和刺激性食物，也不宜进食过热食物以防并发出血；

胆汁性肝硬化应禁食肥腻、多脂和高胆固醇食物；

有腹水时应忌盐或低盐饮食；

肝昏迷时，应禁蛋白质；

食道静脉曲张时应忌硬食，给流质或半流质；

消化道出血时应暂时禁食，以静脉补充营养。

下面两道食谱对肝硬化有很好的治疗作用。

1. 软肝药鳖

材料：鳖一只，枸杞子 50 克，淮山药 50 克，女贞子 15 克，熟地 15 克，陈皮 15 克。

做法：将众多食材一并放入锅中，加水煎汤，鳖熟后去药渣，加调料食用即可。

2. 牛肉小豆汤

材料：牛肉 250 克，赤小豆 200 克，花生仁 50 克，大蒜 100 克。

做法：混合加水煮烂，空腹温服，分两天服完，连服 20 ~ 30 天。

功效：滋养、利水、除湿、消肿解毒，治疗早期肝硬化。

清肝饮食，让肝炎乖乖投降

肝炎是最常见的严重传染病，它通常被分为 5 种类型：甲、乙、丙、丁、戊型肝炎。其中，甲型肝炎和乙型肝炎是最常见的肝炎种类。

休息和营养是肝病患者的治疗手段。俗语说："三分治七分养。"因为药物所起的作用是有限的，只有保证休息、营养的基础上才可能发挥作用。

防治肝炎，我们在平时的饮食方面要做的工作有：

（1）采用高蛋白低脂肪的饮食。

（2）合理补充蛋白质。多吃鱼、虾、鸭、去皮鸡肉、牛奶、黄豆、玉米、糯米、菜花；少吃带皮鸡肉、瘦肉、高脂纯牛奶、牛肉、羊肉、兔肉等。植物性蛋白质对人体非常有益，如豆制品、豆角、花生、芝麻、干果、玉米、谷类、瓜果等。

（3）常服蜂产品。蜂蜜具有滋补强壮作用、兴奋造血功能、调节心血管功能，此外还有抗菌、降血糖、抗癌作用、抗溃疡作用，能促进损伤组织的再生，有利于创伤组织的愈合。

（4）喝酸奶。酸奶成分中的乳酸杆菌进入人体肠道内，可繁殖生长，抵制和杀灭肠道内的腐败菌。

（5）多吃西瓜。西瓜，性寒，具有清热解暑、除烦止渴、利尿降压的作用，所含的蛋白酶，可把不溶性蛋白质转化为可溶性蛋白质，因此对肝炎病人非常适合，是天然的治肝炎的食疗"良药"。

（6）适当饮茶。中医认为茶叶具有生津止渴、清热解毒、祛湿利尿、消食止泻、静心提神的功能。现在研究表明，茶叶中含有400多种化学物质，可以治疗放射性损伤，对保护造血机制，提高白细胞数量有一定功效。并用以治疗痢疾、急性胃肠炎、急性传染性肝炎等病。

（7）补充营养：维生素 C，每天 3000 ~ 5000 毫克。维生素 B_{12} 及叶酸。研究表示，维生素 B_{12} 及叶酸，可以缩短疾病的恢复时间。钙及镁，每天 500 ~ 1000 毫克。

下面再给大家推荐几款调理肝炎的食谱：

1. 田鸡煲鸡蛋

材料：田鸡 30 ~ 60 克，鸡蛋 2 个。

做法：将二者一起入锅同煲，饮汤吃蛋。

功效：具有清热利湿、退黄疸、滋阴润燥、扶正化邪等功效。

2. 枸杞蒸鸡

材料：枸杞子 15 克，母鸡 1 只（约重 1250 克）。

做法：将母鸡在鸡肛门部开膛，挖去内脏，去毛洗净。枸杞洗去浮灰，装入鸡腹内，然后放入钵内（腹部向上），摆上姜、葱，注入清汤，加盐、料酒、胡椒面，隔水蒸 2 小时取出，拣去姜、葱，调好口味即成。食用枸杞子和肉，多喝鸡汤。每日 2 次，分 4 ~ 6 次吃完。

功效：补脾益肾，养肝明目。主治慢性肝炎肝肾阴虚、脾失健运、肝区隐痛、头晕目眩、视物昏花、食欲不振、腿膝酸软无力。

拨开胆囊炎的层层迷雾

生活中有些人会偶尔感觉右上腹隐隐作痛，就怀疑是肝出了问题。于是去医院花了上百元做乙肝五项、肝功能、肝B超检查，结果却显示他的肝没有任何问题。回到家之后，他的疼痛还是没有任何好转，有的甚至更加厉害。这是怎么回事呢？这样的情况，大多数是因为得了胆囊炎，却误认为是肝有问题。下面我们就来拨开胆囊炎的重重迷雾，让这些患者不再迷茫。

胆石症发病年龄的高峰为40～50岁，40岁左右的妇女更多。我国胆囊炎的发病率呈逐年上升趋势，但大多数胆囊炎都与胆囊结石密切相关，它们犹如一对孪生兄弟，常常并存。

胆囊炎可分为急性和慢性。它为细菌性感染或化学性刺激引起的胆囊炎性病变，与胆石症常常共同存在。胆囊炎患者应该注意饮食，食物以清淡为宜，少食油腻和炸、烤食物。保持大便畅通。多走动，多运动。并且要做到心胸宽阔，心情舒畅。如果能按照以上要求去做，并进行适当的饮食治疗，对胆囊炎能起到良好的防治作用，饮食治疗的目的是要清除促进胆囊炎发病的因素和保持胆汁排泄的通畅。

胆囊炎营养饮食治疗

（1）补充维生素A。维生素A能保持胆囊上皮细胞组织的健全，防止细胞脱落。含维生素A的食品很多，如西红柿、胡萝卜、玉米、鱼肝油等。特别是胡萝卜，既能利胆又能帮助脂肪的消化吸收。

（2）饮食原则。急性胆囊炎：禁食，静脉输液维持营养。疼痛减轻时给低脂、低胆固醇、高糖流食。

慢性胆囊炎：应选用低脂、低胆固醇半流食。全日脂肪限量在20～30克，并将脂肪分散在各餐中，不可集中于一餐。食物以炖、烩、蒸、煮为主，忌用油煎、油炸食物。

（3）控制高脂肪饮食。胆道疾病的发作常发生在饱餐（尤其是油腻食物）后的晚上或清晨，这是因为消化脂肪需要大量的胆汁，而患本病者由于胆囊的炎症及胆结石的存在，在胆囊急速收缩时会产生疼痛，如遇结石梗阻，则绞痛更为剧烈，并伴有恶心、呕吐。慢性胆囊炎患者在过食脂肪后，会出现隐痛，并有消化不良的表现，如嗳气、腹胀、厌食油腻等症。故患本病者每日脂肪量应限制在40 ~ 50克，应禁食肥肉、猪油、黄油、奶油等，最好用植物油。

另外，胆囊炎患者也可以用民间的拔罐疗法来疗养，这是一种天然的治疗方法，无毒副作用。

按摩拔罐法

取穴：胆俞

治疗方法：先在胆俞穴上拔罐，留罐10 ~ 15分钟。起罐后，用右手拇指在胆俞上用力按摩15分钟。

疗程：每天1次，6次为1个疗程。

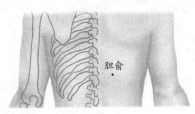

胆俞穴

清胆利湿，食物是胆结石最佳的"溶解剂"

"胆绞痛，要人命"，这是对胆结石发作起来的苦痛的最佳写照。胆囊内胆固醇或胆红素结晶形成的一粒粒小团块就是胆结石，这主要是因为人体内胆固醇和血脂过高造成的。胆结石平时可能无明显症状，但当结石异位或嵌顿在胆管时开始发作，主要于晚餐后胆绞痛、胀痛，一般在中上腹或右上腹，向右肩放射，并伴有恶心呕吐、发热、黄疸等症状。

预防胆结石应注意饮食调节，膳食要多样。此外，富含维生素A和维生素C的蔬菜和水果、鱼类及海产类食物则有助于清胆利湿、溶解结石，应该多吃。每晚喝一杯牛奶或早餐进食一个煎鸡蛋，可以使胆囊定时收缩，排空，减少胆汁在胆囊中的停留时间，有效预防胆结石。坚果类食物也是预防胆结石的绝佳选择。

胆结石患者在饮食上要注意降低胆固醇和血脂，逐步溶解或引导排出结石。多补充维生素 E、维生素 A、维生素 C 和高纤维，多吃粗粮、水果蔬菜和动物内脏等食物。

胆结石患者绝对不能吃内脏、蛋黄等富含胆固醇的食物；禁食如土豆、红薯、豆类、洋葱等容易产生气体的食物；脂肪含量多的高汤也在禁忌之列；少吃生冷、油腻、高蛋白、刺激性食物及烈酒等易助湿生热，使胆汁瘀积的食物；加工食品和高糖分的食物也要避免进食。

下面为胆结石患者推荐两款食谱：

1. 清蒸鲑鱼

材料：鲑鱼 1 片（300 克），葱 60 克，姜蒜、辣椒各 20 克，酒、生粉各 1 大匙，盐 1/2 小匙、蚝油、胡椒粉、糖各 1 小匙，酒、水各 1 大匙。

做法：鲑鱼洗净用调味料腌 15 分钟。葱切丝、蒜切片、辣椒切丝，取一半的量铺盘底，再把腌好的鱼放上。鱼表面淋上调匀的蚝油、胡椒粉、糖、酒、水等调味料，将剩余的葱丝等铺上，送入蒸笼大火蒸 10 分钟，用筷子刺鱼肉，不沾筷即可食用。

功效：清蒸鲑鱼能降低胆固醇、预防胆结石，滋味也十分鲜美。

2. 豆薯拌番茄

材料：豆薯（又称凉薯）200 克，大番茄 100 克，金橘酱 3 大匙，黑芝麻少许。

做法：将番茄、豆薯洗净切条状，放入容器内。加入金橘酱、黑芝麻拌匀，2 小时后即可食用。

功效：清清凉凉的凉拌食谱，不但消暑，还能预防胆结石、减少胆固醇。

吃错会生病　吃对不吃药

第四章
水生木，相应肾——肾主生发

肾为先天之本，藏经纳气为身体提供原动力

肾，俗称"腰子"，作为人体一个重要的器官，是人体赖以调节有关神经、内分泌免役等系统的物质基础。肾是人体调节中心，人体的生命之源，主管着生长发育、衰老死亡的全过程。

《黄帝内经》说："肾者，作强之官，技巧出焉。"这就是在肯定肾的创造力。"作强之官"，"强"，从弓，就是弓箭，要拉弓箭首先要有力气。"强"就是特别有力，也就是肾气足的表现，其实我们的力量都是从肾来，肾气足是人体力量的来源。"技巧出焉"是什么意思呢？技巧，就是父精母血运化胎儿，这个技巧是你无法想象的，是由父精母血来决定的，是天地造化而来的。

肾的功能主要有四个方面：主藏精，主水液代谢，主纳气，主骨生髓。

一、肾藏精，主生长发育和生殖

肾的第一大功能是藏精。精分为先天之精和后天之精。肾主要是藏先天的精气。精是什么？精是维持生命的最基本的物质。这种物质基本上是呈液态的，所以精为水，肾精又叫肾水。肾还主管一个人的生殖之精，是主生殖能力和生育能力的，肾气的强盛可以决定生殖能力的强弱。

《内经·上古天真论》云："女子……七七，任脉虚，太冲脉衰

少，天癸竭，地道不通，故形坏而无子也。丈夫八岁，肾气实，发长齿更……五八，肾气衰，发堕齿槁……而天地之精气皆竭矣。"在整个生命过程中的生、长、壮、老的各个阶段，其生理状态的不同，决定于肾中精气的盛衰。故《素问》说："肾者主蛰，封藏之本，精之处也。"平素应注意维护肾中精气的充盛，维护机体的健康状态。

中医学认为，当生殖器官发育渐趋成熟时，肾中精气充盛，它可以促进人体生殖器官发育成熟和维持人体生殖功能。

二、肾主管水液代谢

《素问·逆调论》："肾者水脏，主津液。"这里的津液主要指水液。《医宗必读·水肿胀满论》说："肾水主五液，凡五气所化之液，悉属于肾。"中医学认为人体水液代谢主要与肺、脾、肾有关，其中肾为最关键。肾虚，气化作用失常，可发生遗尿、小便失禁、夜尿增多、尿少、水肿等。尤其是慢性肾脏病的发生发展与肾密切相关。

三、肾主纳气

肾的第二大功能是纳气，也就是接收气。《医碥》中记载："气根于肾，亦归于肾，故曰肾纳气，其息深深。"《类证治裁·喘证》中说："肺为气之主，肾为气之根。肺主出气，肾主纳气，阴阳相交，呼吸乃和。若出纳升降失常，斯喘作矣。"气是从口鼻吸入到肺，所以肺主气。肺主的是呼气，肾主的是纳气，肺所接收的气最后都要下达到肾。临床上出现呼吸浅表，或呼多吸少，动则气短等病理表现时，称为"肾不纳气"。

四、肾主骨生髓

《素问·痿论》说："肾主身之骨髓。"《病机沙篆》指出："血之源在于肾。"《侣山堂类辨》认为："肾为水脏，主藏精而化血。"这里髓包括骨髓、脊髓、脑髓。老年人常发生骨质疏松，就与肾虚、骨骼失养有关。中医认为血液的生成，其物质基础是"精"和"气"，精包括水谷精微和肾精，气是指自然之清气。慢性肾衰患者常出现肾性贫血，就与肾虚密切相关。

中医学认为，肾是先天之本，也就是一个人生命的本钱，人体肾中精气是构成人体的基本物质，与人体生命过程有着密切的关系。人体每时每刻都在进行新陈代谢。肾脏将这些有害物质通过尿排出体外，以调节机体水、电解质和酸碱平衡，保持生命活动的正常进行。所以要保持健康、延缓衰老，应保护好肾脏功能。

五味五色入五脏：肾喜黑，耐咸

我们来看看五色五味食物如何养护我们的肾脏。

肾色为黑色，属冬天。黑色的食品有益肾、抗衰老的作用。冬季适宜养肾。因此，冬天应适当多吃黑桑葚、黑芝麻、黑米、黑豆、何首乌、熟地等黑色食品，它们都有补内益气、固肾延年的作用，特别对机体渐渐出现衰退现象的中老年人，应该多选食黑色食物。吃的食物越黑越健康，对于补肾尤其重要。中医理论也认为黑色食物滋养肾脏。黑色食物一般含有丰富的微量元素和维生素，包括黑米、黑豆、黑芝麻、黑枣、黑荞麦，就是最典型的代表。

"黑色食品"个个都是养肾的"好手"。这五种食物一起熬粥，更是难得的养肾佳品。

1. 黑米

也被称为"黑珍珠"，含有丰富的蛋白质、氨基酸以及铁、钙、锰、锌等微量元素，有开胃益中、滑涩补精、健脾暖肝、舒筋活血等功效，其维生素 B_1 和铁的含量是普通大米的 7 倍。冬季食用对补充人体微量元素大有帮助，用它煮八宝粥时不要放糖。

2. 黑荞麦

可药用，具有消食、化积滞、止汗之功效。除富含油酸、亚油酸外，还含叶绿素、芦丁以及烟酸，有降低体内胆固醇、降血脂和血压、保护血管功能的作用。它在人体内形成血糖的峰值比较延后，适宜糖尿病病人、代谢综合征病人食用。

3. 黑枣

有"营养仓库"之称的黑枣性温味甘，有补中益气、补肾养胃补血的功能；含有蛋白质、糖类、有机酸、维生素和磷、钙、铁等营养成分。

4. 黑豆

黑豆被古人誉为"肾之谷"，黑豆味甘性平，不仅形状像肾，还有补肾强身、活血利水、解毒、润肤的功效，特别适合肾虚患者。黑豆还含有核黄素、黑色素，对防老抗衰、增强活力、美容养颜有帮助。

5. 黑芝麻

黑芝麻性平味甘，有补肝肾、润五脏的作用，对因肝肾精血不足引起的眩晕、白发、脱发、腰膝酸软、肠燥便秘等有较好的食疗保健作用。它富含对人体有益的不饱和脂肪酸，其维生素 E 含量为植物食品之冠，可清除体内自由基，抗氧化效果显著。对延缓衰老、治疗消化不良和治疗白发都有一定作用。

此外，李子、乌鸡、乌梅、紫菜、板栗、海参、香菇、海带、黑葡萄等，都是营养十分丰富的食物。肾不好的人，可以每周吃一次葱烧海参，将黑木耳和香菇配合在一起炒，或炖肉时放点板栗，都是补肾的好方法。

五味之中，咸味入肾。咸为五味之冠，百吃不厌。咸有调节人体细胞和血液渗透、保持正常代谢的功效。因此，呕吐、腹泻、大汗之后宜喝适量淡盐水。咸类食物是走骨的，走骨就是走肾。如果病在骨上，就要少吃咸，这样才能把骨养好，把肾养好。

吃错会生病 吃对不吃药

除了在饮食上调理肾脏外，还有一些其他的养护肾脏的小秘诀。在六字诀练习中肾脏最喜欢"吹"字。

冬养肾，藏阳气保精气

冬季的主气为寒，寒为阴邪，易伤人体阳气，阴邪伤阳后，人体阳气虚弱，生理机能受到抑制，就会产生一派寒象，常见情况有恶寒、脘腹冷痛等。另外，冬季是自然界万物闭藏的季节，人体的阳气也要潜藏于内，由于阳气的闭藏，人体新陈代谢水平相应降低，因而需要生命的原动力"肾"来发挥作用，以保证生命活动适应自然界的变化，人体能量和热量的总来源是肾，也就是人们常说的"火力"，"火力"旺说明肾脏机能强，生命力也强，反之生命力就弱。冬天，肾脏机能正常则可调节机体适应严冬的变化，否则将会导致心脏代谢失调而发病。因此，冬季养生的重点就是"防寒固肾"。

《灵枢·天年》中，黄帝问岐伯，有人不能寿终而死的原因。岐伯回答："脉少血，其肉不石，数中风寒……故中寿而尽也。"其中"数中风寒"便是早亡的一个重要原因。所以我们要健康、要长寿，就要防寒。现在很多人，尤其是时尚女性，冬天的时候，上身穿得厚厚的，下面却只穿条裙子。这样的装束，虽然美丽，但对身体的伤害是无穷的。俗话说"风从颈后入，寒从脚下起"。虽然血总是热的，但很多人气血虚弱，或阳气不足，新鲜血液很难循环到脚上去，没有热血的抵挡，寒气便会乘虚从脚下侵入，所以为了你的健康，请穿上棉鞋、厚袜子和暖裤吧。

冬三月，这个季节寒水结冰，地表干裂，一派生机闭塞之象。人在此时千万不要扰动阳气的收藏，起居应该早睡晚起，早睡以养阳气，保持温热的身体。一定要等太阳出来了才起来活动，这时人体阳气迅速上升，血中肾上腺皮质激素的含量也逐渐升高，此时起床，则头脑清醒、机智灵敏，而且早晨空气中负离子浓度高，对人体也非常有益。

冬季属阴属水，要藏得住才能保证春季的生发。因此，冬季一定要养好肾阴，要收敛，澡都要少洗，每周一到两次，但可以每天用热水泡脚。这样才能养住体内已经收敛的阳气，所谓"无扰乎阳"。

衣服要穿暖，多晒太阳，冬天不宜洗冷水澡，也不提倡冬泳，以免阳气耗损太大；多吃温补性食物，这些食物能温暖人身，驱除寒邪。温热性食物主要指温热及养阳性食物，如羊肉、牛肉、鸡肉、狗肉、鹿茸等，冬天以炖食最好。其中，羊肉和鸡是冬天温补的主要肉食品，羊肉的膻味可用花椒、料酒及大蒜去除。鸡是中国传统的补品，俗话说："逢九一只鸡，来年好身体。"就是说要多吃鸡，冬天喝鸡汤最好。多吃益肾食品，如腰果、芡实、山药熬粥、栗子炖肉、白果炖鸡、大骨头汤、核桃等；多吃黑色食品，因黑色入肾，如黑木耳、黑芝麻、黑豆、黑米、乌骨鸡等"黑色食品"都可补肾；多吃冬令节气菜，如萝卜，萝卜可顺气，还有抗癌作用；多吃养阴食物，如龟、鳖、鱼、海参、甲鱼等。

另外，中医认为肾藏精，是人的生命之本。房事不节，会损伤肾精，久而久之，便会使肾气亏损，产生精神萎靡、耳目失聪、面容憔悴、皮肤干枯等未老先衰的症状。冬季与肾脏相应，因此这个季节应节制性生活，以保肾固精。

中医认为，肾有藏精、主生长、发育、生殖、主水液代谢等功能，被称为"先天之本"。肾亏精损是引起脏腑功能失调、产生疾病的重要因素之一。故许多养生家把养肾作为抗衰防老的重要措施。

可以说，人体衰老与寿命的长和短在很大程度上取决于肾气的强弱。《黄帝内经》指出："精者，生之本也"。《寿世保元》云："精乃肾之主，冬季养生，应适当节制性生活，不能恣其情欲，伤其肾精。"

在此，我们为大家推荐几款可以补肾壮阳的食谱。

1. 杞鞭壮阳汤

材料：黄牛鞭1000克，枸杞15克，肉苁蓉50克，肥母鸡肉

500 克，花椒 6 克，猪油 30 克，黄酒 20 克，食盐、生姜适量。

做法：先将牛鞭用热水发胀，然后顺尿道对剖成两块，刮洗干净，以冷水漂 30 分钟，待用。枸杞、肉苁蓉洗净后用纱布袋装好扎上口。将牛鞭、鸡肉放入砂锅中置武火上煮沸，撇去浮沫，加入生姜、花椒、黄酒，用武火煮沸后改用文火炖，炖至六成熟时，用干净纱布滤去汤中的姜、花椒，加入装有枸杞、肉苁蓉的纱布袋，用文火炖至八成熟时，取出牛鞭，切成长 3 厘米的指条形，仍放入锅内，直到炖烂为止。鸡肉取出作别用，药包取出不用，再加食盐、猪油等即成。

用法：每周一次，佐餐，食牛鞭喝汤。

功效：本汤可滋补肝肾，壮阳益精。用于肝肾虚损伤而致的阳痿，遗精，腰膝酸软，头昏耳鸣等。

2. 虫草乌鸡

材料：冬虫夏草 10 克，乌鸡一只，果杞 30 克，姜、葱、食盐适量。

做法：将乌鸡宰杀后，除去毛桩、内脏，洗净后备用。冬虫夏草、果杞洗净。将冬虫夏草、果杞、适量食盐、姜、葱段放入鸡腹中缝合，放入蒸锅中蒸至鸡肉烂即可。

用法：佐餐，肉、药同食。

功效：虫草乌鸡最大的特点就是益气补肾。用于肾气亏虚而致的头昏乏力，气短喘促，腰膝酸软，心慌汗多，久咳不愈等。

3. 首乌龟肉汤

材料：乌龟一只，制首乌 30 克，桑葚子 15 克，旱莲草 15 克，女贞子 15 克，适量葱、姜、食盐。

做法：将乌龟活剖，去肠杂洗净，放入沸水中脱去血水，去里皮，斩成 2 厘米见方的块状备用。将首乌、桑葚子、旱莲草、女贞子洗净后装入纱布袋中扎紧口。将龟肉及龟壳、药袋、葱段、姜丝适量一齐放入锅中，加清水适量，武火煮沸捞去浮沫，文火煮 2 小时即可。

用法：食肉喝汤。

功效：常喝此汤可滋阴补肾。用于肾阳不足而致的黄褐斑、肥胖症及头昏耳鸣，腰腿酸软，心烦易怒等。

4.羊肾韭菜粥

材料：羊肾1对，羊肉100克，韭菜、枸杞子、粳米各适量。

做法：将羊肾对半切开，切成丁状；羊肉、韭菜洗净切碎。先将羊肾、羊肉、枸杞子、粳米放锅内，加水适量，文火煮粥，待快熟时放入韭菜，再煮二三沸，每日食用。

用法：每日1～2次，温热食。

功效：补肾气，益精髓。主治肾虚劳损，腰脊疼痛，足膝痿弱，耳聋，消渴，阳痿，尿频，遗溺。《本草纲目》说："《千金》、《外台》,《深师》诸方治肾虚劳损，消渴，脚气，有肾沥汤方甚多，皆用羊肾煮汤煎药，盖用为引向，各从其类是也。"

5.元宫生地黄鸡

材料：雌乌鸡1只，生地黄250克，饴糖250克。

做法：鸡去毛剖开鸡腹，除去肠、胆等内脏，洗净备用。细切生地黄，与饴糖相合调匀，放入鸡腹中，缝合切口。然后将鸡装入盆中，切口朝上，放蒸锅内蒸熟。

用法：空腹食鸡肉后饮汁。不用盐、醋。

功效：滋阴补肾，益气养血。可用于多种气血亏虚、阴阳失调的虚损之证，症见腰背酸困、体倦乏力、盗汗食少、心悸气短、面色少华、唇燥咽干、双目干涩等。

肾脏好不好，看看眉毛早知道

眉毛长在眼睛的上方，是眼睛的一道天然屏障，对眼睛有很好的保护作用。当脸上出汗或被雨淋了之后，它能把汗水和雨水挡住，防止流入眼睛刺激它，也能防止眼睛上方落下来的尘土和异物。另外，眉毛与健康有着密切的关系。中医学认为，眉毛属于足太阳膀胱经，它依靠足太阳经的血气而盛衰。因此，眉毛浓密，说明肾气充沛，身强力壮；而眉毛稀淡，说明肾气虚亏，体弱多病。

从眉毛的外形上，还可以看出很多疾病的征兆。《黄帝内经》中就指出："美眉者，足太阳之脉血气多；恶眉者，血气少也。"所谓恶眉，古人解释为"眉毛无华彩而枯瘁"。所以，眉毛长粗、浓密、润泽，表明人体血气旺盛；反之，眉毛稀短、细淡、枯脱，则反映气血不足。

例如，甲状腺功能减退症、垂体前叶功能减退症患者，眉毛往往脱落，并以眉的外侧最为明显；而神经麻痹症患者，麻痹一侧的眉毛较低，单侧上睑下垂时，病变一侧的眉毛显得较高；麻风病患者早期可出现眉毛脱落；斑秃患者，也有眉毛脱落症状；眉毛冲竖而起，则是危急的征兆；眉毛不时紧蹙，是疼痛疾病的表现。假如眉毛直而毫毛上翘生长，多为膀胱疾病的征兆；眉毛末梢直且干燥者，在男性可能患有神经系统疾病，在女性则可能出现月经失调。总之，眉毛与健康也是息息相关的，如果你的眉毛出现了上面所说的情况，那你可要对自己的身体多加注意了。

肾为坎卦，卦应水——补肾当属水中之物

按照易理，坎卦对应为水，所以在水中生长的动植物都较多地得了坎水之气，补益人体坎水（肾脏）的效果较好。在这里，为大家简单地列举几种补益人体坎水之肾的动物类食品。

一、鱼类

坎为水，鱼类生活在水中，得了坎水之气，可以直接补益人体之肾，所以，鱼补肾首当其冲。鱼有多种烹饪方法，你平时可以依据自己的口味烹制，如果是作为保健，还是用鱼炖汤喝，滋补效果最好。

1. 番茄鱼片

材料：草鱼肉200克，洋葱50克，豌豆30克，番茄酱50克。

调料：油、料酒、白糖、盐、鸡精、淀粉、清水各适量。

做法：将洋葱切片；草鱼肉切成厚片，加上料酒、淀粉上浆，放开水锅中余熟，备用。锅内加适量油烧热，放洋葱煸香，倒入豌豆，加清水焖至八成熟。

功效：番茄可补充维生素 C，增强免疫力，鱼肉可提供优质蛋白质、维生素、矿物质等多种营养元素。

2. 核桃鳕鱼

材料：鳕鱼 400 克，核桃 2 个。

调料：葱丝、姜丝、盐、红辣椒丝、料酒各适量。

做法：鳕鱼治净，将核桃仁取出，切成碎末。鳕鱼放入盘内，上铺葱丝、姜丝、红辣椒丝，再撒上核桃末，放入锅中隔水大火蒸约 10 分钟。把盐和料酒加在蒸好的鳕鱼上，再用大火蒸 4 分钟，取出即可。

功效：核桃仁和鳕鱼组合，给孩子脑力成长提供所需的营养，能改善注意力不集中的毛病，对便秘也有一定的改善作用。

二、贝类

较鱼类而言，贝壳类物种得坎水之气更多，补益效果更好。只是贝类一般性寒，鱼类一般性热，我们可以根据自己的体质来选择食用，若是体质偏寒，不妨平时多吃些鱼，体质偏热，可以适当吃些贝类。

1. 干贝酱虾仁

材料：虾仁 300 克，新鲜百合半个，青椒半个，鸡蛋 1 个。

调料：盐、胡椒粉、淀粉、干贝酱、料酒各适量。

做法：把虾仁洗净后沥干水分，再拌入盐、胡椒粉、淀粉、料酒腌 10 分钟。鲜百合一片片剥下，洗净；青椒去籽，切条。先将虾仁过油，捞出沥干。另用 2 大匙油炒百合和青椒，接着放入虾仁同炒，再放入盐和干贝酱，炒匀即可。

功效：干贝含丰富的钙质，有壮骨的功效，适合成长中的儿童。

2.蛤蜊鸡汤

材料：鸡腿 1 只，蛤蜊 250 克，麦冬、天冬各少许。

调料：盐、味精、姜片各少许。

做法：把麦冬、天冬放锅内，加水煮开，小火熬 20 分钟左右，取汤汁备用。把鸡腿洗净切成块，蛤蜊洗净。把鸡块、蛤蜊都放锅内，倒入熬好的麦冬汤，加姜片和适量水，入电锅蒸熟，取出后加盐、味精调味即可。

功效：麦冬、天冬具有益气生津的功效，蛤蜊滋阴清热，能促进人体对蛋白质的吸收。

三、鸭

乡下人家喂养的鸭通常生活在池塘和小河里，以浅水中的螺蛳为主要食物，所以，鸭也得坎水之气，最适合体质偏热的人作为保健食品。

吃鸭最好用清蒸或煮汤的方法。不要经常吃烤鸭。烤鸭虽然味道好，但它经过多种香料的腌制与烘焙，营养功效丧失很多，甚至可能引离火入坎水，过量食用的话会给大家的健康带来损害。

1.核桃鸭子

材料：核桃仁 200 克，荸荠 150 克，老鸭 1 只，蛋清、玉米粉各少许。

调料：味精、料酒、盐、食油、葱、生姜、油菜末各适量。

做法：将老鸭宰杀后用开水汆一遍，装入盆内，加入葱、生姜、食盐、料酒少许，上笼蒸至熟透取出晾凉，去骨，把肉切成两块。把蛋清、玉米粉、味精、料酒、盐调成糊。把核桃仁、荸荠剁碎，加入糊内，淋在鸭子内腔肉上。将鸭子放入油锅内，用温油炸酥，沥去余油，用刀切成长条块，放在盘内，四周撒些油菜末即可。

功效：此菜有补肾固精、温肺定喘、润肠壮腰的作用。

2. 清炒鸭片

材料：鸭脯肉 200 克，鸡蛋清 1 个，青椒 150 克。

调料：绍酒、精盐、味精、白糖、白汤、葱末、湿淀粉、猪油各适量。

做法：鸭脯肉切成块，用清水漂洗干净沥去水，加精盐、蛋清、湿淀粉上浆。青椒去蒂、去子，切菱形片，入沸水锅汆一下，捞出沥去水。将锅置旺火上烧热，滑锅后，加油烧至四成热，投入鸭片滑至嫩熟沥出。锅内留油少许，下葱末、青椒炒透，烹绍酒，加精盐、白糖、味精、白汤，用湿淀粉勾芡，倒入鸭片，淋油炒匀，装盘即可。

中医还认为，养肾除了在饮食上下功夫，适宜的运动也能改善体质，强壮筋骨，活跃思维，有利于营养物质的消化和吸收，从而使肾气得到巩固。因此，保护肾气就要适当地运动。以下专为肾虚患者介绍几种运动：

1. 缩肛功

平卧或直立，全身放松，自然呼吸。呼气时，做排便时的缩肛动作，吸气时放松，反复进行 30 次左右。早晚均可进行。本功能提高盆腔周围的血液循环，促进性器官的康复，对防治肾气不足引起的阳痿早泄、女性性欲低下有较好的功效。

2. 强肾操

两足平行，足距同肩宽，目视前端。两臂自然下垂，两掌贴于裤缝，手指自然张开。脚跟提起，连续呼吸 9 次不落地。

再吸气，慢慢曲膝下蹲，两手背逐渐转前，虎口对脚踝。手接近地面时，稍用力抓成拳（有抓物之意），吸足气。

憋气，身体逐渐起立，两手下垂，逐渐握紧。

呼气，身体立正，两臂外拧，拳心向前，两肘从两侧挤压软肋，同时身体和脚跟部用力上提，并提肛，呼吸。以上程序可连续做多次。

3. 手心搓脚心，健肾理气又益智

《五言真经》说道："竹从叶上枯，人从脚上老，天天千步走，药铺不用找。"说明人的健康长寿始于脚。同时，脚心是肾经涌泉穴的部位，而手心是心包经劳宫穴的部位，如果经常用手掌摩热搓脚心，既疏通了肾经又活络了心包经，可谓一举两得，有健肾、理气、益智的功效。

按摩方法：晚上，热水浴脚后，用左手握住左脚趾，用右手心搓左脚心，来回搓100次，然后再换右脚搓之。

另外，可以常做下肢操：首先，身体直立，两脚分开比肩稍宽，两手叉腰，两眼平视正前方。

动作1：右脚向前抬起，脚尖由里向外（顺时针）旋转16圈，再由外向里（逆时针）旋转16圈；然后再换脚做同样动作。

动作2：上体前屈，两手扶膝，两膝弯曲，先两膝同时按顺时针方向旋转16次，再按逆时针方向旋转16次；两膝分别同时由外向里转16次，再分别由里向外转16次。

动作3：两脚交替向前踢各16次，踢时脚趾下扣；两脚交替向前蹬各16次，蹬时脚跟突出。

动作4：两腿交替向前高踢腿各16次；两腿后踢，后脚跟踢至臀部，各踢16次。

动作5：两脚跟离地，松腰屈膝下蹲，蹲时上下颤动8次，慢慢起立，脚跟落地。如此，反复做5次。

动作6：右腿屈膝成骑马式，手扶同侧膝，虎口向下，上体向右前方前俯深屈，臀部向左摆出，眼看左足尖，左手用力按压左膝4次。然后臀部向右摆出，眼看右足尖，右手用力按压右膝4次。左右交替各做4次。

动作7：原地上下跳跃，共跳16次。跳动时，上肢可随之上下摆动，上至头高，下至小腹，手指并拢呈单掌。

经常用手心搓脚心，再加上常做下肢操，坚持下去，对强健肾脏，疏通心包经，理气和中大有裨益。

4. 自我按摩腰部

两手掌对搓至手心热后，分别放至腰部，手掌分别上下按摩腰部，至有热感为止。早晚各一次，每次约200下。这些运动可以健运命门，补肾纳气。

剔透晶莹，珍珠润肾细无声

珍珠，在《易经》里属坎卦，对同属坎卦的肾系统有奇效。具有壮阳、抗衰老、抗辐射等作用。

珍珠不仅是名贵的珠宝，还作为一种宝贵的中药材而备受历代医家青睐，有多部药典都记载了珍珠的功效。

《本草求真》说："珍珠入手少阴心经、足厥阴肝经。盖心虚有热，则神气浮游；肝虚有热，则目生翳障。除二经之热，故能镇心明目也。"

《本草纲目》说珍珠"镇心点目，涂面，令人润泽好颜色"；"涂手足，去皮肤逆胪"；"坠痰，除面斑，止泻"；"除小儿惊热，安魂魄，止遗精白浊，解痘疗毒"。可见珍珠不仅具有美白护肤养颜的功效，还可以治疗许多热性疾病。

很多女性朋友都在用珍珠粉美容护肤，比如在珍珠粉中加入牛奶、蜂蜜等制作成各类面膜，滋养皮肤的作用很好。具体的制作方法有很多，这里就不再多说。唐代大美人杨贵妃每天都涂抹珍珠粉，以养护她那光泽如玉的肌肤，古埃及艳后更是常在葡萄酒里加入珍珠粉饮用。

珍珠性凉，可以降肝火、清热毒，属于潜降类药物，治疗一些热性病有很好的效果。比如扁桃体发炎导致咽喉肿痛，或者是说话过多引起咽喉痛，服用一点珍珠粉，可以很快好转。

炎炎夏季，大家可以适当服用珍珠粉来祛火，这里为大家介绍两种珍珠清凉茶的制作方法，大家有兴趣的话不妨一试：

清心珍珠绿茶：用2～3克珍珠粉和绿茶一起放入杯中，用开水冲泡后饮用。在夏日里经常饮用这道珍珠绿茶，可以清心怡神，祛除烦躁，有助于睡眠。

美白珍珠蜂蜜茶：用2～3克珍珠粉和两勺蜂蜜一起放入杯中，用开水冲泡，搅匀后饮用。这道珍珠蜂蜜茶有不错的美白养颜功效，爱美的女孩们夏日里可以经常饮用。因为珍珠粉性有些凉，所以胃寒的人不宜长期内服，另外孕期低血压的人也不宜内服。

另外，人的元气发源于肾，藏于丹田，借三焦之道，周流全身，以推动五脏六腑的功能活动。人体的强弱，生死存亡，全赖丹田元气之盛衰。所以养生家都非常重视保养丹田元气。丹田元气充实旺盛，就可以调动人体潜力，使真气能在全身循环运行。意守丹田，就可以调节阴阳，沟通心肾，使真气充实畅通八脉，恢复先天之生理机能，促进身体的健康长寿。

丹田在人体内有三处，两眉之间的印堂穴称为"上丹田"，这是炼神之所；在两乳之间的膻中穴称为"中丹田"，这是炼气之所；在脐下三寸的关元穴称为"下丹田"，这是炼精之所。历代中医都认为下丹田和人体生命

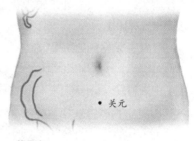

关元穴

活动的关系最为密切。它位于人体中心，是任脉、督脉、冲脉这三脉经气运行的起点，十二经脉也都是直接或间接通过丹田而输入本经，再转入本脏。下丹田是真气升降、开合的基地，也是男子藏精，女子养胎的地方。因此，可以说，下丹田是"性命之祖，生气之源，五脏六腑之本，十二经脉之根，阴阳之会，呼吸之门，水火交会之乡。"

女怕伤肾，女人也需治肾虚

每当人们说到肾虚，都会想到这是男人的专利，其实女性也容易患上肾虚。"男怕伤肝，女怕伤肾"，女性一旦肾虚，很快就会出现精神疲惫、记忆力下降、月经紊乱、反应迟钝、腰酸腿软、皮肤干燥、面容枯槁、骨骼脆弱等症状。

女性跟男性比较，阳气较弱，如果工作与家庭的压力过大、饮食不注意预防寒凉，或是长期处在冷气设备的工作环境中，更容易患肾虚，致使过早衰老。肾虚一般多见于更年期女性，表现为失眠多梦、烦躁易怒、脱发、口干咽燥、黑眼圈与黄褐斑等"肾阴虚"的症状。

目前，有不少年轻女性也患上了肾虚，她们多属于"肾阳虚"，因脾阳虚所引起，表现为畏寒怕冷、食欲不振、消化不良、精神萎靡等，因为女性本身阳气相对较弱的生理特点，加上生活、工作压力大，精神长期处于紧张状态，造成女性的脾胃功能转弱，从而出现脾阳虚。

肾虚让女人不再健康美丽，要摆脱肾虚，需要做好三步工作。

第一步，辨肾虚之阴阳。

中医治疗，讲究对症寻因。而临床上，肾虚又可以分为多种，以肾阳虚、肾阴虚、肾气虚和肾精虚比较多见。虽然同为虚症，可它们的症状表现却是各有不同。所以，必须先弄清楚各种肾虚之间的区别，选择合适的护肾方法。

第二步，为自己设计一套个人护肾办法。

从日常生活开始，除了做到劳逸结合，均衡饮食，平时多参与休闲活动，减轻精神压力，释放不良情绪外，应当多做一些简单的按摩和体操，也能达到护肾健肾的功效。例如经常活动腰部，可使腰部气血循环畅通，使肾气得到不断充养；自我按摩脚心。脚心的涌泉穴是浊气下降的地方，经常按摩涌泉穴，可益精补肾、强身健体、防止早衰。

第三步，对症进补。

药补不如食补的道理人人都知道，可是面对各种各样的肾虚，又是各有各的补法，所以我们要对症进补。例如，肾阳虚时需补虾、虫草、羊肉、狗肉、麻雀肉、韭菜等；肾阴虚时需补银耳、羊乳、猪脑、猪皮、鸽肉、龟肉、鳖肉、蚌肉、黑大豆、黑芝麻、樱桃、桑葚、山药、枸杞子等。

下面，再为女性朋友推荐两道食疗菜肴：

1. 鹿茸枸杞猪腰子汤

材料：鹿茸10克，枸杞子25克，猪腰2个（去内膜，切碎）。

做法：将猪腰放入锅中，加生姜小炒至熟，与鹿茸、枸杞子放入锅内隔水炖熟，调味即成（进食时可加半匙白酒）。每星期可食用一两次。

功效：补肾阳，适于因肾阳亏损而造成的头晕、耳鸣、疲倦无力、怕冷等。

2. 冬虫夏草淮山鸭汤

材料：虫草15克，淮山20克，鸭1只。

做法：将鸭和虫草、淮山放入锅内隔水炖熟，调味即可。每星期可食用一两次。

功效：滋阴补肾，适用于因肾阴不足而导致的失眠、耳鸣、腰膝酸痛、口干咽燥等。

以食利尿消肿，肾炎患者的出路

肾炎主要分为急性肾炎和慢性肾炎两大类，都有其独特的特点。

1. 急性肾炎

急性肾小球肾炎简称急性肾炎，是儿童及青少年人群的常见病，感染甲族B组溶血性链球菌是主要病因，是机体对链球菌感染后的变态反应性疾病。轻度患者出现咽炎、扁桃体炎、中耳炎、丹毒、脓疱疮、浮肿等症状；重者短期内可有心力衰竭或高血压脑病而危及生命。此外，还可有恶心、呕吐、厌食、鼻出血、头痛、疲乏、抽搐等症状。急性肾炎的病程长短不一，短者仅数日就可痊愈，长者可达1年以上。

2. 慢性肾炎

慢性肾小球肾炎简称慢性肾炎，青壮年是主要感染人群，是机体对溶血性链球菌感染后发生的变态反应性疾病，病变常常是双侧肾脏弥漫性病变。病情发展较慢，病程在1年以上，初期病人可毫无症状，但随病情的发展逐渐出现蛋白尿及血尿，病人疲乏无力、浮肿、贫血、抵抗力降低以及高血压等症。晚期病人可出现肾衰竭而致死亡。中医认为本病属"水肿""头风""虚劳"等范畴。

预防肾炎，人们在平时的饮食要多样化，吸收全面的营养，应适当补充含优质蛋白的鸡蛋、瘦肉、鱼类等，脂肪类以植物油为佳。多吃芝麻、木耳等黑色食物滋养肾脏，注意每天进食适量的蔬菜水果。

肾炎饮食要视患者有无高血压及浮肿情况，分别给予少盐、无盐饮食。选用生理价值高的蛋白质，如蛋类、乳类、肉类等，以补偿排泄损失，避免和治疗浮肿及贫血。宜选用富含维生素 A、维生素 B_2 及维生素 C 的食物。可饮用橘汁、西瓜汁、橙汁和菜汁等，以利尿消肿。若伴有高血压或高脂蛋白血症者，须限制膳食中的饱和脂肪酸与胆固醇的含量。对有贫血的病例，应选用富含蛋白质和铁的食物，如肝、腰子、牛肉、蛋黄及绿叶蔬菜等。

急性肾炎病人多采用高碳水化合物来补充机体热量，尽量采用多品种的主食，如玉米面和富强粉做发糕或窝头配大米稀饭，选用富含维生素、低钾、低钠的蔬菜水果，蔬菜如油菜、葱头、西红柿等，水果可吃苹果、草莓、葡萄、橙子等。蛋白质的选用一般以牛奶、鸡蛋、带鱼、牛肉等优质动物蛋白为主，不过要限量进食。

下面为肾炎病人推荐两款食谱：

1. 冬瓜羊肺汤

材料：羊肺 250 克，冬瓜 250 克，葱、姜适量，盐少许。

做法：羊肺洗净切成条状，放在油锅中炒熟，再将冬瓜切片，加水适量，文火炖煮，可放葱、姜调味，不加盐，以上为 1 日量，随餐食用，1 周为 1 个疗程，间隔 3 日，继续下一个疗程。

功效：能消肿补虚，主治水肿。

2. 番茄烧牛肉

材料：牛肉 150 克，番茄 150 克，酱油 50 毫升，白糖 10 克，精盐 5 克，蚝油、料酒各 2.5 克，姜丝、葱丝、植物油各少许。

做法：把牛肉洗净，切成方块；番茄洗净，去皮去子，切成块；锅置火上，放油，烧热，放姜、葱丝煸炒，下入牛肉煸炒几下，烹入料酒、蚝油，加入水（浸没牛肉），放精盐、白糖，烧至熟，再加入番茄烧至入味，出锅即成。

功效：西红柿性凉味酸、甘，有清热解毒，凉血平肝，生津止渴，健胃消食等功效；牛肉营养丰富，其性温味甘、咸，有补脾和胃，益气增血，强筋健骨等功效。将二者合烹食，可平肝清热，滋养强壮。对慢性肾炎有疗效。

肾病综合征，降"三高"升"一低"

"三高一低"是肾病综合征的主要症状，即高蛋白尿，水肿、高脂血症和低蛋白血症。尤其是严重蛋白尿者，每天从尿排出的蛋白质在 10 克以上的任何肾疾病，都可能引起肾病综合征的发生。每天尿蛋白排出量 >3.5 克，血清血蛋白 <30 克 / 升，可确诊为肾病综合征。

高血脂、高胆固醇饮食的摄入是肾病综合征发病的重要原因。要预防肾病综合征，人们平时的饮食要控制脂肪和胆固醇的摄入量，多吃萝卜、玉米、黄豆、大枣、海带、山楂、牛奶、花生、芹菜、黄瓜等食物，有效降低体内血脂，预防肾病综合征发作。

纠正"三高一低"，是肾病综合征患者食疗的主要目的，这主要通过采用高能量、高生物价、高蛋白质饮食，限制钠摄入量，控制脂肪和胆固醇的饮食方式来实现。肾病综合征患者饮食宜清淡，适当饮水，多食含维生素多的蔬菜和水果，维生素及矿物质的补充也利于缓解肾病综合征患者的病情，宜选择富含铁及 B 族维生素、维生素 A 和维生素 C 食物。长期大量蛋白尿，使钙磷缺乏，导致骨质疏松，发生低钙血症，故必须注意钙的补充，多喝牛奶。明显水肿者还应限制进水量，也要多增加膳食纤维，以辅助降低血氮，减轻酸中毒。

为了降"三高"升"一低"，我们平时要忌食酱豆腐、咸菜、咸蛋、松花蛋等含钠食物；禁食含碱主食及含钠高蔬菜，如白萝卜、菠菜、小白菜、油菜等。

下面为大家推荐两款食谱：

1. 茯苓赤小豆粥

材料：茯苓 25 克，赤小豆 30 克，大枣 10 枚，粳米 100 克。

做法：先将赤小豆冷水浸泡半日后，同茯苓、大枣、粳米煮为粥。早晚餐温服食。

2. 玉米豆枣粥

材料：玉米 50 克，白扁豆 25 克，大枣 50 克。

做法：将上 3 味共煮成粥，每日食用 1 次。

治疗肾结石，就找消坚排石汤

肾结石，属于泌尿系结石的一种，多数位于肾盂肾盏内，小结石可随体位而移动，较大结石其形态与所在腔道形态一致，可表现为典型的鹿角形或珊瑚形，肾实质结石少见。在中医理论中，本病属于"淋症"范畴，常以小便排出砂石为主证，故称之为"石淋"。

对于肾结石的治疗，虽然西医方法不少，如体外碎石、微创手术等，但都是以对人体的损害为代价的，而中医药治疗不仅可以避免手术对肾实质的损伤，而且可以更有效地促进肾积水的吸收、感染的消退以及肾功能的恢复。因而，中药治疗肾结石，有着独特的优势。

一般来讲，中医治肾结石多采用清热利湿，涤石通淋的方法，即通过药物的利尿作用，增加尿流量，促进输尿管蠕动，从而有利于结石的排出。专家指出，这一治法的作用受到一定的制约，对于结石停留于上尿路，特别是肾盏较高部位，体积较大者效果就会不明显。因此，"凡结石停留必使气血阻遏，而结石之排出又必赖气血之宣通以推动之。"基于这一理论，专家总结精炼出验方"消坚排石汤"，临床疗效非常显著。

组成：金钱草50～75克，三棱15克，莪术15克，鸡内金15克，丹参20克，赤芍15克，红花15克，牡丹皮15克，瞿麦20克，扁蓄20克，滑石20克，车前子15克，桃仁15克。

用法：水煎，日一剂，早晚温服。

方中，金钱草清热解毒、利尿排石，同时兼能活血化瘀，为治疗尿路结石首选；三棱、莪术、鸡内金破积软坚行气；赤芍、牡丹皮、丹参、桃仁、红花活血化瘀、散痛消肿，再配以扁蓄、瞿麦、滑石、车前子利湿清热；诸药相伍，共奏溶石排石之效。

另外，患病时间长了，会导致正气亏虚，所以应扶正与驱邪兼顾，肾气虚者可以加入熟地、枸杞子、山药、菟丝子等；肾阳不足者，加入肉桂、附子、茴香等；兼有气虚者，可以适当配合党参、黄芪。专家曾治一肾结石患者，经用一般排石药物治疗无效，后发现患者面色萎黄，气短易倦等气虚的现象，于是在消坚排石汤中加入黄芪30克，党参20克，服药30剂，结石随小便排出。

还有，值得注意的是，肾结石并不是成年人的专利，很多婴幼儿也患上了结石。对于家长来说，及时发现及时治疗是最关键的。小儿肾结石发病早期，大孩子往往诉说腰或腹股沟疼痛，不会诉说的小孩则表现为哭闹，颜面苍白，出冷汗。可出现排尿不畅，尿淋漓，尿中断，排尿困难，甚至血尿，部分伴有呕吐，腹泻，如并发尿路感染，则以全身症状就诊，如低热，食欲不振，消瘦，生长发育迟滞等。尿检查有多数白细胞，偶尔可见以急性无尿为首发病例。另外，B超是简单易行的检查方式，能及时发现肾结石。

为肾盂肾炎患者开出的食疗单

肾盂肾炎是由各种病原微生物感染直接引起的肾小管、肾间质和肾实质的炎症。在治疗上以常规治疗配以食疗效果会更好。下面就介绍几种食疗的方法。

1. 黄芪鲫鱼汤

材料：黄芪 7 克，鲫鱼 1 条（200 克）。

做法：将鲫鱼去鳞、鳃及内脏，洗净，与黄芪共置砂锅内，加水煮熟，不加盐，淡食。每日 1 剂。

功效：益气补肾、利尿消肿。适用于脾肾亏虚型肾盂肾炎。

除了黄芪鲫鱼汤，还有两个食疗方，对肾盂肾炎十分有效。

2. 公英二草汤

材料：蒲公英、车前草、金钱草各 30 克。

做法：水煎服。每日 1 剂，2 次分服。

功效：清热解毒、利湿通淋。适用于膀胱湿热型肾盂肾炎。

3. 甘蔗鲜藕饮

材料：鲜甘蔗、鲜藕各 500 克。

做法：将甘蔗洗净，去皮切碎，捣烂取汁；鲜藕洗净，去节，切碎，捣烂取汁。将二汁合并，调匀饮服。每日 1 剂，3 次分服。

功效：养阴清热、止血。适用于肾阴亏虚型肾盂肾炎。

一、急性肾炎患者饮食疗法

如果患了急性肾炎，除了配合医生的药物治疗以外，还应该

吃错会生病 吃对不吃药

在饮食上注意保养，下面是一些对急性肾炎十分有效的食疗方：

1. 羊肺冬瓜汤

材料：羊肺 250 克，冬瓜 250 克。

做法：将羊肺洗净，切成条状，锅中放油炒熟，冬瓜切片，加水适量，文火炖煮；可放葱、姜调味，不加盐。一日一剂，随意食用，一周为 1 疗程，间隔 3 日，继进下一疗程。

功效：可治疗急、慢性肾炎水肿。

2. 胡萝卜缨

材料：胡萝卜缨 500 ~ 700 克。

做法：蒸熟服食。连服 1 周

功效：可消肿。

3. 三鲜冬瓜汤

材料：冬瓜 500 克，水发冬菇 100 克，罐头冬笋 100 克，菜油 50 克，鲜汤 1000 克。

做法：将冬瓜削皮，去瓤洗净，切成 0.5 厘米厚的片；冬笋切成 0.2 厘米厚的片；冬菇去蒂，切成薄片。锅洗净置旺火上，倒入菜油烧至七成熟时，放入冬瓜微炒，掺入鲜汤。将冬瓜煮到快熟时，下冬笋片、冬菇片同煮至冬瓜变软，加入精盐调味起锅，入汤盆上桌即可。

功效：有利尿消肿之功。

4. 绿豆葫芦粥

材料：绿豆 50 克，葫芦壳 50 克，冬瓜皮 50 克，西瓜皮 50 克。

做法：先煮绿豆，再将后几味切成碎块推入锅内一起煎煮，成粥后随意食用。

功效：利尿消肿。

5. 鲤鱼冬瓜饮

材料：鲤鱼 1 条（250 克重），冬瓜皮 100 克。

做法：煎汤频饮，可少加秋石，不能用盐。

功效：鲤鱼滋补脾胃又能利尿，每百克含蛋白质 15 克、脂肪

1.2 克，还有钙、磷、铁等多种营养成分，配合冬瓜皮，利水作用更强，具有补养与利尿之功。

6. 芥菜鸡蛋

材料：鲜芥菜 60 克，鸡蛋 1 个。

做法：将芥菜切碎煮半熟后放入鸡蛋，作为芥菜蛋汤顿服。日 2 次。

功效：此汤可补肾利水，消除肾炎引起的水肿。

7. 玉米须饮

材料：玉米须 100 克。

做法：玉米须加水 1000 毫升，煎煮 20 ～ 30 分钟，熬成 300 ～ 400 毫升液体，过滤后，每日 2 次分服。

功效：适宜于水肿明显兼高血压者服食，可用于急性肾炎之风热郁肺、湿毒蕴结型，或慢性肾炎之肝肾阴虚、肝阳上亢型。

8. 冬瓜汤

材料：冬瓜 500 克。

做法：将冬瓜煮汤 3 大碗，分 3 次服。

功效：适用于急性肾炎之风热郁肺、湿毒蕴结型和热毒内攻、灼伤阴血型。

二、给慢性肾炎患者的食疗方

上面讲了急性肾炎，那么，慢性肾炎又应该怎样食疗呢？下面这些食疗方，其原料大多选自《本草纲目》中记载的有补肾益肾功能的食物，对慢性肾炎均有良好的效果。

1. 冬瓜煲鸭肾

材料：鸭肾 2 只，冬瓜 900 克，江瑶柱 3 粒。

做法：冬瓜洗净连皮切大块；鸭肾洗净，凉水涮过。江瑶柱浸软。把适量水煲滚，放入冬瓜、江瑶柱、鸭肾，煲滚以慢火煲 2 小时，下盐调味。

功效：清热、补脑。

2. 乌鱼汤

材料：鲜乌鱼 500 克，茶叶 200 克，茅根 500 克，冬瓜皮 500 克，生姜 50 克，红枣 300 克，冰糖 250 克，葱白 7 根。

做法：先将茶叶、茅根、冬瓜皮、生姜加水适量煎熬成汤，去渣后浓至 1000 毫升左右，放入鲜乌鱼（去肠，洗净），小火煮至鱼熟烂，加入冰糖、葱白。每日 3 次，分顿食之，喝汤食乌鱼。

3. 熟地山药汤

材料：熟地 60 克，山药 60 克，蜂蜜 500 克。

做法：将熟地、山药洗净倒入砂锅中，加冷水 1200 毫升，用小火煎煮约 40 分钟，滤取药液加水复煎，合并两次药液，倒入盆中，加蜂蜜，加盖不让水蒸气进入，用旺火隔水蒸 2 小时，离火，待冷装瓶，备用。日服 2 次，每次 10 克，饭后温开水送服。

功效：对慢性肾炎病人体弱者有调养作用。

4. 党参煲猪肾

材料：党参、黄芪、芡实各 20 克，猪肾 1 个。

做法：先将猪肾剖开去筋膜洗净，与药共煮汤食用，一日一次。

功效：具有补气健脾固肾之功，适用于恢复期的慢性肾炎患者。

5. 复方黄芪粥

材料：生黄芪 30 克，生薏苡仁 30 克，赤小豆 15 克，鸡内金（研末）9 克，金橘饼 2 枚，糯米 30 克。

做法：先以水 600 毫升煮黄芪 20 分钟，捞去渣，次入薏苡仁、赤小豆，煮 30 分钟再加入鸡内金与糯米，煮熟成粥，做一日量分二次服之，食后嚼金橘饼一枚，每日服一剂。

功效：补脾益肾，益气固涩。

6. 芡实粥

材料：芡实 50 克，粳米 50 克，白糖少许。

做法：上述材料加水适量煮粥，加白糖少许食用，也可再加莲子和桑葚各 20 克同煮食，可用于肾虚不固、遗精耳鸣的慢性肾炎。

功效：利耳明目，补肾固精。

7. 车前子粥

材料：车前子 30 克，糯米 50 克。

做法：车前子布包煎汁后，放入糯米同煮为粥，具有显著的利尿作用。

功效：利水消炎，养肝明目，祛痰止咳。

太溪穴——慢性肾病的灵丹妙药

太溪穴位于足内侧，内踝后方，内踝尖与跟腱之间的凹陷处。按摩此穴重在补肾，具有明显提高肾功能的作用。对绝大多数肾脏疾病，如慢性肾功能不全、慢性肾炎、糖尿病肾病等，特别是对患有慢性肾病，同时表现为浮肿、腰酸腿冷、浑身乏力的患者效果最为明显。

按摩方法：用对侧手的拇指按揉，也可以使用按摩棒或光滑的木棒按揉，用力应柔和，以感觉酸胀为度，不可力量过大以免伤及皮肤。

对于肾炎病人，按揉后可使高血压有一定程度的降低，尿蛋白明显减少。

按摩虽然有很好的效果，但是仍然需要配合药物治疗。

以食养肾调虚，走出尿毒症这片险滩

尿毒症是由于各种疾病造成肾脏严重损害时，肾脏功能减退，应排泄的代谢物就在体内潴留而引发的各种症状，引起尿毒症的原因有：慢性肾小球肾炎、慢性肾盂肾炎、肾结核、肾小动脉硬化症、泌尿道结石、前列腺肥大、膀胱癌、红斑狼疮、糖尿病等。

尿毒症最初表现于胃肠道症状，伴有恶心、呕吐和腹泻，口中有氨味，牙龈也常发炎，口腔黏膜溃烂出血等。失眠、烦躁、四肢麻木灼痛，晚期可出现嗜睡甚至抽搐、昏迷。心血管系统可出现高血压、心包炎及心力衰竭引起的心前区疼痛、心悸、心急、上腹胀痛、浮肿、不能平卧等。血液系统可出现贫血及黏膜出血现象。呼吸系统可有肺炎及胸膜炎引起的咳嗽、胸痛。

尿毒症的病因繁多，故此应注意饮食营养的均衡搭配，养成良好的饮食习惯，才能有效预防尿毒症。对尿毒症患者应给予低蛋白饮食，以减少体内氮质代谢产物的生成和潴留。由于进食蛋白量少，因此应尽量选用营养价值较高的鸡蛋、牛奶等动物蛋白质食物，而少用豆制品等植物蛋白。根据病情供给适量的水分。选择含锌铁硒的饮料和食品以补充维生素及微量元素。

尿毒症患者要限制摄入含镉量高的食物，如由动物肝和肾制成的食物、比目鱼、蚌类、扇贝、生蚝以及在污泥中长成的蔬菜；忌食含磷高的食物，如动物的内脏、脑应避免食用；避免高尿酸食物，如海鲜、小鱼干及豆类；忌吸烟，烟对肾脏有害无益。

下面为尿毒症患者推荐两款食谱：

1. 桂圆粥

材料：桂圆 60 克，粳米 100 克，红糖少许。

做法：黄芪切成薄片，粳米淘洗干净。黄芪放入锅内，加清水适量，用中火煮沸后，去渣取药汁。粳米放锅内，加药汁，清水适量，用武火烧混后，转用文火煮至米烂成粥。每日 2 次，早晚各 1 次。

功效：适用于老年浮肿、慢性肾炎、体质虚弱者，但舌质红者忌服。

2. 生姜大枣粥

材料：鲜生姜 12 克，大枣 6 枚，粳米 90 克。

做法：生姜洗净后切碎，用大枣、粳米煮粥。每日 2 次，做早晚餐服用，可常年服用。

功效：适用于轻度浮肿，面色萎黄者。

第五章
火生土，相应心——心主神明

心为"君主之官"，君安才能体健

《黄帝内经》把人体的五脏六腑命名为十二官，其中，心为君主之官。它这样描述心："心者，君主之官，神明出焉。故主明则下安，主不明，则一十二官危。"君主，是古代国家元首的称谓，有统帅、高于一切的意思，是一个国家的最高统治者，是全体国民的主宰者。把心称为君主，就是肯定了心在五脏六腑中的重要性，心是脏腑中最重要的器官。

"神明"指精神、思维、意识活动及这些活动所反映的聪明智慧，它们都是由心所主持的。心主神明的功能正常，则精神健旺，神志清楚；反之，则神志异常，出现惊悸、健忘、失眠、癫狂等症候，也可引起其他脏腑的功能紊乱。另外，心主神明还说明，心是人的生命活动的主宰，统帅各个脏器，使之相互协调，共同完成各种复杂的生理活动，以维持人的生命活动，如果心发生病变，则其他脏腑的生理活动也会出现紊乱而产生各种疾病。因此，以君主之官比喻心的重要作用与地位是一点儿也不为过的。

在生活中，人们常用"心腹之患"形容问题的严重性，却不明白为什么古人要将心与腹部联系起来。所谓"心"，即指心脏，对应手少阴心经，属里；"腹"就是指小肠，为腑，对应手太阳小肠经，属表。"心腹之患"就是说，互为表里的小肠经与心经，它们都是一个整体，谁出现了问题都是很严重的。

吃错会生病　吃对不吃药

正是因为心脏对人体健康决定性的作用，我们平常要加强对心脏的养护，还要多注意自身的变化，以便尽早发现心脏疾病，中医认为"心开窍于舌"，"舌为心之苗"，也就是说心与舌的关系密切，心脏的情况可以从舌的色泽及形体表现出来。心的功能正常，舌红润柔软，运动灵活，味觉灵敏，语言流利；心脏气血不足，则舌质淡白，舌体胖嫩；心有瘀血，则舌质暗紫色，重者有瘀斑；心火上炎，则舌尖红或生疮。所以，心的养生保健方法要以保证心脏主血脉和主神志的功能正常为主要原则。

养生先养心，心养则寿长

就养生而言，在中医里有"下士养身，中士养气，上士养心"的说法，也就是说，在中医看来，养心是养生的最高境界，是养生的核心和关键。

但是，由于日渐加快的社会节奏、竞争激烈等诸多因素的影响，人们的心理负荷日益加重，前所未有的巨大工作压力正在威胁着他们的健康。所以，学习养心理论，掌握养心技巧，积极投身养心实践，适度转移和释放压力，是目前最为有效的养生之道。

在生活中，人们应该学会在快节奏中提高自己的心理承受能力，在各种事件中保持平衡的心态，科学地安排自己的工作和生活，制定切实可行的工作计划或目标，并适时留有余地。无论每天工作多么繁忙，都应留出一定的休息时间，尽量让绷紧的神经有松弛的机会。

俗话说："心在志为喜"，就是说心的生理功能与七情中的"喜"关系密切，因此应每天保持愉快的心情。现代医学研究也证明，性格开朗、对人生充满乐观情绪的人多能健康长寿，其心血管病的发病率也明显降低。善于调整情绪，使自己总是处于乐观愉快的心态，是养心保健的最好方法。

在工作和生活中，难免会遇到烦恼，这时不要把忧愁痛苦强行积郁在心中，心情不好时，应尽量想办法宣泄或转移，痛哭一场就是一个好办法。心理学家指出：痛哭是一种自我心理保护措施，能使不良情绪得以宣泄和分流，哭后心情自然会畅快一些。在遇到挫折时要有自信心，相信自己的力量，这样才有利于理清思路，克服困难，走出逆境。

对于经常忙碌工作的人们来说，养成体育锻炼的习惯具有重要意义。适量的运动可促进心血管系统的健康，增强心脏的功能。每天安排一小时锻炼，或根据自身情况灵活掌握，不仅可以放松身心，还可以增强体质。

另外，合理的饮食结构能有效预防冠心病、心绞痛和心肌梗死等疾病的发生率。饮食养心的基本原则就是以清淡饮食为主，尽量减少脂肪的摄入量（特别是动物性脂肪），平时应戒烟酒，不要暴饮暴食。

五味五色入五脏：心喜红，耐苦

我们来看看五色五味食物如何养护我们的心脏。从颜色上来讲心脏喜欢"红"色的，从口味上来讲"苦"的养心。那我们可以吃些赤小豆来补心，吃些苦味来降火。

下面就为大家介绍一款平时养心的佳品：

五行益寿养心粥

材料：通心（去核）红枣 20 枚，通心（去芯）莲子 20 粒，葡萄干 30 粒，黄豆 30 粒，黑米适量（家里吃的人多，黑米就多放一些）。由于葡萄干和红枣本身具有香甜之味，此粥不用放糖，一样甜润可口。

做法：将以上五种食物浸泡一宿，共同煮烂后即可食用，工作忙，没时间煮粥的上班族可以把它们加工成粉末，每次用开水冲着吃，效果一样。

五行益寿养心粥的秘密

五行益寿养心粥虽然材料简单，但说起配方里的这些成员，却个个都大有来头。

大枣是补肺金的。《长沙药解》称，它能生津润肺而除燥，养血滋肝而息风，疗脾胃衰弱。而民间一直有"一日吃三枣，终身不显老"的说法。

莲子是祛心火的。《本草纲目》说，常吃莲子可以补心火益肾水。安神去心慌心悸，止尿频和女性白带过多，美白肌肤，去眼袋，延缓衰老。

葡萄是补肝木中的气血的。《滇南本草》著："葡萄色有绛、绿二种，绿者佳，服之轻身延年。老人大补气血，舒经活络。泡酒服之，治阴阳脱症，又治盗汗虚症。"

黄豆是补脾土的。《本草拾遗》认为，黄豆磨成粉"久服好颜色，变白不老"，常吃黄豆可以预防冠心病、高血压、动脉硬化、老年痴呆症，还可以减肥，调理月经和白带，增强记忆力。

黑米是补肾水的。黑米更不用说了，民间一直有"逢黑必补"之说。《本草纲要》记载："黑米滋阴补肾，明目活血，暖胃养肝，补肺缓筋，乌发养颜，延年益寿。"由于黑米善补血，治疗贫血，因此也被称为"补血米"。常吃黑米能益心火补心血，保持心血管活力，治疗头晕目眩、腰膝酸软、夜盲症、耳鸣、令人面色红润，延年益寿。

苦入心

苦味的东西是走血的，即走心。如果病在心上，就少吃苦味食物，让心生发一下。但苦味食物可以清热、泻火。例如莲子心能清心泻火、安神，可以治疗心火旺的失眠、烦躁之症。

苦瓜营养丰富，具有除邪热、解劳乏、清心明目的功效，经常食用可以祛心火，增强人体免疫力。《随息居饮食谱》载："苦瓜青则苦寒，涤热、明目、清心。可酱可腌，鲜时烧肉先瀹去苦味，虽盛夏肉汁能凝，中寒者勿食。熟则色赤，味甘性平，养血滋甘，润脾补肾。"

苦瓜可烹调成多种风味菜肴，可以切丝，切片，切块，作佐料或单独入肴，一经炒、炖、蒸、煮，就成了风味各异的佳肴。如把苦瓜横切成圈，酿以肉糜，用蒜头、豆豉同煮，鲜脆清香。我国各地的苦瓜名菜不少，如青椒炒苦瓜、酱烧苦瓜、干煸苦瓜、苦瓜烧肉、泡酸苦瓜、苦瓜炖牛肉、苦瓜炖黄鱼等，都色美味鲜，有生津醒脑、祛除心火的作用。

另外，心主神志，心火过旺，人就会表现出烦躁不安、易怒等症状。所以名医朱丹溪说："盖相火藏于肝肾阴分，君火不妄动，相火惟禀命守位而已，焉有燔灼之虐焰，飞走之狂势也哉！"要防止相火妄动就要"正心、收心、养心"，保持精神安静内守。

夏季养心，防暑更要防贪凉

夏季气温逐渐升高，并且达到一年中的最高峰，而且夏季雨量丰沛，大多数植物都在此季"疯狂生长"，人体的阳气在这个时候也较为旺盛，因此夏季养生要注意顺应阳气的生长。

但我们都有这样的经验，每到夏天就觉得心烦气躁。老辈人会告诉你："心静自然凉。"话虽简单，做起来可不容易。就算待在空调房里，还是会觉得心神不安。这是因为夏季属火，又因火气通于心、心性为阳，所以夏季的炎热最容易干扰心神，使心神烦乱，总觉得心里不得安宁。而心烦就会使心跳加快，心跳加快就会加重心脏的负担，诱发疾病。由此可见，我们夏季养生就要重在养心。那么具体应该如何去做呢？

第一，要保证睡眠。中午的时候人们总是精神不振、昏昏欲睡，因此有条件的话可以增加午休的时间，以消除疲劳，保持精力充沛。

第二，要保证营养。夏季天热气压低，人吃饭少，营养补充不足，而且，天亮得早、黑得晚，人劳作的时间加长，睡眠也不足。总的来讲，人体消耗大，一方面是出汗，一方面是活动时间多，人的体质会下降。所以这时候更应该注意养自己的身体，增加营养，多吃绿叶蔬菜和瓜果。

第三，要及时补水，要多喝凉白开水，不能用饮料代替饮水，因为饮料中含有糖分，含糖越多，渗透压也越高，越不容易为细胞吸收，容易引起体内缺水，这也是饮料不如水解渴的原因。

第四，不能因暑贪凉。《黄帝内经》里说"防因暑取凉"，这是告诫人们在炎热的夏天，在解暑的同时一定要注意保护体内的阳气，因为天气炎热，出汗较多，毛孔处于开放的状态，这时机体最易受外邪侵袭。所以不能只顾眼前的舒服，过于避热趋凉，如吃冷饮、穿露脐装、露天乘凉过夜、用凉水洗脚，这些都能导致中气内虚，暑热和风寒等外邪乘虚而入。

第五，保持心静。夏天容易使人心烦，特别是在气温高、无风、早晚温度变化不明显时，更容易使人心胸憋闷，产生烦躁和厌烦情绪，从而诱发精神疾病，因此夏季也是心脏病多发季节，因为心脏是五脏之神，夏天人容易郁闷气恼，所以会伤及心脏，从而诱发心脏病。养心应先做到心静，想要心静，首先应该懂得清心寡欲，因为心中少一分欲望，就会少一分烦恼，也就不会伤及心脏。另外，闭目养神也是养心的好办法，因为闭目养神可以帮助人排除心烦杂乱。

另外，夏天人们容易心火过旺，吃些味苦的食物有助于削减心火。因为这段时期出汗较多，中医认为此时宜多食酸味以固表。但是饮食又不可过寒，因为人体实际处于外热内寒的状态，所以冷食不宜多吃，多食则伤脾胃，会引起吐泻。此时应食西瓜、绿豆汤、乌梅等解渴消暑。食疗有荷叶茯苓、凉拌莴笋等，有清热解暑、宁心安神、补虚损、益脾胃的功效。

乌梅汤

材料：干乌梅，山楂，桂花，甘草，冰糖。

做法：干乌梅和山楂先加水泡开，连同少量的桂花和甘草将泡开的乌梅和山楂用纱布包起来。纱布包放在注满水的大锅里，大火煮沸，再加入适量冰糖。小火熬煮 6 ~ 7 小时，在水大约被熬去一半的时候出锅。

《本草纲目》中说到用乌梅"煎汤代茶喝"可以治"泻痢口渴"。加入了山楂、甘草的乌梅汤可以治中热，去五心烦躁，解口渴。

夏季天气炎热，要注意劳逸结合，应尽量避免在烈日或持续高温下工作，注意午休，晚睡早起。睡觉时不要贪凉，最好不开电扇，不露天睡眠。中暑是夏季的常见病，人们可以用多吃防暑食物、保证睡眠等方法来避暑。另外，还要注意预防支气管哮喘、腹泻、肺气肿、慢性支气管炎等疾病。运动要避过高温时间，清晨和黄昏是最好的锻炼时间。运动时间不宜过长，强度不宜过大，散步、太极拳是夏季的理想运动。在运动后，不要饮用大量的凉开水，也不要用冷水冲澡。

夏天饮食应清淡，尽量少吃油腻食物；在流汗后，不仅要补充水分，还应补充盐分；夏季易中毒，所以要注意饮食卫生，并且不要食用变质食物。而茯苓、麦冬、小枣、莲子、百合、竹叶、柏子仁等，都是夏季不可缺少的养心佳品。

中医认为，人体生命活动以五脏为中心，而心神则是五脏六腑和一切生命活动的统帅，心神主宰情志。《黄帝内经·灵枢》说："心者，五藏（脏）六府（腑）之主也……故悲哀愁忧则心动，心动则五藏（脏）六府（腑）皆摇……"大意是说，心是五脏六腑的主宰者，悲哀愁忧等情志活动影响到人的心神，人的心神不稳，就会影响到脏腑或身体的机能。

明朝万全《养生四要》中云："心常清静则神安，神安则精神皆安，以此养生则寿，没世不殆。""心劳则神不安，神不安则精神皆危，使道闭塞不通，形乃大伤，以此养生则殃。"清代《老老恒言》则认为"养静为摄生首务"。这些精辟论述，给"养静""清静""心静"赋予了积极的意义。

下面，我们就为大家推荐几款可用于清心安神的药膳：

1. 柏子仁酸枣仁炖猪心

材料：柏子仁15克，酸枣仁20克，猪心1个，食盐适量。

做法：柏子仁、酸枣仁研细成末。猪心洗净血污，把柏子仁、酸枣仁粉放入猪心中，用砂锅加水适量炖至熟即可食用。

用法：食猪心、喝汤。每次适量服用。每周一次。

功效：此药膳具有养心安神之功效。适用于心慌气短，失眠盗汗，大便秘结，五心烦热等心阴不足者。

2.生地酸枣仁粥

材料：酸枣仁6钱，鲜生地12钱，粳米2两。

做法：将酸枣仁研末，以水研滤取汁。鲜生地洗净，捣烂绞取汁。用酸枣仁汁兑入适量清水，煮粳米为粥，将熟时再加入生地汁，更煮三五沸即成。

用法：临睡前半个时辰，温热服之。

功效：滋阴清热，养心安神。可用于心肝血虚引起的失眠多梦、心烦、潮热盗汗、手足心热等症。枣仁味酸带甘、养心益肝，为治疗虚烦不眠的要药。

3.玫瑰花烤羊心

材料：鲜玫瑰花1两，羊心3两，食盐适量。

做法：将鲜玫瑰花（或干品3钱）放入小锅中，加入食盐，煎煮片刻，待冷备用。然后将羊心洗净，切成长小块，穿在烤签或竹签上，边烤边蘸玫瑰盐水，反复在明火上烤炙，烤熟稍嫩即可食用。

用法：空腹热食。

功效：补心安神。可用于心血不足、惊悸失眠、抑郁、健忘等症。

4.冰霜梅苏丸

材料：盐梅肉4两，麦冬1两（去心），薄荷叶1两（去梗），柿霜1两，细茶1两，紫苏叶5钱（去梗），人参1两。

做法：共研为细面，白糖4两为丸，芡实大。

用法：每服一两粒。随时食丸。

功效：霜以清肺，酸能收火，甘以治燥。能除内热，消烦渴，生津液，解酒毒，清头目，润咽喉，定心慌，伸劳倦。及出外远行、暑热作渴、茶水不便，此药尤宜多备。

念"呵"字治心病

夏季补心除了在饮食上调整外，还可以试试养脏腑六字诀中的"呵"字诀。

本功法对心神不宁、心悸怔忡、失眠多梦等症有一定疗效。

练功时，加添两臂动作，这是因心经与心包经之脉都由胸走手。念"呵"字时，两臂随吸气抬起，呼气时两臂由胸前向下按，随手势之导引直入心经，沿心经运行，使中指与小指尖都有热胀之感。应注意念"呵"字之口形为口半张，腮用力，舌抵下颌，舌边顶齿。亦要连作六次。

心脏有问题，耳朵先露出马脚

中医认为："耳主贯聪而通心窍，为心之司，为肾之候也。"《黄帝内经》中也有"视耳好恶，以知其性"的记载，并认为耳与经脉有着十分密切的联系，十二经脉都直接或间接地经过耳朵，所以有"耳者，宗脉之所聚也"的说法。清代张振鋆的《厘正按摩要术》中也有"耳珠属肾，耳轮属脾，耳上轮属心，耳皮肉属肺，耳背玉楼属肝"的说法。现代生物全息理论也发现了耳朵与人体器官的对应关系，并确认了80多种内外科疾病与耳朵的变化有关系，所以人体有病时，耳朵就会有反映。耳朵的形态、色泽和纹路的变化都能反映人体的健康状况。

关于具体的耳诊，很多中医书籍中都有记载，我们在这里只说一点，就是"冠脉沟"。冠脉沟是耳垂上的一条纹路，是判断冠心病的有效指标。如果谁的耳垂上出现了这条纹路，就说明有患冠心病的可能，纹路越清晰说明问题越严重。

伦敦一家医院的主治医生拉金达拉·夏尔马也认同这种观点。他说："耳垂里有很多毛细血管，这些血管如果不能吸收到适量的养分就会凝固，皱纹就会形成。年轻人耳垂上出现这种皱纹，应去做心血管检查。"拉金达拉·夏尔马只提到了年轻人，其实，这个征兆对老年人也同样适用。

现在，耳诊在西方国家也已经流行起来。现在西方国家越来越认可中医，中医耳针疗法已经成为一些社会名流竞相追捧的治病法宝。遗憾的是，这本来属于中华瑰宝的东西在我们国家却没有受到应有的重视，这实在是一个很大的损失。

正是因为耳朵与脏腑有着密切的联系，通过按摩耳朵就能起到养护脏腑的作用。下面介绍几招耳朵自我按摩法，以便让大家预防疾病，保持健康。

1. 提拉耳朵

现代医学认为，提拉耳朵能刺激耳郭的末梢神经及微血管，使局部血液循环加快，并通过神经、体液的作用，对全身的生理活动起到一定的调节作用，同时还能改善神经内分泌功能。

其方法是双手食指放在耳屏内侧后，用食指、拇指提拉耳屏、耳垂，自内向外提拉，手法由轻到重，牵拉的力量以不感疼痛为宜，每次 3 ~ 5 分钟。此法可治头痛、头昏、神经衰弱、耳鸣等疾病。

2. 搓耳

握住双耳郭，先从前向后搓 49 次，再从后向前搓 49 次，以耳郭皮肤略有潮红，局部稍有烘热感为宜。每天早、晚各进行 1 次。搓过双耳后会有一种神志清爽、容光焕发的感觉。

3. 双手扫耳

以双手把耳朵由后向前扫，这时会听到"嚓嚓"的声音。每次 20 ~ 30 下，每天数次。

4. 搓弹双耳法

双手轻捏两耳垂，再搓摩至发红发热。然后揪住耳往下拉，再放手让耳垂弹回。每天 2 ~ 3 次，每次 20 下为宜。

用透明的食物来补养我们的心脏

保养心脏的食物，不仅能从其粗糙程度上来辨别其对心脏的好处有多大，而且还能看出来，例如那些看起来透明的食物，都是补养心脏的佳品。

透明的食物非常常见，比如夏天吃的凉粉，小吃摊上一般都有，现吃现拌，味道不错。凉粉的品种很多，比如绿豆凉粉，蚕豆凉粉，地瓜凉粉等，既可凉拌，又可清炒，是夏日养心不可缺少的美味佳肴。

藕粉和何首乌粉也是不错的补心食物，可取适量的藕粉放在碗里，加少许水调和，然后用开水冲开即可。藕粉可以作为日常的调养制品，既便宜又方便，特别是家有老人、孩子或者病人的情况下，藕粉更应常备常食。

另外，还可以用藕粉做成各种食物，比如甜点，也算得上餐桌上的一道风景。

透明的食品还有西米，可经常煮食，常见的消夏美食就有椰汁西米。

除了透明的食物养护心之外，一些粗制的粮食也是我们心脏的益友。

粗制的粮食是心脏的"守护神"

为什么精细食物在市场上的价格往往不如粗制食物的价格高呢？这是因为，人们已经意识到粗制食物对人体健康的重要性。

经过精加工的食物，不仅丢失了皮中的营养，而且丧失了胚芽中的营养。胚芽是生命的起点，它的功效可以直接进入人体的心系统，对人的心脏有非常好的保健作用。

因此，如果要保护好心脏，那么平时一定要多吃粗制的食物，特别是心脏不好的人，在选购粮食时，一定要记得多给自己的心脏选点粗制的粮食，尽量买胚芽没有被加工掉的粮食，比如全麦、燕麦、糙米等。这些食物都是心脏的"守护神"。

另外，如果不是很喜欢吃粗粮，那么可以选择粗细搭配的食物，比如表面撒了一层麦麸的面包。

吃错会生病　吃对不吃药

菠菜——敢与大自然做斗争的补心之神

唐宗海的《医易通说》里记载:"凡种菠菜,以其子布地中,必更月朔而后生,不知何故?吾为之解曰:此菜色深绿,应三碧震卦;其根红,应震下一阳也。过月朔而月侯成震,是以此菜方生。草木之能应卦气,神妙如此。"其实,菠菜一般在深秋下种,然后发芽长大,历经整个寒冷的冬天,到春天后继续生长并开花结籽。通常我们食用的就是出生在深秋的菠菜。

自然界生命的正常规律是春种、夏长、秋收、冬藏。深秋时节,大地日趋萧条,百草枯黄,而菠菜却敢于在这个时候违背自然界的正常规律,出苗、生长。它身上究竟蕴藏着什么能量?

除了人为操控(温室种菜等),凡是反季节生长的蔬菜,如与菠菜类似的秋冬生长的青蒜、荠菜等都有一个共同特点,就是得天地之震气,可以极大程度地补益人体心系统。

菠菜还可以治疗便秘。一些久病的朋友,很容易就会大便不通,还有一些长痔疮的朋友,也容易排便困难,那么,这些朋友如果坚持吃菠菜,很快情况就会得到改善。

还有,平常做菜时我们扔掉的菠菜根,其实是很好的药材,它可以治疗古人所称的以多饮、多食、多尿、身体消瘦或尿有甜味为特征的"消渴"。菠菜根怎么吃才能治疗这种糖尿病的症状呢?我们只需将等量的菠菜根打碎后和打成粉状的鸡内金调和,用米汤送进肚就可以了。一天3次,一次5克左右,疗效显著。

莲子性平温,最是养心助睡眠

与朋友聚会,开开心心、吃吃喝喝是难免的,但如果狂喜加上暴饮暴食,那么你可要注意了,你的心脏未必能承受。外贸公司的鲁先生就有这样经历。一次公司的庆功宴上,老板点名表扬了鲁先生的部门,鲁先生与同僚都相当高兴,结果乐极生悲,居然引发了心脏病，幸好抢救及时，要不然后果不堪设想。

欢喜过度会让人心气涣散，再加上吃了很多东西，结果就会出现中医里讲的"子盗母气"的状况。"子盗母气"，是用五行相生的母子关系来说明五脏之间的病理关系。"子"在这里是指脾胃，"母"指心，是说脾胃气不足而借调心之气来消化食物，就会伤害到心。因为心也有很多的工作需要做，同样需要很多的心气，被脾胃盗走的心气过多，心一定会有所伤。

像鲁先生这样，本来就有心脏病，欢喜过度时心气已经涣散了，这个时候又暴饮暴食，脾胃的负担超负荷了，只好"借用"心气来消化这些食物，心气必然亏虚。因此，心脏病患者，特别是老年人，在这个时候往往会突然引发心脏病，这就是乐极生悲了。

还有些人，晚上老是心慌失眠，那也是心气虚的表现。这个时候比较适宜喝莲子粥补心。《本草纲目》记载，莲子甘、涩、平。归脾、肾、心经。具有补脾止泻，益肾涩精，养心安神的作用。晚上喝点莲子粳米粥可以养心助睡眠。

莲子粳米粥

材料：嫩莲子，粳米。

做法：将嫩莲子发胀后，在水中用刷把擦去表层，抽去莲心冲洗干净后放入锅内，加清水在火上煮烂熟，备用，将粳米淘洗干净，放入锅中加清水煮成薄粥，粥熟后掺入莲子，搅匀，趁热服用。

除了常喝我们上面介绍的莲子粥养心以外，我们在平时饮食中也要注意，以清淡为主，因为盐分过多会加重心脏的负担；不要暴饮暴食，戒烟限酒；多吃一些养心的食物，除了莲子以外，还有杏仁、黄豆、黑芝麻、木耳、红枣等，都对补养心脾很有好处。

南瓜能补中益气、益心敛肺

常吃南瓜，可使大便通畅、肌肤丰美，尤其对女性，有美容的作用。清代名臣张之洞曾建议慈禧太后多食南瓜，慈禧太后也尝试了，的确能起到很好的作用，使慈禧太后到老依然容颜红润，富有光泽。

南瓜能美容，还能补中益气、益心敛肺。《本草纲目》说它能"补中益气"。《医林纂要》记载它能"益心敛肺"。中医学认为南瓜性温，味甘，入脾、胃经。具有补中益气、消炎止痛、化痰止咳、解毒杀虫的功效。

现代营养学研究也认为，南瓜的营养成分较全，营养价值也较高。不仅含有丰富的糖类和淀粉，更含有丰富的营养素，如胡萝卜素、维生素 B_1、维生素 B_2、维生素 C、矿物质、人体必需的8种氨基酸和可溶性纤维、叶黄素和铁、锌等微量元素。这些物质不仅对维护机体的生理功能有重要作用，其中含量较高的铁、钴，更有较强的补血作用。可用于气虚乏力、肋间神经痛、疟疾、痢疾、支气管哮喘、糖尿病等症，还可驱蛔虫、治烫伤、解鸦片毒。

另外，嫩南瓜维生素含量丰富，老南瓜则糖类及微量元素含量较高；南瓜嫩茎叶和花含丰富的维生素和纤维素，用来做菜别有风味；其种子——南瓜子还能食用或榨油；南瓜还含有大量的亚麻仁油酸、软脂酸、硬脂酸等甘油酸，均为优质油脂，可以预防血管硬化。因此，南瓜的各个部分不仅能食用，而且都有一定的药用价值。

国内外专家在研究中也发现南瓜不仅营养丰富，长期食用还有保健和防病、治病的功效。据资料显示，南瓜自身含有的特殊营养成分可增强机体免疫力、防止血管动脉硬化，具有防癌、美容和减肥作用，在国际上已被视为特效保健蔬菜，可有效防治高血压、糖尿病及肝脏病变。不过，其驱虫作用主要在南瓜子，治疗糖尿病作用主要在嫩南瓜、嫩茎叶与花。防治高血压、冠心病、中风可炒南瓜子吃，每日用量以 20～30 克为宜。但是要注意，南瓜不宜与含维生素 C 的蔬菜、水果同食，也不可与羊肉同食，否则会引起黄疸和脚气病。

双红南瓜补血汤

材料：南瓜 500 克，红枣 10 克，红糖适量，清水 2000 毫升。

做法：南瓜削去表皮挖瓢，洗净，切滚刀块；红枣洗净，去核。将红枣、南瓜、红糖一起放入煲中，加水用文火熬至南瓜熟烂即可。

功效：益气、滋阴、养血、散寒。

摆脱抑郁症，带色食物还你一个好心情

抑郁症是扰乱我们生活的一种情感障碍性疾病。它可能会影响到我们的思维、情绪、行为和自我感知方式。

持久的失眠使你耗损身体的能量，需要适时填补营养，建议以高蛋白、高纤维、高热能饮食为主，并注重服食润肠的食物，以利于排泄的畅达。也要补充充足的水分，维持脏腑的正常需要，润滑肠道，利二便，促进体内有害物质的渗出。抑郁症患者还要多进食红色食物，比如苹果，具有驱寒和缓解疲劳的作用；橙色食物如胡萝卜等，是强力的抗氧化物质，不仅能减少空气对人体的危害，还能延缓衰老；黄色食物如玉米、香蕉等是排出体内毒素的最佳帮手。抑郁症患者可多吃巧克力等甜食，能有效舒缓情绪。

忧郁症忌吃的食物有：辛、辣、腌、熏类等有刺激性食物，这些食物易激发失眠。

下面为忧郁症患者推荐两款食谱：

1. 猪肉苦瓜丝

材料：苦瓜 300 克，瘦猪肉 150 克，油、盐适量。

做法：苦瓜切丝，加清水急火烧沸，弃苦味汤。瘦猪肉切片，油煸后，入苦瓜丝同炒，加调味品食用。

功效：可泻肝降火。

2. 莲心大枣汤

材料：莲心 3 克，大枣 10 枚。

做法：莲心研末与大枣共同煎汤，每日 1 次，饭后服。

功效：可益气补血，宁心安神。

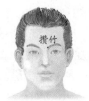
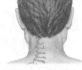
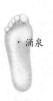
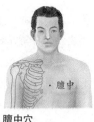

攒竹穴　　　　　百会穴　　　　　涌泉穴　　膻中穴

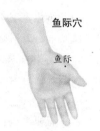

鱼际穴

鱼际

除了饮食外，赶走忧郁还可以试试以下按摩方法。

（1）选取攒竹穴，手部腹腔神经丛反射区，耳部的心、神门、皮质下、脾等进行快速搓按。

（2）按揉百会、膻中、涌泉穴各1分钟。

（3）以搓热的双手分置于面部两侧，上下来回搓热，然后从前发际向后发际梳理头发20次。

（4）以双手鱼际沿同侧，向下斜擦20次。

暴饮暴食最容易引发心脏病

不良饮食习惯会对健康造成损害是众所周知的事情，当岁末年初，宴请、聚餐的机会增多，因此暴饮暴食成为一种常见的"节日综合征"。暴饮暴食是一种不良的饮食习惯，它会给人的健康带来很多危害。暴饮暴食后会出现头昏脑涨、精神恍惚、肠胃不适、胸闷气急、腹泻或便秘，严重的，会引起急性胃肠炎，甚至胃出血；大鱼大肉、大量饮酒会使肝胆超负荷运转，肝细胞加快代谢速度，胆汁分泌增加，造成肝功能损害，诱发胆囊炎、肝炎病人病情加重，也会使胰腺大量分泌，十二指肠内压力增高，诱发急性胰腺炎，重症者可致人非命。研究发现，暴饮暴食后2小时，发生心脏病的危险概率增加4倍；发生腹泻时，老年人因大量丢失体液，全身血循环量减少，血液浓缩黏稠，流动缓慢，而引发脑动脉闭塞，脑血流中断，脑梗死形成。

所以，不管是在平时，还是在节庆假日里，都要在饮食上有所节制，要把好自己的嘴，千万不要让美食成为生命的威胁。除此之外，日常在餐桌上，还应注意两多、三少：

杂粮、粗粮应适当多吃：杂粮、粗粮营养齐全和 B 族维生素丰富，纤维素有益于心脏，杂粮、粗粮比精米精面含量多，所以，这类食物应多吃。

新鲜蔬菜、大豆制品应多吃：由于维生素 C、纤维素、优质蛋白、维生素 E 等对心血管均有很好的保护作用，所以每顿吃新鲜蔬菜，每天不离豆制品应成为习惯。

高脂肪、高胆固醇食品少吃点：脂肪和胆固醇摄入过多，可引起高血脂和动脉硬化，应少吃，尤其是肥胖者、高血压者、血脂偏高者、糖尿病患者以及老年人，更应少吃。

酒要少喝：少量饮酒特别是少饮些果酒，有益于心脏。但大量饮酒会伤害心脏，尤其是烈性酒，应不喝。

盐要少吃：盐摄入量多可引起血压增高和加重心脏负担，应少吃，把菜做得淡一些是少吃盐的好办法。

饮食帮你拒绝冠心病的威胁

饮食和冠心病之间有着密切的联系，如果平时注意饮食，就能有效预防冠心病的发生，但有些人非得等到得了病才想起来要注意饮食，真是本末倒置。其实，现在大多数人健康观念都是有误区的。

在冠心病患者中，我们常常发现许多人过于肥胖，因此，这些人在饮食上应该注意减少热能的摄入，或者通过运动等增加能量的消耗，有助于控制体重。

冠心病患者还应该少吃含脂肪高的食物。通常每天的脂肪摄入量应占总热能的 30% 以下。

至于胆固醇，也要少吃，河鱼或海鱼含胆固醇都较低，如青鱼、草鱼、鲤鱼、甲鱼、黄鱼、鲳鱼等。牛奶和鸡蛋中所含胆固醇量较多，但少量食用，对冠心病患者影响不大，因此不必禁用牛奶和鸡蛋。

肥胖或高脂血症的患者应选用多糖类，如食物纤维、谷固醇、果胶等可降低胆固醇。肥胖者应限制主食，可多吃些粗粮、蔬菜、水果等含食物纤维高的食物，对防治高脂血症、冠心病等均有益。

黄豆及其制品是冠心病患者的"朋友"。豆类含植物固醇较多，有利于胆酸排出。大豆蛋白有降低胆固醇和预防动脉粥样硬化的作用。因此，冠心病患者要多食用豆类食品。

矿物质和维生素也是冠心病患者必不可少的。多食用新鲜绿叶蔬菜，特别是深色蔬菜富含胡萝卜素和维生素C，水果含维生素C丰富，并含有大量果胶。山楂富含维生素C和胡萝卜素，具有显著扩张冠状动脉和镇静作用。海带、紫菜、发菜、木耳等富含蛋氨酸、钾、镁、钙、碘，均有利于冠心病的治疗。另外蔬菜含大量纤维素，可减少胆固醇吸收。

那么，不管是预防还是治疗，应该怎样从饮食上保养自己呢？下面是一些防治冠心病的食疗方：

（1）红山楂5个，去核切碎，用蜂蜜1匙调匀，加在玉米面粥中服食。每日服1～2次。

（2）鲜鱼腥草根茎，每次用3～6厘米长的根茎放口中生嚼，一日2～3次，对缓解心绞痛，治疗冠心病很有帮助。

（3）黑芝麻60克，桑葚60克，白糖10克，大米30克。将黑芝麻、桑葚、大米洗净，同放入罐中捣烂。砂锅内放清水3碗，煮沸后加入白糖，待糖溶、水再沸后，徐徐加入捣烂的3味，煮成糊状食用。

（4）薤白10～15克，葱白二茎，白面粉100～150克，或粳米50～100克。将薤白、葱白洗净切碎，与白面粉用冷水和匀后，调入沸水中煮熟即可，或改用粳米一同煮为稀粥。每日早晚餐温热服。有宽胸止痛之功效。

（5）芹菜根5个，红枣10个，水煎服，食枣饮汤。每日2次。

（6）水发海带25克，与粳米同煮粥，加盐、味精、麻油适量，调味服食。每日早晚服食。

（7）将鲜葛根切片磨碎，加水搅拌，沉淀取粉。以葛根粉30克、粳米100克煮粥，每日早晚服食。

（8）玉米粉50克用冷水调和，煮成玉米粥，粥成后加入蜂蜜1匙服食。每日2次。

（9）荷叶、山楂叶各适量，水煎或开水冲浸，代茶随饮或每日3次。

（10）菊花、生山楂各15～20克，水煎或开水冲浸，每日1剂，代茶饮用。

（11）柠檬1个，切成片，用蜂蜜3匙渍透，每次5片，加入玉米面粥内服食。每日服2次。

（12）粳米100克，红枣3～5枚，制首乌30～60克，红糖或冰糖适量。将制首乌煎取浓汁，去渣，与粳米、红枣同入砂锅内煮粥，粥将成时放入红糖或冰糖调味，再煮沸即可。每日服1～2次，7～10日为一疗程，间隔5日再服。

冠心病患者的养心茶粥

夏季天气炎热，冠心病应注意保护好心脏，当天气闷热、空气中湿度较大时，应减少户外活动。同时饮食上也应该多加注意。

冠心病患者在饮食上要注意一些宜忌。

（1）吃水果和蔬菜虽好，但要维持营养平衡。

（2）减少盐的摄食量。摄食盐量低可以降低血压，并且减少发展冠状动脉病的危险。

（3）忌食含脂肪高的食物，如肥猪肉、肥羊肉、肥鹅、肥鸭；忌食含高胆固醇食物，如猪皮、猪爪、带皮蹄膀、肝脏、肾脏、脑髓、鱼子、蟹黄、全脂奶油、腊肠；忌食含高热能及高碳水化合物食物，如冰淇淋、巧克力、蔗糖、油酥甜点心、蜂蜜、各种水果糖等。

（4）忌辛辣刺激之物，如辣椒、芥末、胡椒、咖喱、咖啡等。

吃错会生病　吃对不吃药

（5）不要吃不易消化的食物。

（6）不宜食用菜籽油。

（7）特别注意，千万不能喝酒。

下面有几款养心茶和粥膳，大家有时间不妨试试。

1.山楂益母茶

材料：山楂 30 克，益母草 10 克，茶叶 5 克。

做法：将上 3 味放入杯内，用沸水冲泡，代茶饮用。每日 1 剂。

功效：清热化痰、活血通脉、降脂。适用于气滞血瘀、心络受阻型冠心病。

2.银杏叶茶

材料：银杏叶 5 克（鲜品 15 克）。

做法：将银杏叶放入杯内，用沸水冲泡，代茶饮用。每日 2 剂。

功效：益心敛肺、化湿止泻。适用于冠心病。

3.山楂柿叶茶

材料：山楂 12 克，柿叶 10 克，茶叶 3 克。

做法：将上 3 味放入杯内，用沸水冲泡，代茶饮用。每日 1 ~ 2 剂。

功效：活血化瘀、降压降脂。适用于冠心病、高脂血症。

4.酸枣仁粥

用料：酸枣仁 60 克，粳米 200 克。

做法：先将酸枣仁炒熟，加水煎沸 30 分钟，去渣，再加入洗净的粳米煮粥食用。每日 1 剂。

功效：补肝益胆、宁心安神。适用于冠心病之惊悸、盗汗、虚烦不眠、多梦等。

5.洋葱炒肉片

用料：洋葱 150 克，瘦猪肉 50 克。

做法：瘦猪肉洗净切薄片，洋葱洗净切片，将油锅烧热，先放瘦肉翻炒再放洋葱与肉同炒，加调料，再炒片刻即成。

功效：滋肝益肾，化浊去瘀，利湿解毒，主治冠心病、高脂血症、高血压。

6.米粉粥

用料：玉米粉 50 克，粳米 100 克。

做法：粳米洗净，玉米粉放入大碗内，加冷水调稀。粳米放入锅内，加清水适量，用武火烧沸后，转用文火煮至米九成熟，将玉米粉糊倒入，边倒边搅，继续用文火煮至玉米烂成粥。每日 2次，早晚餐食用。

功效：滋阴补血，活血化瘀，对肝肾阴虚有益处。

桂圆入心脾，巧治"失心症"

《红楼梦》第一百一十六回"得通灵幻境悟仙缘，送慈枢故乡全孝道"中写道：贾府经过抄家之后的某日，丢失了的通灵宝玉由和尚送到贾府，宝玉的病情渐渐好了起来，便要坐起来。麝月上去轻轻地扶起，因心里喜欢，忘了情说道："真是宝贝，才看见了一会儿就好了。亏的当初没有砸破。"宝玉听了这话，神色一变，把玉一撂，身子往后一仰，复又死去，急得王夫人等哭叫不止。魂魄已出窍的宝玉，再次回到太虚幻境，见到了鸳鸯、黛玉、元春、尤三姐、晴雯、王熙凤、秦可卿、迎春等很多死去的人……睁眼看时，仍躺在炕上，王夫人叫人端了桂圆汤叫他喝了几口，渐渐的定了神。后来又连日服桂圆汤，一天好似一天，渐渐地复原了。

宝玉已经是魂魄出窍，失了心神，却得桂圆汤相助而"得以还生"，桂圆汤真的这么神奇吗？不错，桂圆汤确确实实是滋养身体的佳品。桂圆汤就是用桂圆熬制成的汤，它不仅可以养血益脾，而且还能宁心安神，是防病治病、养生保健的滋补佳品。

桂圆，又称龙眼肉，因其种圆黑光泽，种脐突起呈白色，看似传说中"龙"的眼睛而得名。新鲜的龙眼肉质极嫩，汁多甜蜜，美味可口，实为其他果品所不及。鲜龙眼烘成干果后即成为中药里的桂圆。

中医认为，桂圆味甘，性温，无毒，入心、脾二经，有补血安神、健脑益智、补养心脾的功效。另有研究发现，桂圆对子宫癌细胞的抑制率超过 90%，妇女更年期是妇科肿瘤好发的阶段，适当吃些龙眼有利健康。桂圆还有补益作用，对病后需要调养及体质虚弱的人有辅助疗效。据《得配本草》记载，桂圆"益脾胃、葆心血、润五脏、治怔忡"。贾宝玉因悲伤过度，导致魂魄出窍，心悸怔忡，俗称"失心症"，用桂圆汤是对症的，所以，他在喝了之后，渐渐地定了神。

但是专家建议，桂圆性属大热，阴虚内热体质的人不宜食用。且因其含糖分较高，糖尿病患者当少食或不食；凡外感未清，或内有郁火，痰饮气滞及湿阻中满者忌食龙眼。又因龙眼肉中含有嘌呤类物质，故痛风患者不宜食用。

桂圆每次服用不可过量，否则会生火助热。它可以生食，也可以煮汤服用。用桂圆熬粥煮汤都十分美味，看看下面几道桂圆美食。

1. 蜜枣桂圆粥

材料：桂圆、米各 180 克，红枣 10 颗，姜 20 克，蜂蜜 1 大匙。

做法：红枣、桂圆洗净；姜去皮，磨成姜汁备用。米洗净，放入锅中，加入 4 杯水煮开，加入所有材料和姜汁煮至软烂，再加入蜂蜜煮匀即可。

功效：此粥具有补气健脾、养血安神的作用，能使脸色红润、增强体力，并可预防贫血及失眠。

2. 山药桂圆粥

材料：鲜生山药 90 克，桂圆肉 15 克，荔枝肉 3～5 个，五味子 3 克，白糖适量。

做法：先将生山药去皮切成薄片，与桂圆肉、荔枝肉（鲜者更加）、五味子同煮粥，加入白糖适量调味即成。

功效：本品可以补益心肾，止渴固涩。适用于心肾之阴不足而引起的消渴、小便频数、遗精、泄泻、心悸失眠、腰部酸痛等症。

3. 桂圆肉炖鸡汤

材料：肥母鸡1只，桂圆肉150克，盐、料酒、胡椒面、味精、葱、姜适量。

做法：将鸡宰杀，清洗干净，入开水锅内焯水后捞出，洗去血沫放入砂锅内。再放桂圆肉及辅料，用大火烧开，后改用小火炖2小时左右，除去葱姜，加味精调味即可食。

功效：补气健脾，养血安神，适宜心脾虚弱、气血不足、失眠头晕者调补，也可用于久病体虚、产后进补。

除了在饮食上调理，我们还可以试试按揉神门穴。

神门穴是心经上的重要穴道之一，是心经之气出入的门户，可以补充心脏的原动力，因此它就成为保养心脏系统的重要穴位，经常刺激这个穴位，可以防治胸痛、便秘、焦躁、心悸、失眠、食欲不振等多种疾病。

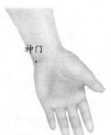

神门穴

神门穴的位置在手腕的横线上，弯曲小拇指，牵动手腕上的肌腱，肌腱靠里就是神门穴的位置。

因为这个穴位用手指刺激不明显，所以在按摩时应用指关节按揉或按压，早晚各一次，每次按摩2～3分钟，长期坚持下去就可以补心气、养心血，气血足了，神志自然就清醒了。

另外，早晚按揉两侧神门穴2～3分钟，然后再按揉两侧心俞穴2～3分钟，只要长期坚持下去，就能让女性朋友在经期有个好情绪，轻松愉快地度过经期。

治疗心绞痛，四款食物最有效

由于司机驾车时思想高度集中，又缺乏运动，血液循环缓慢，容易引起心绞痛等。这些一般是老年人才发生的疾病，现在年轻人也时有发生。据悉，目前心绞痛在年轻人当中有上升的趋势，而且专业司机占大多数。

心绞痛是心肌一时性缺血所引起的症状群。临床特点是胸骨后有压缩感的、令人忧虑不安的发作性疼痛，可由体力活动而诱发，停止活动或服用硝酸甘油后即可停止发作。

心绞痛的起病方式可以是突然的，也可以是缓慢的。大约半数病人起病比较突然，常常是在一次劳累之后（如上楼，快步行走，持重物等）立即发生，以后则不断复发。另外半数病人起病缓慢，常在劳动后感到胸骨后轻微疼痛，以后逐渐加重，成为比较典型的发作。不论起病方式如何，心绞痛一旦发生，它的特点是突发性的、短暂疼痛。

疼痛的部位常常是在胸骨中段及其附近，有时可高达胸骨柄，低可达剑突下部。疼痛的放射区则相当广泛，最典型的是向左肩并沿左臂及左前臂内侧一直放射到第四、五手指，疼痛较重时可向两肩及两上肢放射。

治疗心绞痛常用的食疗方法是：

（1）乌梅1个、枣2个、杏仁7个，一起捣，男酒女醋送下，不害心疼直到老。此法对心绞痛治疗有特别的效果。

（2）绿豆胡椒散：绿豆21粒，胡椒14粒。绿豆、胡椒共同研碎为末，用热汤调和服下。

（3）木耳散：木耳30克，白酒适量。将木耳洗净焙干，研为细末，用白酒调匀服下。分3次用完。

（4）葛红汤：葛根、丹参、羌活、菊花、赤芍、红花、川芎、党参、麦冬、五味子各10克，兑入适量水熬成一碗水，每天一副，坚持10天。

第六章
土生金，相应脾——脾主统血

脾为"后天之本"，主管血液和肌肉

脾胃在人体中的地位非常重要，《黄帝内经·素问·灵兰秘典论》里面讲道："脾胃者，仓廪之官，五味出焉。"将脾胃的受纳运化功能比做仓廪，也就是人体内的"粮食局长"，身体所需的一切物质都归其调拨，可以摄入食物，并输出精微营养物质以供全身之用。如果脾胃气机受阻，脾胃运化失常，那么五脏六腑无以充养，精气神就会日渐衰弱。

有人说脾胃是人体的能量之源头，和家电没电什么都干不了如出一辙。此话不假，脾胃管着能量的吸收和分配，脾胃不好，人体电能就乏，电压低，很多费电的器官都要省电导致代谢减慢，工作效率降低或干脆临时停工。五脏六腑都不能好好工作，短期还可以用蓄电池的能源，透支肝火，长期下去就不够用了，疾病就来了。由此看来，养好后天的脾胃"发电厂"有多么重要。

下面，我们就分别介绍一下脾胃。

脾位于中焦，腹腔上部，在膈之下。脾的主要生理功能包括：

一、脾主运化

一是运化水谷的精微。饮食入胃，经过胃的腐熟后，由脾来消化吸收，将其精微部分，通过经络，上输于肺。再由心肺输送到全身，以供各个组织器官的需要。一是运化水液。水液入胃，

吃错会生病 吃对不吃药

也是通过脾的运化功能而输布全身的。若脾运化水谷精微的功能失常，则气血的化源不足，易出现肌肉消瘦、四肢倦怠、腹胀便溏，甚至引起气血衰弱等症。若脾运化水液的功能失常，可导致水液潴留，聚湿成饮，湿聚生痰或水肿等症。

二、脾主升清

脾主升清是指脾主运化，将水谷精微向上输送至心肺、头目，营养机体上部组织器官，并通过心肺的作用化生气血，以营养全身。

三、脾主统血

所谓脾主统血，是指脾有统摄（或控制）血液在脉中运行而不致溢出脉外的功能。《类证治裁》曰"诸血皆统于脾"；《难经·四十二难》中提出"脾裹血"亦即是指这一功能。脾主统血其实质就是脾气对血液的固摄作用，其实质是源于脾的运化功能，机制在于脾主运化、脾为气血生化之源，脾气健运，则机体气血充足，气对血液的固摄作用也正常。

除此以外，脾还具有不可忽视的附属功能。中医认为，正常地思考问题，对机体的生理活动并无不良影响，但思虑过度，所思不遂则伤脾。《素问》说："思则气结。"脾气结滞，则会不思饮食，脘腹胀闷，影响运化升清和化生气血的功能，而导致头目眩晕、烦闷、健忘、手足无力等。

胃上承食道，下接十二指肠，是一个中空的由肌肉组成的容器。胃的主要生理功能包括：

胃是人体的加油站，人体所需要的能量都来源于胃的摄取。医学家说："胃者，脾之腑也……人之根本。胃气壮则五脏六腑皆壮也。"胃为水谷之海，其主要生理功能是受纳腐熟水谷、主通降，以降为和。由于胃在食物消化过程中起着极其重要的作用，与脾一起被称为"后天之本"，故有"五脏六腑皆禀气于胃"，胃气强则五脏功能旺盛。因此，历代医家都把固护胃气当作重要的养生和治疗原则。

胃以降为顺，就是胃在人体中具有肃降的功能。胃气是应该往下行、往下降的，如果胃气不往下降，就会影响睡眠，导致失眠，这就叫作"胃不和则卧不安"。

胃有一个重要的功能——生血。"血变于胃"，胃将人体吸纳的精华变成血，母亲的乳汁其实就是血的变现，血是由食物的精华变成的，在抚养孩子的时候，母亲的血又变成了乳汁。

总之，脾胃是人体五脏六腑气机升降的枢纽，是人体气血生化之源和赖以生存的水谷之海，中医学认为，脾胃若伤百病由生。元代四大著名医学家之一，"补土派"的代表人物李东垣也说：脾胃是滋养元气的源泉，是精气升降的枢纽，内伤脾胃则百病由生。因此，我们一定要养好自己的脾胃。

内热伤阴，生湿化热——饮食过度会伤脾

内热主要表现为肝热。肝气主疏泄条达，调节全身气的运行，就好比我们家里的管道枢纽，枢纽坏了，全家管道都不通。同时肝又是藏血之脏，肝气之疏泄功能是以肝肾之阴血充盈为基础的，前面说了现在肝肾阴虚的人较多，阴虚必生肝热，而热反过来又会伤阴，患病或为肝阳上亢，或为肝火上炎，或为肝气横逆。所以平时养生上就要注意调肝，让气机顺畅，这样就能减少内热，也能从一定程度上固护阴气。

脾湿主要是脾的运化功能下降造成的。一方面可能是因为肝气不舒，木犯脾土，脾胃受伤，导致脾无法正常运化，那么吃进来的东西排不出去，就成了废物，也就是湿邪。

另一方面，因为今天生活条件提高，食品极大丰富，人们为饱口腹之欲，暴饮暴食，而运动反而减少，使摄入多于需要，超过了脾的运化能力，也能酿成脾湿。而湿淤积在体内，迟早都要化热，这样就又和内热联系在一起，成为湿热。

所以许多病是吃出来的，今天常见的富贵病如高血压、冠心

病、糖尿病等，都与饮食不节直接相关。而其中湿热为病者十之八九，所以用清利湿热之法，效果就比较好。

我们老提到肥甘厚味或者膏粱厚味，那么肥甘厚味到底是一个什么意思？肥甘厚味和膏粱厚味，在中医上都是指油腻、精细的食物，用我们现在的话说，就是高糖、高脂肪、高胆固醇的食物。简单点说就是大鱼大肉，吃得太好。

为什么说肥甘厚味会化湿生热呢？我们打个比方，人的身体就好像是一部机器，机器要想正常运转，就必须要有足够的能量，我们吃的食物，经过消化以后就会转化成身体需要的能量。但是人体需要的能量有一个度，每天能转化的食物也有一个度。如果你吃太多的肥甘厚味，吃进去的食物超过了身体需要的量，除了正常的需要以外，转化的部分就会变成热量，没有转化的食物在体内淤积就会化成湿，而湿会生热。所以说，肥甘厚味必然会化湿生热，是饮食养生的大忌。

中医认为，在五脏六腑中，脾与胃相表里，是气血生化之源，有"后天之本"之称。维持生命的一切物质，都要依靠脾胃对营养物质的受纳、消化、吸收、运化来供给。脾胃伤则会出现倦怠、腹胀、便溏、腹泻、消化不良以及浮肿、消瘦、摄血功能失职、免疫与抗病能力下降等症。正如《养老奉亲书》说："脾胃者，五脏之宗也。"所以，古人有"安谷则昌，绝谷则亡""有胃气则生，无胃气则亡""脾胃虚则百病生"等认识。这些论述，充分体现了脾胃功能的重要性及其与人体生命活动的密切关系。

下面，我们就为大家推荐几款健脾养胃的药膳：

1. 枸杞莲药粥

材料：枸杞30克，莲子50克，新鲜山药100克，白糖适量。

做法：新鲜山药去皮洗净切片。枸杞、莲子淘洗干净。将以上三物加清水适量置于文火上煮熬成粥，加糖食用。

用法：每日早晚温服，可长期服用。

功效：常喝枸杞莲药粥可补肾健脾，养心安神。此粥适用于脾肾虚弱而致的健忘失眠，心悸气短，神疲乏力等症。

2. 剑门豆腐

材料：嫩豆腐4两，猪肥膘肉1两半，鸡脯肉4两，豌豆荚10根，盐、胡椒、姜、葱、猪油各少许，清汤2斤。

做法：将豆腐制茸，用纱布捻干水分。鸡脯肉、猪肉分别制成茸，与豆腐茸一起放入盆内，加入胡椒、盐、姜汁、葱汁搅匀后加鸡蛋清制成糁。将扇形、蝶形模具抹一层猪油，分别制出10个扇形、2个蝴蝶形豆腐糁，并在上面分别嵌上10种不同的花卉图样，上笼蒸熟。将清汤入锅烧沸，下豌豆荚烫熟，舀入汤盆内，再将豆腐糁滑入汤内。

用法：佐餐，可早晚食用。

功效：汤汁清澈，质地细嫩，味道鲜美，且营养丰富，开胃强身。

3. 宋宫仙术汤

材料：干姜少许，大枣100枚，杏仁8钱，甘草16钱，盐2两，苍术6两。

做法：干姜炒至皮黑内黄；大枣去核；杏仁去皮尖，麸炒，捣烂；甘草蜜炙；盐用火炒；苍术去皮，米泔水浸泡，以火焙干；上药除杏仁外共研细末，后加入杏仁，备用。

用法：每服少许，饭前开水送服。

功效：调和脾胃，美化容颜，益寿延年。方中干姜、大枣、甘草可温中健脾，开胃消食，为补益脾胃之良药；苍术健脾除湿；杏仁润肺散滞，"驻颜延年"（《本草纲目》）；诸药以盐相拌，乃取盐味咸入肾，补肾健脾，且可"调和脏腑消宿物，令人壮健"（《本草拾遗》）。

4. 元宫四和汤

材料：白面、芝麻各1斤，茴香2两，盐1两。

做法：将白面炒熟。芝麻、小茴香微炒后研细末，与炒过的白面混合，并依个人口味放入适量精盐，调匀。

用法：每日 3 次，每次 1 ~ 2 匙，饭前空腹用白开水调服。

功效：补中健脾，散寒止痛。可用于脾胃虚弱，脘腹冷痛，食欲不振，须发早白等症。

5. 阳春白雪糕

材料：白茯苓（去皮）、山药各 12 钱，芡实约 2 两，莲子肉（去心、皮）3 两，神曲（炒）6 钱，麦芽（炒）6 钱，大米、糯米、白砂糖各 1 斤。

做法：将诸药捣粉，与大米、糯米共放布袋内，再放到笼内蒸极熟取出，放簸箕（或大木盘）内，掺入白砂糖同搅极匀，揉成小块，晒（或烘）干。

用法：可作早餐酌量食用。

功效：健脾胃，益肾养元，宁心安神。茯苓可健脾补中。《神农本草经》将山药列为上品，说它"益气力，长肌肉。久服，耳目聪明，轻身，不饥延年"。清代名医张锡纯认为山药是滋补药中无上之品。

五味五色入五脏：脾喜黄，耐甜

在饮食中，脾主黄色。黄色的食品能补脾。特别在长夏和每个季节的最后 18 天，应适当多吃山药、土豆、黄小米、玉米等黄色食品。补益安中，理气通窍。这些食物具有维护上皮组织健康、保护视力、抗氧化等多种功能。

黄豆是黄色食物，每天喝一些黄豆浆对保护脾有很好的疗效。除此外，下面给大家推荐几款养护脾的黄色食谱：

1. 山药炖鸭

材料：鸭肉 250 克，山药 100 克，红枣、枸杞各少许。

调料：葱、姜、八角、花椒、香叶、陈皮、黄酒、冰糖、盐、胡椒粉各适量。

做法：将鸭肉洗净后切块，入冷水中煮开，关火捞出鸭肉，用冷水冲洗 2 ~ 3 次。锅中加冷水，放入鸭肉、葱段、姜片、八角、花椒、香叶、陈皮、黄酒。大火烧开后转中小火炖 50 分钟。加盐调味，放入冰糖、山药块、红枣和枸杞，再炖 10 分钟。出锅加胡椒粉和葱花即可。

功效：山药含有多种营养素，有强健机体、滋肾益精的功效。

2. 黄豆炖猪蹄

材料：猪蹄 300 克，黄豆 100 克。

调料：生姜、葱各 10 克，盐、味精、白糖、胡椒粉和枸杞各少许。

做法：鲜猪蹄刮毛洗净，切成块，黄豆用水泡透，生姜切片，葱切花。砂锅内放入清水，加入姜片、猪蹄块、黄豆、枸杞，用大火煲开，再改用小火煲 30 分钟，然后加入盐、味精、白糖调味。最后撒入胡椒粉、葱花即可盛出。

功效：此菜补气血，富含胶原蛋白，对美肤养颜具有一定的功效。

在五味中，脾主甜。"甘入脾"，指的是甘甜的食物具有补气养血、补充热量、解除疲劳、调养解毒的功效。

食甜可补气养血、补充热量、解除疲惫、调养解毒，但糖尿病、肥胖病和心血管病患者宜少食。甜味的食物是走肉的，走脾胃。孩子如果特别喜欢吃糖，说明他脾虚。如果病在脾胃，就要少吃甜味的食物和油腻的食物，因为这样的食物会让脾增加代谢负担，使脾更加疲劳。但是甜味食物具有滋养、强壮身体，缓和疼痛的作用。疲劳和胃痛时可以试一试。

在饮食上，脏腑各有自己的喜好，对于声音也一样，经常念"呼"字治脾病。

本功法对脾虚下陷及脾虚所致消化不良有效。

练"呼"字功时，撮口如管状，唇圆如筒，舌放平，向上微卷，用力前伸。此口形动作，可牵引冲脉上行之气喷出口外，而洋溢之微波则侵入心经，并顺手势达于小指之少冲穴。循十二经之常轨气血充满周身。需注意的是，当念"呼"字时，手势未动之先，足大趾稍用力，则脉气由腿内侧入腹里，循脾入心，进而到小指尖端。右手高举，手心向上，左手心向下按的同时呼气；再换左手高举、手心向上，右手心下按。呼气尽则闭口用鼻吸气，吸气尽稍休息作一个自然的短呼吸，再念"呼"字，共连续六次。

不吃早餐最伤脾胃

现在有很多上班族为了按时上班，就省下吃早餐的时间。甚至有些人单纯为了能在被窝里面多赖一会儿，也把早饭给省了。一顿不吃还好，要是顿顿不吃早餐，这样长此以往，我们的健康就会受到威胁。我们再忙也不能忘了早饭。

胃经在辰时当令，就是早晨的 7 点到 9 点之间，一般这段时间大家都非常忙碌，赶着去上学、上班，但是不管多忙，早饭都一定要吃好，而且最好是在这段时间吃。因为这个时候太阳升起来了，天地之间的阳气占了主导地位，人的体内也是一样，处于阳盛阴衰之时，所以，这个时候人就应该适当补阴，食物属阴，也就是说应该吃早饭。

很多人以为不吃早饭就可以减肥，其实这是非常错误的观念。早饭即使吃得再多也不会胖，因为上午是阳气最足的时候，也是人体阳气最旺盛的时候，食物很容易被消化。胃经以后是脾经当令，脾可以通过运化将食物变成精血，输送给人体五脏。如果不吃早饭，9 点以后，脾就是在空运化，它也没有东西可以输送给五脏，这时人体会有不适现象产生，比较明显的表现就是头晕。所以，早饭一定要吃，而且要吃好。中医说脾胃是"后天之本"，也是这个道理。因为人维持生命靠的就是食物，而脾胃负责食物的消化吸收，脾胃不好，人体运转就会出问题。

早餐应该吃"热食"。一些人贪图凉爽，尤其是夏天，早餐喝蔬果汁代替热乎乎的豆浆、稀粥，这样的做法短时间内也许不觉得对身体有什么影响，但长此以往会伤害胃气。

从中医角度看，吃早餐时是不宜先喝蔬果汁、冰咖啡、冰果汁、冰红茶、绿豆沙、冰牛奶的。早餐应该吃"热食"，才能保护胃气。因为早晨的时候，身体各个系统器官还未走出睡眠状态，这时候你吃喝冰冷的食物，会使体内各个系统出现挛缩、血流不畅的现象。也许刚开始吃喝冰冷食物的时候，不会觉得胃肠有什么不舒服，但日子一久或年龄渐长，你会发现皮肤越来越差，喉咙老是隐隐有痰、不清爽，或是时常感冒，小毛病不断。这就是因为早餐长期吃冷食伤了胃气，降低了身体的抵抗力。

因此，早饭应该是享用热稀饭、热燕麦片、热羊乳、热豆花、热豆浆、芝麻糊、山药粥等，然后再配着吃蔬菜、面包、三明治、水果、点心等。牛奶容易生痰，导致过敏，不适合气管、肠胃、皮肤差的人及潮湿气候地区的人饮用。

其次，午饭前先喝肉汤，可以很好地调摄胃气。常言道"饭前先喝汤，胜过良药方"，这是因为从口腔、咽喉、食道到胃，犹如一条通道，是食物必经之路。吃饭前，先喝几口汤，等于给这段消化道加点"润滑剂"，使食物能顺利下咽，防止干硬食物刺激消化道黏膜。若饭前不喝汤，则饭后会因胃液的大量分泌使体液丧失过多而产生口渴感，这时喝水会冲淡胃液，影响食物的消化和吸收。

胃经当令吃好午餐，就能多活十年

午时，到了吃午餐的时间了，吃什么好呢？困惑之中，我们通常都是随便解决，其实午餐是很重要的，有着"承上启下"的作用，既要补偿早餐后至午餐前4～5个小时的能量消耗，又要为下午3～4个小时的工作和学习做好必要的营养储备。如果午餐不吃饱吃好，人往往在下午3～5点钟的时候出现明显的低血糖反应，表现为头晕、嗜睡，甚至心慌、出虚汗等，严重的还会导致昏迷。所以，对于我们来说，午餐绝对是养生的关键点，午餐的选择也大有学问。

一、健康为先

吃午餐时可以有意识地选择食物的种类，尽量保持营养均衡。

（1）选择不同种类、不同颜色的蔬菜。

（2）食物应以新鲜为主，因为新鲜食物的营养价值最高。

（3）多进食全麦食品，避免吸收过多饱和脂肪。

（4）应尽量少食盐。

如果长时间坚持上述健康的饮食方式，不仅患疾病的概率降低，而且还有可能比预期寿命延长 15 年。

二、午餐的"三不主义"

（1）辣椒不过量。现在最火的菜系要属川菜和湘菜了，麻辣鲜香，怎么吃怎么对味，很受大家的青睐。不过，辣椒有好的一面也有坏的一面，好的一面就是辣椒中含有充足的维生素 C，含有丰富的纤维，热量较低，而且辣椒中还含有人体容易吸收的胡萝卜素，对视力有好处，而且适量食用辣椒能开胃，有利于消化吸收。但辣椒不能过量，太辣的食品会对口腔和食管造成刺激，吃得太多，还容易令食道发热，破坏味蕾细胞，导致味觉丧失。

（2）食物不单一。中午如果仅仅吃一碗牛肉面，对蛋白质、脂肪、碳水化合物等三大营养素的摄入量是不够的，尤其是一些矿物质、维生素等营养素更易缺乏。再说，由于面食会很快被身体吸收利用，饱得快也饿得快，很容易产生饥饿感，对于下午下班晚，或者下午工作强度大的人来说，它们所能提供的热量是绝对不够的。所以，中午最好是主食、蔬菜、肉类、水果都吃一点，这样才能保证营养的均衡和体力的充足。

（3）吃饭不过快、过饱。吃工作餐求速度快也不是一件好事，这不利于机体对食物营养的消化吸收，还会影响胃肠道的"加工"负担。如果吃饭求速度，还将减缓胃肠道对食物营养的消化吸收过程，从而影响下午脑力或体力工作能力的正常发挥。一般来说，午餐的用餐时间不宜少于 20 分钟。

三、理想的六种午餐食物

（1）抗衰老抗癌食品——西蓝花。西蓝花富含抗氧化物维生素 C 及胡萝卜素。科学研究证明十字花科的蔬菜是最好的抗衰老和抗癌食物。

（2）最佳的蛋白来源——鱼肉。鱼肉可提供大量的优质蛋白，并且消化吸收率极高，是优质蛋白的最佳选择。同时，鱼肉中的胆固醇含量很低，在摄入优质蛋白时不会带入更多的胆固醇。

（3）降脂食品——洋葱。洋葱可清血，有助于降低胆固醇。

（4）抗氧化食品——豆腐。豆腐是良好的蛋白质来源。豆类食品含有一种被称为异黄酮的化学物质，是一种有效的抗氧化剂。请记住，"氧化"意味着"衰老"。

（5）保持活力食物——圆白菜。圆白菜也是十字花科的蔬菜，维生素 C 含量很丰富，同时纤维能促进肠胃蠕动，让消化系统保持年轻活力。

（6）养颜食物——新鲜果蔬。新鲜果蔬中含有丰富的胡萝卜素、维生素 C 和维生素 E。胡萝卜素是抗衰老的最佳元素，能保持人体组织或器官外层组织的健康，而维生素 C 和维生素 E 则可延缓细胞因氧化所产生的老化。此外，这些富含纤维的新鲜蔬果还能保持直肠健康，帮助排毒。下班了，吃一顿丰盛的午餐来犒劳自己劳累了一上午的身体吧。记住，午餐不仅要美味还要健康，这样才能保证下午工作所需的营养，不要对自己的胃吝啬。

年老脾胃虚弱，管好嘴巴最重要

明代四大医学家之一朱丹溪在《养老论》中，叙述了年老时出现的症状与保养方法，朱丹溪根据他的"阳常有余、阴常不足"与重视脾胃的学术思想，提出老人具有脾胃虚弱与阴虚火旺的特点，因此，老年人在养生方面，一定要注意管好自己的嘴巴。

一、节制饮食，但不偏食

在《养老论》中，朱丹溪指出，老年人内脏不足，脾弱明显，更有阴津不足，性情较为急躁者，由于脾弱故食物消化较为困难，吃完饭后常有饱胀的感觉；阴虚易生虚火，又往往气郁生痰，引发各种老年疾病，出现气、血、痰、郁的"四伤"的症候。故而提出诸多不可食的告诫。现代医学也认为，饮食失节失宜，是糖尿病、高脂血症、肥胖症、心脑血管疾病、普通老化症等代谢病的潜在诱因。

因此，老年人每餐应以七八分饱为宜，尤其是晚餐更要少吃。另外，为平衡吸收营养，保持身体健康，各种食物都要吃一点，如有可能，每天的主副食品应保持10种左右。

二、饮食宜清淡、宜慢

朱丹溪在《茹淡论》中说："胃为水谷之海，清和则能受；脾为消化之器，清和则能运。"又说，五味之过，损伤阴气，饕餮厚味，化火生痰，是"致疾伐命之毒"。所以，老年人的饮食应该以清淡为主，要细嚼慢咽，这是老年人养阴摄生的措施之一。

有些老年人口重，殊不知，盐吃多了会给心脏、肾脏增加负担，易引起血压增高。为了健康，老年人一般每天吃盐应以6～8克为宜。有些老年人习惯于吃快食，不完全咀嚼便吞咽下去，久而久之对健康不利。应细嚼慢咽，以减轻胃肠负担促进消化。另外，吃得慢些也容易产生饱腹感，防止进食过多，影响身体健康。

三、饭菜要烂、要热

朱丹溪指出老年人的生理特点是脏器功能衰退，消化液和消化酶分泌量减少，胃肠消化功能降低。故补益不宜太多，多则影响消化、吸收的功能。另外，老年人牙齿常有松动和脱落，咀嚼肌变弱，因此，要特别注意照顾脾胃，饭菜要做得软一些，烂一些。

老年人对寒冷的抵抗力差，如吃冷食可引起胃壁血管收缩，供血减少，并反射性引起其他内脏血循环量减少，不利健康。因此，老年人的饮食应稍热一些，以适口进食为宜。

四、蔬菜要多，水果要吃

在《茹淡论》中，朱丹溪指出"谷菽菜果，自然冲和之味，有食（饲）人补阴之功"。他倡导老年人应多吃蔬菜水果。新鲜蔬菜是老年人健康的朋友，它不仅含有丰富的维生素 C 和矿物质，还有较多的纤维素，对保护心血管和防癌防便秘有重要作用，每天的蔬菜摄入量应不少于 250 克。

另外，各种水果含有丰富的水溶性维生素和金属微量元素，这些营养成分对于维持体液的酸碱度平衡有很大的作用。为保持健康，老年人在每餐饭后应吃些水果。

除了在饮食上调理脾气虚证外，在经络治疗方面，应该选用脾俞和足三里两穴。

脾俞：是足太阳膀胱经的穴位，是脾脏的精气输注于背部的位置，和脾直接相连，所以刺激脾俞可以很快恢复脾的功能。《针灸大成》中说它可治"善欠，不嗜食"，也就是老打哈欠，总是昏昏欲睡。

刺激脾俞最好的办法是拔罐，其次是按揉，也可以艾灸。但是因四季的不同，采用的方法也有所不同。早春和晚秋最好拔罐，夏末和冬季应该艾灸，夏冬两季艾灸不但可以温补脾气，还可以祛湿，尤其是夏末，这时候的天气有湿有寒，艾灸最为合适。其他时候则以按揉为主。

每天晚上 8 点左右刺激最好，因为这是脾经精气最旺盛的时候。这时，一天的工作已基本结束，而且运转了一天的"脾气"已经有些疲惫了，这时补，一来可以缓解白天的劳累，二来可以为第二天蓄积力量。

脾俞在脊柱旁开两指的直线上，平对第十一胸椎棘突（肚脐正对着脊柱的地方为第二腰椎，向上四指处即为十一胸椎）。

足三里：这是古今公认的"长寿第一穴"，是胃经的合穴，"所入为合"，它是胃经经气的必经之处。要是没有它，脾胃就没有推动、生化全身气血的能力。古人称"若要安，三里常不干"，民间流传"常按足三里，胜吃老母鸡"，可见足三里对身体有多重要。

足三里一定要每天坚持刺激，也可以找一个小按摩锤等东西进行敲击，力量要以产生酸胀感为度，每次至少揉3分钟。冬天的时候也可以艾灸。

操作方法：每天饭前饭后各半小时按揉两侧足三里穴3分钟，可以左右交替着刺激，然后晚上8点左右再在两侧脾俞上拔罐15分钟，起罐之后喝一小杯温开水。

益气补脾，山药当仁不让

山药又称薯蓣、薯药、长薯，为薯蓣科多年生缠绕草本植物的块茎。山药中以淮山药最好，是一种具有高营养价值的健康食品，外国人称其为"中国人参"。山药口味甘甜，性质滋润平和，归脾、肺、肾经。中医认为它能补益脾胃、生津益肺、补肾固精。对于平素脾胃虚弱、肺脾不足或脾肾两虚的体质虚弱，以及病后脾虚泄泻、虚劳咳嗽、遗精、带下、小便频数等非常适宜。

《本草纲目》对山药的记载是："益肾气，健脾胃，止泻痢，化痰涎，润皮毛。"因为山药的作用温和，不寒不热，所以对于补养脾胃非常有好处，适合胃功能不强，脾虚食少、消化不良、腹泻的人食用。患有糖尿病、高血脂的老年人也可以适当多吃些山药。

《红楼梦》第十一回《庆寿辰宁府排家宴，见熙凤贾瑞起淫心》有这样一段文字："（熙凤）于是和秦氏坐了半日，说了些闲话，又将这病无妨的话开导了一遍。秦氏说道：好不好春天就知道了。如今过了冬至，又没怎么样，或者好了也未可知。婶子回老太太、太太放心罢。昨日老太太赏的那枣泥馅的山药糕，我倒吃了两块。凤姐说道：明日再给你送来。"

在这段文字中我们看到了"枣泥馅的山药糕"，贾母吃，秦可卿也吃，这是《红楼梦》中第二次出现山药。可见枣泥山药糕是红楼梦中的一道美食，它的味道清香甜美，易于消化吸收，红枣、山药可以补气血、健脾胃，对于体弱多病的秦可卿而言，是不错的滋补佳品。另外再介绍给大家一道补血养颜的山药枸杞粥。此粥营养丰富，体弱、容易疲劳的女士多食用，可助常保好气色，病痛不侵。山药和红枣一起熬煮，或者单独熬煮山药也是开胃补脾的食疗良方，具体做法如下：

1. 山药枸杞粥

材料：白米，山药，枸杞。

做法：将 100 克白米和 10 克枸杞洗净沥干，300 克的山药洗净去皮并切成小块。将 500 克的水倒入锅内煮开，然后放入白米、山药以及枸杞续煮至滚时稍搅拌，再改中小火熬煮 30 分钟即可。

2. 山药红枣粥

材料：山药 100 克，粳米 100 克，红枣适量。

做法：洗净山药，去皮切片，将其捣成糊。洗净红枣浸泡在温水中，捞出后去核。淘净粳米，然后将红枣与粳米一起放入锅中煮成粥。稠粥将成时，把山药糊调入搅匀即可。

功效：健脾补血、降压益气，对贫血、高血压、慢性肠炎、腹泻等有益。

3. 酸甜山药

材料：山药 250 克，糖、醋、面粉各适量。

做法：洗净山药，去皮后切成滚刀块，然后沾上干面粉，放入烧至六成热的油锅炸。待山药炸成黄色起皮后，捞起备用。再在油锅中加入糖水和醋一起烧，烧沸后把山药块放入，待山药块被糖汁裹匀即可。

功效：开胃健脾、滋肾固精，对肠炎、胃炎、遗精、早泄等尤为有益。

人参善补气，脾肺皆有益

人参是举世闻名的珍贵药材，在人们心目中占有重要的地位，中医认为它是能长精力、大补元气的要药，更认为多年生的野山参药用价值最高。

《本草纲目》记载，人参性平，味甘，微苦；归脾、肺、心经。其功重在大补正元之气，以壮生命之本，进而固脱、益损、止渴、安神。故男女一切虚证，阴阳气血诸不足均可应用，为虚劳内伤第一要药。既能单用，又常与其他药物配伍。

一味人参，煎成汤剂，就是"独参汤"。不过这种独参汤只用在危急情况，一般情况下切勿使用。常常需要与其他药物配伍使用。如：提气需加柴胡、升麻；健脾应加茯苓、白术；止咳要加薄荷、苏叶；防痰则要加半夏、白芥子；降胃火应加石膏、知母，等等。

不过在大多数情况下，人参还是以补为主，《本草纲目》中记载它的主要功用有：

（1）大补元气。用于气虚欲脱的重证。表现为气息微弱、呼吸短促、肢冷汗出、脉搏微弱等。

（2）补肾助阳。人参有增强性机能的作用，对于麻痹型、早泄型阳痿有显著疗效，对于因神经衰弱所引起的皮层型和脊髓型阳痿也有一定疗效，但对于精神型阳痿则无效。可用少量参粉长期服用，或配入鹿茸粉、紫河车粉等助阳补精药同用，其效甚佳。

（3）补肺益气。用于肺气不足，气短喘促，少气乏力，体质虚弱。

（4）益阴生津。治疗津气两伤、热病汗后伤津耗气。

（5）安神定志。人参能补气益血，故对气血亏虚、心神不安所致的失眠多梦、心悸怔忡等皆有疗效。

（6）聪脑益智。人参能调节大脑皮层机能，改善记忆，增强智力，可用于头昏健忘、记忆下降、智力减退、脑动脉硬化的治疗。

体虚的人可以用人参煮粥。用人参3克，切成片后加水炖开，再将大米适量放入，煮成稀粥，熟后调入适量蜂蜜或白糖服食，可益气养血，健脾开胃，适用于消化功能较差的慢性胃肠病患者和年老体虚者。

茯苓性平和，益脾又安神

茯苓是菌类植物，生长在赤松或马尾松的根上，可食也可入药。《本草纲目》记载，茯苓性平、味甘淡，功能是益脾安神、利水渗湿，主治脾虚泄泻、心悸失眠、水肿等症。如果用牛奶等乳制品调和后食用，能增添它的美味与营养。

北京著名小吃茯苓饼就是以茯苓为原料制成的。相传慈禧太后一日患病，不思饮食。厨师们绞尽脑汁，以松仁、桃仁、桂花、蜜糖等为原料，加以茯苓霜，再用淀粉摊烙外皮，精心制成夹心薄饼。慈禧吃后十分满意，让这种饼身价倍增。后来此法传入民间，茯苓饼就成了京华名小吃，名扬四方了。

茯苓淡而能渗，甘而能补，能泻能补，称得上是两全其美。茯苓利水湿，可以治小便不利，又可以化痰止咳，同时又健脾胃，有宁心安神之功。而且它药性平和，不伤正气，所以既能扶正，又能祛邪。用茯苓做成的食物都很美味，以下介绍两款：

《本草纲目》说茯苓能补脾利湿，而栗子补脾止泻，大枣益脾胃。这三者同煮，就可以用于脾胃虚弱，饮食减少，便溏腹泻。

1. 茯苓栗子粥

材料：茯苓15克，栗子25克，大枣10个，粳米100克。

做法：加水先煮栗子、大枣、粳米；茯苓研末，待米半熟时徐徐加入，搅匀，煮至栗子熟透。可加糖调味食。

2. 茯苓麦冬粥

材料：茯苓、麦冬各 15 克，粟米 100 克。

做法：粟米加水煮粥；二药水煎取浓汁，待米半熟时加入，一同煮熟食。

功效：茯苓可以宁心安神，《本草纲目》还记载麦冬养阴清心，粟米除烦热。这三者同煮就可以用于心阴不足，心胸烦热，惊悸失眠，口干舌燥。

多吃鸡肉调和脾胃，提升自身免疫力

《本草纲目》禽部，记载了鸡肉的众多疗效。其中提到这样一个方子：脾胃弱乏，人瘦黄瘦。同黄雌鸡肉五两、白面七两，作民馄饨，下五味煮熟，空腹吃。每天一次。也就是说鸡肉可以温中益气、补精填髓、益五脏、补虚损。中医认为鸡肉可以治疗由身体虚弱而引起的乏力、头晕等症状。对于男性来说，由肾精不足所导致的小便频繁、耳聋、精少精冷等症状，也可以通过吃鸡肉得到一定的缓解。

按现在的说法，吃鸡肉能够提高人的免疫力。科学研究表明，鸡及其萃取物具有显著提高免疫机能的效果，这一观点与营养学以及传统的中医理论不谋而合。

营养学上一直有"红肉"和"白肉"之分，我们可以简单地从颜色上来区别，所谓"红肉"就是指猪、牛、羊等带血色的肉类；而"白肉"则指的是禽类和海鲜等。鸡肉就是白肉中的代表，具有很好的滋补作用，又比红肉更健康。这种可以培育正气的食物，一些常处于亚健康状态下的人更应该多吃。比如工作强度大、精神长期紧张的都市白领们，多吃鸡肉，可以增强免疫力，减少患病率。

这里介绍一款鸡肉药膳，特别适合气虚、失眠的人群。

人参鸡汤

材料：人参、水发香菇各 15 克，母鸡 1 只，火腿、水发玉兰片各 10 克，精盐、料酒、味精、葱、生姜、鸡汤各适量。

做法：将母鸡宰杀后，退净毛，取出内脏，放入开水锅里烫一下，用凉水洗净。将火腿、玉兰片、香菇、葱、生姜均切成片。将人参用开水泡开，上蒸笼蒸 30 分钟，取出。将母鸡洗净，放在盆内，加入人参、火腿、玉兰片、香菇、葱、生姜、精盐、料酒、味精，添入鸡汤（淹没过鸡），上笼，在武火上蒸烂熟。将蒸烂熟的鸡放在大碗内。将人参切碎，火腿、玉兰片、香菇摆在鸡肉上（除去葱、生姜不用），将蒸鸡的汤倒在勺里，置火上烧开，撇去沫子，调好口味，浇在鸡肉上即成。

功效：补气安神。

不过，需要注意的是，鸡肉虽然是一种营养佳品，但不是所有人都适合吃鸡肉进补。因为它有丰富的蛋白质会加重肾脏负担，因此有肾病的人应尽量少吃，尤其是尿毒症患者，应该禁食。

小米最补我们的后天之本——胃

中医认为小米有和胃温中的作用，小米味甘咸，有清热解渴、健胃除湿、和胃安眠等功效，内热者及脾胃虚弱者更适合食用它。有的人胃口不好，吃了小米后能开胃又能养胃，具有健胃消食、防止反胃、呕吐的功效。

在所有健胃食品中，小米是最绿色也最没有副作用的，它营养价值高，对于老弱病人和产妇来说，小米是最理想的滋补品。

我国北方许多妇女在生育后，用小米加红糖来调养身体。小米熬粥营养价值丰富，有"代参汤"之美称。小米之所以受到产妇的青睐，皆因同等重量的小米中含铁量比大米高一倍，其含铁量高，所以对于产妇产后滋阴养血大有功效，可以使产妇虚寒的体质得到调养。

另外，小米因富含维生素 B_1、维生素 B_2 等，还具有防止消化不良及口角生疮的功能。

小米粥是健康食品，可单独煮熬，亦可添加大枣、红豆、红薯、莲子、百合等，熬成风味各异的营养粥。对脾胃虚弱，或者在夏季经常腹泻的人来说，小米有很好的补益作用。与山药熬粥，可强健脾胃；加莲子同熬，可温中止泻；食欲不振的，可将小米加糯米与猪肚同煮而食，方法是将小米和糯米浸泡半小时后，装到猪肚内，炖熟后吃肉喝汤，内装的小米和糯米取出晾干，分次食用。小米磨成粉，可制糕点，美味可口。

美中不足的是，小米的蛋白质营养价值没有大米高，因此不论是产妇，还是老弱人群，都不能完全以小米为主食，应合理搭配，避免缺乏其他营养。

没胃口多吃点香菜

香菜是一种人们经常食用的香料类蔬菜，具有增加食欲、促进消化等功能。

《本草纲目》中有："性味辛温香窜，内通心脾，外达四肢。"香菜中含有许多挥发油，其特殊的香气就是挥发油散发出来的。它能祛除肉类的腥膻味，因此在一些菜肴中加些香菜，能起到祛腥膻、增味道的独特功效。香菜提取液具有显著的发汗、清热、透疹的功能，其特殊香味能刺激汗腺分泌，促使机体发汗、透疹。香菜还具有和胃调中的功效，因为香菜辛香升散，能促进胃肠蠕动，具有开胃醒脾的作用。

一般人均可食用香菜。患风寒外感者、脱肛及食欲不振者、小儿出麻疹者尤其适合。但是患口臭、狐臭、严重龋齿、胃溃疡、生疮、感冒者要少吃香菜，麻疹已透或虽未透出而热毒壅滞者不宜食用。

给大家推荐几款香菜的日常做法：

1. 香菜炒鸡蛋

材料：香菜150克，鸡蛋200克，植物油20克，盐3克，胡椒粉2克，味精2克。

做法：将鸡蛋磕入碗内，加少许精盐、胡椒粉搅匀，香菜择洗干净，切成段；锅注油烧热，放入香菜段煸炒，加入精盐，倒入蛋液翻炒至熟，撒入味精即可。

2.芥末香菜

材料：芥末7克，醋3克，白砂糖3克，酱油5克，盐2克。

做法：将香菜洗净，用烧沸的淡盐水略煮，晾凉，挤出水分，切成小段。将芥末粉放入小碗内，加沸水50克浸泡4小时，再将醋、白糖、酱油、精盐倒入小碗内拌匀，即成芥末汁。把香菜放在深盘中，浇上芥末汁即成。

十宝粥——补脾胃的佳品

现代社会，人们的生活节奏普遍加快，许多人不能按时吃饭，因此肠胃经常出问题，找个时间给自己补补脾胃，是解决问题的根本。

十宝粥的原料既是食品又是药品，具有补脾胃、益肺肾、强身体、抗病毒、抗衰老及延年益寿的作用。

材料：茯苓50克，枸杞子20克，党参25克，松子仁20克，葛根50克，玉米2个，山药50克，冬菇6朵，银耳20克，粳米20克。

做法：

将山药先用水浸透，葛根用水洗净，取出晾干。

茯苓、党参用水冲洗后，把党参横切成小段。

银耳用水泡开，去蒂后撕成瓣状。

玉米洗净，每个横切成五段。

冬菇泡发后，去蒂切薄片。

枸杞子、松子仁用水冲洗，晾干。

粳米浸泡后洗净，备用。

将葛根、茯苓、党参三味药放入药袋。

取砂锅一个，加适量水，放入药袋、山药、玉米，用大火煮开。水开后，用文火熬一小时，取出药袋（去药渣不用）及玉米。再放入银耳、枸杞子、冬菇、粳米。等水开后，用文火熬一小时

（期间多搅动，防止粘锅）。煮至粥浓稠，放入玉米粒、松子仁，再煮沸 5 ~ 10 分钟，加调料，美味的十宝粥就做成了。

糯米饭——御寒暖胃佳品

冬季天气寒冷，人体内阳气虚弱，因此特别怕冷。冬季要温补，不仅有众所周知的羊肉、甲鱼、海参、枸杞、韭菜，其实，你也可以在米上下一番工夫。生活中常见的糯米，就是防寒好手。

糯米含有蛋白质、脂肪、糖类、钙、磷、铁、维生素 B_1、维生素 B_2、烟酸及淀粉等，营养丰富，为温补强壮食品，具有补中益气、健脾养胃、止虚汗之功效，对食欲不佳、腹胀腹泻有一定缓解作用。中医认为，白糯米补中益气（补脾气益肺气）；黑糯米和红糯米的补益功效更佳，有补血旺血的作用，民间多用来酿酒，有补血虚之效。

下面，为大家推荐两款糯米养生膳食：

1. 红枣桂花糖糯米饭

红枣去核用少许水略煮熟；糯米洗净浸泡半小时加入桂花糖酱拌匀煮成饭（八成熟时加入红枣）即成。还可加入有补血作用的葡萄干、有温补肾阳功效的核桃仁拌匀进食。

2. 糯米炖鲤鱼

鲤鱼一条洗干净。糯米三汤匙洗干净，沥干水分，加入酒、生抽拌匀，酿入鱼肚内，用竹签巩固，放入炖盅内。陈皮一瓣浸软刮去瓤；红枣 4 粒洗干净去核，和姜片一起放在鱼两旁，加入开水，加盅盖放入炖锅内，隔大火炖 30 分钟，改慢火再炖 2.5 小时，加盐调味即成。

脾胃不和，可以喝一喝补中益气汤

中医认为，气是维持人体生命活动的基本物质。古时判断一个人的生死，常常摸一摸这个人嘴里还有没有气，有气则生，无气则死，故而有了"人活着就是一口气"之说。而气的来源主要有两个，一个是肺从自然界吸入的清气，另一个则是脾胃所化生的水谷精微之气。明代医学家李时珍认为，人体的元气有赖于脾胃之滋生，脾胃生理功能正常，人体元气就能得到滋养而充实，身体才会健康。因此，古人有"内伤脾胃，百病由生"的说法，即一个人如果脾胃不好，阳气就会不足，各种疾病也就随之而来。

宋金时期著名医学家李东垣是"补土派"（五行中"胃"对应"土"）的代表人物，他以"人以脾胃中元气为本"的原则，结合当时人们由于饮食不节、起居不时、寒温失所导致的胃气亏乏的现状，创制了调理脾胃的代表方剂——补中益气汤。方药组成如下：

组成：黄芪 1.5 克（病甚劳役，热甚者 3 克），甘草 1.5 克（炙），人参 0.9 克（去芦），当归身 0.3 克（酒焙干或晒干），橘皮 0.6 ~ 0.9 克，升麻 0.6 ~ 0.9 克（不去白），柴胡 0.6 ~ 0.9 克，白术 0.9 克。

用法：上药切碎，用水 300 毫升，煎至 150 毫升，去滓，空腹时稍热服。

功用：补中益气，升阳举陷。

主治：脾胃气虚，少气懒言，四肢无力，困倦少食，饮食乏味，不耐劳累，动则气短；或气虚发热，气高而喘，身热而烦，渴喜热饮，其脉洪大，按之无力，皮肤不任风寒，而生寒热头痛；或气虚下陷，久泻脱肛。

对于补中益气汤，当代国医大师指出：方中黄芪补中益气、升阳固表为君；人参、白术、甘草甘温益气，补益脾胃为臣；陈皮调理气机，当归补血和营为佐；升麻、柴胡协同参、芪升举清阳为使。综合全方，一则补气健脾，使后天生化有源，脾胃气虚诸证自可痊愈；一则升提中气，恢复中焦升降之功能，使下脱、下垂之证自复其位。

另外，补中益气汤的适应指征为脾胃气虚，凡因脾胃气虚而导致的各类疾患，均能适用，一般作汤剂加减。使用药物的分量，也可相应提高。一般用量为：黄芪、党参、白术、当归各9克，升麻、柴胡、陈皮各5克，炙甘草3克，加生姜2片，红枣5枚，或制丸剂，缓缓图功。

补阴养胃，胃炎就会"知难而退"

胃炎与饮食习惯有密切的关系，摄入过咸、过酸、过粗的食物，反复刺激胃黏膜，还有不合理的饮食习惯，饮食不规律，暴饮暴食等都可导致胃炎。

食用过冷、过热饮食，浓茶、咖啡、烈酒、刺激性调味品、粗糙食物等，是导致胃炎的主要原因。预防急性胃炎应戒烟限酒，尽量避免阿司匹林类药物的损害，生活应有规律，避免进食刺激性、粗糙、过冷、过热食物和暴饮暴食，注意饮食卫生，不吃腐烂、变质、污染食物。饮食中可多吃卷心菜，其中的维生素U具有健脾功效，起到预防胃炎的作用；山药能促进消化，增强胃动力；玫瑰花茶缓解胃部不适，避免胃炎滋生。

胃炎患者要多吃高蛋白食物及高维生素食物，可防止贫血和营养不良。如瘦肉，鸡，鱼，肝肾等内脏以及绿叶蔬菜，番茄，茄子，红枣等。

注意食物酸碱平衡，当胃酸分泌过多时，可喝牛奶、豆浆，吃馒头或面包以中和胃酸；当胃酸分泌减少时，可用浓缩的肉汤、鸡汤、带酸味的水果或果汁，以刺激胃液的分泌，帮助消化。急性胃炎患者宜吃有清胃热作用的清淡食品，如菊花糖、马齿苋等。慢性胃炎患者宜喝牛奶、豆浆等。胃酸少者可多吃肉汤、山楂、水果等，少吃花生米。

胃炎患者要避免食用引起腹部胀气和含纤维较多的食物，如豆类、豆制品、蔗糖、芹菜、韭菜等。

下面为胃炎患者推荐两款食谱：

1. 红枣糯米粥

材料：红枣10枚，糯米100克。

做法：同煮稀饭。

功效：养胃，止痛。

2. 鲫鱼糯米粥

材料：鲫鱼 2 条，糯米 50 克。

做法：上两味共煮粥食，早晚各服一次。

功效：补阴养胃，适用于慢性胃炎。

对付胃痛，食物疗法最见效

胃痛，是指上腹部近心窝处发生疼痛的病症。常包括现代医学中消化性溃疡、急慢性胃炎、胃神经官能症、胃下垂等疾病。

临床应根据胃痛的不同特点，分辨不同的疾病。若病程较长，而且反复发作，痛的时间有规律性，常伴有嗳气、嘈杂、吞酸，考虑为消化性溃疡；若上腹部疼痛闷胀，无明显规律性，食后加重，呕吐，局部压痛较广泛而不固定，应考虑慢性胃炎；若胃脘胀痛，常随情绪变化而增减，痛无规律性，经各种检查无器质性病变时，应考虑为神经官能症；若患者形体瘦长，食后脘腹胀痛不适，站立时胃痛加剧卧时减轻，应考虑为胃下垂。

那么，怎样让胃痛不再折磨你呢？饮食疗法是比较理想的治愈方法：

1. 黄芪猪肉方

材料：猪瘦肉 200 克，黄芪 30 克，猴头菇 60 克，延胡索 12 克，香附 12 克、高良姜 5 克、春砂仁 12 克，陈皮 10 克，淮山 30 克，白芍 12 克。

做法：先将猪瘦肉切成薄片，再和其余材料一起放入锅内，煮滚，后用文火煲 1 小时 30 分钟。

功效：主治慢性胃炎之胃痛。

2. 党参瘦肉方

材料：猪瘦肉 200 克，党参 30 克，猴头菇 60 克，鸡内金 12 克，川朴 10 克，木香 10 克，没药 10 克，春砂仁 12 克，台乌 10

克，甘草 8 克，淮山 30 克，白芍 12 克，黄芪 30 克。

做法：先将猪瘦肉切成薄片，再和其余材料一起放入锅内，武火煮滚，后用文火煲 1 小时 30 分钟。

功效：主治消化道溃疡之胃痛。

饮食禁忌

热性胃痛者忌食物品有：胡椒、花椒、茴香、龙眼肉、辣椒、桂皮、草豆蔻、生姜、葱、洋葱、砂仁、狗肉、羊肉、白酒等。

寒性胃痛忌食下列食物：猕猴桃、甘蔗、西瓜、茭白、蚌肉、蟹、柿子、香蕉、苦瓜、梨、荸荠、甜瓜、绿豆、柿饼、生番茄、竹笋、瓠子、生菜瓜、海带、生莴苣、生萝卜、生藕、生黄瓜、生地瓜、鸭蛋、蛤蜊、豆腐、冷茶以及各种冷饮、冰镇食品。

治疗胃溃疡的"美食法"

胃溃疡是一种慢性的常见病，各个年龄段的人都可能患过本病，但是 45 ～ 55 岁最多见，胃溃疡大多是由于不注意饮食卫生、偏食、挑食、饥饱失度或过量进食冷饮冷食，或嗜好辣椒、浓茶、咖啡等刺激性食物而造成的。

胃溃疡如果不能治愈，则可能反复发作，因此，治疗是一个长期的过程。患者除了配合医生的治疗外，还应该在饮食上多加注意。

据《本草纲目》记载，桂花蜜能"散冷气，消瘀血，止肠风血病"，对胃溃疡有不错的效果。因此，胃溃疡患者可以根据自己的身体情况适量食用桂花蜜。此外，下面介绍的一些食疗方对胃溃疡也有不错的效果。

（1）新鲜猪肚一只，洗净，加适量花生米及粳米，放入锅内加水同煮。煮熟后加盐调味，分几次服完。数日后可重复一次，疗程不限。

（2）花生米浸泡 30 分钟后捣烂，加牛奶 200 毫升，煮开待凉，加蜂蜜 30 毫升，每晚睡前服用，常服不限。

（3）蜂蜜 100 克，隔水蒸熟，每天 2 次饭前服，两个月为一疗程。饮食期间禁用酒精饮料及辛辣刺激食物。

（4）鲜藕洗净，切去一端藕节，注入蜂蜜仍盖上，用牙签固定，蒸熟后饮汤吃藕。另取藕一节，切碎后加适量水，煎汤服用。对溃疡病出血者有效，但宜凉服。

（5）新鲜马兰头根 30 克，水煎服，每日 1 剂。

（6）大麦芽（连种子的胚芽）、糯稻芽 33 克，水煎服。

（7）新鲜包心菜捣汁 1 杯（200～300 毫升），略加温，食前饮服，1 日 2 次，连服 10 天为 1 疗程。

（8）鲜土豆 500 克，蜂蜜、白糖、糖桂花、植物油各适量。先将鲜土豆洗净去皮切小方丁；炒锅上火，放油烧热，下土豆炸至黄色，捞出沥油，放入盘中。另起锅，加水适量，放入白糖，煮沸，文火热至糖汁浓缩，加入蜂蜜、糖桂花适量，离火搅匀，浇在炸黄的土豆丁上，即成。佐餐食用。

（9）三七末 3 克，鸡蛋 1 个，鲜藕 250 克。先将鲜藕去皮洗净，切碎绞汁备用；再将鸡蛋打入碗中搅拌；加入藕汁和三七末，拌匀后隔水炖 50 分钟即可。每日清晨空腹食之（1 剂），8～10 日为一疗程。

（10）新鲜卷心菜洗净捣烂绞汁，每天取汁 200 克左右，略加温，饭前饮两勺，亦可加适量麦芽糖，每天 2 次，10 天为一疗程。

（11）开水冲鸡蛋疗方：鸡蛋 1 个，打入碗中，用筷子搅匀，用滚烫的开水冲熟后即可食用。

胃溃疡的饮食"禁区"

上面我们讲了胃溃疡的"美食法"，本节根据《本草纲目》的记载，加上现代医学的研究，总结出了胃溃疡患者在饮食上应注意规避的"禁区"。

（1）溃疡病患者不宜饮茶。因为茶作用于胃黏膜后，可促使胃酸分泌增多，尤其是对十二指肠溃疡患者，这种作用更为明显。胃酸分泌过多，便抵消了抗酸药物的疗效，不利于溃疡的愈合。

因此，为了促进溃疡面的愈合，奉劝溃疡病患者最好是不饮茶，特别是要禁饮浓茶。

（2）溃疡病患者不宜各种酒类、咖啡和辛辣食品如辣椒、生姜、胡椒。盐腌过咸和含粗纤维素较多的食物以及糯米制作的食物，亦应尽量避免食用。

（3）饥一顿饱一顿：饥饿时，胃内的胃酸、蛋白酶无食物中和，浓度较高，易造成黏膜的自我消化。暴饮暴食又易损害胃的自我保护机制；胃壁过多扩张，食物停留时间过长等都会促成胃损伤。

（4）晚餐过饱：有些人往往把一天的食物营养集中在晚餐上，或者喜欢吃夜宵或睡前吃点东西，这样做，不仅造成睡眠不实，易导致肥胖，还可因刺激胃黏膜使胃酸分泌过多而诱发溃疡形成。

（5）狼吞虎咽：食物进入胃内，经储纳、研磨、消化，将食物变成乳糜状，才能排入肠内。如果咀嚼不细、狼吞虎咽，食物粗糙，就会增加胃的负担，延长停留时间，可致胃黏膜损伤；另外细嚼慢咽，能增加唾液分泌，而使胃酸和胆汁分泌减少，有利于胃的保护。

（6）溃疡病患者忌饮牛奶。牛奶鲜美可口，营养丰富，曾被认为是胃和十二指肠溃疡病人的理想饮料。但最近研究发现，溃疡病人饮牛奶，可使病情加剧。因为牛奶和啤酒一样，可以引起胃酸的大量分泌。牛奶刚入胃时，能稀释胃酸的浓度，缓和胃酸对胃、十二指肠溃疡的刺激，可使上腹不适得到暂时缓解。但过片刻后，牛奶又成了胃黏膜的刺激因素，从而产生更多的胃酸，使病情进一步恶化。因此，溃疡病患者不宜饮牛奶。

（7）不宜吃酸梨、柠檬、杨梅、青梅、李子、黑枣和未成熟的柿子、柿饼等水果。

食物祛脾湿，彻底解决男人脚臭问题

"脚臭"似乎是男人的通病，很多人上一天班回到家，一脱鞋，那脚简直是臭不可闻。故而男人往往会被冠以"臭男人"的称号。但很多人通常认为脚臭并不算什么缺点，更不是病，而是天生的"汗脚"，就算每天坚持洗脚也不会有什么改变。其实，这种想法是错误的，汗脚和臭脚多是由脾湿造成的，只要将脾湿调养好，脚臭的问题也就解决了。

中医认为，阳加于阴谓之汗，比如人们在运动的时候，运动生阳，阳气蒸腾阴液，就形成了汗，跟烧水时产生的蒸汽是一个道理。适度出汗是正常现象，对人体有好处。但"汗为心之液"，如果出汗过多就容易损伤心阳，成为许多疾病的征兆。如果胸部大汗、面色苍白、气短心慌，这是"亡心阳"的兆头，亡心阳就是西医上的电解质紊乱症，以脱水为主；如果额头出汗，汗珠大如豆，形状如同油滴，这是虚脱或者要昏倒的先兆，体质虚弱或者有低血糖病史的人尤其要当心；如果偶尔手心脚掌出汗，尤其是在公共场合，这多半是精神紧张造成的，调整一下心态就可以了；如果手脚常年多汗，说明脾胃功能有些失调；如果脚汗特别臭的话，就说明体内湿气很重。

中医上讲"诸湿肿满，皆属于脾"，汗脚就属于"湿"的范畴，脚特别臭的人是因为脾肿大，而脾肿大则是由于脾脏积湿，脾湿热的时候，脚就会出又黄又臭的汗，就形成了"汗臭脚"。想告别汗臭脚就应该吃一些清热祛湿的药，然后每晚都用热水或者明矾水泡脚，明矾具有收敛作用，可以燥湿止痒。还可以适当多吃些健脾祛湿的扁豆。另外，民间有一些土方子治疗脚臭的效果也不错，比如，把土霉素药片压碎成末，抹在脚趾缝里，就能在一定程度上防止出汗和脚臭，因为土霉素有收敛、祛湿的作用。

此外，从饮食上调养脾脏也可以达到不错的功效，下面为您介绍两款药膳：

1. 山药茯苓粥

材料：山药50克，茯苓50克，粳米250克。

做法：先将粳米炒焦，与山药、茯苓一同加水煮粥即可。

2. 莲子粥

材料：莲子 50 克，白扁豆 50 克，薏仁米 50 克，糯米 100 克。

做法：莲子去心，与白扁豆、薏仁米、糯米一同洗净，加水煮成粥即可。

另外，生蒜泥加糖醋少许饭前食，或用山楂条、生姜丝拌食，还可用香菜、海蜇丝、食盐、糖醋少许拌食，均可达到健脾开胃的目的。

明白了臭脚产生的根源，知道了治疗脚臭的方法，相信你离告别"臭男人"的日子也就不远了。

暴饮暴食胃难受，找到极泉便解决

在我们生活中，暴饮暴食的现象随处可见，尤其是在节假日里，不用工作，生活也就没有了规律，早餐不吃，中午晚上又大吃大喝，没有节制，结果是满足了口腹之欲，却让身体很不舒服，胃胀、胃酸、胃疼、打嗝等是最常见的症状。这时候人们才开始后悔，不该吃这么多，但天下是没有卖后悔药

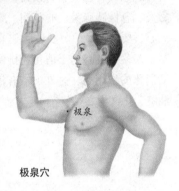

极泉穴

的，那遇到这些情况，该如何处理呢？很简单，我们只要按摩刺激左侧极泉穴，这些不适症状就可以很快缓解并消失。

中医认为"胃如釜"，胃能消化食物，是因为有"釜底之火"。这釜底之火是少阳相火。显然人体的少阳相火不是无穷的，大量的食物进入胃里后，使得人体用于消化的少阳相火不够，于是人体便调动少阴君火来凑数，即"相火不够，君火来凑"。可惜少阴君火并不能用于消化，其蓄积于胃首先是导致胃胀难受。所以，要想消除胃胀，就得让少阴君火回去。左侧极泉穴属于手少阴心经上的穴位，刺激这个穴位，就可以认为造成心经干扰，手少阴

心经自身受扰，就会赶紧撤回支援的少阴君火以保自身。当少阴君火撤回原位了，胃胀自然就顺利解除了。

具体操作方法（选择一种或多种）：

（1）用右手在穴位处按压、放松，再按压、再放松，如此反复5分钟左右。

（2）用筷子的圆头在穴位处按压、放松，反复进行，至少5分钟。

（3）用小保健锤在该穴位处敲打，至少5分钟。

暴饮暴食也是疾病之根，一般在暴饮暴食后会出现头昏脑涨、精神恍惚、肠胃不适、胸闷气急、腹泻或便秘等症状，严重的还会引起急性胃肠炎、胃出血，甚至还有可能诱发多种疾病，如胆囊炎、急性胰腺炎、心脏病、脑梗死等。因此体质虚弱者尤其要小心，要控制饮食，少吃油腻食物，多吃富含纤维的食物，如韭菜、芹菜等，有助于消化和排便。如果情况较严重，可用一些有助消化的常用药。另外山楂有消食化积、活血化瘀的作用，为消油腻、化食积之良药。

第三篇

一阴一阳谓之道，合乎阴阳才精到

——食物的阴阳属性决定身体的平衡

第一章

平衡阴阳，调节人体健康的长寿砝码

阴阳为万物生存法则，阴阳平衡即养生

明代杰出医学家汪机说："阴阳之道，天地之常道。术数者，保生之大伦，故修养者必谨先之。"因此，我们想养生，要治病，达到良好的效果，就必须先从阴阳开始。那么，究竟什么是阴，什么是阳呢？

阴阳的观念，很早就出现了。

史书记载，在周幽王时，有一次发生地震，百姓恐慌不已。幽王向大臣询问地震的原因，大臣伯阳甫解释说，是因为天地之气失序，"阳伏而不能出，阴迫而不能蒸"。意思是说，地下的阳气伏在阴气的下面，被阴气所逼迫，想出出不来，两股力量争斗，所以发生地震。

可见，当时阴阳的概念已经被用来解释自然现象。其实，阴阳的原始意义很朴素，所谓山之南、水之北为阳，山之北、水之南为阴，其根据就是日光的向背——面向太阳的一面为阳，背对太阳的一面为阴。

后来，阴阳从早先描写具体状态的概念逐渐延伸成一种概括性的概念。例如，高的地方容易照到阳光，照到阳光的地方总是温暖、明亮、生命旺盛……这些就都属于阳。反之则属于阴。概括地说，凡是积极的、运动的、热烈的……就属于阳；凡是消沉的、静止的、冷凝的……就属于阴。

万事万物都有阴阳，那么人也不例外。如：体表与内脏相对，体表在外为阳，内脏在里为阴；内脏之中，位置高（以膈肌为界线）的心、肺为阳，位置低的肝、脾、肾为阴；脏与腑相对，腑的功能通达、运动为阳，脏的功能收藏、沉静为阴。

阴阳还可以概括人的生理功能。人体的物质基础（血肉筋骨）属阴，而生理功能活动（如心要跳动、肺要呼吸）属阳，二者互相依存，协调运作。生理功能活动（阳）的发生，必然要消耗一定的营养物质（阴），而营养物质（阴）的吸收产生，又必须依赖于脏腑的机能活动（阳）。

正常情况下，人体中的各种阴与阳之间保持着相对的平衡协调状态，如《黄帝内经》所说的："阴平阳秘"。但是，一旦由于某种原因，导致了阴阳的平衡被打乱，疾病就发生了。疾病的实质就是人体内阴阳的失衡。

既然疾病是由于阴阳失衡引起，那么治疗疾病也围绕调整阴阳来进行，目标是恢复阴阳的平衡协调。《素问·阴阳应象大论》说："阴阳者，天地之道也，万物之纲纪，变化之父母，生杀之本始，神明之府也，故治病必求于本"。意思是说，阴阳是一切事物的根本法则，事物的生成和毁灭都是来自于这个根本法则，所以要想治好病，就必须从这个根本问题——阴阳上求得解决。养生也是这个道理，必须从阴阳上着手，通过各种方法维护人体的阴阳平衡。

阴阳出错会生病：阳胜则热，阴胜则寒

传统中医认为，疾病发生、发展的过程，就是正邪抗争，各有胜负的过程。这一过程可以用阴阳盛衰来解释。

所谓阴阳偏衰，是指阴或阳低于正常水平的失衡，如果阴阳一方低于正常水平，而另一方保持正常水平，或双方都不同程度地低于正常水平，身体就会表现出虚症。阴不足则会阴虚生内热；阳不足则会阳虚生外寒；阴阳双方都不同程度的不足，则虚寒、

虚热并见或出现阴阳两虚。

身体阴阳失衡后，会表现出各种症状来，主要有以下两种：

一、阳胜则热

阳胜，指阳邪致病，导致机体机能亢奋，体内阳气绝对亢盛的病理变化。阳主动，主升而为热，所以阳偏胜时，多见机体的机能活动亢奋、代谢亢进，机体反应性增强，热量过剩的病理状态。

阳胜表现为阳证，也就是阳多阴少，一般表现的症状是：口渴、发热、脉搏跳动快等，这类症状，又称为热证。

二、阴胜则寒

阴胜，是指阴邪致病，导致机体机能障碍，体内阴气绝对亢盛的病理变化。阴胜多由感受寒湿阴邪，或过食生冷，寒湿中阻，阳不制阴而致阴寒内盛。

阴胜表现为阴证，也就是阴多阳少，一般表现的症状是：口不渴、不发热、手足冷、脉搏跳动慢等，这类症状又称为寒证。

以上就是《黄帝内经》所说的"阳胜则热，阴胜则寒"，也是疾病发生的根本。

因此，要想保持身体健康不生病，就要保持体内阴阳的平衡。一个人身体的各个方面只有保持恰到好处的平衡，生命才会显得有活力，生理机能才会很好，心理承受力会很高。

掌握阴不足的警讯，及时阻止疾病入侵

"阳常有余、阴常不足"是元代名医朱丹溪对人体阴阳认识的基本观点，在中国传统养生史上占有重要地位。此观点是他运用"天人相应"的理论，通过分析天地、日月的状况，人体生命发生发展的过程和生理特点以及情欲无涯的一般倾向而得出的结论。

朱丹溪认为，世界万物都有阴阳的两面，天为阳，地为阴，日为阳，月为阴。天大于地，太阳始终如一，而月亮却有阴晴圆

缺，从这个自然界来说，就是"阳盛阴衰"的体现，人是自然界的一部分，当然也存在着这种状况。

朱丹溪还认为："人受天地之气以生，天之阳气为气，地之阴气为血"，故气常有余，血常不足，在人的生命过程中，只有青壮年时期阴精相对充盛，但青壮年时期在人生之中十分短促，故人之以生多处于阳有余阴不足的状态。为什么青壮年时期阴精相对充足呢？阴气难成，因为只有在男十六女十四精成经通后阴气才形成，阴气易亏，"四十阴气自半"，男六十四、女四十九，便精绝经断，从这个时候开始，人的阴精也就越来越少，所以，"阴气之成，止供给得三十年之视听言动已先亏矣"，这是时间上相对的"阴不足"。

不仅如此，人还往往受到外界诸多因素的影响，如相火妄动就可引起疾病，而情欲过度，色欲过度，饮食厚味，都可引起相火妄动，损耗阴精。《色欲箴》中指出"彼者，徇情纵欲，唯恐不及，阳既太过，阴必重伤，精血难继，于身有损，血气几何？而不自惜！我之所生，翻为我贼"。这是从量的对比上理解"阴不足"。丹溪感叹，"中古以下，世风日偷，资禀日薄"的社会风气，强调无涯情欲的"阳"与难成易亏的生殖物质的"阴"，存在着这种难以摆平的"供求"关系。

"阴不足、阳常有余"的理论直到现在也具有重大的意义，"阴"是我们生命活动的根本和基础，所以不要透支它。农村长大的人，比城市长大的人可以经得起更长时间的透支，这是由于农村长大的人，在幼年时期睡眠较早，身体储存的能源较多，现代的孩子，比上一代都晚睡，将来可透支的能量必定较少，生大病的机会一定也比较多也比较早。

另外，现在为生活和工作奔波的人，由于大量消耗身体的能量，人体中的血气只能够维持日常工作或活动需要，一般的疾病侵入时，人体并不抵抗，疾病长驱直入，由于没有抵抗，因此也没有任何不舒服的疾病症状，但是会在人体的肤色、体形及五官上留下痕迹，有经验的医生能够识别出来。许多人都觉得自己非常健康，有无穷的体力，每天忙到三更半夜，尽情透支体力也不会生病，这种现象就是典型的阴虚，透支阴而不自知，等到大病来侵时悔之晚矣。

所以，在日常生活中，我们要多储蓄能源，好好保护我们的"阴"，不要以为精神好、身体壮，就随意消耗，其实很多时候我们都在透支而不自知。

那么当我们的身体阴不足时，身体是如何提醒我们的呢？

喜欢吃味道浓的东西

现在社会上有越来越多的"吃辣一族"，很多人没有辣椒就吃不下饭。这在中医上怎么解释呢？一般有两个原因：一是人的脾胃功能越来越弱了，对味道的感觉也越来越弱，所以要用浓的东西来调自己的肾精出来，用味道厚重的东西帮助自己调元气上来，来帮助运化，说明元气已经大伤，肾精已经不足。另外一个原因就是现在人压力太大，心情太郁闷了，因为味厚的东西有通窜力，而吃辣椒和大蒜能让人心胸里的瘀滞散开一些。总而言之，我们只要爱吃味道浓的东西，就表示身体虚了。

年纪轻轻头发就白了好多

走在大街上我们会发现，好多年轻人就已经有了白头发，这是怎么回事呢？中医认为，发为肾之华。华，就像花朵一样，头发是肾的外现，是肾的花朵。而头发的根在肾，如果你的头发花白了，就说明你的肾精不足，也就是肾虚了。这时候就要补肾气了。

老年人小便时头部打激灵

小孩和老人小便时有一个现象，就是有时头部会打一下激灵。但是老人的打激灵和小孩的打激灵是不一样的。小孩子是肾气不足以用，肾气、肾精还没有完全调出来，所以小便时气一往下走，下边一用力上边就有点空，就会激灵一下；而老人是肾气不足了，气血虚，所以下边一使劲上边也就空了。所以，小便时一定要咬住后槽牙，以收敛住自己的肾气，不让它外泄。

成年人胸无大志，容易满足现状

在日常生活中，有些人刚刚三四十岁就已经没有什么远大的志向了，只想多赚钱维持生计，再比别人过得好一点就可以了，这实际上是肾精不足的表现。中医理论认为，肾不仅可以主"仁、义、礼、智、信"中的"智"，还可以主志气的"志"，肾的神就是"志"。一个人的志气大不大，智力高不高，实际上都跟肾精足不足有关。小孩子肾精充足，所以他们的志气就特别高远。而人到老年，很多人会说，我活着就行了，什么也不求了，这其实就表明他的精气快绝了。

下午 17 ～ 19 点发低烧

有些人认为发高烧不好，实际上发高烧反而是气血充足的表现。气血特别足的话，才有可能发高烧。小孩子动不动可以达到很高的热度，因为小孩子的气血特别足。人到成年之后发高烧的可能性就不大了，所以，发低烧实际上是气血水平很低的表现，特别在 17 点到 19 点的时候发低烧，这实际上是肾气大伤了。

成年人了还总流口水

我们知道，小孩子特别爱流口水，中医认为，涎从脾来，脾液为"涎"，也就是口水。脾属于后天，小孩脾胃发育尚弱，因此爱流口水。但是如果成年人还总是流口水，那就是脾虚的象了，需要对身体进行调养了。

迎风眼睛总是流眼泪

很多人都有迎风流泪的毛病，但因不影响生活，也就不在意。

在中医里，肝对应泪，如果总是迎风流泪的话，那就说明肝有问题了。肝在中医里属厥阴，迎风流泪就说明厥阴不收敛，长时间下去，就会造成肝阴虚，所以遇到这种情况，要及时调理，以免延误病情。

睡觉时总出汗

睡觉爱出汗在医学上称为"盗汗"。中医认为，汗为心液，盗汗多由于气阴两虚，不能收敛固摄汗液而引起，若盗汗日久不愈，则更加耗伤气阴而危害身体健康。尤其是中青年人群，面临工作、家庭压力较大，体力、精力透支明显，极有可能导致人体自主神经紊乱，若在日常生活中不注意补"阴"，则必然受到盗汗症的"垂青"。

坐着时总是不自觉地抖腿

有些人坐着的时候总是不自觉地抖腿，你也许会认为这是个很不好的毛病，是没有修养的表现，但其实说明这个人的肾精不足了。中国古代相书上说"男抖穷"，意思是男人如果坐在那儿没事就抖腿，就说明他肾精不足。肾精不足就会影响到他的思维；思维有问题，做事肯定就有问题；做事有问题，就不会成功；做事总是不成功，就会导致他的穷困。所以，中国文化强调考查一个人不仅要听其言，还要观其行。

春天了手脚还是冰凉的

有很多人到了春季了手脚还是冰凉的，这主要是由于人体在冬天精气养得不足造成的。我们知道，春季是万物生发的季节，连树枝都长出来了，人的身体也处于生发的阶段，但是人体肾经循行的路线是很长的，人的手脚又处于身体的末端，如果冬天肾精藏得不够的话，那么供给身体生发的力量就少了，精气到不了四肢，所以也就出现四肢冰冷的症状了。这时候，就需要我们补

吃错会生病 吃对不吃药

肾了。

以上所说的这些现象，都是阴不足的表现，都是在警告我们要对身体状态做出改变了，否则情况就会进一步恶化，疾病也就会趁"虚"而入了。

疾病分阴阳，防治各有方

天地有阴阳之分，人体有阴阳之分，疾病同样有阴阳之分，阴性疾病和阳性疾病的发病原因不同、症状不同，防治也应该有所不同。

阴性疾病的预防

阴性疾病一般发病慢，治疗也比较慢，需要经过长期的调理才能痊愈。这种病主要由寒气引起，而寒气主要是从腰腿以下侵入人体，人在受到寒气侵袭的时候，就会肢体蜷缩，禁锢以及手脚僵硬，伸屈不畅。

根据阴性疾病的起因，其预防应着眼于保暖人体的下半部，尤其是从脚部做起，所以说"人老从脚而始"。从现在医学来看，天冷时，人的胃肠消化功能就会比较脆弱，同样食物在低温环境下也会比较容易变凉，因此一些原来就患有肠胃疾病的人，症状会变得多发而更加严重。即使是以前没有肠胃疾病的人，这个时候也很容易免疫力低下，胃痛发作，或者腰部受凉，导致腰肌劳损、腰椎间盘突出症等。

所以，预防阴性疾病首先要注意保暖，坚持每天用热水泡脚，然后用手指搓揉脚跟、脚掌、脚趾和脚背，非常容易手脚冰凉的人或者关节炎患者，还可以在睡觉时将脚垫高，以改善血液循环。

阳性疾病的预防

阳性疾病与阴性疾病恰恰相反，阳性疾病往往属于急性病，发病快，治愈也比较快。这种病主要由热气引起，而热气多是通过人体上半部侵入人体的，表现为肢体舒张、肿胀、活动迟缓、筋骨不适等症状。所以，夏天的时候，应该注意给头部降温，保持头部的清醒。特别是高温天气运动劳作后，头部血管扩张，一定不要用冷水冲洗，否则可能会引发颅内血管功能异常，出现头晕、眼黑、呕吐等症状，严重的话，还可能导致颅内大出血。所以，应该"以热治热"，及时用热毛巾擦汗促进皮肤透气。

中医认为，人体就像自然界，无论体内阴气过盛还是阳气过盛，都会导致疾病，所以要想健康，阴阳调和就非常重要。所以应该把人体的阴阳调和作为一个重要的养生法则，坚持合理的生活习惯，调摄精神、饮食、起居、运动等各个方面，这样才能够强身健体、预防百病。

亚健康是轻度阴阳失衡

"亚健康"这个概念越来越多地出现在人们的生活中，那么，什么样的身体状态是亚健康呢？按照医学界的说法，亚健康是"介于健康与疾病之间的一种生理功能低下的状态"。实际上就是我们常说的"慢性疲劳综合征"。因为其表现复杂多样，现在国际上还没有一个具体的标准化诊断参数。

一般来说，如果你没有什么明显的病症，但又长时间处于以下的一种或几种状态中，注意亚健康已向你发出警报了：失眠、乏力、无食欲、易疲劳、心悸，抵抗力差、易激怒、经常性感冒或口腔溃疡、便秘等等。处在高度紧张工作、学习状态的人应当特别注意这些症状。

亚健康状态下，人体虽然没有发病，但身体或器官中已经有危害因子或危害因素的存在，这些危害因子或危害因素，就像是埋伏在人体中的定时炸弹，随时可能爆炸；或是潜伏在身体中的毒瘤，缓慢地侵害着肌体，如不及时清除，就可导致发病。

其实，亚健康和疾病都属于人体内部的阴阳失衡状态，只不过亚健康是轻度阴阳失衡，而疾病是重度的阴阳失衡。但是，如果身体内的"阴阳"长期处于不平衡状态，就会从量变发展到质变，也就是说身体就会从亚健康状态转化成生病状态，这时候再加以调治，就有一定难度了。

按中医的理论，"正气存内，邪不可干，邪之所凑，其气必虚"，就是说在正常的状态下，如果阴阳处在一个很平衡的状态，即使遇见了大风大雨异常的气候变化，也不会得病。但如果外受风、寒、暑、湿、燥、火，内受喜、怒、忧、思、悲、恐、惊，让人体自身的正常状态被打破，这些伺机而动的致病因子就可能从10个变成100个，100个变成1000个……当它达到一定数量时，就可能侵害人体健康了，而此时人体正处于亚健康状况，防御水平很低没办法抵抗，自然就生病了。

所以，当我们意识到自己亚健康了，就一定要及时调整自己的阴阳平衡，使身体恢复到健康状态，防止疾病的发生。

上火了，说明你阴阳失调了

你爱上火吗？嘴里长了小泡、溃疡，牙疼、牙龈出血，咽喉干痛，身体感到燥热，大便干燥……所有的这些都是上火的表现。虽然都是小病，却让你寝食不安。我们不禁要问：现代人的火怎么就那么大呢？

其实，人体里本身是有火的，如果没有火那么生命也就停止了，也就是所谓的生命之火。当然火也应该保持在一定的范围内，比如体温应该在37℃左右，如果火过亢人就会不舒服，会出现很多红、肿、热、痛、烦等具体表现。从某种意义上说有火则生、无火则死，正常意义上说来火在一定的范围内是必需的，超过正常范围就是邪火。不正常的火又分为虚火和实火，正常人体阴阳是平衡的，对于实火来说阴是正常的，但是阳过亢，这样就显示为实火。另一种情况是正常的阴偏少，显得阳过亢，这样就显示为虚火。

滋阴派大师朱丹溪认为，凡动皆属火，火内阴而外阳，且有君、相之分，君火寄位于心，相火寄位于命门、肝、胆、三焦诸脏，人体阴精在发病过程中，极易亏损，各类因素均易致相火妄动，耗伤阴精，情志、色欲、饮食过度，都易激起脏腑之火，煎熬真阴，阴损则易伤元气而致病。

其实，邪火大部分还是由内而生的，外界原因可以是一种诱因。外感火热最常见的就是中暑，通常都是在温度过高、缺水、闷热的环境下待的时间过长，然后体温也会升高。这就是一种典型的外感火热证。但一般来说内生的火热情况比外感火热多。比如现代人压力变大、经常熬夜、吃辛辣食物等，内生火的因素要大得多。可见邪火还是由身体的阴阳失调引起的。中医认为：人体生长在大自然中，需要阴阳平衡、虚实平衡。而人体的"阴阳"互为根本，"虚实"互为表里。当人体阴虚阳盛时，往往表现为潮热、盗汗、脸色苍白，疲倦心烦或热盛伤津而见舌红、口燥等"上火"的症状。此时就需要重新调理好人体的阴阳平衡，滋阴降火，让身体恢复正常。

很多人认为上火是小毛病，吃点药或者自我调节一下就可以了。实际上上火有的情况下不太严重，通过自我调节可以让身体状况恢复正常，但是对于一些特殊人群比如老年人或者有基础疾病如心血管疾病的人来说还是应该引起注意的。

那么我们又该如何防治上火呢？方法很简单：

阴虚火旺类应滋阴降火，滋阴为本，降火为标。提高睡眠品质、切忌日夜颠倒。饮食清淡也是非常必要的。高热量食物会提供火气，上火时不宜多吃水分低的食物，如饼干、花生等，要以蔬菜、清汤等低热量饮食为主。多做一些中低强度的运动，如散步、八段锦、太极拳等相对静养的运动方式。

如果是实火，就要用清热、降火的泻法。当把火驱逐出身体后，人体阴阳也就平衡了。饮食上，可以多吃苦味食物，多吃利湿、凉血的食物，多吃甘甜爽口的新鲜水果和鲜嫩蔬菜。千万不要吃辛辣食物，酒也尽量不要喝。

吃错会生病 吃对不吃药

运动就可以生阳，静坐就可以生阴

按照《周易》的阴阳原理，动则生阳，静则生阴。比较而言，练动功的，动则生阳，可以增强精力，提高工作效率；练静功的，静则生阴，可以降低人体的消耗，人的寿命也相对较长。只静不动是错误的，只运动不知道好好休息就更不对。正确的养生方法应该是动静相兼，刚柔相济。

这是因为，神属阳，在生命活动中易于动而耗散，难于清静内守，务须养之以静；形属阴，易静而难动，故养形以运动为贵。所以，动以养形，静以养神，动静兼修，形神共养，才能使体内气血流畅，阴阳平衡，从而达到延年益寿的效果。

动养，包括：跑、跳、走、爬、打球、游泳、骑车等。

静养，包括：静坐、睡眠、闭目养神、打太极拳等。

偏于动养还是偏于静养，应因人而异。阳虚者应以动养为主，但不可过于剧烈；阴虚者应以静养为主，但也必须配合动养。总的来说，腹围不大、血脂不高、胆固醇不高，没有这方面遗传因素的人，可以静养为主、动养为辅；反之，腹围大、血脂高、胆固醇高，有这方面遗传因素的人，就应以动养为主、静养为辅。

对老年人而言，静比动更重要，让自己真正安静下来，比让自己真正动起来要难。很多老年人晨练时以为只要拼命跑跳，运动剧烈就是最好的锻炼。这样显然错了。老年人运动，不可骤起，不可骤停。翩翩起舞，缓缓结束。以浑身微汗、快意为锻炼适度的标准，过汗易伤阳气。老年人阴、阳之气都须慎重保护，过静，也许适合极个别老人，但从整体而言，老人一定要静动结合，静多动少。

第二章

温热为阳，寒凉为阴——多元膳食是平衡营养的法则

熟知食物的阴阳属性是健康之本

祖国传统医学认为，任何疾病无论是多么复杂，都可以用阴阳来分类，即有的属阴，有的属阳。在进行饮食治疗上，一定要分清疾病属阴还是属阳，即阴证还是阳证，然后在此基础上选择相应的食物进行调养。如果不清楚食物的阴阳属性，就不能运用饮食来治疗或康复疾病。

中医认为，凡热性体质忌吃温热性食物，以免"火上浇油"，这种人宜吃凉寒性食物，以便热证寒冶；凡寒性体质者忌食凉寒性食物，以免"雪上加霜"，这种人宜进食温热性食物，以助温散寒。

那么，生活中哪些食物属于热性食物，哪些食物属于寒性呢？

1. 粮豆类

温热性：面粉、豆油、酒、醋等。

平性：粳米、糯米、玉米、黄豆、黑豆、豌豆、赤小豆等。

凉寒性：小米、荞麦、大麦、绿豆、豆腐、豆浆等。

2. 瓜菜类

温热性：大葱、生姜、大蒜、韭菜、胡椒、胡萝卜、香菜等。

平性：菜花、藕、山药、白萝卜、甘薯、土豆、番茄、南瓜、蘑菇等。

凉寒性：苋菜、菠菜、芹菜、油菜、白菜、冬瓜、黄瓜、甜瓜、西瓜、苦瓜、竹笋、茄子等。

3.水果干果类

温热性：桂圆、荔枝、莲子、核桃、栗子、花生、乌梅、樱桃、石榴、木瓜、橄榄、李子、桃等。

平性：大枣、苹果等。

凉寒性：梨、草莓、山楂、菱角、百合、香蕉、甘蔗、柿子等。

4.肉蛋奶类

温热性：狗肉、羊肉、鹿肉等。

平性：猪肉、鹅肉、鸽肉、牛奶、鸡蛋等。

凉寒性：鸭肉、兔肉、鸭蛋。

5.水产类

温热性：黄鳝、虾、草鱼等。

平性：鲤鱼、银鱼、大黄鱼、泥鳅等。

凉寒性：鳗鱼等。

少吃热性食物是对付秋燥的有效方法

每年秋天，陈女士都会有这样的感觉：皮肤紧绷，且经常起皮脱屑，原来乌黑漂亮的头发也变得干枯无光泽，嘴唇也变得异常干燥；有时还会感觉鼻咽燥得冒火，经常便秘。

这是怎么回事呢？经专业医生了解，原来陈女士平时喜欢吃葱、姜等辛辣的热性食物，一年四季都是如此，殊不知，秋天原本干燥，这样更会助燥伤阴，加重秋燥。

怎么办呢？其实最好的调养方法就是改善饮食，合理的饮食可以养阴防燥，平衡阴阳，还可以预防秋燥引起的某些疾病。

要改善秋燥，首要的一条就是少吃辛辣煎炸热性食物。大蒜、韭菜、葱、姜、八角、茴香等辛辣的食物和调味品一定要少吃。

多饮白开水、淡茶、果汁饮料、豆浆、牛奶等流质食物，以养阴润燥，弥补损失的阴润，但在饮用饮料时，以少量频饮为佳。

多吃养阴、生津、润燥的一些食物，如新鲜蔬菜和水果。秋燥最容易伤人的津液。多数蔬菜、水果有生津润燥、消热通便之功效。此外，蜂蜜、百合、莲子等清补之品，也是对付秋燥的有力武器。

温性食物是阴型肥胖者的最佳选择

在外聚餐时，我们经常会发现，那些肥胖者在进餐时通常不会选择令人挥汗如雨的食物。这是因为，肥胖者选择的食物以及食用方法的不同，关系着他的减肥成果。通常情况下，如果我们每天在无意识中重复吃一些生冷的食物，就会变得越来越胖。

我们知道，温性食物能使身体生热，机能兴奋，增加活力，适合寒性体质者吃，可改善其衰退沉滞、贫血萎缩的机能。对于阴型肥胖者来说，温性食物也是他们的减肥佳品。

什么样的肥胖属于阴型肥胖呢？其主要特征是：下半身肥胖；肌肉松软；容易痰多、水肿；吃得少也不瘦；手脚冰冷。

阴型肥胖者是属于"省能源"型的人，热量很容易囤积在体内。所以这些人首先要注意的是尽量避免吃冷的东西，多吃温性食物，最好是吃会使人发汗的食物，这也是"靠吃减肥"的诀窍。如果体内的基础代谢功能活跃，就比较容易引起脂肪的燃烧，有利于减肥。

总而言之，我们在选择所吃的食物时最好能选择适合身体状况、疾病症状，以及符合季节性的食物。比如说有贫血倾向的人，身体容易发冷的人，还有体质属于阴性的人，最好是食用"温"和"热"的食物。相反，经常头晕以及血压高的人，最好以寒性食物来解除体内的热度。

别让寒性食物害了过敏的你

这几天的天气突然变冷，患有过敏性鼻炎的郑先生今早一起床，就不停打喷嚏及流鼻涕，而且浑身感觉很不舒服。郑先生到医院进行了咨询，原来是他这几天吃草莓吃得太多的缘故，草莓属于寒性食物。专家指出，寒性食物吃多了会加重过敏病情。

过敏性鼻炎和异位性皮肤炎都是过敏体质患者的常见疾病，尤其是过敏性鼻炎是全球常见的健康问题之一。中医治疗过敏性鼻炎时，主张"治寒以热、治热以寒"的原则，且十分重视寒热性食物的影响。

其实上述情况中医里早有记载，过敏体质的人要少吃寒性食物。中医特别对197名患者做了研究显示：摄取愈多寒性食物的人，其血清的免疫球蛋白E总量愈高，且每增加摄取1%的寒性食物，过敏性鼻炎重度临床表征即增加1.047倍的概率，可见寒性食物的摄取量和过敏性鼻炎的症状轻重有一定的关系。

因此，如果你是过敏性鼻炎患者的话，在吃东西时一定要小心寒性食物，像草莓、柑橘类、猕猴桃、哈密瓜、西瓜、空心菜、白菜、茼蒿等食物，都属寒凉性食物，吃多会加重过敏鼻炎病情。

想改善自己的过敏性体质，我们可以从食补做起，多吃麻油鸡和姜母鸭等温补类食物，水果上可选择桂圆、荔枝等，这些食物都对本身过敏性鼻炎的患者有一定的滋补功效。但如果症状比较严重者，还要及早到医院就诊。

吃对凉性食物不生病

我们知道，热性食物是冬季的首选，凉性食物是夏季的首选，可是这并不代表我们所有的习惯都限于此。

冬天可适当"吃凉"

对于那些肠胃健康的人来说，冬天适当地喝些凉白开水，吃一些凉性食物，也是有益于身体的。

大多时候，冬天天冷人们喜欢吃热量高的油腻食物，再加上平时户外运动较少，此时极易发胖，尤其是胸、腹部和臀部。此时，如果我们能适当吃一些凉性食物，如白萝卜、莲子、黄瓜、冬瓜、香蕉等，这样不仅有利于减肥，还可以提高对寒冷的抵御能力。

除了适当吃一些凉性食物外，我们每天还要养成吃点凉拌菜的习惯，以"应对"体内摄入的高热量、高油脂食物。此外，俄罗斯学者研究证实，喝凉开水对人体大有好处，冬季若每天都喝点凉开水，有预防感冒和咽喉炎的作用。

需要注意的是，凉性食物并不适用于所有的人。脾胃虚寒者不宜进食寒性食品和凉性补药，此时需要吃一些热性食物。同时，应注意进补不要过量，热量摄入太多会聚在体内，导致阳气外泄，对人体阴阳平衡造成破坏。

夏天"吃凉"讲技巧

夏天到了，人们会吃一些凉性退火的食物来消消火。如西瓜、椰子、香瓜、哈密瓜、甘蔗等都有清凉退火的作用。当然，这些退火的凉性食品，需要适量摄取。对于本身属于虚寒体质的人来说，退火的东西不宜吃太多。

需要注意的是，在夏日里冷饮不是随便吃的。其实夏季吃冷饮并不能真正达到解热的作用。吃冷饮常会伴随其他甜食，吃后体内代谢比吃前高，即所谓的"摄食产热效应"。吃冷饮虽会感觉一时凉快，但实际身体需要动员更大能量来复原，反而更容易上火。

粗细阴阳平衡：粗粮为主，细粮为辅

人体健康一方面要不断吸收有益的养料，另一方面要不断地消除有害的废料，吐故纳新，生生不息。而排出废料，使胃肠"清洁"起来，就不得不求助于"粗食品"，也就是"多渣食品"。

"粗食品"能排出废料，使胃肠道"清洁"起来，因为它其中的粗成分叫膳食纤维，包括纤维素、半纤维素、果胶等。由于人体的消化道内没有消化膳食纤维的酶，所以对人体来说，是没有直接营养价值的。但是膳食纤维具有刺激胃肠蠕动、吸纳毒素、

吃错会生病 吃对不吃药

清洁肠道、预防疾病等多种功能，是其他营养素所无法替代的。如果长期偏食精细食品，会导致胃纳小、胃动力不足、消化力弱，对儿童影响更大。所以出于健康的考虑，要采取粗细搭配，尽可能多吃一些富含膳食纤维的食品，如糙米、标准粉以及纤维蔬菜（胡萝卜、扁豆、韭菜）等。当然，同一切营养素一样，食物纤维摄入量也不应过多，否则会影响矿物质的吸收。

生熟阴阳平衡：生熟互补才合理

熟食使食物的消化利用率大大提高。作为主食的淀粉类食品，如米、面等，由于生淀粉外壳不易消化，煮熟后淀粉破裂而成糊状物，就容易被淀粉酶消化。如鸡蛋必须熟食，因为生蛋清含有抗生物素蛋白和抗胰蛋白酶，抗生物素蛋白能与生物素在肠内结合，形成难为人体消化、吸收的化合物，导致生物素缺乏，产生食欲不振、全身乏力、毛发脱落等症状；抗胰蛋白酶能降低胰蛋白的活性，妨碍蛋白质消化。鸡蛋煮熟后，上述两种有害物质因受热而被破坏，就没有坏作用了。

在一些豆类蔬菜中如菜豆、毛豆、蚕豆等以及土豆块茎中，都含有可使血液红细胞凝集的有毒蛋白质，叫作凝集素，这种有毒蛋白质在烧熟煮透后即钝化失活，毒性消失，所以不可生食，一定要煮熟烧透，方可食用，否则会引起中毒，严重时可致死。

另外，每天生吃一些蔬菜瓜果，会摄取对人体有调节功能的活性物质。因为不少活性物质遇到较高温度（60℃以上）就会失去活性，丧失调节功能。一些食物必须煮熟才能被机体消化吸收，而另一些食物煮熟则失去很多营养素。因此，能生吃的食物要尽量生吃，以保持食物的维生素等营养素的活性。

荤素阴阳平衡：有荤有素，不偏不倚

荤是指含有大量蛋白质、脂肪的动物性食物，常使血液呈酸性。素是指各种蔬菜、瓜果，属碱性食物。二者要科学搭配，才可以让人既饱口福，又不至于因吃动物性食物过多而增加血液和心脏的负担。荤食和素食在营养结构上的互补性具有重要意义。人体血液的 pH 值要保持在 7.4 左右，必须荤素搭配才能使酸碱度保持平衡。荤食多了，血管脂肪沉积、变硬变脆，易患高血压、心脏病、脂肪肝；素食则可清除胆固醇在血管壁的沉积。但单纯吃素者，其蛋白质、磷脂、无机盐等不足，不能很好地满足肝细胞的修复和维护健康所需。而荤食的最大特点是含有人体的必需氨基酸和优质蛋白质；而素食中的植物蛋白质除大豆及豆制品外，其他所含必需氨基酸都不完全，蛋白质质量亦较差。此外，动物性食物比植物性食物富含钙、磷，容易被人体吸收，鱼、肝、蛋类含有素食中缺少的维生素 A 和维生素 D；而素食中的维生素 C 和胡萝卜素则是荤食中常缺乏的，素食中粗纤维素很丰富，可促进肠蠕动。因此，只吃荤食则很容易造成习惯性便秘。

荤食中有糖原（动物淀粉），没有淀粉、纤维素、果胶；而素食中则有单糖、双糖、多糖及膳食纤维等。荤食中几乎没有维生素 C；素食中没有维生素 A，只有维生素 A 原（即胡萝卜素）。除豆腐乳外，素菜中没有维生素 B_{12}，荤菜特别是肝脏中含有丰富的维生素 B_{12}。肉类可以提供丰富的蛋白质与脂肪，而蔬菜、水果则是多种维生素、矿物质及膳食纤维的来源，二者缺一不可。

第三章

增阳则昌，减阴命长——食物是提升阳气最好的大药

阳气像太阳，维持生命要用它

世间万物都离不开阳光的照耀，我们人体也是一样。在人体这个设计精密的小宇宙里，同样需要阳气的温煦才能够充满鲜活的生命力。

中医学中有这样的说法："气聚则生，气壮则康，气衰则弱，气散则亡。"这里的"气"就是指人体的阳气，也称为"正气""元气"，即"真元之气"。我们知道，人体阳气充足免疫力就强，就能战胜疾病；如果人体阳气不足或虚弱，就不能产生足够的抗体或免疫力去战胜疾病；而正气耗尽，人就会死亡。那么，我们身体的阳气究竟从何而来呢？《黄帝内经》中说："真气者，所受于天，与谷气并而充身者也。"也就是说，阳气是由父母之精所化生，由后天水谷精气和自然清气结合而成。

父母之精气是先天之本，阳气的强弱首先由先天之本所决定。也就是说父母身体都很好，孩子将来身体也会比较好，免疫力也比较强，不容易得病。在生活中，我们常常会看到一些同胞姊妹，有的健康强壮，有的体弱多病。兄弟姐妹之间有一套相近的遗传基因，在先天条件上应该差距不大，但有一个因素往往被大家所忽略，那就是孕期有无其他因素的干扰。比如受孕的时间，孕妇

孕期有无饮酒过量、服药等情况，孕期心情，孕妇营养状况等等。所以说，母强则子壮，如果打算生孩子，一定要先把夫妻双方的身体都调养好，给孩子一个比较充足的阳气，要知道怀胎十月可是会影响孩子一生的。

《黄帝内经》中也说道："阳气者，若天与日，失其所则折寿而不彰。"明代著名医学家张景岳注曰："生杀之道，阴阳而已。阳来则物生，阳去则物死。"也就是说，人的生命系于"阳气"，只有固护阳气，才能百病不生，人们才能拥有鲜活的生命力。而我们养生的重点就在于养护身体内的阳气。

人体内的阳气在中医里又叫"卫阳"或"卫气"，这里的"卫"就是保卫的意思，阳气是人体的卫士，它能够抵制外邪，保卫人体的安全。人生活在天地之间，"六淫邪气"即大自然中的风、寒、暑、湿、燥、火，时时都在威胁着我们的健康，但是为什么有的人就很容易生病呢？像是现在的流感，有的人总是在"赶流行"，有的人却安然无恙，区别就在于他们体内的阳气充足与否。总是生病的人体内阳气不足，病邪很容易侵入人体，而体内阳气充足的人能够抵挡外邪的入侵。所以，那些身患各种疑难杂病、重病或慢性病的人，基本上都是卫阳不固、腠理不密的，以致外来的各种邪气陆续占领人体并日积月累而成。

导致疾病的原因除去自然界的"六淫邪气"，还有人体内部的七情，即喜、怒、忧、思、悲、恐、惊这七种情绪。传统中医认为：大喜伤心，大怒伤肝，忧思伤脾，大悲伤肺，惊恐伤肾，也就是说情绪波动过大就会伤害五脏，导致病变。而人的情绪就是在阳气不足的情况下起伏最大，阳气充足的人通常比较乐观、通达，阳气不足的人则容易悲观绝望。所以，养好阳气，人的情绪也会慢慢好起来，整个人充满了精神与活力，由于七情过度而导致的病也就离我们远去了。

总之，阳气就像天上的太阳一样，给大自然以光明和温暖，失去阳气，万物便不能生存，而如果人体没有阳气，体内就失去了新陈代谢的活力，不能供给能量和热量，生命就要停止。

脾胃运转情况，决定阳气是否充足

李时珍在《本草纲目》中有"土为元气之母，母气既和，津液相成，神乃自生，久视耐老""土者万物之母，母得其养，则水火相济，木金交合，百诸邪自去，百病不生矣。"他认为，脾胃与人的阳气有着密切的关系，人体内的阳气因脾胃而滋生，脾胃的功能正常运转，人体内的阳气才能生长并充实。而人吃五谷杂粮、果蔬蛋禽，都要进入胃中，人体内的各个器官摄取营养，都要从胃而得来。

李时珍曾经说过："脾者黄官，所以交媾水火，会合木金者也"。他认为，人体气机上下升降运动正常，有赖于脾胃功能的协调。脾胃如果正常运转，则心肾相交，肺肝调和，阴阳平衡；而如果脾胃一旦受损，功能失常，就会内伤阳气，严重的还会因此而影响全身而患病。因此，人是否懂得养生，还要重视养脾胃，那么吃什么才能养脾胃呢？李时珍在《本草纲目》中提到枣、莲子、南瓜、茼蒿、红薯等都有养脾胃的功效。

另外，下面四大保养脾胃的要诀要记牢："动为纲，素为常，酒少量，莫愁肠。"

动为纲

指适当的运动可促进消化，增进食欲，使气血生化之源充足，精、气、神旺盛，脏腑功能不衰。因此，人们要根据各自的实际情况选择合适的运动方式和运动量。散步是一种和缓自然的体育活动，可快可慢，可使精神得到休息，使肌肉放松，气血调顺，帮助脾胃运化，借以祛病防衰。

素为常

素食主要指包含植物蛋白、植物油及维生素的食物，如面粉、大米、五谷杂粮、豆类及其制品、蔬菜、瓜果等。日常饮食应以淡食为主，以便清理肠胃。进食温凉适当，不要过热也不可过凉，因为热伤黏膜、寒伤脾胃，均可导致运化失调。少食质硬、质黏、煎炸、油腻、辛辣性食品。

酒少量

不要嗜酒无度，以免损伤脾胃。少量饮酒能刺激胃肠蠕动，以利消化，亦可畅通血脉、振奋精神、消除疲劳、除风散寒，但过量饮酒，脾胃必受其害，轻则腹胀不消，不思饮食，重则呕吐不止。

莫愁肠

指人的精神状况、情绪变化对脾胃亦有一定影响。中医认为：思可伤脾。意指思虑过度，易伤脾胃。脾胃功能失衡，会引起消化、吸收和运化的障碍，因而食不甘味，甚至不思饮食。久之气血生化不足，使神疲乏力、心悸气短、健忘失眠、形体消瘦，导致神经衰弱、胃肠神经官能症、溃疡病等。所以，必须注意性格、情操及道德的修养，做到心胸豁达，待人和善，遇事不要斤斤计较，更不要对身外之物多费心思。尽量避免不良情绪的刺激和干扰，经常保持稳定的心境和乐观的心态，这也是保养脾胃、祛病延年的妙方。

津为阳，液为阴，阻止外邪入侵

中医认为，津属阳，主表；液属阴，亦称阴液。津液与血、汗、小便、泪、涕、唾等都有密切关系。津液在经脉（经络、脉管）内，即为血液，故有"津血同源"之说。津液可转变为汗，可转变为小便，也可转变为唾液或泪液，如悲伤时号啕大哭之后，便会感觉口干舌燥，此时就是津液已经大伤。

当人体津液不足时，就会出现口干口渴、咽喉干燥等症状，这些现象都是由于伤了津液所出现的现象。即使不在炎热的夏季，出汗过多，也很容易出现上述症状。这时，可以用玄麦秸甘汤（玄参、麦冬、桔梗、炙甘草各等量）沏水代茶饮用，可清热生津。

如果体内的津液亏耗过多，就会致使气血两损；气血亏损，同样也可致使津液不足。津液的增多与减少，能直接影响体内的阴阳平衡，疾病也会由此而生。如发高烧的病人会出汗过多及胃肠疾患者大吐大泻太过，都会因损伤津液而导致气血亏损。所以中医自古就有"保津即保血，养血即可生津"的养生说。

津液源于饮食水谷，并通过脾、胃、小肠、大肠等消化吸收饮食水谷中的水分和营养而生成，张仲景就在《伤寒论》中提出"保胃气，存津液"的养生原则，传统养生中还有"漱津咽唾"的方法。在一部养生名著中就提到"津液频生在舌端，寻常漱咽下丹田。于中畅美无凝滞，百日功灵可驻颜"就是说每天坚持吞唾液，百日后就可使人容颜润泽。

下面我们具体说一下四季的津液养生之道：

春季属阳，天气干燥，应常吞口中津液，并保证水分的足量摄入。

夏季天气炎热，出汗多，很容易造成津液损耗过多，应适当多吃酸味食物，如番茄、柠檬、草莓、乌梅、葡萄、山楂、菠萝、杧果、猕猴桃之类，它们的酸味能敛汗止泻祛湿，可预防流汗过多而耗气伤阴，又能生津解渴，健胃消食。若在菜肴中加点醋，醋酸还可杀菌消毒，防止胃肠道疾病发生。

秋季气候处于"阳消阴长"的过渡阶段。秋分之后，雨水渐少，秋燥便成为主要气候。此季容易耗损津液，发生口干舌燥、咽喉疼痛、肺热咳嗽等。因此，秋日宜吃清热生津、养阴润肺的食物，如泥鳅、芝麻、核桃、百合、糯米、蜂蜜、牛奶、花生、鲜山药、梨、红枣、莲子等清补柔润之品。

另外，中医医书记载，"盖晨起食粥，推陈出新，利膈养胃，生津液，令人一日清爽，所补不小。"因此，建议秋季早餐根据自身实际选择不同的粥食用，如百合红枣糯米粥滋阴养胃，扁豆粥健脾和中，生姜粥御寒止呕，胡桃粥润肺防燥，菊花粥明目养神，山楂粥化痰消食，山药粥健脾固肠，甘菊枸杞粥滋补肝肾。

冬季天气寒冷，属阴，应以固护阴精为本，宜少泄津液。故冬"去寒就温"，预防寒冷侵袭是必要的。但不可暴暖，尤忌厚衣重裘，向火醉酒，烘烤腹背，暴暖大汗，这样反而会损耗津液伤身。

植物的种子最能补肾壮阳

在《摄生众妙方》中有一服名为"五子衍宗丸"的古方，该方由枸杞子、菟丝子、五味子、覆盆子、车前子五种植物的种子组成，现在一般的药店都能买到中成药。这种药最早用于治疗男性肾虚精少、阳痿早泄、遗精、精冷，后来扩展到治尿频、遗尿、夜尿多、流口水，乃至妇女白带多，并且对于某些因肾虚引起的不孕不育也非常有效。究其治病原理，其实就是补充肾气，增强人体内的阳气。

为什么植物的种子具有壮阳补肾的功效？据有关专家分析，对于植物来说，种子是为一个即将萌发的生命贮备能量，是植物中能量最集中的一部分，因此用种子药物治疗肾气不足的确是有道理的。

可以说，植物种子能够壮阳，这一理念的确立，对于现代人健康长寿具有重大意义，尤其是对于一些素食主义者，就可以通过多吃种子类的各种干果，比如花生、榛子、核桃，来补充自己的肾气，激发生命的活力。

除此之外，植物种子壮阳的理念对于脑力工作者也具有重要意义。在中医理论中，脑与肾是相通的，故有"补肾就是补脑"的说法。并且，大脑工作时消耗的能量非常大，直接消耗肾里的元气，从而极易引起肾气不足。这时候，如果每天在早餐中加点坚果，或者每天吃一两个核桃、六七个杏仁，就可以收到极佳的补肾效果，进而改善脑功能乃至延缓衰老。

吃错会生病 吃对不吃药

另外，韭菜子的壮阳功效也不容忽视。韭菜子味辛、甘，性温，归肝、肾经，能够补益肝肾，壮阳固精，适用于肝肾不足、肾阳虚衰、肾气不固引起的阳痿遗精、腰膝冷痛、小便频数、遗尿、白带过多等症。

韭菜子可以单独服用，也可以研末蜜丸服，每次 5 ~ 10 克为宜。但要注意，阴虚火旺者忌服。另外，再向大家推荐一种以韭菜子为主的药膳——韭菜子粥。

材料：韭菜子 10 克，粳米 50 克，盐少许。

做法：将韭菜子用文火烧熟，与粳米、细盐少许，同放砂锅内加水 500 毫升，米开粥熟即可。每日温服 2 次。

功效：此方有补肾壮阳、固精止遗、健脾暖胃功效。

走出误区：补肾并不等于壮阳

中医认为"肾为身之阳"，于是有的人可能就会认为：肾虚就会性功能不好，吃了补肾药就能补肾壮阳。在现实生活中，持有这种观点的人不在少数。事实上，壮阳并没有这么简单，下面我们就为大家解释一下。

在中医理论中，肾不仅仅是一个有形的脏器，而是肾脏及与其相关的一系列功能活动的总称，如人的精神、骨骼、头发、牙齿等的病理变化都可能与肾有密切关系，其范围较西医要广。

肾的精气从作用来说可分为肾阴、肾阳两方面，肾阴与肾阳相互依存、相互制约，维持人体的动态平衡。当这一平衡遭到破坏后，就会出现肾阴、肾阳偏衰或偏盛的病理变化。

在临床上，肾阴虚比阳虚更为常见，因此，补肾就是壮阳的观念存在一定的误区。肾阳虚的表现是面色苍白或黧黑、腰膝酸冷、四肢发凉、精神疲倦、浑身乏力、阳痿早泄、便不成形或尿频、清长、夜尿多、舌淡苔白、五更泻等；而肾阴虚的表现是面色发红、腰膝酸软而痛、眩晕耳鸣、齿松发脱、遗精、早泄、失眠健忘、口咽干燥、烦躁、动则汗出、午后颧红、形体消瘦、小便黄少，舌红少苔或无苔。在治疗和自我调养保健时必须对症进行，才能起到应有的效果。

引起肾虚的原因很多，但常见原因还是房事过频、遗泄无度所致。房事的频度因人而异。一般来说，以房事后第二天身体不发累、心情舒畅为合适。从年龄上看，青年夫妇每周2～3次，中年夫妇1～2次为宜。因此，日常护肾必须注意性生活要适度，不勉强，不放纵。

在饮食方面，感到无力疲乏时可以多吃含铁、蛋白质的食物，如木耳、大枣、乌鸡等；消化不良者可以多喝酸奶，吃山楂。有补肾作用的食品很多，其中最简单可行、经济实惠的是羊背骨汤。

经常进行腰部活动也能起到护肾强肾的作用。此外，充足的睡眠也是恢复精气神的重要保障，工作再紧张，家里的烦心事再多也要按时休息。

人体阳气不足，不可盲目补气

阳气是人生命的本源，阳气充盛，才能防病健身，延年长生。而一个人一旦阳气不足了，就会出现各种各样的疾病。《黄帝内经》中说："故邪之所在，皆为不足。故上气不足，脑为之不满，耳为之苦鸣，头为之苦倾，目为之眩。中气不足，溲便为之变，肠为之苦鸣。下气不足，则乃为痿厥心悗。"

现代人不健康的生活方式，如生活节奏快、竞争激烈、心理压力大、熬夜等，以及环境污染严重等因素都是导致气不足的罪魁祸首。人体正气虚衰，卫外不固，免疫功能低下，抗邪无力，可导致多种疾病的发生。比如说，人体感受风寒之邪，抗病无力，免疫功能调节低下，就容易引起感冒、肺炎、病毒性肝炎、乙型脑炎等传染性疾病。而机体免疫缺陷更可引起癌肿、艾滋病等各种免疫缺陷性疾病。

当人体出现气不足的症状后，除了调整生活方式外，就是要补气，以使正气充足旺盛。补气的方法有很多，食补、药补、运动、

吃错会生病 吃对不吃药

调情志等都可以起到补气的作用。但是，在这里要提醒大家的是，当你气不足的时候，千万不能盲目补气，否则不但不会达到补气的目的，还会影响身体健康。因为这里还牵扯到了血的问题。

血具有营养和滋润全身的作用，血又是神经活动的物质基础。中医还认为"气为血之帅，血为气之母"。所以，如果你出现气不足的症状，很有可能是血不足造成的。血虚无以载气，气则无所归，故临床常见气血两虚的病症。如果真是因为血不足，那就需要先补血，否则就成了干烧器皿，把内脏烧坏；如果是因为瘀滞不通，就可以增加气血，血气同补。这样才能达到补气的作用。

气血双补需以食用补血、补气的食物、药物慢慢调养，切不可操之过急。常用的食物有猪肉、猪肚、牛肉、鸡肉等，常与之相配伍的中药有党参、黄芪、当归、熟地等。药物调理需在中医指导下服用。

骨气即阳气，栗子鹌鹑汤养骨气，享天年

在日常生活中，"骨气"这个词极为常见，但很少有人将其与养生长寿联系起来。在一般人看来，所谓"骨气"，其实就是我们平常所说的"正气"，指一种刚强不屈的人格。我们平常说一个人有骨气，骨头硬，就是指这个人不屈服，敢于站出来维护自己的主张。但是，你有没有想过，为什么有些人有骨气，有的人则没有？为什么古人把这种行为称为"有骨气"，而不是别的什么？骨气和人的健康长寿究竟有没有关系？

在中医理论中，"气"是构成人体，维持延续各种生命活动的基本物质，它来源于摄入的食物养分以及吸入的清气，其作用是维持身体各种生理功能。所以，血有血气，肾有肾气，那么骨自然也就有骨气。正是由于骨气的存在，才促使骨骼完成生血与防护的功能，人死后，虽然骨骼还在，但骨气已经没了。同样的道理，许多老年人正是因为骨气减弱了，才会很容易受伤。因此，我们也可以说，养骨实际上是在养骨气。我们在影视剧中，经常

看到有些武林高手，虽然年纪已经很大，依然身体硬朗、声如洪钟，这就说明他们的骨气保养得很好。

由此可知，养骨对于一个人的健康是至关重要的，下面推荐一款养骨食谱：栗子鹌鹑汤。

栗子补脾健胃、补肾强筋；大枣健脾益气生津；鹌鹑补中益气。三者合炖，可用于腰椎间盘突出症或手术后身体虚弱、虚劳羸瘦、气短倦怠、食欲缺乏、便溏之症，补益之效甚佳。

具体做法：先准备好栗子5枚60～70克，大枣2枚，鹌鹑1只80～100克。将鹌鹑扭颈宰杀去毛（不放血），去除心、肝以外的内脏，洗净放入锅中；栗子洗净打碎，大枣去核，与适当调味品同放入锅内，倒入清水250毫升；用旺火煮沸15分钟后，改用文火炖90分钟；炖至鹌鹑熟烂即可，饮汤吃肉。

同时养骨还应该从我们的生活细节做起。俗话说"久立伤骨"，一个姿势站立久了，要寻找机会活动活动，或者找个地方坐下来休息一会儿，尤其是长期从事站立工作的人，如纺织女工、售货员、理发师等，更要注意身体调节，否则每天都要站立数小时，下班后筋疲力尽、腰酸腿痛，容易发生驼背、腰肌劳损、下肢静脉曲张等。这里，我们给大家一些建议：

首先，根据条件和可能，调节工作时间，或与其他体位的工作穿插进行，比如站立2小时，其他体位工作2小时，也可以工作2小时后休息几分钟。不能离开站立工作岗位时，可用左右两只脚轮换承受身体重心的办法进行休息，或者每隔半小时至1小时，活动一下颈、背、腰等部位，至少要让这些部位的肌肉做绷紧—放松—绷紧的动作，每次几分钟。

其次，长期站立工作应穿矮跟或中跟鞋，以便使全脚掌平均受力，减轻疲劳。平跟鞋脚掌用不上劲，高跟鞋腿部用力过大，都会很快引起疲劳不适。

最后，长期站立工作时应做工间操，方法如下：原地踏步3分钟，提起双足跟，放下，再提起，或者左右足跟轮流提起，放下，每次 3 分钟。提起脚尖，让脚跟着地，双脚轮流进行，每次3 分钟。轮流屈伸膝关节，也可同时屈膝下蹲，双上臂向前抬平，然后复原，每次 3 分钟左右。

日出而作，日落而息——跟着太阳养阳气

世间万物都离不开太阳，失去了太阳一切生物就失去了生命力，人也一样。明代著名医学家张景岳有云："生杀之道，阴阳而已。阳来则物生，阳去则物死。"也就是说，人的生命系于"阳气"，只有固护阳气，才能百病不生，人们才能拥有鲜活的生命力。而我们养生的重点就在于养护身体内的阳气。

那么阳气要如何养呢？其实，天地之间最大的阳气就是太阳，太阳的变化直接影响着人体阳气的变化。长期待在写字楼里的人总是感觉仄仄的，没有生气，如果能每天抽时间晒晒太阳，就会觉得整个人都精神很多，这是太阳给我们的力量。所以我们说：人只有跟着太阳走，才能找到内在的力量。

但是，现在跟着太阳走的人非常少了。古人"日出而作，日落而息"是跟着太阳走的，但是现代人很难做到，每天要起很早去上班，春夏秋冬都是一个点，晚上太阳早下山了，还得加班加点地工作，一天都见不到太阳的脸；古人"锄禾日当午"，夏天在太阳底下干活，虽然汗流浃背但是身体阳气充足，不会得这样那样的怪病，但是现代人却坐在空调屋里吃着冰西瓜，偶尔出门也要涂防晒霜、撑遮阳伞，恐怕被太阳晒到，身体里的阳气根本生发不起来。太阳是最好的养阳药，我们却利用不起来，这真是一种极大的损失与浪费。

为了养好阳气，我们建议大家可以经常抽出时间晒晒太阳，特别是在寒冷的冬季，晒太阳就是一种最好的养阳方式。阳光不仅养形，而且养神。养形，就是养骨头。用西医的说法就是：多晒太阳，可以促进骨骼中钙质的吸收。所以，多晒太阳就是老年人养骨的最好方式。对于养神来说，常处于黑暗中的人看事情容

易倾向于负面消极，处于光亮中的人看事情正面积极，晒太阳有助于修炼宽广的心胸。

另外，晒太阳的时间不要太长，半小时左右就行，什么时候的太阳感觉最舒服就什么时候去晒。晒太阳时一定不要戴帽子，让阳光可以直射头顶的百会穴，阳气才能更好地进入体内。

常练静功，控制人体阳气消耗

阳气是生命活动的原动力，人们日常生活中的一切活动都会消耗阳气。如体力劳动，我们知道适当的体力劳动可以促进身体健康，但是过度的体力消耗就会伤阳气而影响健康；如思维活动，适当的思维活动可以有利于大脑的开发，但是如果一天24小时不停地在进行思维活动，或者思索一些妄心杂念，就会消耗你体内的阳气，得不偿失；如性生活，过度纵欲是最损耗人的精气的。

总之，不论体力活动或脑力活动，都要把握好度，否则就会消耗你为数不多的阳气。而常练静功是控制阳气消耗最有效的方法。从古至今，人们练习的静功有很多，其功用无非是使形体和思维都安静下来，减少体力活动，排除杂念，以保护体内的阳气。我们从中选取了最著名的两种静功法，以供大家参考。

听息法

这种静功来源于庄子的著作，所以又名"庄子听息法"。所谓听息法，就是听自己呼吸之气。初下手时，只用耳根，不用意识，不是以这个念头代替那个念头，更不是专心死守鼻窍或肺窍（两乳间的膻中穴），也不是听鼻中有什么声音，而只要自己觉得一呼一吸的下落，勿让它瞒过，就算对了。至于呼吸的快慢、粗细、深浅等，皆任其自然变化，不用意识去支配它。这样听息听到后来，神气合一，杂念全无，连呼吸也忘了，渐渐地入于睡乡，这才是神经得到静养和神经衰弱恢复到健康过程中最有效的时候。这时就要乘这个机会熟睡一番，切不可勉强提起精神和睡意相抵抗，这对病和健康有损无益。

睡醒之后，可以从头再做听息法，则又可安然入睡。如果是在白天睡了几次，不想再睡了，则不妨起来到外面稍微活动，或到树木多、空气新鲜的地方站着做几分钟吐纳（深呼吸），也可做柔软体操或打太极拳，但要适可而止，勿使身体过劳。然后，回到房内或坐或卧，仍旧做听息的工夫，还可能入于熟睡的境界。即使有时听息一时不能入睡，只要坚持听息就对全身和神经有益处。

胎息法

胎息，是指仿效胎儿的呼吸。胎息法是通过呼吸锻炼和意念控制来增强和蓄积体内阳气，从而达到修养心身、强健祛病目的的一种静功法。古人认为，胎儿通过脐带而禀受母气，以供其生长发育之需；母气在胎儿体内循环弥散，从脐带出入而起到吐故纳新作用，构成了胎儿的特殊呼吸代谢方式，即为"胎息"，也称之为"内呼吸"，以与出生后口鼻之"外呼吸"方式相对。脐部作为胎息的枢纽，遂有"命蒂""祖窍"之称。由于胎儿出生之后，脐带剪断，"胎之一息，无复再守"，外呼吸替代内呼吸，从而形成了"虽有呼吸往来，不得与元始祖气相通"的格局。

胎息法并非一朝一夕之功就能练成的。初学行气，必须从浅开始，并且要持之以恒，才能最终练到胎息的境界。初学行气的具体方法是：以鼻吸气入内，能吸多少就吸多少，然后闭气，心中默数从一到一百二十，然后将气从口中缓缓呼出，这样鼻吸气→闭气→口呼气→鼻吸气，反复不已，并逐渐延长闭气的时间，心中默数的数目逐渐增大，最终可默数到上千，即可出现养生的效果。当然这种行气方法的一个重要诀窍是吸气多，呼气少，呼吸时极其轻微，不能使自己听见一点呼吸的声音，有一个方法可以检验呼吸是否合乎标准，即用一根鸿毛放在口鼻前，吐气时鸿毛不动，说明呼吸轻微，合乎要求。这种呼吸方法也就是现在气功锻炼中的基本呼吸方法。这样经过长期坚持不懈的练习，就能逐渐达到胎息状态。

对于很多人来说，刚开始练习静功时，最不容易做到的就是排除杂念。这时候就需要你进一步坚持下来，久而久之，杂念自然会减少，心平气和，呼吸均匀，情绪稳定，自然舒适。收功后就会感觉到一种美感，好像刚刚沐浴过后一样，心情畅快，充满了活力。

生命阳气勃发，重在养护脊椎与骨盆

从中医角度讲，阳气是推动整个人体运转的动力。阳气的活力很强，不停地运动着，推动血液、津液的生成与运行，推动脏腑组织的各种生理活动。而老年人体内的气血往往开始不够用了，就像汽车快没油了、机器的燃料即将耗尽一样。虽然凭着残余的一点点动力还可以应付日常所需，但它已经带不动你跑步了。这也是为什么老年人总感到心有余而力不足。

《黄帝内经》有言："阳气者，若天与日，失其所，则折寿而不彰"，意思是阳气就好像天上的太阳一样，给大自然以光明和温暖，如果失去了它，万物便不得生存。对人而言，肾就是一身之阳，像人体内的一团火，温暖、照耀着全身，使器官有足够的能量来运转。所以，人只有保住肾，才能永远健康，永远充满活力。

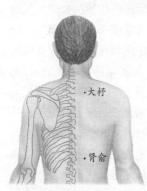

大杼穴、肾俞穴

中医认为，肾藏精，精生髓，髓养骨，髓藏于骨骼之中，故肾精充足，才能使骨髓充盈及促进血的生化。而骨骼获得充足的骨髓营养，才能强壮坚固。所以说，肾精具有促进骨骼生长、发育、修复的作用，即肾主骨。那么，养骨与养肾也必须相辅相成，脊椎和骨盆健康，才能保证造血、造髓功能良好，从而使肾得到滋养。

吃错会生病 吃对不吃药

有资料显示，艾灸法不仅可以补肾益精，而且能强骨固齿。具体方法就是：每晚临睡时，端坐凳上，将艾条点燃后，在下肢的绝骨、涌泉穴上悬灸，每穴 2 ~ 3 分钟，至局部红晕，再请家人帮助，施灸肾俞、大杼穴，每穴 2 ~ 3 分钟，至局部出现红晕即可。

除此之外，我们还可以通过以下两种腰部按摩的方法，让肾气旺起来。

两手掌对搓至手心热后，分别放至腰部，手掌向皮肤，上下按摩腰部，至有热感为止。可早晚各进行一遍，每遍约 200 次，具有补肾纳气之功效。

两手握拳，手臂往后用两拇指的掌关节突出部位，自然按摩腰眼，向内做环形旋转按摩，逐渐用力，以至酸胀感为好，持续按摩 10 分钟左右，早、中、晚各一次，能有效防治中老年人因肾亏所致的慢肌劳损、腰酸背痛等症。

梳发升阳，百脉顺畅——梳头也是养生术

自古以来，历代养生学家推崇梳头这一保健方法。北宋大文豪苏东坡以梳头作为健身妙方，他常是"梳头百余下，散发卧，熟寝至天明"。在《酒醒步月理发面寝》诗中说："千梳冷快肌骨醒，风露气人霜莲根。"享年 86 岁高龄的南宋诗坛寿星陆游，以梳理头发作为养生之道，到了晚年，他那稀落的白发中竟长出许多黑发来。他高兴得顿生灵感，吟道："客稀门每闭，意闷发重梳"；"破裘寒旋补，残发短犹梳"；"醒来忽觉天窗白，短发萧萧起自梳"。唐代医家孙思邈善于养生，正因他坚持"发宜常梳"，荣登百余岁寿域。清慈禧太后每天起床后第一件事是让太监为她边梳发边按摩，使她到了花甲之年仍满头秀发，老而不衰。

中医认为，头为一身之主宰，诸阳所会，百脉相通。发为血之余，肾之华。人体十二经脉和奇经八脉都汇聚于头部，有百会、四神聪、上星、通天、眉冲、太阳、率谷、印堂、玉枕、风池、哑门、翳明等近 50 个穴位；躯干四肢在头皮上的穴位分布呈"大

字形"的形态规律。梳头时按摩这些穴位，加强头皮经络系统与全身各器官部位之间的沟通，促使诸阳上升，百脉调顺，阴阳和谐，具有疏通经络，运行气血，清心醒目，开窍宁神，平肝息风的功效。《诸病源候论·寄生方》说："栉头理发，欲得过多，通流血脉，散风湿，数易栉，更番用之。"可见，经常梳理头发具有升发阳气、通畅百脉、祛病强身的作用。

实行梳头养生法，宜用牛角、桃木或铁制的梳子。梳理的方法应从前额开始向后梳，梳时要紧贴头皮部位，以用力大小适中，动作缓慢柔和为宜。一般应在两分钟内大约梳 100 次为一回，每日早晨起床后应坚持梳 2 ~ 5 回，下午亦可再梳一次。当头皮有热胀、麻木的感觉时，说明已经达到预期目的。梳头 5 ~ 7 天后，洗头一次，坚持 2 ~ 3 个月即可出现明显的治疗效果：头皮瘙痒减轻，头屑减少，头发不再脱落，白发转黑，失眠症状相应改善，并有头脑清醒，耳聪目明之感。

强肾壮阳，国医有绝活

中医理论认为，肾气充足，性功能旺盛，阳气就盛大，就可以有效地保持身心健康。然而，强肾保健并不像我们平常所认为的那样，吃点大补的药就可以了。正如《黄帝内经》中所说"肾恶燥"，有时候反而越补越虚。

其实，中医关于养肾的方法有很多种，除药物之外，还有饮食、推拿按摩、针灸、气功等，都能够达到强肾壮阳的目的。下面介绍一些简单易行、效果显著的养肾功法，在此摘录几则，以供参考：

叩齿咽津翕周法

本法包含两点：第一，每日早晨起床后叩齿 100 次，然后舌舔上腭及舌下、齿龈，含津液满口之后再咽下，意送至丹田，此为叩齿咽津。第二，收缩肛门，吸气时将肛门收紧，呼气时放松，一收一松为一次，连续做 50 次，此即禽周。本法有滋阴降火，固齿益精，补肾壮腰的作用，能防治性功能衰退。

双掌摩腰法

取坐位，两手掌贴于肾俞穴，中指正对命门穴，意守命门，双掌从上向下摩擦 40 ~ 100 次，使局部有温热感。本法有温肾摄精之效，对男子遗精、阳痿、早泄，女子虚寒带下，月经不调等，均有很好的防治作用。

疏通任督法

取半仰卧位。点神阙：一手扶小腹，另一手中指点按在神阙穴上，默数 60 个数，然后换手再做一次。搓尾闾：一只手扶小腹，另一手搓尾闾 30 ~ 50 次，然后换手再重做 30 ~ 50 次。揉会

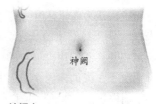

神阙

神阙穴

阴：一只手或双手重叠扶在阴部，手指按在会阴穴上，正反方向各揉按 30 ~ 50 次。揉小腹：双手重叠，在小腹部正反方向各揉按 30 ~ 50 圈。此功法温运任脉，疏通任督，培补元气，燮理阴阳。本法久练可以疏通经络、滋阴补肾，调节任督冲带等脉功能，对前列腺炎、泌尿结石、子宫疾患有良好的防治功效。

上述各法，既可单项做，也可综合做。只要认真坚持这些保健功法的锻炼，就能使肾气旺瞒，阴阳协调，精力充沛，从而起到防治疾病、延缓衰老的作用。

第四章

寒湿为阴，内热为阳——阴平阳秘靠饮食

阴阳不平衡，阴弱于阳，就会内热

中医认为人体是由阴阳二气构成的，只有阴阳二气达到平衡，人才会处于最健康的状态。百病之源都在于阴阳二气的不平衡，所谓内热，我们用个形象的比喻：阴气代表水，阳气代表火，正常情况下，人的体内水与火的比例是相等的，这时候人就是健康的，而内热就是水比火少了。

火多、水没少，就是实热；水少了、火没多，就是虚热。

实热就是体内的火多了，而水没有少。这样原来平衡的状态就打破了，这时候要做的就是想办法把多出来的火清掉。

虚热是因为体内的水少了，而火并没有多。这样平衡也被打破了，所以就要想办法把水补充回来。

拿高血压来说吧，一个年轻人，他因为生气、情绪上的波动，很容易导致血压在一瞬间或者一段时间内异常升高，这就是由实热引起的。从中医术语上说，这是肝火上炎；而老年人的血压高，则是因为水少了，相对来讲火就增加了，我们一般管这叫阴虚阳亢，也就是虚热。

老人多虚热，年轻人多实热；劳损多虚热，忧虑多实热，虽然说年轻人多实热，老人多虚热，但这不是绝对的：区分虚热和实热，可以遵循"劳损为虚、积郁为实"的原则。

什么是劳损？劳损不只是体力上的，长期工作、思虑过多、疲

劳过度，或者长期处于一种精神压力下，这样造成的问题，都叫作劳损。劳损伤人的精血，这种情况造成的内热我们称之为虚热。

而积郁则是指一种情绪如悲伤、愤怒甚至是喜悦，被压抑在心中发泄不出来，久而久之就会上火，这种内热一般都属于实热。

所以说年轻人也不一定就是实火，如果是长期劳损造成的，也可能是虚火；而老年人如果平时身体十分健康，忽然上火了，也可能是实火。无论是实热还是虚热，热极都会化火，都会出现上火的情况，有的人一出现牙疼、痤疮、便秘这些上火症状就去买三黄片这类的降火药吃，如果是实火，那这些药还比较对症；但如果是虚火，吃这些药不但效果不好，还会适得其反：因为这些降火药一般都是苦寒的，能燥湿伤阴，虚火的人本来阴分就不足，吃降火药只能使虚者更虚，阴越虚则火越入，形成恶性循环。结果是越吃越干，出现口干、口苦、便秘等症状，那么如果继续使用苦寒的祛火药，只能使病情更加严重，尤其是老年人，一旦上火，一定要慎用上火药，有些老年人用苦寒药久了，甚至会导致阴阳两虚。

寒湿伤阳气，损阳易生病

《黄帝内经》认为，万物之生由乎阳，万物之死亦由乎阳。人之生长壮老，皆由阳气为之主；精血津液之生成，皆由阳气为之化。如果人体没有阳气，体内就失去了新陈代谢的活力，不能供给能量和热量，生命就要停止，所谓"阳强则寿，阳衰则夭"，养生必须先养阳。但是，寒湿会阻滞阳气的运行，使血流不畅、肌肉疼痛、关节痉挛等。因为湿困脾胃，损伤脾阳，或患者平时脾肾阳虚而致水饮内停，所以多表现为畏寒肢冷、腹胀、泄泻或浮肿等。所以，寒湿是最损伤人体阳气的。

张仲景在《伤寒杂病论》中将很多疾病都归因于寒邪入侵，在他生活的那个时代人们忍饥受冻，疾病以寒邪为主。而如今随着生活环境的改变，单纯的伤寒已经很少见了，多是寒邪与湿邪交织，在人体形成一股浊重之气，阻碍人体气机，导致生病。

在生活中，我们可能经常会注意到这样奇怪的现象，就是冬天很少见到着凉感冒的人，反而是夏天常有这样的病症发生。冬天气温低，受寒湿侵犯容易理解，而夏天这么热，怎么还会有寒湿呢？其实，这正是现代人不良的生活习惯造成的。

炎炎夏日，人们多待在空调房中，身体该出汗时却被空调冷气所阻，汗液发不出来就淤积在体内，导致体内湿邪堆积，造成阳气虚衰。尤其是到了七、八月份的长夏天气，湿气达到最盛。而人体五脏之脾最喜燥恶湿，长夏湿气过盛，就容易损伤脾脏。脾主运化，可以运化水液，运化水谷，把吃进去的粮食、水谷精微营养的物质以及水液输送给其他的脏器，起到一个传输官的作用。脾的这种传输的作用对生命来说至关重要，故而中医把它称为人的"后天之本"。而体内湿气过重会导致脾脏功能得不到正常发挥，人体各器官也会因得不到及时充足的营养而出现问题，导致人体生病。

由此可知，祛除寒湿是养生保健不可缺少的功课之一。那么，怎样判断身体内是否有湿呢？方法其实很简单，观察自己的大便情况，一看便知。如果长期便溏，大便不成形，那么很有可能就是你的身体蕴含了太多的湿气。而长期便秘，则代表着体内的湿气已经很重了。因为湿气有黏腻性，过多的湿气就容易把粪便困在肠道内。

事实上，祛除寒湿最好的办法就是让身体温暖起来，因此，健康与温度有着密切的关系。众所周知，掌握人体生杀大权的是气血，而气血只有在温暖的环境里，才能在全身顺畅地流通。如果温度降低、血流减慢，就会出现滞涩、瘀堵，甚至血液会凝固，那么人就将面临死亡，而且人的体温上升，不仅会增强人体的免疫力，还能在正常细胞不受影响的情况下大量杀死癌细胞。此外，温度过低，会使体内的寒湿加重，外在表现就是上火。

所以，要涵养我们身体内的阳气，就要远离寒湿，温暖身体。

在中医养生学中，让身体温暖起来的办法有很多，《本草纲目》中就记载了很多可以养阳的食物，羊肉、狗肉、党参等等，都是补益阳气的。另外安步当车，让身体动起来，为自己选择几项适合的运动；放弃淋浴，经常泡个热水澡；养成睡前用热水泡脚的好习惯。这些方法也能让身体暖和起来，使人体阳气升发，免疫力提高。

全球不断变暖，身体却在变寒

近百年来，全球的气候逐渐变暖，大气中温室气体的含量也在急剧增加，但是与之相反的是，人体却在变"寒"。

日本健康专家日原结实说，与过去相比，现在人们的体温都普遍降低了。据研究表明，体温降低1℃，免疫力会降30%以上，相反，如果在正常体温的基础上体温提高1℃，免疫力会增强5～6倍。

那么全球在变暖，人体为什么会变寒呢？据专家分析，可能有以下几个原因。

压力大，不注意休息

现代社会竞争激烈，人们工作压力大，为了生存或者寻找一席之地，很多人不注意休息，经常加班加点，长此以往，身体免疫力就会下降，大自然的寒湿之气就会乘虚而入，体内寒湿之气也因此而加重。

淋雨

这是许多浪漫的年轻人喜欢经历小说和电影中场景的行为，由于现代年轻人大多晚睡以致血气普遍不足，身体对于淋雨所侵入的寒气不容易立即将之驱出，因此也就不会有任何症状，大多数人也就天真地认为自己的身体很强壮，足以经受这么一点小雨。久而久之，面对这种小雨就完全不在意了。

其实这种淋雨会在头顶和身上其他受寒的部位留下寒气，经常淋雨的人，头顶多半会生成一层厚厚软软的"脂肪"，这些脂肪就是寒气物质。等身体哪一天休息够了，血气上升就会开始排泄这些寒气，由于长时间累积了大量的寒气，身体需要借助不断打喷嚏、流鼻水的方式将之排出，这时又会由于频繁打喷嚏、流鼻水而被医生认定为过敏性鼻炎。很可能由于年轻时贪图一时的浪漫，却要耗费许多年甚至大半生来承受过敏性鼻炎的痛苦，实在不明智。

游泳时不注意

游泳是现代人的一种运动和喜好，对身体也确实有好处，但是游泳也是寒气进入身体最主要的途径之一。和淋雨相同的是这些寒气大多数不会实时反应，使多数人不认为游泳和寒气有什么关系。多数喜欢游泳的人经常从水中出来时，都会感觉特别冷，特别是一阵风吹来忍不住打一个寒战，这种感觉即是寒气侵入身体最具体的感受。

喜欢游泳的人最好选择没有风的室内温水游泳池，减少受寒的机会。同时在每次游泳的前后各喝一杯姜茶，加强身体对抗寒气的能力。

此外，交通工具发展，以车代步，使得人们体力劳动明显不足，身体得不到充分活动；电扇、空调等先进科技产品的广泛应用，让人们没了四时的概念，夏天不热冬季不冷迟早要生病；吃反季节蔬菜，喝冷饮，光脚走路，湿着头发就睡觉……所有的这一切都在无形中带来了一个结果——体温降低，寒湿之气加重。

寒湿之气是健康的头号杀手，生活中我们见到的很多疾病都和寒气有关，所以要健康就要祛寒湿。

那么如何判断身体内有没有寒湿呢？

看大便

如果大便不成形，长期便溏，必然体内有湿。如果大便成形，但大便完了之后总会有一些粘在马桶上，很难冲下去，这也是体内有湿的一种表现，因为湿气有黏腻的特点。如果不便于观察马桶，也可以观察手纸。大便正常的话，一张手纸就擦干净了。但体内有湿的人，一张手纸是不够用的，得多用几张才行。

如果有便秘，并且解出来的大便不成形，那说明体内的湿气已经很重很重了，湿气的黏腻性让大便停留在肠内，久而久之，粪毒入血，百病蜂起。

看身体症状

寒气有凝滞的特点，就像寒冬水会结冰一样，血脉受到寒气的侵袭，也会凝滞不通，引起各种疼痛症状，如头痛、脖子痛、肩背痛、心胸痛、胃痛、胁肋痛、腹痛、腰腿痛等。以疼痛为主症的疾病，大部分都是寒气引起的。寒气引起气血瘀滞过久，则形成有形的肿块，表现为各个部位的肿瘤。所以，以肿、痛为特征的疾病，也都与寒气有关。

寒气会造成水液的运行障碍，引起痰饮的积结。其表现为咳嗽，吐出清晰的白痰；呕吐，吐出清水痰涎；腹泻，拉出清冷的水样大便；白带，颜色白而清稀如水。此外，与水液代谢障碍有关的疾病，诸如水肿、风湿等，也多与寒气有关。

寒气还有收引的特性。就像物质都会热胀冷缩一样，人的筋脉遇寒气也会收缩。外表的筋脉收缩，表现为小腿转筋、静脉曲张；冠状动脉收缩，则表现为冠心病心绞痛；细小的血管收缩，可引起冠脉综合征或者中风。

早上总是犯困，头脑不清

如果你每天早上 7 点该起床的时候还觉得很困，觉得头上有种东西缠着，让人打不起精神，或是觉得身上有种东西在裹着，让人懒得动弹，那么，不用看舌头，也不用看大便，也能判断自己体内湿气很重。中医里讲"湿重如裹"，这种被包裹着的感觉就是身体对湿气的感受，好像穿着一件洗过没干的衬衫似的那么别扭。

总之，寒湿是现代人健康的最大克星，是绝大多数疑难杂症和慢性病的源头或帮凶。只要寒湿之气少了，一切所谓的现代病都会远离我们，一切慢性的疾病也会失去存在的温床。所以，对付寒湿邪是我们养生祛病的首要任务，把体内的湿气驱逐出去，身心就会光明灿烂。

与其有寒再祛，不如阻之体外

寒气其实也是一个欺软怕硬的家伙，专拣软的捏，它们通常会先寻找人体最容易入侵的部位，找到之后就大举进攻，并且在那里安营扎寨，为非作歹。所以我们与其等寒气入侵到人体以后，再费尽心思地去驱除它，不如事先做好准备，从源头上切断寒气进入我们体内的通道。

一般来讲，头部、背部、颈前部、脐腹部及足部是人体的薄弱地带，都是寒气入侵的主要部位。

头部

中医认为，"头是诸阳之会"，体内阳气最容易从头部走散掉，就如同热水瓶不盖塞子一样。所以，在严冬季节如果人们不重视头部的保暖，导致阳气散失，就会使寒邪入侵，很容易引发感冒、头痛、鼻炎等病患。因此，冬天在外出时戴一顶保暖的帽子是很必要的。

颈前部

颈前部俗称喉咙口，是指头颈的前下部分，上面相当于男性的喉结，下至胸骨的上缘，时髦女性所穿的低领衫所暴露的就是这个部位。这个部位受寒风一吹，不只是颈肩部，包括全身皮肤的小血管都会收缩，如果长时间这样受寒，人体的抵抗能力就会有所下降。

背部

背部在中医中称"背为阳",又是"阳脉之海",是督脉经络循行的主干,总督人体一身的阳气。如果冬季里背部保暖不好,就会让风寒之邪从背部经络上的诸多穴位侵入人体,损伤阳气,使阴阳平衡受到破坏,人体免疫功能就会下降,抗病能力也会减弱,诱发许多病患或使原有病情加重及旧病复发。因此,在冬季里人们应该加穿一件贴身的棉背心或毛背心以增强背部保暖。

脐腹部

脐腹部主要是指上腹部,它是上到胸骨剑突、下至脐孔下三指的一片广大区域,这也是时髦的年轻女性穿着露脐装所暴露的部位。这个部位一旦受寒,极容易发生胃痛、消化不良、腹泻等疾病。这个部位面积较大,皮肤血管分布较密,体表散热迅速。在寒冷的天气里暴露这个部位,腹腔内的血管会立即收缩,甚至还会引起胃的强烈收缩而发生剧痛,持续时间稍长,就可能会引发不同的疾病,因此,不管是穿衣还是夜晚睡觉,都要注意脐腹部的保暖。

足部

俗话说"寒从脚下起"。脚对头而言属阴,阳气偏少。而且双脚远离心脏,血液供应不足,长时间下垂,血液回流循环不畅;皮下脂肪层薄,保温性能很差,容易发冷。脚部一旦受凉,便会通过神经的反射作用,引起上呼吸道黏膜的血管收缩,使人体的血流量减少,抗病能力下降,以致隐藏在鼻咽部的病毒、病菌乘机大量繁殖,使人发生感冒,或使气管炎、哮喘、肠病、关节炎、痛经、腰腿痛等旧病复发。

因此,在冬季人们应该保持鞋袜温暖干燥,并经常洗晒。平时要多走动以促进足部血液循环。临睡前用热水洗脚后以手掌按摩足心涌泉穴5分钟。在夏季,要改掉贪图一时凉快而用凉水冲脚的不良习惯。

让身体远离寒湿的养生要则

通过前面的讲述我们已经知道，"病从寒中来"，但是在生活中，我们很难完全避免身体受到寒气的侵袭，这就要求我们应该建立起正确的养生原则，尽量减少寒气的侵入。

洗头时不做按摩

许多人到理发店洗头时都喜欢叫理发师为自己按摩一下头部，但是这种按摩会使头部的皮肤松弛、毛孔开放，并加速血液循环，而此时我们的头上全是冰凉的化学洗发水，按摩的直接的后果就是吸收化学洗发水的时间大大延长，张开的毛孔也使头皮吸收化学洗发水的能力大大增强，同时寒气、湿气也会通过大开的毛孔和快速的血液循环进入头部。

顺天而行，不吃反季节食物

有的人爱吃一些反季节的食物，例如在冬季的时候吃西瓜，而中医认为，温热为阳，寒凉为阴，只有将食物的温热寒凉因时因地地运用，才能让人体在任何时候都能做到阴阳平衡，不会生病。如果逆天而行，在寒冷的冬季吃性寒的西瓜，怎么会不生病呢？

好好休息

要排泄寒气，休息是最好的策略。休息可以省下身体的所有能量，让身体用来对付寒气。这时如果强迫身体把更大的能量用在其他地方，例如耗费大量体力的运动，也能使症状消失，不过这并不代表着已经把寒气清理完毕，而是因为身体没有足够的能量继续驱赶寒气。只有等身体经过适当的休息有了足够的能量之后，才会继续祛除寒气。

睡觉时盖好被子

夏天因为天热，有些人为了贪图凉快，睡觉时喜欢把肩膀露在外边，殊不知，寒气很容易从背部入侵，一个背部总是受凉的人，身体状态一定不是很好，所以在睡觉时一定要盖好被子。

家中常备暖饮

除了按时的休息之外，人们也可以适当服用中药，加速寒气的驱出。比较简单的方法是服用市场上很容易买到的一些传统的配方。当确定是肺里的寒气时，可以服用姜茶；如果确定是膀胱经的寒气，则可以服用桂圆红枣茶来协助身体祛除寒气。

姜红茶是除寒湿的"工具"

人体需要的能量来自饮食，饮食与人体的体温关系密切，以下几种食物能提高体温：

葱类蔬菜：葱类蔬菜能净化血液，促进血液循环，最后达到使身体变暖的效果。常见的韭菜、葱、洋葱、大蒜、辣椒都属于葱类蔬菜，它们都有化瘀血和提高体温的作用。

根菜类：胡萝卜、洋葱、萝卜、藕等根菜类蔬菜，是强化人的下半身、预防肾虚的食品。

传统食品咸菜：许多人受"盐分多不利于健康"思想的影响而不敢吃咸菜，其实咸菜中的盐分能提高体温。所以吃咸菜不必强加控制，一次别吃过多就行。腌辣椒、咸萝卜等咸菜都是不错的提高体温的食物。

黏液食品：山药、芋头等有黏液的根菜类蔬菜具有增强精力的作用。还有秋葵、国王菜、咸草、海藻等都是黏液食品。这些黏液食品里含有食物纤维和蛋白质结合而成的黏蛋白，正是黏蛋白产生了黏液，黏蛋白能够保护黏膜，预防感冒和流感。

除了这几类有助提高体温的食物外，我们还要特别介绍一种最有助暖身的食物，那就是生姜。生姜里含有姜辣素和生姜油，有抗氧化作用，它能除去体内的活性氧，预防疾病和抗老化。在200种医用中药中，75%都使用生姜。因此说"没有生姜就不称其为中药"并不过分。

生姜最大的功效就是促进体温上升，由此增强免疫力。此外，它还能扩张血管，降低血压，溶化血栓，发汗、解热、祛痰、镇咳、镇痛。还能加快消化液的分泌，促进消化，并清除导致食物中毒的细菌，杀死肠内有害细菌。

生姜用于驱寒保暖时，最好与红茶一起食用。红茶具有高效加温、强力杀菌的作用，生姜和红茶相结合，就成了驱寒祛湿的姜红茶。此外，冲泡时还可加点红糖和蜂蜜。但患有痔疮或其他忌辛辣的病症，可不放或少放姜，只喝放了红糖和蜂蜜的红茶，效果也不错。

下面为大家推荐姜红茶的做法：

材料：生姜适量，红茶一茶匙，红糖或蜂蜜适量。

做法：将生姜磨成泥，放入预热好的茶杯里，然后把红茶注入茶杯中，再加入红糖或蜂蜜即可。生姜、红糖、蜂蜜的量可根据个人口味的不同适当加入。

吃出来的火气，食物祛火以毒攻毒

现代人们经常坐在办公室里，工作压力大，精神长期紧张，经常就会抱怨："烦，又上火了。"那么，"上火"到底是怎么回事呢？

中医认为，在人体内有一种看不见的"火"，它能温暖身体，提供生命的能源，这种"火"又称"命门之火"。在正常情况下，"命门之火"应该是藏而不露、动而不散、潜而不越的。但如果由于某种原因导致阴阳失调，"命门之火"便失去制约，改变了正常的潜藏功能，火性就会浮炎于上，人们就会出现出咽喉干痛、两眼红赤、鼻腔热烘、口干舌痛以及烂嘴角、流鼻血、牙疼等症状，这就是"上火"了。

引起"上火"的具体因素有很多，如情绪波动过大、中暑、受凉、伤风、嗜烟酒以及过食葱、姜、蒜、辣椒等辛辣之品，贪食羊肉、狗肉等肥腻之品和缺少睡眠等都会引起"上火"。春季风多雨少，气候干燥，容易"上火"。为预防"上火"，我们平时生活要有规律，注意劳逸结合，按时休息。要多吃蔬菜、水果，忌吃辛辣食物，多饮水或喝清热饮料。

《本草纲目》中记载绿豆可以消肿通气，清热解毒。而梨可以治痰喘气急，也有清热之功。《本草纲目》中记载了这样一个方子，医治上火气急、痰喘很有效。原文是这么说的："用梨挖空。装入小黑豆填满，留盖合上捆好，放糠火中煨熟，捣成饼。每日食适量，甚效。"

这里介绍两款祛火的食疗方：

1. 绿豆粥

材料：石膏粉，粳米，绿豆。

做法：先用水煎煮石膏，然后过滤去渣，取其清液，再加入粳米、绿豆煮粥食之。

功效：可以祛胃火，容易便秘、腹胀、舌红的人可以多喝。

2. 梨水

材料：川贝母、香梨、冰糖。

做法：川贝母10克捣碎成末，梨2个，削皮切块，加冰糖适量，清水适量炖服。

功效：对头痛、头晕、耳鸣、眼干、口苦口臭、两肋胀痛都有疗效。

不过，需要注意的是，"上火"又分为虚火和实火，正常人的阴阳是平衡的。实火就是阴正常而阳过多，它一般症状较重，来势较猛；而虚火是指阳正常阴偏少，这样所表现出的症状轻，但时间长并伴手足心热、潮热盗汗等。通过以下的方法我们可以知道自己"上火"是实火还是虚火。

（1）看小便

小便颜色黄、气味重，同时舌质红，是实火；小便颜色淡、清，说明体内有寒，是虚火。

（2）看大便

大便干结、舌质红为实火；大便干结、舌质淡、舌苔白为虚火；大便稀软或腹泻说明体内有寒，是虚火。

（3）看发热

如果身体出现发热的症状，体温超过 37.5℃时，全身燥热、口渴，就说明内热大，是实火；发热时手脚冰冷，身体忽冷忽热，不想喝水，是体内有寒，为虚火。

一般来说，人体轻微"上火"通过适当调养，会自动恢复；如果"上火"比较厉害，就需要用一些药物来帮助"降火"。

银耳胜燕窝，对付火气还得要靠它

不同的人火气在不同的地方，我们知道胃火大，上火就表现在口臭；肝火旺，人就会整天发脾气。

朱丹溪所说的滋阴是相对于不同内脏的火气说的，滋阴就是祛火气、滋养体内的阴液。

而燕窝，非常滋补。燕窝是金丝燕的唾液，凝结后成为胶状，用来保护小燕。一旦被采摘，燕子妈妈只好再吐，到没有唾液了，就会吐血，也就是人觉得最滋补的血燕。但是燕窝太补易上火，而且价格昂贵。

燥气和火气就像急性和慢性病，火气来得急，但是火气太久未消就会转成燥气，容易耗损人体阴液，造成内脏缺水，尤其老年人由肠燥引起便秘，吃银耳最有效。

银耳为凉补有润燥的作用，被称为"穷人的燕窝"，具有补脾开胃、益气清肠、安眠健胃、补脑、养阴清热、润燥之功效，对阴虚火旺者而言是一种良好的补品。

银耳富有天然特性胶质，加上它的滋阴作用，长期服用可以润肤，并有祛除脸部黄褐斑、雀斑的功效。如果和红枣一起熬成汤，食用起来效果更好。

银耳红枣汤的做法：

银耳二两、红枣五六粒、冰糖适量。

银耳在冷水中浸泡 6 小时以上。

将银耳尾端蒂摘去。

摘好的银耳放入水中，小火炖 4 小时。

红枣洗好，放入银耳汤中，加适量冰糖。

中火煮滚三五分钟冰糖化了即熄火。

泥鳅：浇灭虚火，祛除寒湿的能手

美女沫沫这几天上火，性感的双唇长满了水泡，别提多难看了。用沫沫的话说"亟待清热解毒"。于是就跑到药店购回了好几盒"清热解毒口服液"，晚上喝了一支，谁知第二天一早就拉肚子。水泡不仅没消，反而又多了一个。哎，带着大口罩驱车几十里找中医咨询，医生告诉她"表面上的火，则是内里寒气的表现，火有虚实之分，你患的是虚火，由寒而生。"听了医生的话沫沫恍然大悟：原来火与火之间也有这么大的差别啊。

《黄帝内经》里说："今夫热病者，皆伤寒之类也……人之伤于寒也，则为热病。"这里指出了寒为热病之因。若寒邪过盛，身体内表现出的都是热症、热病，也就是说这个虚火实际上是由寒引起，身体内的寒湿重造成的直接后果就是伤肾，引起肾阳不足、肾气虚，造成各脏器功能下降，血液亏虚。肾在中医的五行中属水，当人体内这个"水"不足时，身体就会干燥。每个脏器都需要工作、运动，如果缺少了水的滋润，就易摩擦生热。比如肝脏，肝脏属木，最需要水的浇灌，一旦缺水、肝燥、肝火就非常明显。因此，要供给肝脏足够的水，让肝脏始终保持湿润的状态。

头、面部也很容易上火。因为肾主骨髓、脑，肾阳不足、肾气虚时髓海就空虚，远端的头部会缺血，出现干燥的症状，如眼晴干涩、口干、舌燥、咽干、咽痛等。而且口腔、咽喉、鼻腔、耳朵是暴露在空气中的器官，较易受细菌的感染，当颈部及头、面部的血液供应减少后，这些器官的免疫功能就下降，会出现各种不适，这样，患鼻炎、咽炎、牙周炎、扁桃体炎、中耳炎的概率就会增加。如果此时不注意养血，各种炎症就很难治愈，会成为反复发作的慢性病。

体内寒湿重，上了虚火，就要想办法滋阴除湿寒。其实也不难，泥鳅就是不错的选择。

《本草纲目》记载，泥鳅味甘性平，能祛湿解毒、滋阴清热、调中益气、通络补益肾气。有"暖中益气"之功效，可以解酒、利小便、壮阳、收痔。经常食用泥鳅，可以将身体内的虚火全部打掉。

有人说吃生泥鳅最好，买几条回来，去头和内脏，用水洗净后剁碎即可。但是如今河水污染严重，不再像以前那样清澈见底，而且吃生泥鳅总感觉很可怕，心理上不舒服，所以最好还是做熟后再吃。其实，下面两款食用泥鳅的方法都是不错的选择：

泥鳅炖豆腐：将豆腐切成丁，放入沸水锅中，熄火浸3分钟备用。活泥鳅用沸水洗净，放入油锅略炒后加水，滚烧后放入豆腐，加盖继续烧5分钟即成。

泥鳅黑豆粥：黑豆淘洗干净用冷水浸泡2小时后，加冷水煮沸，然后放入洗净的黑芝麻，这时改用小火熬煮，粥熟时放入泥鳅肉，再稍煮片刻，加入葱末、姜末调味即可。

荷叶用处多，清热祛火不能少

"小荷才露尖尖角，早有蜻蜓立上头"，古诗中随处可见咏荷的诗句。这种可供观赏的本草既入诗画，也是一味良药。《本草纲目》中记载："牙齿疼痛。用荷叶蒂七个，加浓醋一碗，煎成半碗，去渣，熬成膏，时时擦牙，有效。"可见其具有清热祛火的疗效。

中医认为，荷叶味苦，性平，归肝、脾、胃经，有清热解暑、生发清阳、凉血止血的功用，鲜品、干品均可入药，常用于治疗

吃错会生病　吃对不吃药

暑热烦渴、暑湿泄泻、脾虚泄泻以及血热引起的各种出血症。而荷叶的祛火功能让它成为当之无愧的养心佳品。

荷叶入馔可制作出时令佳肴，如取鲜嫩碧绿的荷叶，用开水略烫后，用来包鸡、包肉，蒸后食用，清香可口可增食欲。荷叶也常用来制作夏季解暑饮料，比如荷叶粥，取新鲜荷叶一张，洗净煎汤，再用荷叶汤与大米或绿豆共同煮成稀粥，可加少许冰糖，碧绿馨香、清爽可口、解暑生津。荷叶粥对暑热、头昏脑涨、胸闷烦渴、小便短赤等症有效。

荷叶具有降血压、降血脂、减肥的功效，因此，高血压、高血脂、肥胖症患者，除了经常喝点荷叶粥外，还可以每日单用荷叶9克或鲜荷叶30克左右，煎汤代茶饮，如果再放点山楂、决明子同饮，则有更好的减肥、降脂、降压之效。

取荷叶适量，洗净，加水煮半小时，冷却后用来洗澡，不仅可以防治痱子，而且具有润肤美容的作用。

荷全身都是宝。除了荷叶，果实莲子有补脾益肾、养心安神的作用，可煮粥食用；莲子心具有清心安神的作用；藕具有清热生津、凉血散瘀的作用，藕粉是老人、幼儿、产妇的滋补食品，开胃健脾，容易消化；藕节具有止血消瘀的作用，常用于治疗吐血、咯血、衄血、崩漏等，可取鲜品30～60克，捣烂后用温开水或黄酒送服；莲蓬具有化瘀止血的作用，可用于治疗崩漏、尿血等出血症，取5～9克，煎服；莲须具有固肾涩精的作用，可用于治疗遗精、尿频等，3～5克代茶饮或煎服；荷梗具有通气宽胸、和胃安胎、通乳的作用，常用于妊娠呕吐、胎动不安、乳汁不通等，9～15克代茶饮或煎服。

小小豆芽也是祛火的能手

北京的杨女士一到春天就上火，总是咽干疼痛、眼睛干涩、鼻腔火辣、嘴唇干裂、食欲也大减。因为北京的春天气候很干燥，风大雨少，所以很容易因燥热而上火。女儿给杨女士买了一套《本草纲目》，杨女士在家随意翻看时，突然看到草部的绿豆一项，发现纲目上记载着绿豆芽可以"解热毒"，她灵机一动，去市场买了绿豆芽，连着好几天都喝绿豆芽汤，结果发现上火的症状减轻了好多。

其实，我们每个人都可以成为养生专家。就像杨女士一样，将中医理论运用到生活实际中，既有益于身体健康，又增添了生活的乐趣。

小小豆芽怎么有这么大的作用呢？中医认为，豆芽尤其是绿豆芽，在祛心火、止血方面有强大的功效。在春季吃豆芽，能帮助五脏从冬藏转向春生，豆芽能清热，有利于肝气疏通、健脾和胃。

经常去菜市场的家庭主妇们会发现，豆芽也有不同的品种。传统的豆芽指黄豆芽，后来市场上出现了绿豆芽、黑豆芽、豌豆芽、蚕豆芽等新品种。虽然豆芽菜均性寒味甘，但功效不同。

绿豆芽容易消化，具有清热解毒、利尿除湿的作用，适合湿热瘀滞、口干口渴、小便赤热、便秘、目赤肿痛等人群食用。黄豆芽健脾养肝，其中维生素 B_2 含量较高，春季适当吃黄豆芽有助于预防口角发炎。黑豆芽养肾，含有丰富的钙、磷、铁、钾等矿物质及多种维生素，含量比绿豆芽还高。豌豆芽护肝，富含维生素 A、钙和磷等营养成分。蚕豆芽健脾，有补铁、钙、锌等功效。

豆芽最好的吃法是和肉末一起余汤，熟了放盐和味精即可，应尽量保持其清淡爽口的性味。豆芽不能隔夜，买来最好当天吃完，如需保存，可将其装入塑料袋密封好，放入冰箱冷藏，但不能超过两天。

男女老少，清火要对症食疗

这个夏天特别炎热，老陈一家人都上火。儿媳就给每个人都准备了牛黄解毒丸这样的清火药。结果有人吃了药，情况就好转了，而另一些家庭成员还是一如既往地"火气旺盛"。其实上火有不同的情况，男女老少情况各有不同，怎么能一概而论呢？只有根据不同家庭成员的具体情况，对症清火。

孩子易发肺火

有些孩子动不动就发热，只要着一点凉，体温立刻就会升高，令妈妈们苦恼不已。中医认为，小儿发热多是由于肺卫感受外邪所致。小儿之所以反复受到外邪的侵犯，主要是由于肺卫正气不足，阴阳失于平衡。可以多吃一些薏仁、木耳、杏仁、梨子等润肺食品。

《本草纲目》中记载，梨"甘、寒，无毒"，可以治咳嗽，清心润肺，清热生津。适合咽干口渴、面赤唇红或燥咳痰稠者饮用。冰糖养阴生津，润肺止咳，对肺燥咳嗽、干咳无痰、咳痰带血都有很好的辅助治疗作用。一般儿童可作日常饮品。不过，梨虽好，也不宜多食，因为它性寒，过食容易伤脾胃、助阴湿，故脾虚便溏者慎食。下面就是雪梨冰糖水的具体做法。

材料：雪梨2个，冰糖适量。

做法：雪梨去心切成小块，然后与冰糖同放入锅内，加少量清水，炖30分钟，便可食用。

老年人易发肾阴虚火

老年人容易肾阴亏虚，从而出现腰膝酸软，心烦，心悸汗出，失眠，入睡困难，同时兼有手足心发热，盗汗，口渴，咽干或口舌糜烂，舌质红，或仅舌尖红，少苔，脉细数，应对证给予滋阴降火中药，如知柏地黄丸等，饮食上应少吃刺激性及不好消化的食物，如糯米、面团等，多吃清淡滋补阴液之品，如龟板胶、六味地黄口服液等，多食富含B族维生素、维生素C及富含铁的食物，如动物肝、蛋黄、番茄、胡萝卜、红薯、橘子等。

女性易发心火

妇女在夏天情绪极不稳定，特别是更年期的妇女，如突受情绪刺激，则会烦躁不安，久久不能入睡。这主要是由于心肾阴阳失调而导致心火亢盛，从而出现失眠多梦，胸中烦热，心悸怔忡，面赤口苦，口舌生疮，潮热盗汗，腰膝酸软，小便短赤疼痛，舌尖红，脉数，应给予中药对证滋阴降火，《本草纲目》提出了枣仁安神丸、二至丸等用于滋阴降火的方剂。另外，多吃酸枣、红枣、百合或者干净的动物胎盘等，也可以养心肾。

脑出血、脑血栓——都是"心火"惹的祸

"心"为君主之官，它的地位高于"脑"，是主管情感、意识的，所以有"心神"之称。心火一动，一般是急症，不急救就有生命危险。常见的突发性病症有脑出血、脑血栓。如果出现这种危急的病症可以服用"急救三宝"。分别是安宫牛黄丸、紫雪丹和至宝丹。

安宫牛黄丸里有牛黄、麝香、黄连、朱砂、珍珠等中药材。很多病人高烧昏迷，就是用安宫牛黄丸来解救的。适用于高烧不退、神志昏迷不清的患者。

紫雪丹，历史最悠久，药性为大寒，药店比较常见。现代名为"紫雪散"。紫雪丹适用于伴有惊厥、烦躁、手脚抽搐、常发出响声的患者。

至宝丹对昏迷伴发热、神志不清但不声不响的患者更适用。

"急救三宝"过去主要治疗感染性和传染性疾病，一般都有发热、昏迷出现，现在也广泛用在脑损伤、脑血管意外伤，但必须有明显的热象，至少舌头要很红，舌苔要黄。只要符合标准，不管是脑出血、脑血栓，还是因为煤气中毒、外伤导致的昏迷，都可以服用。也保护脑细胞，后患也小。能及时吃安宫牛黄丸，可抑制细胞死亡。

"心"火旺盛者，大多会失眠，在中医里是没有安眠药的，中医治疗失眠是从病根子上治疗。一般的病都跟"心"有关。家里经常备一些安神的中药是很有必要的。

天王补心丹

阴虚血少明显的失眠适用。因为心血被火消耗掉了，所以人

不仅失眠，健忘，心里一阵阵发慌，而且手脚心发热、舌头红、舌尖生疮，这个药补的作用更大一些。

牛黄清心丸

这种失眠是心火烧的。除了失眠还有头晕沉、心烦、大便干、舌质红、热象比较突出的人可以选择。

越鞠保和丸

对于失眠而梦多、早上醒来总感觉特别累、胃口不好、舌苔厚腻的人适用。人们常说，失眠就在临睡前喝杯牛奶。但这个方子是要分人的，如果是这种越鞠保和丸适应的失眠，千万别再喝牛奶了。喝了会加重肠胃的负担，只能加重病情。

解郁安神颗粒

适用于因情绪不畅导致的入睡困难，这种人多梦，而且睡得很轻，一点小声就容易醒，还可有心烦、健忘、胸闷等症状同在。

肝火旺盛是导致血压高的罪魁祸首

在生活中，我们常常会遇见一些脾气特别火暴的人，一遇着不痛快就马上发泄、吵闹，但是也有一些人爱生闷气，有泪不轻弹，但又不能释怀，有时甚至会气得脸色发青。这两种人都是肝火比较旺的人，在中医里面，有"肝为刚脏，不受怫郁"的说法，也就是说肝脏的阳气很足，火气很大，不能被压抑。如果肝火发不出来，就会损伤五脏。因此，有了肝火要及时宣泄出来。

高血压的病人中，肝火旺者最多见。肝火旺是高血压最重要的起因。尤其是北方人，一般北方人长得都高大，脾气急，脸红脖子粗，容易口苦，两肋发胀，舌头两边红。如果属于肝阳亢的高血压尚不严重，喝苦丁茶或者枸菊清肝茶都可以代替药物，这两种茶是春天的专属饮料，可以清泻春天里特殊旺盛的肝火。

对我们刚才说的第一种人来说，他们发脾气的过程就是宣泄肝火的过程，不会伤到身体；而第二种不爱发脾气，一旦生气，很容易被压抑，无力宣发，只能停滞在脏腑之间，形成浊气。

由此可见，发脾气也不一定是坏事，因为很多时候我们会发脾气，并不是由于修养差、学问低，而是体内的浊气在作怪，它在你的胸腹中积聚、膨胀，最后无法控制地爆发出来。那么这种气又是如何产生的呢？从根源上来讲，是由情志诱发而起的。其实这种气起初是人体的一股能量，在体内周而复始地运行，起到输送血液周流全身的作用。肝功能越好的人，气就越旺。肝帮助人体使能量以气的形式推动全身物质的代谢和精神的调适。这种能量非常巨大，如果我们在它生成的时候压抑了它，如在生气的时候强压下怒火，使它不能及时宣发，它就会成为体内一种多余的能量，也就是我们经常说的"上火"。"气有余便是火"，这火因为没有正常的通路可宣发，就会在体内横冲直撞，窜到身体的哪个部位，哪个部位就会产生相应的症状，上到头就会头痛，冲到四肢便成风湿，进入胃肠则成溃疡。而揉太冲穴就是给这股火找一个宣发的通路，不要让它在体内乱窜。

内热大是身体里的寒湿重，经络不通引起的，这时候要配合经络祛寒湿的方法，再配合食疗补血，火会慢慢消除。

太冲穴位于大脚趾和第二个脚趾之间，向脚踝方向三指宽处。

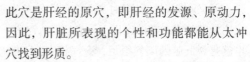

此穴是肝经的原穴，即肝经的发源、原动力，因此，肝脏所表现的个性和功能都能从太冲穴找到形质。

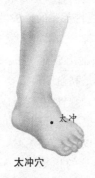

. 太冲

太冲穴

另外，太冲穴还可以缓解急性腰痛。超过半数的成人都出现过急性腰痛症状，多数是由于劳累过度、不正常的姿势、精神紧张以及不合适的寝具等因素引起。这时，就可以用拇指指尖对太冲穴慢慢地进行垂直按压，一次持续5秒钟左右，进行到疼痛缓解为止。

第五章

阴阳要平衡，有补还得有排——一泻一补才不会被食伤

养生求平衡，"补"的同时不要忘了"泻"

《本草纲目》中说，平衡养生的方法有八个，即"汗、吐、下、和、温、清、消、补"。其中汗法是通过发汗以祛除外邪的一种治疗方法。吐法是通过引起呕吐祛除病邪的一种治疗方法，用于治疗痰涎、宿食或毒物停留在胸膈之上。而下法是通过泻下大便以祛除病邪的一种治疗方法，用于治疗实邪积滞肠胃，大便秘结不通的里实病症。和法是通过和解或调和作用以消除病邪的治疗方法。温法是通过温中散寒、回阳救逆等作用，使寒去阳复的一种治疗方法。清法是通过清解热邪的作用以祛除里热病邪的一种治疗方法。消法是通过消导和散结的作用，对气、血、痰、食、水、虫等所结成的有形之邪，使之渐消缓散的一种治疗方法。补法则是通过补益人体气血阴阳的不足，增强机体抗病能力的一种治疗方法。

中医认为身体有阴、阳二气，若阴阳不平衡，人就会上火。阳盛则热，热之极为火。但不是所有的火都是因为阳气太盛，阴虚也会导致火，不过这个火就是虚火了。对待这两种火，办法是不一样的。实热要用清法，而虚火当用温补。这就是补、泻的不同。其他方法也一样，要重视人的体质强弱。比如用消法，或先

消后补，或先补后消，或消补兼施。

列举这八大治法，可能有的人会觉得略有些艰深难懂，其实养生的道理与治病的道理是相通的。简单说来就是既要补，又要泻。该补的时候补，该泻的时候泻。

进补如用兵，乱补会伤身

用食物进补有很多的好处，但进补必须遵照一定的法度，逾越它就可能达不到目的。尤其是现代人做事总是急功近利，什么事情都恨不能一步登天。这个态度也被人们用到养生上，有的人听说食补好处多，就吃一些膏粱厚味、肥腻荤腥，再不就是买一大堆保健品，恨不得一下就把身体补好。其实，这些进补的方法是不科学的，不仅对身体没好处，甚至还会伤害身体。民间有谚："进补如用兵，乱补会伤身。"进补跟用兵一样，要用得巧、用得准才能击溃敌人，否则反而给对方以可乘之机。下面我们就列举几个进补的误区，给大家提个醒。

胡乱进补

并不是每个人都需要进补，所以在决定进补之前我们应该先了解一下自己属于何种体质，到底需不需要进补。需要进补的话，究竟是哪个脏腑有虚证。这样才能做到有的放矢，真正起到进补的作用，否则不仅浪费钱财，还会扰乱机体的平衡状态而导致疾病。

补药越贵越好

中医认为，药物只要运用得当，大黄可以当补药；服药失准，人参也可成毒草。每种补药都有一定的对象和适应证，实用有效才是最好的。

进补多多益善

关于进补，"多吃补药，有病治病，无病强身"的观点很流行，其实不管多好的补药服用过量都会成为毒药，如过量服用参茸类补品，可引起腹胀、不思饮食等。

过食滋腻厚味

食用过多肉类，就会在体内堆积过多的脂肪、胆固醇等，可能诱发心脑血管疾病。因此，冬令进补不要过食滋腻厚味，应以易于消化为准则，在适当食用肉类进补的同时，不要忽视蔬菜和水果。

带病进补

有人认为在患病的时候要加大进补的力度，其实在感冒、发热、咳嗽等外感病症及急性病发作期时，要暂缓进补，否则，不光病情迟迟得不到改善，甚至有恶化的危险。

以药代食

对于营养不足而致虚损的人来说，不能完全以补药代替食物，应追根溯源，增加营养，平衡膳食与进补适当结合，才能达到恢复健康的目的。

盲目忌口

冬季吃滋补药时，一般会有一些食物禁忌。但是，有的人在服用补药期间，怕犯忌，只吃白饭青菜，严格忌口，这是完全没必要的。盲目忌口会使人体摄入的营养失衡，导致发生其他疾病，反而起不到进补的作用。

花粉制成的保健品和某些可食昆虫如蚕蛹、蚂蚱、蜗牛等均可诱发不同程度的过敏。

清茶一杯，补泻兼备

自古以来中国人就有饮茶的习惯，尤其在烈日炎炎、酷暑难当之时，清茶一杯，消暑解渴，如同玉酿琼浆一般，妙不可言。

《本草纲目》中称茶叶"味苦、甘，性寒，无毒"，而传统中医理论认为"甘者补、苦者泻"。茶叶味苦而甘，所以它同时具有补、泻两种功效，是具有苦寒性质，同时可以清热解毒的良药。

不仅如此，茶叶还具有很多功效。茶水中的维生素和微量元素具有保护血管、防治动脉硬化和高血压等作用。茶中所含的氟有防龋齿能力，并可助牙质脱敏。所以，在饭后用茶水漱口，可以起到保护牙齿的作用。茶叶与甘草配伍也可以治疗胃痛、腹胀、腹泻。红糖茶还可以通便。以下提供两款茶的具体泡制方法：

1. 甘草茶叶丸

材料：芽茶 300 克，檀香、白豆蔻各 15 克，片脑 3 克。

做法：将上述材料研成细末，用甘草为衣，胃痛时细嚼即可。

2. 红糖茶

材料：茶叶 3 克，红糖 5 克。

做法：将上述材料用开水冲泡 5 分钟，饭后过一段时间即可饮用。

不过茶虽好，但也要饮用有方，才能发挥它的作用，否则就得不偿失了。这里告诉你几个不宜喝茶的时机。

空腹：空腹喝太多茶会伤胃。

睡前：茶有提神的功效，会影响睡眠。

服药时：由于药中成分可能会和茶叶中的物质彼此干扰吸收，所以还是以开水送药较为适宜。

饱餐后：茶中含有大量鞣酸，会与蛋白质结合生成鞣酸蛋白，这种物质会使肠道蠕动减弱，从而延长食物残渣在肠道内的滞留时间，进而导致便秘。所以，饱餐后可以茶水漱口，但不要立即饮茶。

食物是最灵验的"消毒剂"

许多人知道自己身体里有毒素，但是苦于没有办法排出，于是市面上各种排毒产品成了热门货。其实，最灵验的消毒剂就在我们身边，那就是食物。由于毒素每天都在不断地累积，因此如

吃错会生病 吃对不吃药

何从饮食着手，给身体来个大扫除，就变成了排毒的基本课题。健康专家的建议为：

（1）多喝水。喝水排泄是人体排毒的重要方法之一，多饮水可以促进新陈代谢，缩短粪便在肠道停留的时间，减少毒素的吸收，溶解水溶性的毒素。最好在每天清晨空腹喝一杯温开水，每天的饮水量要保证在2升左右，这样才能通过水分冲洗体内的毒素，减轻肾脏的负担。李时珍的《本草纲目》也将"水篇"列为全书首篇，还有"药补不如食补，食补不如水补"等俗语，更是充分表达了水保健的重要性。

（2）改变饮食习惯。腌制食品都含有亚硝胺，它是造成身体老化的物质。

现代人讲求吃得清淡，甚至兴起一股排毒餐风潮。排毒餐很多是蔬菜、水果，这种观念是正确的。

以天然食品取代精加工食物，新鲜水果是强力净化食物，菠萝、木瓜、猕猴桃、梨都是不错的选择。此外，宿便之所以会留在人体内，就是因为肠道的蠕动不够。平时多吃富含纤维的食物，比如糙米、蔬菜、水果等，能加快肠道蠕动，减少便秘的发生。

（3）控制盐分的摄入。过多的盐会导致闭尿、闭汗，引起体内水分堆积。如果你一向口味偏重，可以试试用芹菜等含有天然咸味的蔬菜替代食盐。

（4）适当补充抗氧化剂。适当补充一些维生素C、维生素E等抗氧化剂，可以消除体内的自由基。

（5）吃东西要细嚼慢咽。这样能分泌较多唾液，中和各种有毒物质，引起良性连锁反应，排出更多毒素。

本草中的"排毒明星"

许多食物具有抗污染清血液、排毒素的功能。经常食用这些食物，能够有效减少体内的毒素，使你更加轻松有活力。以下将介绍食物中的14位"排毒明星"。

一、芦荟

《本草纲目》中记载，芦荟味极苦，性大寒，功能泻下，杀虫、清热。主治肠热便秘、虫积、瘰疬、疥癣、胸膈烦热等。临床上用量为 1 ~ 3 克，只做丸剂、散剂服用，不入汤剂。外用时研末调敷，或用醋、酒泡涂。

芦荟能极好地清除肠道、肝脏毒素和清理血管。芦荟中含有多种植物活性成分及多种氨基酸、维生素、多糖和矿物质成分，其中芦荟素可以极好地刺激小肠蠕动，把肠道毒素排出。芦荟因、芦荟纤维素、有机酸能极好地软化血管，扩张毛细血管，清理血管内的毒素。同时，芦荟中的其他营养成分可迅速补充人体缺损的需要。所以，美国人说："清早一杯芦荟，如金币般珍贵。"即言芦荟既能排毒又能补虚。

二、姜

《本草纲目》中记载，姜味辛，性微温，有健脾胃、解表、散寒、排毒，利于毛囊孔开放和皮脂分泌物排出等功效。姜中还含有多种芬芳挥发油，具有强心、健脾胃、促进血液循环的作用。口服姜后，机体慢慢吸收，皮肤发汗，从体内向外发，自然排毒，这比人为地扩张、挤压毛孔的方法要好，能减少正常皮肤组织损伤。另外，姜既经济，又方便。所以，建议长痤疮的朋友们试试。具体方法为：每日口服生姜 10 ~ 20 克，或水煎服，剂量多少要因人而定。在口服姜的最初一段时间，痤疮可能会加重，请不要放弃，要继续吃，坚持一两个月后，你会发现，痤疮慢慢消退了，皮肤变得细腻、光滑了。

胆结石是以胆固醇为主的"毒素"淤积而结成的"石头"。生姜所含的生姜酚不仅能减少胆固醇的生成，还能促使其排出体外，有效防止因胆固醇过多形成的结石。另外，毒素之中包括各种病原微生物，而现代医学证明，生姜中含有的辛辣姜油和姜烯酮，对伤寒、沙门氏菌等病菌有强大的杀灭作用。

三、绿豆

《本草纲目》中记载，绿豆味甘，性凉，有清热、解毒、祛火的功效，是我国中医常用来解多种食物或药物中毒的一味中药。绿豆富含 B 族维生素、葡萄糖、蛋白质、淀粉酶、氧化酶、铁、钙、磷等多种成分，常饮绿豆汤能帮助排出体内毒素，促进机体的正常代谢。许多人在进食油腻、煎炸、热性的食物之后，很容易出现皮肤痒的症状，长暗疮和痱子，这是由于湿毒溢于肌肤所致。绿豆则具有强力解毒功效，可以解除多种毒素。现代医学研究证明，绿豆可以降低胆固醇，又有保肝和抗过敏作用。夏秋季节，绿豆汤是排毒养颜的佳品。

四、苦瓜

苦瓜味甘，性平。中医认为，苦瓜有解毒排毒、养颜美容的功效。《本草纲目》中说苦瓜"除邪热，解劳乏，清心明目"。苦瓜富含蛋白质、糖类、粗纤维、维生素 C、维生素 B_1、维生素 B_2、烟酸、胡萝卜素、钙、铁等成分。现代医学研究发现，苦瓜中存在一种具有明显抗癌作用的活性蛋白质，这种蛋白质能够激发体内免疫系统的防御功能，增加免疫细胞的活性，清除体内的有害物质。苦瓜虽然口感略苦，但余味甘甜，近年来渐渐风靡餐桌。

五、茶叶

《本草纲目》中记载，茶叶味甘、苦，性凉，有清热除烦、消食化积、通利小便等作用。中国是茶的故乡，自古以来人们对茶都非常重视。古书记载："神农尝百草，一日遇七十二毒，得茶而解之。"这说明茶叶有很好的解毒作用。茶叶富含铁、钙、磷、维生素 A、维生素 B_1、烟酸、氨基酸以及多种酶，其醒脑提神、清利头目、消暑解渴的功效尤为显著。现代医学研究表明，茶叶中富含一种活性物质——茶多酚，具有解毒作用。茶多酚作为一种天然抗氧化剂，可清除活性氧自由基，可以保健强身、延缓衰老。

六、胡萝卜

《本草纲目》中记载，胡萝卜味甘，性凉，有养血排毒、健脾和胃的功效，素有"小人参"之称。胡萝卜富含糖类、脂肪、挥发油、维生素 A、维生素 B_1、维生素 B_2、花青素、胡萝卜素、钙、铁等营养成分。现代医学研究证明，胡萝卜是有效的解毒食物，它不仅含有丰富的胡萝卜素，而且含有大量的维生素 A 和果胶，与体内的汞离子结合之后，能有效降低血液中汞离子的浓度，加速体内汞离子的排出。

七、木耳

《本草纲目》记载，木耳味甘，性平，有排毒解毒、清胃涤肠、和血止血等功效。古书记载，木耳"益气不饥，轻身强志"。木耳富含碳水化合物、胶质、纤维素、葡萄糖、木糖、卵磷脂、胡萝卜素、维生素 B_1、维生素 B_2、维生素 C、蛋白质、铁、钙、磷等多种营养成分，被誉为"素中之荤"。木耳中所含的一种植物胶质，有较强的吸附力，可将残留在人体消化系统的灰尘、杂质集中吸附，再排出体外，从而起到排毒清胃的作用。

八、海带

《本草纲目》记载，海带味咸，性寒，具有消痰平喘、排毒通便的功效。海带富含藻胶酸、甘露醇、蛋白质、脂肪、糖类、粗纤维、胡萝卜素、维生素 B_1、维生素 B_2、维生素 C、烟酸、碘、钙、磷、铁等多种成分。尤其是含丰富的碘，对人体十分有益，可治疗甲状腺肿大和碘缺乏而引起的病症。它所含的蛋白质中，包括 8 种氨基酸。海带的碘化物被人体吸收后，能加速病变和炎症渗出物的排出，有降血压、防止动脉硬化、促进有害物质排泄的作用。同时，海带中还含有一种叫硫酸多糖的物质，能够吸收血管中的胆固醇，并把它们排出体外，使血液中的胆固醇保持正常含量。另外，海带表面上有一层略带甜味的白色粉末，是极具医疗价值的甘露醇，它具有良好的利尿作用，可以治疗药物中毒、浮肿等症。所以，海带是理想的排毒养颜食物。

九、冬菇

《本草纲目》记载，冬菇味甘，性凉，有益气健脾、解毒润燥等功效。冬菇含有谷氨酸等18种氨基酸，在人体必需的8种氨基酸中，冬菇就含有7种。同时，它还含有30多种酶以及葡萄糖、维生素 A、维生素 B_1、维生素 B_2、烟酸、铁、磷、钙等成分。现代医学研究认为，冬菇含有多糖类物质，可以提高人体的免疫力和排毒能力，抑制癌细胞生长，增强机体的抗癌能力。此外，冬菇还可降低血压、胆固醇，预防动脉硬化，有强心保肺、宁神定志、促进新陈代谢及加速体内废物排出等作用，是排毒壮身的最佳食品。

十、蜂蜜

蜂蜜味甘，性平，自古就是滋补强身、排毒养颜的佳品。《神农本草经》记载："久服强志轻身，不老延年。"蜂蜜富含维生素 B_2、维生素 C，以及果糖、葡萄糖、麦芽糖、蔗糖、优质蛋白质、钾、钠、铁、天然香料、乳酸、苹果酸、淀粉酶、氧化酶等多种成分，对润肺止咳、润肠通便、排毒养颜有显著功效。近代医学研究证明，蜂蜜中的主要成分葡萄糖和果糖，很容易被人体吸收利用。常喝蜂蜜水能达到排出毒素、美容养颜的效果，对防治心血管疾病和神经衰弱等症也很有好处。

十一、黄瓜

《本草纲目》记载，黄瓜味甘，性平，又称青瓜、胡瓜、刺瓜等，原产于印度，具有明显的清热解毒、生津止渴的功效。现代医学认为，黄瓜富含蛋白质、糖类、维生素 B_2、维生素 C、维生素 E、胡萝卜素、烟酸、钙、磷、铁等营养成分，同时黄瓜还含有丙醇二酸、葫芦素、柔软的细纤维等成分，是难得的排毒养颜食品。黄瓜所含的黄瓜酸，能促进人体的新陈代谢，排出毒素。黄瓜维生素 C 的含量比西瓜高 5 倍，能美白肌肤，保持肌肤弹性，抑制黑色素的形成。黄瓜还能抑制糖类物质转化为脂肪，对肺、胃、心、肝及排泄系统都非常有益。夏日里容易烦躁、口渴、喉痛或痰多，吃黄瓜有助于化解炎症。

十二、荔枝

荔枝味甘、酸，性温，有补脾益肝、生津止渴、解毒止泻等功效。李时珍在《本草纲目》中说："常食荔枝，补脑健身……"《随息居饮食谱》记载："荔枝甘温而香，通神益智，填精充液，辟臭止痛，滋心营，养肝血，果中美品，鲜者尤佳。"现代医学认为，荔枝含维生素 A、维生素 B_1、维生素 C，还含有果胶、游离氨基酸、蛋白质以及铁、磷、钙等多种营养成分。现代医学研究证明，荔枝有补肾、改善肝功能、加快毒素的排出、促进细胞生成、使皮肤细嫩等作用，是排毒养颜的理想水果。

十三、菠菜

《本草求真》记载："菠菜，何书皆言能利肠胃。盖因滑则通窍，菠菜质滑而利，凡人久病大便不通，及痔漏关塞之人，咸宜用之。又言能解热毒、酒毒，盖因寒则疗热，菠菜气味既冷，凡因痈肿毒发，并因酒湿成毒者，须宜用此以服。且毒与热，未有不先由胃而始及肠，故药多从甘入，菠菜既滑且冷，而味又甘，故能入胃清解，而使其热与毒尽从肠胃而出矣。"

菠菜可以清理人体肠胃里的热毒，避免便秘，保持排泄的通畅。

十四、芹菜

芹菜中含有的丰富纤维可以像提纯装置一样，过滤体内的废物。经常食用可以刺激身体排毒，对付由于身体毒素累积所产成的疾病，如风湿、关节炎等。此外，芹菜还可以调节体内水分的平衡，改善睡眠。

有些水果也可以帮你洗肠、排毒，不同的水果排不同的毒。

草莓：热量不高，而且又含有维生素 C。在自然疗法中，草莓可用来清洁胃肠道。不过，对阿司匹林过敏和肠胃功能不好的人，不宜食用。

樱桃：樱桃的果肉能除毒素和不洁的体液，因而对肾脏排毒具有相当好的辅助功效，同时还有温和的通便作用。选择时，最好选择果实饱满结实、带有绿梗的樱桃。

葡萄：具有排毒的效果。它能帮助肠内黏液组成，帮助肝、肠、胃、肾清除体内的垃圾。唯一的小缺点是热量有点高，40 粒葡萄相当于两个苹果的热量。

苹果：除了含有丰富的膳食纤维外，它所含的半乳糖醛酸对排毒也很有帮助，而果胶则能避免食物在肠内腐化。选择苹果时，别忘了常换换不同颜色的苹果品种，这样效果更好。

鲜果蔬汁是体内的"清洁剂"。富含纤维素或叶绿素的食物具有解毒功能，绿叶根茎蔬菜最好榨汁饮用而不经过炒煮。经常饮用鲜果蔬汁可将积聚于细胞内的毒素溶解，起到中和体内酸性毒素、净化体内脏器的作用。

轻松排毒法：一日三餐要健康

所谓的健康排毒餐，一个原则就是摄取你身体该摄取的，而不该摄取的一概不摄取。排毒餐含有蔬菜、海带、水果、奶类等含碱性成分多的食物，能将您的饮食习惯从酸性的摄取变为碱性的摄取，健康体质自然恢复。

健康排毒之早餐

一种水果：以新鲜为原则，最好是当地、当季盛产的水果。

两种蔬菜：最好食用蔬菜的根、茎、叶、果，不宜吃芽菜类与叶菜类的蔬菜。可选用红萝卜、白萝卜、山药等蔬菜的根；西芹、芹菜等蔬菜的叶；西蓝花、大头菜等蔬菜的花；苦瓜、番茄、小黄瓜等蔬菜的果。再吃些地瓜，红色地瓜效果好些。

糙米饭一份：如果觉得光吃糙米饭太单调，可以在糙米饭中加少量小红豆、红枣等。

需要注意的是：要生食水果和蔬菜，最好是连皮吃，完整地摄食是原则。尽量减少下列食物的摄入：

（1）鱼、肉、蛋等；

（2）各种奶及乳制品，如奶酪、奶油等；

（3）各种油，尤其是动物油。

健康排毒餐之午、晚餐

五大基本原则：

（1）蔬菜类：占 1/4 ～ 1/3。

（2）豆类和海藻类：占 1/10 左右。

（3）五谷杂粮：占 1/2 左右。

（4）汤：占 5% 左右，可以用紫菜、西红柿、海带等做汤。

（5）水果最好在两餐之间吃。

双休日排毒套餐

周六：

起床：一杯水、一杯鲜榨果汁，或一杯蜂蜜水。

早餐：一大碟水煮蔬菜和一大盘新鲜水果。

上午小食：一小盘水果（各种水果）和两个核桃或杏仁。

午餐：大盘水煮蔬菜或者蔬菜沙拉。

下午小食：小碟干果、果仁、小碟水果。

晚餐：蔬菜沙拉，或大盘水煮蔬菜、一小盘水果。

睡前：一小杯乳酪或脱脂奶。

周日：

起床：喝一杯鲜榨的蔬果汁或者凉开水。

早餐：小碗米粥。

上午小食：一小盘瓜子、小盘水果。

午餐：小碗米饭、一大盘水煮青菜。

下午小食：少许干果、果仁、一杯果汁。

晚餐：小碗米饭、大盘水煮青菜、水果。

睡前：小杯脱脂奶或奶酪。

必须提起注意的是：

清除体内毒素期间，任何时候觉得饿都可以大量喝水，吃水果。水果不仅易消化，能保持肠道清洁，而且其中含有的丰富的维生素、矿物质、天然酶更能提供给身体足够的营养。

如果平时大鱼大肉吃习惯了，可以每星期利用休息日只吃水果、蔬菜，多喝水，进行体内清洁排毒。

排毒期间不可抽烟、喝酒，否则不仅前功尽弃，而且毒会加重。

病人和孕妇以及一切身体不适者在排毒前都要请教医生，不可随意尝试。

体内自然排毒法——断食排毒

断食是存在于动物界的最自然的体内排毒法，就是借由切断外来的热量补给、燃烧体内过剩物质如脂肪、酯类和老旧废物，从而达到清除废物、净化身体的目的。

断食进行到半天或一天的时候，身体会先燃烧肝糖；接下来会燃烧体内多余的脂肪以及附着在血管壁上的胆固醇，溶释脂溶性的毒素；最后再燃烧有病的组织、肿瘤、脓肿和疤痕组织等废物蛋白质。因此，断食有清除体内毒素、活化各器官机能、帮助降低血压、减缓衰老、改善酸性体质、减脂和提高免疫力等诸多功能，是"体内环保"的绝佳选择。

一般人在选择断食的方法时，多采用蔬果汁断食、米汤断食、酵素断食、糖浆断食等较安全的方法。以蔬果汁断食来说，可以三餐饮用500毫升的胡萝卜汁加苹果汁，两餐之间再补充红枣、枸杞调制的补气汤和红糖姜汤等补充体力。如此一来,蔬果汁中丰富的维生素、矿物质、微量元素、酵素,不需要经过消化过程就可以直接被身体吸收,加速细胞的修复。不但不会影响自体溶释的过程,排毒解毒效果快速,而且还能平衡体内的酸碱值,改善酸性体质。更重要的是,断食期间可以维持精神旺盛,照常工作,不会影响到正常生活。

由于断食时排毒解毒功能大为增强,会出现许多排毒反应,像恶心、呕吐、头痛、口臭增加、舌苔变厚、分泌物增多、发烧、咳嗽、皮肤痒、想睡觉、腹泻等,这些都是正常的排毒反应,只要体内毒素排干净,身体净化以后,这些排毒反应便会自然消失,感觉到全身轻松,体力、活力大为增强。

一般人在尝试断食的时候,应遵守减食和复食的步骤,也就是断食前要渐渐减少食物的分量,饮食清淡。断食后再慢慢复食,从少量到正常量。不要快速进入断食状态,或断食后立刻大吃大喝,以免损伤肠胃。没有断食经验的人,最好能请教有断食经验的人,了解之后再施行比较安全。

但以下几种人不适合采用断食排毒的办法清除体内毒素:体重太轻(少于标准体重的25%)者、癌症晚期患者、洗肾病人、糖尿病控制不良者、严重感染者和结核病人并不适合采用断食方式排毒。

本草教你走出排毒误区

每个人的体质都不同,只有针对自己的特点选择适合的排毒方式,才能够事半功倍。然而生活中我们往往容易走进排毒的误区,如下所示:

排毒也跟风

专家指出,排毒是一个代谢的过程、平衡的过程,是把过剩的东西排掉。饮酒过剩、滥用药物等不良生活习惯都会产生"毒素",人体积聚了"毒素"以后,就会产生一些表征,如长期咳嗽、便秘、皮肤病等。如果没有出现体内有毒素的表征，就不能随意盲目地"排毒"。

男人无须排毒

很多男人认为排毒是女人的专利，因为男人不用养颜，也就无须排毒。殊不知，男人，特别是过了30岁的男人，恰恰是需要排毒的一族。高蛋白、高脂肪饮食、食品添加剂、空气中飘散的有毒排放物……越来越多的毒素充斥着男性的生活，不良习惯（抽烟、饮酒、熬夜）又加重了这些毒素在他们体内的堆积。于是，衰老来了，疲倦来了，疾病也来了……男人更需要排毒。

盲目排毒

不少人分不清药品、保健食品和普通食品之间的区别，排毒时随意性很大，对身体会造成较大损害。药品必须在医生的指导下服用，疾病治愈就应停止用药，不应用来保健养生。保健食品安全无毒，可经常食用，但需慎重选择。

"通便"并非"排毒"

人体的"毒素"主要通过大小便、皮肤、呼吸等排出体外，这些通道受到阻塞时就会产生毒素积聚，因此需要"排毒"。不少人把"排毒"简单地理解为"通便"。这种观念很危险，有的人甚至通过吃泻药来达到排毒的目的。

通便是一种非常重要的排毒方式，但更重要的是恢复人体自身排毒系统的正常功能，使人体内外环境达到统一协调。因此，日常排毒保健与美容，应选择正规的排毒类保健食品，如芦荟排毒胶囊等。

突击排毒，终生无忧

毒素不仅来源于自身，也来自外界，我们的身体处于内外毒的夹击之下，时刻不能停滞，所以，排毒绝不可以一蹴而就，需要常年坚持。

泻药可以排毒

很多人长期大量服用各种各样的泻药，以为这样可以排毒。实际上，泻药的使用是有针对性的，每个人都应在医生的指导下根据病情而定，不能随意使用。

排毒的功效只是美容养颜

毒素在人体中积存会造成很多的危害，发于皮肤就出现痤疮、黄褐斑以及面色晦暗，人们往往是通过发现皮肤表面的变化，才察觉到毒素的存在，却忽略了排毒调补对全身各个系统脏器重要的治疗和保养作用。其实，排毒调补是对身体整体的调解，而不仅是美容手段。另外，通过美容所达到的改善皮肤状况的方法也起不到排毒的功效。

认清了这几个误区，希望大家真正从心里重视排毒，将排毒贯穿到日常生活中，坚持科学合理的排毒方法，让自己的身体从内到外变得健康洁净，体内没毒了，皮肤自然也会好。不要把排毒看得非常复杂，只要平时保持良好的生活习惯，不吸烟不喝酒，远离那些不健康的食物，多喝水，排毒并不是非常困难的事情。

第四篇

一娘生九子，体质各不同

——以食物的偏性，纠正身体的偏性

第一章

平和体质养生：养生要采取“中庸之道”

平和体质，饮食调理最关键

“养生之道，莫先于食。”饮食养生首先指的是应用食物的营养来防治疾病，促进健康长寿。尤其是对于平和体质的人来说，食补就可以了，不必进行药补。古人云：“是药三分毒”，我们平时之所以用药，就是要借助药性，对“病”进行矫枉过正，使身体达到平和，而对于平和体质来说，本身就已经平和了，就不必再用什么“补药”对身体进行补益了，因为这样一来，不仅达不到强壮体质的效果，甚至还会造成意想不到的危害。

那么，平和体质的人应该怎样进行食补呢？我们要认识到，饮食是人类维持生命的基本条件，而要使人活得健康愉快、充满活力和智慧，则不仅仅满足于吃饱肚子，还必须考虑饮食的合理调配，保证人体所需的各种营养素的摄入平衡且充足，并且能被人体充分吸收利用。除此之外，我们还应注意以下四个原则：

一、饮食有节

这一点对于中老年人尤为重要，因为随着年龄的增长，生理功能逐渐减退，机体的新陈代谢水平逐渐减弱，加之活动量减少，体内所需热能物质也逐渐减少。因此，每日三餐所摄入的热能食物也应减少，这样才能更好地维持体内能量的代谢平衡。

如果到了中老年阶段饭量仍不减当年，摄入能量食物过多，势必造成体内能量过剩，多余能量就会转化为脂肪，使身体发胖，并影响心脏功能。这也是诱发高血压、冠心病、动脉粥样硬化等心血管疾病的主要原因。所以，中老年人应适当地节制饮食，饮食应当少而精，富于营养又易于消化，多吃新鲜蔬菜、水果，限制高脂肪、高热能食物的摄入量。每餐的食量应适可而止，一般以七八分饱为宜。

二、三餐有别

这主要指两点，在食物选择方面，早餐应选择体积小而富有热量的食物，午餐应选择富含优质蛋白质的食物，晚餐则应吃低热量、易消化的食物。在摄入量上，应做到"早饭吃好，中饭吃饱，晚饭吃少"，现在很多年轻人习惯于早餐吃得很少或不吃早餐，晚餐吃得很多，这对健康是有害的。

三、合理搭配

饮食合理搭配就是要做到粗细粮混食，粗粮细做，干稀搭配；副食最好荤素搭配，忌偏食或饮食单调。

四、饮食清淡

古代医学家和养生学家都强调，饮食宜清淡，不宜过咸。据调查，每日食盐量超过15克以上者，高血压的发病率约为10%。因此，正常人一般每天摄入盐要控制在10克以下。如患有高血压、冠心病或动脉硬化者，必须控制在5克以下。不过饮食清淡也不应该绝对化，比如盛夏季节，人体因大量出汗，会令体内盐分丢失过多，这时就应注意及时补充盐分。

另外，养成良好的饮食习惯也是饮食养生的一个重要方面。比如吃饭时细嚼慢咽，不可狼吞虎咽，以利于消化吸收；吃饭时要专心，不要一边吃饭，一边想其他的事情，或看书、看电视，既影响食欲，也影响消化液的分泌，久之可引起胃病；吃饭时要有愉快的情绪，才能促进胃液分泌，有助于食物的消化。如果情绪过于激动、兴奋、愤怒等等情绪之下勉强进食，会引起胃部的胀满甚至疼痛；饭后不要躺卧和剧烈运动。

平和体质饮食调养应采取中庸之道

平和体质日常养生应采取中庸之道，注意摄生保养，饮食有节，劳逸结合，生活规律，坚持锻炼。正如《黄帝内经·素问》所云："是以志闲而少欲，心安而不惧，形劳而不倦，气从以顺，各从其欲，皆得所愿，故美其食，任其服，乐其俗，高下不相慕，其民故曰朴，是以嗜欲不能劳其目，淫邪不能惑其心，愚智贤不肖不惧于物，故合于道，所以能年皆度百岁而动作不衰者，以其德全不危也。"

又云："四时阴阳者，万物之根本，所以圣人春夏养阳，秋冬养阴……逆之则灾害生，从之则苛疾不起，是谓得道，道者，圣人行之，愚人佩之。"饮食上注意吃得不要过饱，也不能过饥；不吃得过凉，也不吃得过热。多吃五谷杂粮、蔬菜瓜果，少食过于油腻及辛辣之物。《千金翼方》记载："安身之本，必资于食……不知食宜者，不足以存生也。"

平和体质者除在饮食上采取中庸之道外，在日常生活中也要做到"防未病"。人生病主要有两个原因，一个是内邪，一个是外邪。对于平和体质的人来说，一般自身不容易生病，但如果不注意生活习惯，感受了外邪，虽然可能比一般人有较强的抗病能力，但还是会生病的。

事实上，每个平和体质的人正常情况下都能活到百岁，但往往因饮食不节、起居失常、寒暑之变、情志所伤等原因造成体弱早衰，甚至夭亡。一般来说。保养方式欠佳是诱发平和体质者疾病和缩短寿命的根本原因，人们欲延年益寿，首先应在疾病预防上下功夫。如果疾病已经形成才用药治疗，这时候已略显晚矣。因此，平和体质的人也要加强"未病先防"的思想。在日常生活中，除了我们前面提到的，还要注意以下六点：

吃错会生病 吃对不吃药

（1）劳逸结合。劳动和休息是调节人体各器官生理功能的必要条件，过劳则伤气损血，过逸则滞气涩血。因此，平素要注意劳逸结合，保证气血充沛、运行无阻，才能体健身强。

（2）勤动脑。大脑如同机械，用之才能灵活，不用则易生锈。

（3）保养眼部。利用春秋之季，每日早晚到室外望远、看近，并在休息时闭目使眼球上下左右转动，大约10分钟即可。这有利于气血通畅而使眼不花，已花者亦可减轻症状。

（4）调整呼吸。每天早晨起床后到室外，深深吸入外界的清气，缓缓呼出体内的浊气，约10分钟为宜。这对增强肺的功能活动，防止气管炎和肺气肿的发生都是简单有效的方法。

（5）注意气候变化。冷热是调节人体各器官阴阳平衡的重要因素之一，如寒热失调、阴阳不和，则产生偏寒或偏热之病，因此要时刻注意寒暑之变，以防外邪侵袭。

（6）适当运动。工作之余适当进行肢体活动，有利于气血运行，使关节滑利而动作不衰。

总之，长寿是通过养生来实现的，养生的目的就是调养生命机能，有效地预防疾病的发生，从而保持身体机能旺盛不衰，这是延年益寿行之有效的措施。即使是平和体质的人，也必须外避寒暑、内扬正气、饮食有节、起居有常、勿妄劳作，才能有效地预防疾病。反之，若违背养生之道，则易使百病加身。延年益寿需要理论和实践相结合，切忌空谈理性的认识，而不去施行。

饮食不伤不扰，顺其自然养护平和体质

平和体质的人一般体形匀称，面色、肤色润泽，头发稠密有光泽，目光有神，鼻色明润，嗅觉通利，味觉正常，唇色红润，精力充沛，不易疲劳，耐受寒热，睡眠安和，胃口良好，两便正常，舌色淡红，苔薄白，脉和有神。

对于平和体质的人，养生保健宜饮食调理而不宜药补，因为平和之人阴阳平和，不需要药物纠正阴阳之偏正盛衰，如果用药

物补益反而容易破坏阴阳平衡。对于饮食调理，首先，"谨和五味"。饮食应清淡，不宜有偏嗜。因五味偏嗜，会破坏身体的平衡状态。如过酸伤脾，过咸伤心，过甜伤肾，过辛伤肝，过苦伤肺。其次，在维持自身阴阳平衡的同时，平和体质的人还应该注意自然界的四时阴阳变化，顺应此变化，可保持自身与自然界的整体阴阳平衡。再则，平和体质的人可酌量选食具有缓补阴阳作用的食物，以增强体质。

这类食物有粳米、薏苡仁、豇豆、韭菜、红薯、南瓜、银杏、核桃、龙眼、莲子、鸡、牛、羊等。平和体质的人春季阳气初生，宜食辛甘之品以发散，而不宜食酸收之味。宜食韭菜、香菜、豆豉、萝卜、枣、猪肉等。夏季心火当令，宜多食辛味助肺以制心，且饮食宜清淡而不宜食肥甘厚味。宜食菠菜、黄瓜、丝瓜、冬瓜、桃、李、绿豆、鸡肉、鸭肉等；秋季干燥易伤津液，宜食性润之品以生津液，而不宜食辛散之品。宜食银耳、杏、梨、白扁豆、蚕豆、鸭肉、猪肉等；冬季阳气衰微，故宜食温补之品以保护阳气，而不宜寒凉之品。宜食大白菜、板栗、枣、黑豆、刀豆、羊肉、狗肉等。

南瓜蒸百合是平和体质者的佳品。准备南瓜250克，百合100克，罐装红樱桃1粒，白糖、盐、蜂蜜各适量。将南瓜改刀成菱形块，百合洗净；南瓜、百合装盘，撒上调料，装饰红樱桃，上笼蒸熟即可。

平和体质的四季饮食规则

平和体质日常养生宜规律，有节制，不偏食，不嗜食，多吃五谷杂粮及水果、蔬菜。平和体质的饮食具体应如何调养，一年四季是有所不同的，可以从多方面去调养。

《黄帝内经·素问》云："人以天地之气生，四时之法成。"

春季：阳气生发，万物生长。饮食宜清轻升发，宣透阳气，多食菠菜、韭菜、香菇、芹菜、荠菜、豆芽、笋等。

夏季：阳气隆盛，气候炎热。饮食宜清淡，清热解暑，多食西瓜、黄瓜、冬瓜、生菜、绿豆等。

秋季：阴气渐长，秋风而燥。饮食宜养阴生津润燥，多食梨、百合、荸荠、鱼、虾、家畜、家禽等。

冬季：阴盛大寒，阳气闭藏。宜温补。常选羊肉、牛肉、狗肉、鹿肉、龟鳖、大枣、葱、姜等。

四季饮食是中医理论，中医还认为平和体质的首要任务就是养心。我们都知道五志七情皆可以致病，并且有不少医案也证实了此观点：比如《三国演义》上的"三气周瑜"，就是郁怒伤身致死的一个典型故事。另外，紧张、思虑过度等不良情志也会伤神伤志，伤五脏，比如悲哀伤肺，思虑伤脾，大怒伤肝，惊恐伤肾，过喜伤心等。不良情志导致身体五脏不和，精气耗损，就可以使人体质出现偏颇，即使你是平和体质，也可能因为心病而导致身体出现病症，因此平和体质者平常养生不要忘了养心。

另外，凡是通晓养生的专家都知道"下士养身，中士养气，上士养心"的道理。早在《素问·上古天真论》中就强调过心理调摄对于强身延寿的重要性："恬淡虚无，真气从之，精神内守，病安从来"。这句话的意思就是说人要保持心情安闲，排除杂念妄想，以使真气顺畅，精神守持于内，这样，疾病就无从发生了。所以重视养心是平和体质养生的"上上策"。

那么平和体质者到底该如何养心呢？在这里，给大家提几点建议。

首先要静心。情绪乃一身之主，一个人如果终日思前想后、欲望不止，难免会百病丛生。所以要消除不良情绪，就要学会静心，静心的最佳途径是炼心，可以采用瑜伽、冥想、静心音乐等来静心，只有让心静了才能气顺，气顺了人才能强健，人强健了当然就百病不生，体质也不会有失偏颇了。

其次要发泄。现在市面上出现了所谓的"哭吧""发泄吧"等供人发泄的地方。现代人压抑得太厉害了，当人进入这些"发泄吧"里，或哭或挥拳猛击，把心中积压的委屈与不快，全都倒出来，等到擦干净眼泪鼻涕、脱掉拳击手套掉头而去时，心里会一下子变得非常轻松。这比一声不响把什么都闷在心里独自忍受要强很多。所以，建议如果有需要就去"发泄吧"吧，或者找个没人处高声骂几句，大声喊两嗓子，对身体也都是有好处的。虽然有些人觉得这种方法不雅，但却是实惠的发泄方式，也是现代人养心的不错选择。

最后要学会包容。如果我们心量狭小，不能容物，遇事斤斤计较，就不可能心平气和、心思安定。假如心胸像虚空宇宙，就能包容世界万物。所谓"宰相肚里能撑船"，我们要能容纳异己的存在，这样心胸才会宽广。

当然，除了上述的这些方法，平和体质者也可以根据自己的条件合理地选择适合自己的养心方法。把养心落在实处，保证心气平和，乐观豁达，自然气血通畅，体质平衡，百病不生。

下面再给平和体质者推荐几款四季食谱：

1. 韭菜炒墨斗

材料：墨斗鱼500克，韭菜150克。

调料：醋、盐、味精各少许。

做法：墨斗鱼洗净，入锅煮熟后剥去皮，切成丝；韭菜洗净切成段。锅内加油烧热，放入墨斗丝，快速翻炒，放醋，然后放入韭菜，一起翻炒，最后放盐、味精调味，翻几下就好了。

功效：补肾助阳，腰酸，尿频。

2. 香椿拌豆腐

材料：豆腐2块，香椿150克。

调料：香油、精盐、味精各少许。

做法：香椿择洗干净，入沸水锅中汆一下，去掉涩味，捞出沥水，切成段。豆腐也入开水汆一下，去掉涩味，捞出后切成小片。把香椿、豆腐都放进盆里，放适量的精盐和味精拌匀，最后淋上香油即可。

功效：清热解毒，健脾和胃。

3. 莲子百合汤

材料：干百合 50 克，干莲子 75 克。

调料：冰糖 75 克。

做法：百合浸泡一夜后冲洗干净，莲子浸泡 4 小时后冲洗干净。将百合、莲子放入清水锅中，武火煮沸后，改文火续煮半小时左右，加冰糖调味即可食用。

功效：百合润肺清心，可止咳、安神；莲子养心安神，帮助睡眠。此汤能有效缓解女性更年期烦躁易怒、心神不安的症状。

平和体质饮食上要注意调和五味

食物有五味，即酸、苦、甘、辛、咸，五味入五脏，宜均衡摄入五味，不使五味有所偏胜，以保正气旺盛，身体强壮。《黄帝内经·素问》云："五味入口，藏于肠胃，味有所藏，以养五气，气和而生，津液相成，神乃自生。""水谷皆入于胃，五脏六腑皆禀气于胃，五味各走其所喜，谷味酸，先走肝；谷味苦，先走心；谷味甘，先走脾；谷味辛，先走肺；谷味咸，先走肾。"

《黄帝内经·素问》云："五谷为养，五果为助，五畜为益，五菜为充，气味和而服之，以补精益气。"五谷：粳米、小豆、麦、大豆、黄黍；五果：桃、李、杏、栗、枣；五畜：牛、羊、豕、犬、鸡；五菜：葵、藿、薤、葱、韭。长期偏嗜某一味，会使脏腑功能失调，甚至累及其他脏腑，必然导致偏颇体质，引发各种病变。又云："味过于酸，肝气以津，脾气乃绝；味过于咸，大骨气劳，短肌，心气抑；味过于甘，心气喘满，色黑，肾气不衡；味过于苦，脾气不濡，胃气乃厚；味过于辛，筋脉沮弛，精神乃央。"

我们已经知道了在饮食如何调理平和体质，在运动方面也要选择平和一些的方式，不能过激，其中在传统的运动方式中，太极拳可以说是最适合于平和体质者。

太极拳是我国的国粹，经常练习太极拳，对于身心健康有意想不到的收获，集练气、蓄劲、健身、养生、防身、修身于一体，是一种适合经常锻炼的养生功法。

太极拳对人体健康的促进作用是综合而全面的，长期坚持练习太极拳，对于防病抗衰、益寿延年有着不可估量的作用。

练太极拳，不是一般的学习拳式，必须懂得很多基本功，做到"放松""气道通畅"。肺主一身之气，肺气调则周身气行，故练功必须令肺气顺，不可使气道结滞，所以说练拳不可闭气、使力，要以放松、沉气为主，并配合呼吸、配合开合等。这些要求使得练太极拳的人们在练拳过程中注意放松并调整呼吸，每次练拳下来心情舒畅、精神饱满，而且身体微微出汗，促进体内新陈代谢，起到祛病强身的健身功效。

目前流行的各式太极拳都有几十个动作，对一般人来说，练习有一定难度，而十二式方位太极拳和二十四式简化太极拳适合于普通人练习。

另外，平和体质的人清晨起来也可以做一组保健操，这对保健健身也非常有帮助。

（1）深呼吸：直立，挺胸收腹，做深呼吸3次。

（2）摆臂：双臂用力后摆，同时顺势弯腰，使面部尽可能靠近膝部，随即直身，双臂前摆并举过头顶，然后再次弯腰并向后摆臂，快速做 4～8 次。

（3）踢手：分腿直立，两臂向前平伸，先踢右腿，用脚踢左手，还原后换左腿踢右手。注意双腿不要弯曲且身体保持直立。左右各做8次。

（4）下蹲：两腿并拢站好，挺胸，收腹，紧腰，随即吸气，两臂向前平伸，身体下蹲，臀部紧靠脚跟上。重复练习 8～16 次。

（5）前倾：立正站好，向前迈出一条腿，略为弯曲。双手十指交叉，两臂向上伸直，然后上身前倾，另一条腿绷直，向上伸拉脊柱。完成1次后换腿再做。重复练习 8～16 次。

（6）起跑姿势：做起跑姿势，两腿一前一后绷直，双臂前伸手指着地，身子尽可能向前弯至膝部，呼气，然后慢慢抬起身子。

两腿交替重复练习 8 ~ 16 次。

（7）抬腿：立正站好，双手叉腰，收腹，紧腰，挺胸，同时一腿向后抬，稍停。然后将后抬的腿放下还原。两腿交替重复练习 8 ~ 16 次。

（8）摸脚摸背：蹲下，左手向后摸自己的右脚，右手从上面向后摸自己的背部。换另一只手再做，重复练习 8 ~ 16 次。

（9）抬头：站好，两腿稍分开，左臂向上伸直，左膝弯曲，同时抬头看举在上方的手。两腿交替各做 8 ~ 16 次。

（10）转体：两脚开立，与肩同宽，上体前屈与下肢呈 90 度，两手交叉放在头后，然后上体向右侧转，再慢慢侧转回来。重复练习 8 ~ 16 次。

（11）触踝：立姿，两腿稍分开，身体前倾，右手掌触摸左脚踝，同时高举左手，换另一侧练习。重复 8 ~ 16 次。

（12）弯腰：两脚开立，大于肩宽，向前弯腰，两臂在身前交叉，然后再分开。自然呼吸，让身体在这一姿势中放松，然后慢慢起身，结束动作。

平和体质进补，要选食补远离药补

平和体质者，要注意饮食原则：即均衡饮食，吃好一日三餐，谨和五味这三点一定要遵循。另外，平和体质者还可酌量选食性平的补益食物以增强体质。

食物种类	具体食物
谷物	稻米（粳米、籼米）、糯米、紫红糯米、糙米、香米、黑米、小米、薏米、黄米、大麦、小麦、玉米、高粱、青稞、燕麦、莜麦、荞麦、芡实、芝麻、糜子、红薯、芋头、土豆、大豆（黄豆、黑豆、青豆）、扁豆、蚕豆、绿豆、刀豆、赤豆等

肉蛋	羊肉、狗肉、牛肉、猪肉、鸡肉、兔肉、鹅肉、鳖肉、龟肉、海参、鳗鱼、鲫鱼、泥鳅、银鱼、青鱼、鲈鱼、鲥鱼、鲢鱼等
蔬菜	小白菜、油菜、青椒、胡萝卜、发菜、韭菜、大蒜、葱、洋葱、茼蒿、莴笋、菠菜、荠菜、芹菜、油菜、香椿芽、豌豆苗、苦瓜、丝瓜、冬瓜、瓠瓜、南瓜、百合、番茄、苋菜、木耳菜、鲜藕、蘑菇、紫菜、海带等
水果	樱桃、荔枝、椰子、葡萄、大枣、菱角、花生、栗子、西瓜、香瓜、荸荠、桑葚、桂圆、梨、甘蔗、桃、菠萝、橘子等

另外，为了帮助平和体质者更好地补益身体，建议大家多吃一些"五行菜"，比如五行汤、五行粥、五行时蔬沙拉等。

五行粥：黑糯米，红豆，白芝麻，绿豆，玉米，各少许（等量），同泡一夜后如常法煮粥，做早餐食，对平和体质者健康有补益作用。

什锦五行菜：取各颜色的蔬菜，做成什锦炒菜，什锦蒸菜，什锦蔬菜沙拉等。五色代表五味，《素问·五脏别论》中说："五味入口，藏于胃，以养五脏气"。所以吃五行菜，可以全面滋养身体，对身体健康很有益。

五行肉菜：选择鸡肉、牛肉、羊肉、猪肉、鸭肉等同烹饪成饮食，或汤，或菜，或粥，对身体都有益。

戒酒，别让坏习惯毁了你的体质

我们都知道，平和体质是世界上最好的体质，也是健康长寿的根基。然而，拥有了平和体质还要尽心维护，否则就有可能把自己的好体质毁掉。比如吸烟、酗酒，就是伤害体质最大的两种恶习。在生活中，这样的情形是很常见的：有的人小时候身体很好，家里人也都长寿，但是由于染上了吸烟、酗酒的恶习，结果把自己的身体给毁了。那么，吸烟、酗酒究竟有多大危害呢？

据世界卫生组织估计，全世界有 500 万人死于吸烟导致的肺癌，其中有 100 万人发生在中国，远远超过中国矿难死亡人口的总和。烟草已经成为我国人民健康的主要杀手。烟草燃烧后产生的烟气中 92% 为气体，如一氧化碳、氢氰酸及氨等，8% 为颗粒物，内含焦油、尼古丁、多环芳香羟、苯并芘及 β－萘胺等，已被证实的致癌物质 40 余种，其中最危险的是焦油、尼古丁和一氧化碳。吸烟对人体的危害是一个缓慢的过程，需经较长时间才能显示出来，尼古丁又有成瘾作用，使吸烟者难以戒除。吸烟可诱发多种癌症、心脑血管疾病、呼吸道和消化道疾病等，是造成早亡、病残的最大病因之一。

另外，大量事实证明，少量饮酒可活血通脉、助药力、增进食欲、消除疲劳、使人轻快，有助于吸收和利用营养，而长期过量饮酒能引起慢性酒精中毒，对身体有很多危害。

引起体内营养素缺乏

蛋白质、脂肪、糖的缺乏，其主要原因是由于长期饮酒的人有一半以上进食不足。酒能使胃蠕动能力降低，造成继发性恶心，使嗜酒者丧失食欲，减少进食量。

损害肝脏

酒精的解毒主要是在肝脏内进行的，90%～95% 的酒精都要通过肝脏代谢。因此，饮酒对肝脏的损害特别大。酒精能损伤肝细胞，引起肝病变。连续过量饮酒者易患脂肪肝、酒精性肝炎，进而可发展为酒精性肝硬化或肝硬化腹水，最后可导致肝癌。

损害消化系统

酒精能刺激食道和胃黏膜，引起消化道黏膜充血、水肿，导致食道炎、胃炎、胃及十二指肠溃疡等。过量饮酒是导致某些消化系统癌症的因素之一。

导致高血压、高脂血症和冠状动脉硬化

酒精可使血液中的胆固醇和甘油三酯升高，从而发生高脂血症或导致冠状动脉硬化。血液中的脂质沉积在血管壁上，使血管腔变小引起高血压，血压升高有诱发中风的危险。长期过量饮酒可使心肌发生脂肪变性，减小心脏的弹性收缩力，影响心脏的正常功能。

导致贫血

酒精等毒性物质被吸收入血液后，能刺激、侵蚀红细胞及其他血细胞的细胞膜，会引起血细胞萎缩、破裂、溶解，从而不断减少。贫血患者体内往往缺乏制造血液的营养物质，而酒精等毒性物质又会破坏摄入的营养素。这样，就会进一步导致血细胞制造障碍，还可使红细胞、白细胞及血小板等越来越少，从而造成严重贫血。酒精还能干扰骨髓、肝、脾等造血器官的造血功能。

降低人体免疫力

酒精可侵害防御体系中的吞噬细胞、免疫因子和抗体，致使人体免疫功能减弱，容易发生感染，引起溶血。久而久之，就可能改变整个人的体质。

事实上，酒精不但是慢性杀手，也可以直接夺人性命。酒精与其他有毒物质不同，它无须经过消化系统就可以通过肠胃直接进入血管，饮酒后几分钟，它就可以迅速扩散到人体的全身。酒精对大脑和神经中枢影响最大，这也是酒精杀人的最快手段。

"看起来像水，尝起来辣嘴，喝下去闹鬼，走起来绊腿，夜里面找水，早起来后悔"。这是中国民间对喝酒的形象描述。喝酒的危害人尽皆知，但为什么很多人还没有戒除呢？不是不戒，是难戒！的确，改掉一个习惯很难，但是为了我们的身体，为了我们的健康，应该对自己要求严格一点。

戒酒期间可以多吃些青笋，笋含有一种白色的含氮物质，具有开胃、促进消化、增强食欲的作用，可用于治疗消化不良，呆滞之症。

青笋的做法有很多种，下面给大家列举一二例：

1. 青笋炒腊肉

材料：莴笋1根（切菱形片），腊肉1块，大葱段5段，蒜片5片，姜片3片，油2汤匙，小辣椒3个，辣椒粉1茶匙（依口味添加），盐1/3茶匙。

做法：莴笋切菱形片，腊肉切片，姜切片，大葱切段。锅烧热，倒入油。放入大葱段、蒜片、姜片、小辣椒和辣椒粉，爆香。放入腊肉，待腊肉的肥肉部分炒成透明色，再放入莴笋片翻炒。出锅前撒入少量的盐炒匀即可。

功效：益气养血，清热利尿。

2. 双菇青笋雪豆腐

材料：内脂嫩豆腐150克，莴笋100克，口蘑100克，金针菇50克。油、酱油、盐、白糖适量。

做法：将豆腐用水冲洗一下，切成小块，放碗内待用。将口蘑的不可食部分除去，清洗干净，切成片，金针菇洗干净，莴笋切片。将炒锅放旺火上烧热，倒入油，待油热后倒入莴笋片炒2分钟，再加入豆腐、蘑菇炒片刻，加入盐、白糖、酱油，炒匀，加盖，烧沸数分钟，盛入盘内即可供食。

功效：清热消痰，健脾益胃。

第二章

阳虚体质养生：温化水湿，畅通气血

阳虚体质养护阳气最重要

阳虚体质的人畏冷，尤其是背部和腹部特别怕冷。很多年轻女性常见手脚冰冷，但是如果仅仅是手指、脚趾发凉或发凉不超过腕踝关节以上，不一定是阳虚，与血虚、气虚、气郁、肌肉松弛有关。

阳虚体质常见夜尿多，小便多，清清白白的。水喝进肚子里是穿肠而过，不经蒸腾直接尿出来。晚上还会起夜两三次。老年人夜尿多是阳气正常衰老，如果小孩子、中青年人经常夜尿，就是阳虚。要注意不能多吃寒凉食物，尽量少用清热解毒的中药。

阳虚体质会经常腹泻，最明显的早上五六点钟拉稀便。是因为阳虚没有火力，水谷转化不彻底，就会经常拉肚子，最严重的是吃进去的食物不经消化就拉出来。

阳虚体质还常见头发稀疏，黑眼圈，口唇发暗，舌体胖大娇嫩，脉象沉细。中年人阳虚会出现性欲减退、性冷淡或者脚跟腰腿疼痛、容易下肢肿胀等。女性可见白带偏多，清晰透明，每当受寒遇冷或者疲劳时白带就增多。

阳虚体质主要来自先天禀赋，有的是长期用抗生素、激素类、清热解毒中药，或有病没病预防性地喝凉茶，或者性生活过度等都会导致或加重阳虚体质。阳虚体质的人易肥胖，患痹证和骨质疏松等症。

吃错会生病 吃对不吃药

饮食调养：多吃温热食物

少吃或不吃生冷、冰冻之品。如：柑橘、柚子、香蕉、西瓜、甜瓜、火龙果、马蹄、梨、柿子、枇杷、甘蔗、苦瓜、黄瓜、丝瓜、芹菜、竹笋、海带、紫菜、绿豆、绿茶等。如果很想吃，也要量少，搭配些温热食物；减少盐的摄入量；多食温热食物，如荔枝、龙眼、板栗、大枣、生姜、韭菜、南瓜、胡萝卜、山药、羊肉、狗肉、鹿肉、鸡肉等；适当调整烹调方式，最好选择焖、蒸、炖、煮的烹调方法。

女性朋友认为多吃水果会美容，水果确实对皮肤好，但要看好自己是什么体质，阳虚、气虚、痰湿的人，吃太多水果会影响胃功能，不仅对皮肤没好处，反而会伤脾胃。

家居环境：注意保暖，不要熬夜

日常生活中要注意关节、腰腹、颈背部、脚部保暖。燥热的夏季也最好少用空调；不要做夜猫子，保证睡眠充足。什么算是熬夜呢？通常晚上超过晚上 12 点不睡觉，就是熬夜，冬天应该不超过晚上 11 点钟。

药物调养：防止燥热，平和补阳

阳虚平时可选择些安全的中药来保健，如鹿茸、益智仁、桑寄生、杜仲、肉桂、人参等，如果是阳虚腰痛和夜尿多可以用桑寄生、杜仲加瘦猪肉和核桃煮汤吃。

经络调养：中极、气海、关元、神阙

任脉肚脐以下的神阙、气海、关元、中极这四个穴位有很好的温阳作用，可以在三伏天或三九天，就是最热和最冷的时候，选择 1 ~ 2 个穴位用艾条温灸，每次灸到皮肤发红热烫，但是又能忍受为度。如果有胃寒，可以用肚脐以上的中脘穴，方法如上。

阳虚体质，多吃点养阳、补阳食物

既然阳虚，就要补阳，那么如何来补阳呢？阳虚体质的人要遵循温补脾肾以祛寒的养生原则。五脏之中，肾为一身的阳气之根本，脾为阳气生化之源，故当着重补之。中医认为，阳虚是气虚的进一步发展，故而阳气不足者常表现出情绪不佳，易悲哀，故必须加强精神调养，要善于调节自己的情感，消除不良情绪的影响。此种体质多形寒肢冷、喜暖怕凉、不耐秋冬，故阳虚体质者尤应重环境调摄，提高人体抵抗力。

既然如此，那么阳虚者在饮食上就应该多吃一些养阳的食物。《本草纲目》中说羊肉、狗肉、鹿肉等具有养阳之功效。

羊肉性温，味甘，是温补佳品，有温中暖下、益气补虚的作用。阳虚之人宜在秋冬以后常食之，可以收到助元阳、补精血、益虚劳的温补强壮效果。

狗肉性温，味咸，能温补阳气，无论脾阳虚或是肾阳虚，都可食用。民间早有"阳虚怕冷，常吃狗肉"的习俗。对平时四肢欠温、腰膝冷痛者，每年入冬以后，经常食狗肉，可以改善这种情况。

阳虚的人可以在夏日三伏，每伏食羊肉附子汤一次，配合天地阳旺之时，以壮人体之阳。

阳虚体质的人宜食味辛、性温热平之食物，如薏苡仁、大蒜、葱、莲藕、红薯、红豆、豌豆、黑豆、山药、南瓜、韭菜等。

阳虚者不要吃空心菜、大白菜、菠菜、茼蒿、茭白、白萝卜、百合、冬瓜、苦瓜、茄子、绿豆、绿豆芽等食物。

清凉祛火最易伤阳

中国的老百姓一说"上火"，就喜欢去药店买一大堆清凉败火的药，拿回家"败火"去。这样做到底对不对呢？

《黄帝内经》认为人体内有"少火"还有"壮火"。所谓"少火"就是指人体的热能或者热量，人体的生命活力是不能缺少这种"火"的。《黄帝内经》还说"少火生气"，意思就是说人体的火力，是促进人身之气的，所谓气就是指人体的各种机能活动的动力。中医将这种"气"，称为阳气。元代有一位名医叫朱震亨，他说"气有余便是火"，人体的阳气过盛，火力过壮，就成了"火"，也就是《黄帝内经》中所说的"壮火"，这种火对人体是有害的。

由此，我们可以得出这样的结论，即"火"跟阳气是有很重要的关联的。上火要降火，这没错，但是，降火要有度，气有余便是"火"。所以，降"火"只是去掉那点多余的"壮火"，不能去多了，过了就伤阳气，就对人体有害，尤其是对于阳虚体质者，这种伤害是危险的，所以一定要警惕。

另外，中医还有"实火""虚火"之分。一般情况下，虚火主要表现有心烦、口干、口渴、盗汗、睡眠不安等；实火旺则表现为口腔溃疡、口干、目赤、尿黄、心烦易怒等。

对于壮火、实火可以用清热泻火的方法，常用黄连、黄芩、黄檗、山栀子、金银花、连翘等中药；另外，一些食物也有很好的清凉败火的作用，如绿豆、赤豆、莲芯、绿茶等。

至于虚火就不能简单地清凉败火了，而要用滋阴清火的方法，常用的滋阴降火中药有生地、天冬、麦冬、玄参等。

所以"上火"了，还是去正规的中医院找大夫瞧瞧，由医生辨证施治，以免过用败火药，误清了火，伤了阳气，毁了身体。

姜糖水，快速升阳的饮料

对于阳虚体质的人来说，可能经常会感到畏寒怕冷，尤其是到了冬天，动不动就会手脚冰凉。那么，这时候有没有快速让身体变暖的方法呢？

姜糖水可以让我们的身体快速变暖。

民间有"冬天一碗姜糖汤，祛风祛寒赛仙方""冬有生姜，不怕风霜"的说法。生姜性温，其所含的姜辣素，能刺激胃肠黏膜，使胃肠道充血，消化能力增强，能有效治疗因吃寒凉食物过多而引起的腹胀、腹痛、腹泻、呕吐等。

在五味中，生姜味辛，辛主散，故能发汗、祛风散寒。一般人吃过生姜后，会有发热的感觉，这是因为生姜能使血管扩张、血液流动加速，促使身上的毛孔张开，从毛孔渗出的汗液不但能把多余的热带走，同时还把病菌放出的毒素、人体内的寒气一同排出体外，所以身体受了寒凉，吃些生姜就能及时散寒。

讲到这里，你也许会问，那直接给吃姜得了，还用糖干什么？生姜有辛辣之味，一般人不爱吃，但多数人对甜的东西"情有独钟"，而红糖性温味甘，有暖胃、祛寒的作用，且红糖中含有大量的矿物质，能加快新陈代谢、促进血液循环，所以与生姜一起熬成红糖水，不仅好喝，还能祛寒防病，一举两得。

避免阳虚，女人孕期是个转折点

一般说来，先天不足是造成阳虚体质的重要因素，如果母亲身体不好，那么生下来的孩子很可能就是阳虚体质，这样一来，要想后天进行调理就非常困难了。因此，要想让孩子远离阳虚体质，孕妈妈就要做好全方位的健康护理。这主要包括生理和心理健康两个方面。

生理健康

要想生育一个健康聪明的宝宝，母亲的身体素质是优生的前提条件，所以孕妇应尽量保持良好的健康状况，有病及早治疗，并使自己的身体得到全方位的调养。

（1）营养充足。孕期的营养是否合理、均衡、充足，不但关系到母亲自身的状况，也影响孩子的健康。所以，孕妈妈在饮食上既要重质量，又要讲究适量，所有养分，尤其是蛋白质、维生素、糖类、矿物质等都要充足，但在量的方面，不要过度进补，免得造成胎儿过度肥胖，影响生产。

（2）衣物宽松舒适。有些孕妈妈觉得挺着个大肚子难为情，就穿紧身衣，束腰束腹，殊不知，这样会影响胎儿的正常发育。所以，不要为了身材好看就穿得紧绷绷的，衣服要尽量宽松舒适，鞋子也要以舒适为主，不要穿高跟鞋，以免跌倒造成危险。

（3）适当运动。夫妇通过体育锻炼保持身体健康，能为下一代提供较好的遗传素质。例如散步、慢跑、登山、郊游等，这些轻微的活动有助于顺利生产，但切忌做太剧烈的运动或繁重的体力劳动。

（4）定期产前检查。定期产前检查不但可以帮助孕妇了解自己目前的身体状况，早发现疾病，早治疗，也能为胎儿提供一个良好的生长环境。

心理健康

孕妇在怀孕期间如果能保持愉快、稳定的心情，所生的孩子也能较好地适应外界环境，情绪也会较为稳定。

（1）接受孩子的来临。不要因为孩子不是在父母的期待中降临而拒绝孩子，自己必须先从心理上接受这个现实，这样才能有利于胎儿的成长。

（2）接受孩子的性别。不要苛求孩子的性别及容貌，如重男轻女，或希望孩子出生时把父母相貌上所有的优点都一一具备，这种期望太高，会给孕妇造成不必要的心理压力，使她无法保持平静的心态。

（3）夫妻关系和谐。第一，丈夫要给予妻子足够的关心，帮助妻子尽快适应怀孕所带来的不便与不安，使之保持平和的心态；第二，妻子出现失常的心理状态时，丈夫要善于引导，帮助其恢复到正常的心境；第三，夫妻双方在解决某些问题时要能够大度地容忍对方，以免发生激烈的争吵；第四，双方共同安排有规律的生活秩序，以消除某种容易导致心理失调的状况；第五，不要看刺激性强的杂志、刊物、报纸、电影，以免出现孕妇心理过于激动的现象。

孩子的先天之本，取决于孕妈妈的身体素质，同时与孕妈妈在怀孕期间的身体状况有直接关系。所以，要想让自己的孩子先天身体壮，孕妈妈一定要把自己的身体调理好，并在怀孕期间根据自己的身体素质，有针对性地多吃有利于孩子生长的食物，只有妈妈健康，生出来的孩子才能聪明健康。

十个胖子九个虚，胖子也要补身体

也许大家看到这个标题会觉得可笑，生活中多少体重超标的人想尽办法减肥。减少食量是最基本的方法之一，连正常三餐都不愿意多吃了，哪里还能补呢？其实这些观点有偏颇之处，大多数肥胖者最需要的其实是补，尤其是那些真正的肥胖症患者，他们大多数都是阳虚体质。

人体内脂肪积聚过多，体重超过标准体重的20%以上者，就称为肥胖症。肥胖之人脂肪多，就像穿了一件"大皮袄"，不容易散热，夏天多汗容易中暑和长痱子；由于体重增加，足弓消失，容易成为扁平足，虽然走路不多，也容易出现腰酸、腿痛、脚掌和脚后跟痛等症状。而肥胖的人在活动后还很容易出现心慌、气短、疲乏、多汗，所以人们常常用"虚胖"来形容胖。虚胖就不是健康的状态，这个虚只能用补来解决。

有句话叫"血虚怕冷，气虚怕饿"。血少的人容易发冷，而气虚的人容易饿，总想着吃。针对这种食欲旺盛的情况，最好的方法就是补阳。熟知《本草纲目》的人都知道，其中最推崇的补气本草之一就是黄芪，黄芪性温，最能益气壮骨，被称为"补药之长"。常用十几片黄芪泡水喝，每晚少吃饭，用10颗桂圆，10枚红枣（这个红枣是炒黑的枣）煮水泡上喝，不至于因为晚上吃得少了而会感到饿，同时红枣和桂圆又补了气血。另外，平时要多吃海虾，这也是补气、补肾最好的方法。当把气补足后，就会发现饭量能很好地控制了，不会老是觉得饿了。坚持一段时间，体重就会逐渐下降。

吃错会生病　吃对不吃药

对于那些吃得少，也不容易饿的胖人来说，发胖是因为血虚，平时要多吃鳝鱼、黑米糊糊、海虾，同时再多吃牛肉，自然就会有劲。气血补足了，肥胖的赘肉自然就消失了。

另外用按摩的方法也可以减肥，每天早上醒来后将手臂内侧的肺经来回慢慢搓100下，再搓大腿上的胃经和脾经各50下，能有效地促进胃肠道的消化、吸收功能，并能促进排便，及时排出身体内的毒素与废物。中午的时候搓手臂内侧的心经，慢慢来回上下地搓100次，然后再在腰部肾俞穴搓100下，因为中午是阳气最旺盛的时候，这时是补肾、强肾的最好时机。晚上临睡前在手臂外侧中间的三焦经上来回搓100下，能有效地缓解全身各个脏器的疲劳，使睡眠质量提高，好的睡眠也是人体补血的关键。

所以，虚胖的人不妨试试用补的方法来减肥，在控制食量的基础上，吃那些最对症的食物，平时再辅之以按摩和运动，坚持下去就能既减轻体重，又保持健康。

现代阳虚体质者，需要注意你的冰箱

事实上，除了部分人属于先天阳气不足，我们大部分的阳虚体质都是后天造成的。而且，在现代社会，大多数的阳虚体质都是冰箱造成的。自从有了冰箱之后，我们的生活就改变了，各种冰镇食品纷纷往肚子里装，直接降低了我们胃部的温度，这不是身体内的自然调节，而是从外面强行侵犯。在中医理论中，寒属阴，阴盛伤阳，直接攻击了位于中焦的脾阳，久而久之，就形成了阳虚体质。

以冰西瓜为例。在夏天吃西瓜前，很多人喜欢把它放在冰箱里，冻得凉凉的再拿出来食用。这样虽然嘴上舒服了，却会对脾胃和咽喉造成很大的伤害。西瓜本来就是生冷性寒的食物，一次吃得过多容易伤脾胃，如果贪凉吃冷藏时间过长的冰西瓜，对脾胃的伤害就更大。此外，西瓜中有大量水分，可冲淡胃液，从而引起消化不良，使胃肠道抗病能力下降，容易导致腹胀、腹泻。特别是在劳动、剧烈运动之后，如果大量吃冰西瓜，会引发胃痛或加重胃病。胃肠虚弱的婴幼儿和平时就有脾胃虚寒、消化不良等肠胃道疾病的人，最好少吃。

最近，有一个奇特的名词叫作"冰箱综合征"，恰好说明了冰箱对人体健康的重要影响。那么，究竟什么是"冰箱综合征"呢？不知道你有没有这样的经验，在盛夏的时候，吃上凉凉的冷饮和可口的冷食，会感到一时的舒服，可紧接着就是难忍的头痛、胃肠道不适，这就说明你已经患上了"冰箱综合征"。

所谓"冰箱综合征"，就是由于食用冰箱内的食物而导致的各种疾病，如头痛、肺炎、胃炎、肠炎等。下面我们逐一分说。

一、头痛

烈日炎炎的夏天，人们免不了吃一些冷冻食物来消渴解暑。当快速食用刚从冰箱冷冻室取出的食品时，常常会出现头痛，持续 20 ~ 30 秒。这是怎么回事呢？刚从冰箱取出的冷冻食品和口腔内的温度形成较大反差，口腔黏膜受到强烈的刺激，引起头部血管迅速收缩痉挛，产生头晕、头痛甚至恶心等一系列症状。有偏头痛毛病的人，更易引起刺激性头痛。

二、肺炎

许多人因发热、咳嗽、呼吸困难被紧急送入医院，经诊断，确定为过敏性肺炎。找寻病因，却是冰箱"惹的祸"：电冰箱下方的蒸发器中，发现有真菌——黑曲霉菌污染，原来是电冰箱里的真菌引起的过敏性肺炎。

在电冰箱门上的密封条上的微生物达十几种，在冷冻机的排气口和蒸发器中同样容易繁殖真菌。如果冰箱平时不经常擦洗，在室温 25 ~ 35℃，相对湿度 70% 左右时，就为霉菌生长繁殖创造了最佳条件。

当真菌随尘埃散布至空气中，被体质较敏感的人吸入后，就可能出现咳嗽、胸痛、寒战、发热、胸闷以及气喘等症状。

三、胃炎

这种胃炎的症状为：在食入过多的冷食半小时至一小时后，突然出现上腹部阵发性绞痛，有时会窜至背部，严重时伴有恶心、呕吐、冷战、精神疲惫，一般不腹泻。老年人发生冰箱胃炎后，常可引起反射性的应激性冠状动脉缺血，从而引起心绞痛和心肌梗死。这种胃炎不是真正的炎症，而是由于冰箱内所储存的食物或冷饮与人体胃内温差太大，引起的非炎症性胃痉挛。

四、肠炎

如果说引起冰箱肺炎的原因之一是由于冰箱外部不洁净所致，那么冰箱性肠炎则更多是因为冰箱内环境受到污染使然。人们习惯于把食品存放在冰箱里慢慢享用。一般的加工食品只要在保质期内，放入冰箱中储存是比较安全的，如在0℃~4℃的低温下储存保质期内的罐头、饮料、调味品等，一般没有问题，但实际情况又并非绝对。

冰箱内的冷冻温度使微生物的繁殖机会大大减弱，但是冷冻不同于杀菌消毒，如果食品放置不当或时间过久，仍可出现发霉、干枯、变色等腐败变质现象。即使已冷却或冷冻的食品，仍会有少数低温微生物在活动。

从某种程度上来说，"冰箱综合征"还没有到影响体质的程度，但如果长此以往，形成阳虚体质是在所难免的。因此，我们在日常生活中，要尽量避免使用冰箱，即使食用冰箱里的食物，最好也要加热后再食用。

大量出汗非健康，损津就是损阳气

不少人认为，锻炼时就要运动到大汗淋漓，否则就达不到健身的目的，那么真的是这样吗？

我们知道，汗为心之液，在人体属阴，适度的宣泄可以使身体处于阴阳平衡的状态，而如果出汗过多，就会导致阴液亏损过多，阴不足以涵阳人体健康就会出轨，由此可见运动时不可过度。

中国古人锻炼也不主张大量出汗，而以微微汗出为宜，这叫"沾濡汗出"，出一层细汗，对人体是最有好处的。所以在锻炼时，我们一定注意保持这个原则，不要过度出汗。

有时候几个人进行同样的运动后，有人出汗多，有人出汗少，这是因为出汗的多少是因人而异的。

汗液取决于汗腺的分泌，而汗腺的数量，不仅有性别差异，还有个体差异。

出汗多少还取决于体液含量。有些人体液较多，运动时出汗就多；反之，运动时出汗就少。体液的多少由体脂的含量决定，因为脂肪组织中含水量比较少，所以胖人的体液相对比瘦人少。尽管运动时胖人出汗多，但耐受水分丢失的能力却比较差，也就是说，运动时间不长，胖子就会因代谢失调而过早出现疲劳。

运动前是否饮水对出汗也有影响，如果运动前大量饮水，会导致体液增多而增加出汗量。

还要看个人的身体素质。体质强壮的人，肌肉与运动器官都比较健康，即使进行强度较大的运动，也毫不费力，出的汗自然就少；相反，体质差的人稍稍活动，就会大汗淋漓。

因此，出汗越多并非锻炼效果越好。一些无汗运动，如散步、瑜伽、骑自行车等，同样可以起到预防或减少各种慢性疾病的作用，还能帮助降低患中风、糖尿病、痴呆、骨折、乳腺癌和结肠癌的危险。

阳虚体质 ≠ 阳气不足

《素问·生气通天论》中说："阳气者，若天与日，失其所则折寿而不彰，故天运当与日光明"。所谓阳气不足，只是一种现象，它本身是由于短期内阳气过度的损耗所造成的，如果运用科学的方法进行调养，很快就可以调整过来。而阳虚体质就不同了，它已经让这种现象形成了身体内部的一种常态，一旦遇到情志失调或外邪入侵，很容易产生疾病。而且，一旦形成了阳虚体质，短时间内是很难调整过来的。

从中医角度来说，阳虚体质的典型症状就是怕冷，且常尿频、腹泻，严重者吃进去的食物不经消化就拉出来，有的还伴有头发稀疏、黑眼圈、口唇发暗、性欲减退、白带偏多等症状。这类人，有的是先天禀赋；有的是长期熬夜，慢慢消耗阳气所致；有的是长期用抗生素、激素类药物、清热解毒中药所致；有的是喝凉茶所致；有的是性生活过度或经常在冷气下性交所致。

在日常起居方面，阳虚体质的人要注意关节、腰腹、颈背部、脚部保暖。燥热的夏季也要少用空调；不要做夜猫子，保证睡眠充足，通常晚上不要超过 12 点睡觉，冬天应该不超过晚上 11 点钟。

同时，这种体质的人平时可选择些安全的中药来保健，如鹿茸、益智仁、桑寄生、杜仲、肉桂、人参等。如果是阳虚腰痛和夜尿多，可以用桑寄生、杜仲加瘦猪肉和核桃煮汤吃。

此外，任脉肚脐以下的神阙、气海、关元、中极这四个穴位有很好的温阳作用，可以在三伏天或三九天，就是最热和最冷的时候，选择 1 ~ 2 个穴位艾灸，每次灸到皮肤发红热烫，但是又能忍受为度。

第三章
气虚体质养生：多做运动，忌冷抑热

气虚体质饮食要注意清淡，营养多样化

气虚体质者懒言，语声低怯，精神不振，肢体容易疲乏无力，时有汗出，头晕健忘，面色萎黄或者苍白，目光少神，唇色少华，口淡，舌淡红，胖嫩，脉象虚缓。气虚体质在日常生活中应保持稳定平和的心态，避免过度紧张。平常应早睡早起。

气虚体质在饮食上应多吃益气健脾的食物，如小米、糯米、粳米、莜麦、马铃薯、红薯、山药、豆腐、香菇、胡萝卜、鸡肉、鸡蛋、兔肉、牛肉、黄鱼、鲢鱼等。多食小米山药可增加气力。但要注意饮食不宜过于滋腻，应该选择营养丰富、易于消化的食品。

下面再给大家推荐两款适合气虚体质者的药膳：

1. 小米山药粥

材料：小米 100 克，山药 50 克，冰糖。

做法：小米淘洗干净，下锅煮，视小米粥的量，粥烧开后中火再煮 10 分钟。将山药洗净切片或切丁，在小米粥煮好的前 5 分钟放入。小米山药粥煮好后，加入适量冰糖即可。

功效：补益心肾，健脾和胃。最适宜脾肾两虚，出现食少乏力，面色萎黄，时有汗出，产后乳少等症。

2. 冬笋三黄鸡

材料：鲜冬笋，三黄鸡，精盐，味精，鸡精，姜片，葱，水淀粉，精炼油，鸡汤，鸡油。

做法：冬笋洗净切片、焯水至熟漂冷，三黄鸡切成片。锅上灶，放入少许精炼油烧热，加入姜、葱略炒，然后下鸡汤、鸡片、冬笋片，依次调入精盐、鸡精、豌豆尖，待熟后勾少许水淀粉收汁即成。

忌冷抑热，气虚体质要防脾气虚

气虚体质的人说话语声低怯，呼吸气息轻浅。如果肺气虚，人对环境的适应能力差，遇到气候变化，季节转换很容易感冒。冬天怕冷，夏天怕热；脾气虚主要表现为胃口不好，饭量小，经常腹胀，大便困难，每次一点点。也有胃强脾弱的情况，表现为食欲很好，食速很快；再有就是脾虚难化，表现为饭后腹胀明显，容易疲乏无力。

气虚者还经常会疲倦、怠惰、无力，整个人比较慵懒，能躺就不坐，能坐就不站。

气虚体质有可能是母亲怀孕时营养不足，妊娠反应强烈不能进食造成。后天因素，有可能是大病、久病之后，大伤元气，体质就进入到气虚状态；长期用脑过度，劳伤心脾；有些女性长期节食减肥，营养不足，也容易造成气虚；长期七情不畅、肝气郁结也很容易形成气虚体质；经常服用清热解毒的中成药、激素等也会加重气虚体质。气虚体质者易患肥胖症、内脏下垂、排泄不适、慢性盆腔炎等。

饮食法则：忌冷抑热

气虚体质的人最好吃一些甘温补气的食物，如粳米、糯米、小米等谷物都有养胃气的功效。山药、莲子、黄豆、薏仁、胡萝卜、香菇、鸡肉、牛肉等食物也有补气、健脾胃的功效。人参、党参、黄芪、白扁豆等中药也具有补气的功效，用这些中药和具有补气的食物做成药膳，常吃可以促使身体正气的生长。

气虚的人最好不要吃山楂、佛手柑、槟榔、大蒜、苤蓝、萝卜缨、香菜、大头菜、胡椒、荜拨、紫苏叶、薄荷、荷叶；不吃或少吃荞麦、柚子、柑、金橘、金橘饼、橙子、荸荠、生萝卜、芥菜、君达菜、砂仁、菊花。

中年女性是较为常见的出现气虚症状的人群，平时可常吃大枣、南瓜，多喝一些山药粥、鱼汤等补气的食物，注意摄入各种优质蛋白对补气都大有好处。气虚往往和血虚同时出现，因此在注重补血的时候，更要注意补气，以达到气血平衡。

家居环境：劳逸结合，避免风寒

气虚者最重要的是要避免虚邪风，坐卧休息时要避开门缝、窗缝，从缝隙间吹进来的风在人松懈慵懒的时候最伤人；气虚体质者要注意避免过度运动、劳作。

气虚体质的女性比较适合慢跑、散步、优雅舒展的民族舞、瑜伽、登山等。因为这些都是缓和的容易坚持的有氧运动，在运动过程中调整呼吸，而不是急促短促很浅的呼吸。

药物调养：固表益气

气虚者就选些益气的药物，如大枣、人参、党参、淮山药、紫河车、茯苓、白术、薏苡仁、白果等，平时可用来煲汤；比较有疗效的还是四君子汤，由人参、白术、茯苓、甘草四味药组成，也可以把甘草去掉，用其他三味煲猪肉汤。

如果面色总是苍白，血压低，还经常头晕，蹲下后一站起来两眼发黑，这种情况可以吃一些补中益气丸；如果是一用大脑就失眠，睡不好，坚持一段时间，脸色蜡黄，心慌，记忆力减退，可以吃归脾丸。

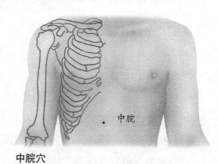

中脘

中脘穴

吃错会生病 吃对不吃药

经络调养：中脘、神阙、气海

气虚体质养生所用主要经络和穴位有任脉的中脘、神阙、气海，督脉的百会、大椎，足太阳膀胱经的风门、足三里。每次选1～2个穴位，点按、艾灸、灯照射均可，最好是灸。

气虚者最怕硬熬伤气，气伤可多吃胖头鱼

许多人因为工作的缘故，即使身体已经很疲劳了，还在硬撑着。其实，疲劳是身体需要恢复体力和精力的正常反应，同时，也是人们所具有的一种自动控制信号和警告。如果不按警告立即采取措施，那么就容易损害人体正气，最终积劳成疾，百病缠身。尤其是对于气虚体质的人来说，本身就经常会感到周身乏力、肌肉酸痛、头昏眼花、思维迟钝、精神不振、心悸、心跳、呼吸加快等症状，如果再不注意休息，"硬熬"下去，可能就离"过劳死"不远了。这绝对不是危言耸听。

日常生活加班多者，可多吃些胖头鱼。胖头鱼高蛋白、低脂肪，还含有胡萝卜素、叶黄素等营养物质。鱼头中含垂体后叶素，对改善记忆、增益智力、延缓衰老十分有益。过劳者可多吃些来补元气。胖头鱼的做法有下面几种：

1. 烧胖头鱼

材料：胖头鱼2500克，猪肉（肥瘦）25克，青豆25克，柿子椒100克，姜15克，大葱20克，料酒30克，豆瓣酱35克，盐15克，白砂糖5克，味精3克，色拉油120克。

做法：将胖头鱼治净，由胸鳍处将鱼头、鱼身进行分档处理；将红椒剁碎；姜葱洗净切丝；将鱼头剖开置于盘中，加入红椒、姜丝、葱丝、色拉油入笼屉蒸熟取出；将鱼身先入七成热油锅中煎炸至两面金黄色取出；再将净锅置中火，下入色拉油、姜粒、肉末、豆瓣酱炒香；放入鱼身，加入青豆、精盐、白糖、味精、料酒及适量清水改小火烧焖；至汁浓味透时起锅；将鱼头、鱼身

装于一盘，在鱼头上淋入鱼香汁即成。

功效：暖胃补虚，化痰平喘。

2. 胖头鱼炖豆腐

材料：胖头鱼，大豆腐，葱段，姜片，蒜末，干辣椒，香菜末，料酒，生抽，糖，醋，盐。

做法：鱼洗净后切成几段，鱼头劈成两半，用料酒和盐拌匀腌制10～15分钟；豆腐切块；锅热倒油，油温九成热时先煎鱼头，煎成金黄色时盛出，再煎其他鱼段。煎好后把鱼头再放回锅内；放入料酒、生抽、葱姜蒜、干辣椒、糖醋盐，加水，倒入豆腐块（水要没过豆腐）。用大火烧开转中火炖。锅里汤剩下三分之一时，加香菜末出锅。

功效：温中健脾，壮筋骨。

在日常生活中，我们还应避免以下几个方面不要"硬熬"：

（1）身体患病时不可硬熬。事实上，气虚体质者的大脑、心脏、肝肾等重要器官生理功能已经在不知不觉中衰退了，细胞的免疫力、再生能力和机体的内分泌功能也在下降。如果再对头痛发热、咳嗽、乏力、腰酸、腿痛、便血等不适症状不重视，听之任之，强忍下去，终将拖延耽误，酿成重症。

（2）如厕时不可硬熬。对于气虚体质的人来说，大小便硬熬也是致命的。大便硬憋，可造成习惯性便秘、痔疮、肛裂、脱肛，除此之外还可诱发直肠结肠癌。憋尿引起下腹胀痛难忍，甚至引起尿路感染和肾炎的发生，对健康均十分有害。因此，要养成定期大便和有了尿意就应立即小便的良好习惯。

（3）起居上不可硬熬。气虚体质的人，一般到了晚上就会感到头昏思睡，这时千万不要硬撑，不可强用浓咖啡、浓茶去刺激神经，以免发生神经衰弱、高血压、冠心病等。

（4）肚子饿时不可硬熬。对于气虚体质者来说，也不要随便推迟进食时间，否则可能引起胃肠性收缩，出现腹痛、严重低血糖、手脚酸软发抖、头昏眼花，甚至昏迷、休克。经常饥饿不进食，易引起溃疡病、胃炎、消化不良等症。

（5）口渴时不可硬熬。水是人体最需要的物质，气虚体质者必须养成定时饮水的习惯，每天饮水6～8杯为宜。渴是人体缺水的信号，表示体内细胞处于脱水状态，如果置之不理，硬熬下去则会影响健康。

气虚体质养生应多吃鸡肉，重避风邪

气虚体质者应该多吃鸡肉，鸡肉中含有较高的蛋白质，且容易消化，很容易被人体吸收，有增强体力、强壮身体的作用。鸡的大腿肉含有较多的铁，可以改善缺铁性贫血。鸡翅膀中含有丰富的骨胶原蛋白，具有强化血管、肌肉、肌腱的功能。所以气虚体质者应该多吃些鸡肉。

气虚体质者除了注意日常饮食，还要注重避风邪。由于气虚的人免疫力低下，体内已经没有或者很少有能力来抵御风邪，一遇到大风，或者人体出汗后受风，就会使风邪在人体内长驱直入，造成疾病。

那么，对气虚体质的人来说，风邪致病有哪些特点呢？归纳起来有这些：

（1）浮越：风有上浮外越的特性，所以病在表上，易于散泄。通常感冒引起的头痛、鼻塞、咽痒、咳嗽、恶风、发热、汗出等，就属于感受了风邪。病初起可以用"姜汤"这些普通方剂对早期感冒有很好的疗效。

（2）善行数变：善行，是说风邪致病，病位行无定处。表现为肌肉、关节的游走性疼痛，痛无定处的风湿性关节炎等。数变，则是说风邪致病的变化多，如荨麻疹的皮肤瘙痒，疹块时隐时现，此起彼伏。因蛇肉有很好的祛风作用，故而常为中医用来治疗这些关节与皮肤疾病。

（3）善动：意思是风邪致病，病症表现有摇动的特性，所以人体不由自主地晃动，如突然晕倒、眩晕、手抖、抽搐、面肌痉挛等，都属于风邪致病。高血压引起的脑溢血、脑血栓等，表现为发病突然，昏厥不省人事，口眼歪斜等"动摇"的特征，故称为"中风"。治疗时也要用祛风药。

（4）兼邪致病：风邪经常与其他外邪一起致病，如风与寒、风与湿、风与热、风与燥等，形成复合致病因素，病症表现则兼有两种外邪的特点。

风邪的这些致病特点让人们对它防不胜防，所以气虚体质者更应提高警惕，谨慎应对。其实，日常生活中防风邪的办法简单易行。比如春夏风邪最盛的时候，不在阳台、树下、露天或有穿堂风的厅堂、凉滑的水泥地上睡觉；而无肩、无领、露背的衣服也会给风邪以可乘之机；紧身衣和透气性差的衣服因为不能散汗，所以汗出当风可能引发肌肉关节酸痛或四肢僵硬而致病。

如果不慎感受风寒，引发感冒等症，在症状初期可以采取这种祛风方案：侧卧在床上，左侧或右侧均可。全身放松，手握拳，屈膝。用鼻吸气，直到不能再吸时闭气。坚持片刻直到忍耐不住时，缓缓吐气。然后调匀呼吸，重复前面的动作。如此反复呼吸，至出汗时翻身，姿势同前，重复前面的动作，到身出大汗时停止。

这种呼吸方法可以祛除体内风寒之气，不过在运作中，要保持室内温暖，不可受凉。

越细碎的食物越补气血

对于气虚体质的人来说，多一些健脾的食物便可以补气，除此之外，在饮食过程中还应当注意把食物弄得细碎些，这样食物的补气功效就更大了。为什么这样说呢？

我们知道，食物的消化和吸收是通过消化系统各个器官的协调合作完成的。日常所吃的食物中，除了维生素、无机盐和水可直接吸收外，蛋白质、脂肪和糖类都是复杂的大分子有机物，都必须先在消化道内经过，被分解成结构简单的小分子物质后，才能通过消化道内的黏膜进入血液，送到身体各处供组织细胞利用，使各个脏器发挥正常的功能，保证身体的生长。食物在消化道内的这种分解过程称为"消化"。

消化道对食物的消化通过两种方式：一种是通过消化道肌肉的收缩活动，将食物磨碎，并使其与消化液充分混合，不断地向消化道的下方推进，这种方式称为"机械性消化"；另一种是通过消化腺分泌消化液中的各种酶，将食物中的蛋白质、脂肪、糖类等充分化学分解，使之成为可以被吸收的小分子物质，这种消化方式称为"化学性消化"。在正常情况下，机械性消化和化学性消化是同时进行，互相配合的。

两种消化的目的都是将食物磨碎，分解成小分子物质，顺利通过消化道的黏膜进入血液，而大分子的物质只能通过粪便排出。西医的营养学里有一种叫"要素饮食"的方法，就是将各种营养食物打成粉状，进入消化道后，即使在人体没有消化液的情况下，也能直接吸收，这种方法是在不能吃饭的重症病人配营养液时常用到的。由此看来，消化、吸收的关键与食物的形态有很大关系，液体的、糊状的食物因分子结构小可以直接通过消化道的黏膜上皮细胞进入血液循环来滋养人体。

所以说，只有胃、肠功能正常，吃进去的食物才能转变成血液，源源不断地供给全身的每一个器官，而当胃、肠的功能开始减弱，我们就应该往胃、肠输送液体或糊状的营养物，这样才能很快地消化、吸收，使这些营养物质直接生成血，反过来又滋养胃肠，帮助虚弱的胃、肠起死回生。

所以，在喂养气虚体质的人，如婴儿或者大病初愈、久病体弱的成年人或老年人需要补养肠胃时，都应该多吃细碎的食物，这样才能加快气血的生成以及身体的康健。

几颗红枣加一觉闲眠，补气消病的好方法

对于气虚体质的人来说，在所有的补气方式中，睡眠加食用红枣是最理想、最完整的一种。在日常生活中，人们常有这样的

体会，当睡眠不足时，第二天就显得疲惫不堪，无精打采，工作效率低；若经过一次良好的睡眠，这些情况就会随之消失。这正是元气得到了补充。

我们都知道红枣是补血的，气血两和，睡眠自然好。红枣中含丰富的维生素 C，有很强的抗氧化活性及促进胶原蛋白合成的作用，可参与组织细胞的氧化还原反应，充足的维生素 C 能够促进气血生成，减轻疲劳，促进睡眠。

红枣的吃法有很多种，可以直接生着吃，也可以当作配料，下面给大家推荐几款最能够补气的红枣的吃法：

1. 红枣鱼肚汤

材料：水发鱼肚 200 克，鲜黄鱼肉 200 克，红枣 10 枚，桂圆肉 20 克，核桃仁 3 个，米酒 10 克，油 25 克，盐、味精、葱、姜末适量。

做法：鱼肚、鱼肉切成块。桂圆肉、红枣、核桃仁加水炖至半熟，取出待用。油锅入葱、姜末爆香，入鱼片、鱼肚炒几下，加入米酒去腥。再加入红枣、桂圆肉、核桃仁及调料，烧熟即成。

功效：此方具有调经、活血、补血、止咳等功效。特别适用于女性产前产后、术后、久咳不愈、体虚、贫血。

2. 红枣炒木耳

材料：红枣 15 枚，银耳 15 克，黑木耳 15 克，盐、香油、葱、姜适量，清水 100 毫升。

做法：将木耳和银耳洗净浸泡后，切成条状备用。大枣洗净（剖开）备用。姜入油锅爆香后，放入准备好的木耳翻炒几下后，再加入洗净好的大枣，加水盖上锅盖稍焖 5 分钟后再快速翻炒，收汤后加入调味料即可食用。

功效：红枣富含各类维生素，可说是维生素的宝库。而木耳性味甘平，有清肺热、养胃肝阴、滋肾燥之功效。木耳中含有一种胶质成分及丰富的钙元素，可增加人体的免疫力。

红枣能优化睡眠，消除身体疲劳，调节脑神经、内分泌、体内物质代谢、心血管活动、消化功能、呼吸功能等。

人们在很早也发现，睡眠是人体恢复元气、体力的主要方式。但对于这种方式的研究，特别是作为内部调理修复系统来研究比较少。

现在人们知道，人体进入睡眠状态，就是与外界联系为主的系统暂时停止，（吸氧除外）以内部调理为主的系统开始启动。这一系统运行的功能包含解除疲劳、祛除病气、修复损坏的肌体、分泌人体所需的腺体激素等。

解除疲劳功能不用赘述。一觉醒来，精气复原，这是人人皆知的常识。但多数人认为这是由于经过休息，肌体处于相对静止状态，这个认识是不全面的，准确地说应是休整，是转换为另一种以平衡为主要特征的运行状态——平衡供氧、平衡电位、平衡血压……

祛除病气功能也是显而易见的。感冒病人大汗淋漓的排毒现象往往出现在病人熟睡时段。重症病人出现昏睡进而从昏睡中醒来，也是睡眠能够祛病的证明，前者是人体自身的复原功能提出睡眠祛病的需求，后者是祛病功能发挥作用的效果显现。

可见，充足、安稳的睡眠对保持身体的健康是必要的，尤其是生病的人，更需要睡眠来恢复精神和体力。白居易就很重视睡眠，他认为充足的睡眠对养生是非常有好处的。他多次情不自禁地赞美睡眠的作用和带给他的好心情，"一觉闲眠百病消""一饱百情足，一酣万事休"等，对于酣睡后的舒适畅快，诗人是有切身体会的。就连最机灵的长颈鹿，每夜还要睡 25 分钟，何况如此辛苦的现代人呢？

第四章

痰湿体质养生：远离空调，口味清淡

改善痰湿体质需要健脾祛湿

痰湿体质的人多数容易发胖，而且不喜欢喝水。小便经常浑浊、起泡沫。痰湿体质的人舌体胖大，舌苔偏厚；常见的还有经迟、经少、闭经；痰湿体质的人形体动作、情绪反应、说话速度显得缓慢

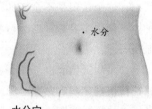

· 水分

水分穴

迟钝，似乎连眨眼都比别人慢。经常胸闷、头昏脑涨、头重、嗜睡，身体沉重，惰性较大。进入中年，如果经常饭后胸闷、头昏脑涨，是脾胃功能下降，向痰湿体质转化的兆头。

痰湿体质的女性比较容易出现各种各样的美容困扰，比如容易发胖、皮肤经常油腻粗糙、易生痤疮等，因此女性美容一定要有六通：月经痛、水道通、谷道通、皮肤通、血脉通、情绪通。

痰湿体质人群多是多吃、少动的一类人群，比较容易出现在先贫后富、先苦后甜、先饿后饱成长经历的企业家、官员、高级知识分子等人群中。痰湿体质的人易感肥胖、高血压、糖尿病、脂肪肝等。痰湿体质养生要从下面几个方面入手。

饮食调养：入口清淡

痰湿体质不要吃太饱，吃饭不要太快；美容不要随大流，多

吃水果并不适合痰湿体质；吃一些偏温燥的食物，如荸荠、紫菜、海蜇、枇杷、白果、大枣、扁豆、红小豆、蚕豆，还可以多吃点姜；痰湿体质的人应该少吃酸性的、寒凉的、腻滞和生涩的食物，特别是少吃酸的，如乌梅、山楂、西瓜等。

家居环境：多晒太阳

痰湿体质的人起居养生要注意多晒太阳，阳光能够散湿气，振奋阳气；湿气重的人，经常泡泡热水澡，最好是泡得全身发红，毛孔张开最好；痰湿体质的人穿衣服要尽量宽松一些，这也利于湿气的散发。

药物调养：健脾胃，祛痰湿

痰湿体质者也可以用一些中草药来调理。祛肺部、上焦的痰湿可用白芥子、陈皮；陈皮和党参、白扁豆合在一起，是治中焦的痰湿；赤小豆主要是让湿气从小便而走。

经络调养：中脘、水分、关元

改善痰湿体质的主要穴位有：中脘、水分、关元等，最适合用艾条温灸，一般灸到皮肤发红发烫。每次腹部、背部、下肢各取1个穴位灸。如果灸后有口苦、咽喉干痛、舌苔发黄、大便干结、梦多或失眠，症状明显的停灸即可。

多食粗少食细——痰湿体质的饮食法则

"食不厌精，脍不厌细"是孔子《论语·乡党》中的话，但从营养学的角度分析，这句话是站不住脚的。我们不仅不能"食不厌精"，还要多食粗粮，这是预防疾病的有效手段。尤其是对于痰湿体质的人来说，正是太多的细粮造成了体内的痰湿，要想改变体质，必须要过去逆向而行。

随着生活条件的改善，很多人吃着大鱼大肉、精米白面，岂不知，在你吃精白米、精白面等精细食物的同时，糖尿病、高血脂、高血压等富贵病会追随而来。所以，我们不如多换换口味，吃适量的粗粮。哪些食物称得上粗粮，你知道吗？

玉米、小米、红米、紫米、高粱、大麦、燕麦、荞麦等都属于粗粮。除了这些谷物，还有很多豆类，比如黄豆、绿豆、红豆、黑豆、芸豆、蚕豆等；另外，像红薯、土豆、山药，也属于粗粮。有些蔬菜比如芹菜、韭菜，也都富含丰富的膳食纤维。

"粗粮"吃起来粗，可营养上一点都不比细粮差。比如，荞麦含有的赖氨酸是小麦的 3 倍。最可贵的是荞麦粉还含有丰富的 B 族维生素。无论热量还是营养丰富程度，荞麦都高于小麦。再比如，小米中的胡萝卜素、B 族维生素含量非常高；红薯里有大量的铁和钙；豌豆、绿豆、红小豆里则有大量的氨基酸以及磷等微量元素。

适当吃粗粮有利于排便和减肥，然而，什么东西都过犹不及，吃多了也不是件好事。吃过多的粗粮，不仅仅对消化系统不利，还有一些其他的负面影响。

因此，吃粗粮要适量、合理。粗粮和细粮搭配能最好地发挥它们的作用。有部分人不宜吃粗粮，也应该注意。不宜吃粗粮的人有：

（1）胃肠功能差的人。老人和小孩的胃肠功能较弱，太多的食物纤维会对他们的胃肠产生很大的负担。

（2）缺钙、铁等元素的人。粗粮里含有植酸和食物纤维，它们结合形成沉淀，阻碍人体对矿物质的吸收，影响肠道内矿物质的代谢平衡。

（3）患消化系统疾病的人。如果患有肝硬化合并食道静脉曲张或胃溃疡，进食大量的粗粮易引起静脉破裂出血和溃疡出血。

（4）免疫力低下的人。如果每天摄入的纤维素超过 50 克，会使人的蛋白质补充受阻、脂肪利用率降低，造成骨骼、心脏、血液等脏器功能的损害，降低人体的免疫能力。

菊花薏仁粥：为大肚腩改善痰湿体质

在《黄帝内经》中，把肥胖的人分成了三类，分别是脂人、膏人和肉人。其中脂人一般四肢匀称，脂肪多，肉很松软，走起路来富有弹性，属于我们前面提到的阳虚体质；肉人一般皮肉紧凑，气血充盛，肌理致密，大多属于平和体质；而膏人则专指肚子很大的胖人，这种人一般都是痰湿体质。

中医理论认为，正是由于"膏人"体内的津液代谢不够畅通，容易产生痰湿，泛溢肌肤或停滞体内，从而形成肥胖。因此，可以说大肚腩是痰湿体质最明显的标志。

中医有句话"津液不归正化"。脾主运化，喝进来的水、吃进来的食物，如不能转化为人体可以利用的津液，就会变成"水湿"，"水湿"停聚过多就成了饮，饮积聚过多，又受热邪煎炼，就成了痰。所以，这类人往往是脾出现了问题。

痰湿体质的人应当注意环境调摄，不宜居住在潮湿的环境里；在阴雨季节，要注意湿邪的侵袭。饮食调理方面少食肥甘厚味，酒类也不宜多饮，且勿过饱。多吃些蔬菜、水果，《本草纲目》上记载了一些具有健脾利湿、化痰祛痰的食物，如荸荠、紫菜、海蜇、枇杷、白果、大枣、扁豆、红小豆、蚕豆等。

痰湿体质的人宜食味淡、性温平之食物，如薏苡仁、茼蒿、洋葱、白萝卜、薤白、香菜、生姜等，不要吃豌豆、南瓜等食物。

调养痰湿体质的饮食疗法很多，这里就给大家推荐一款简单易行的菊花薏仁粥：准备枇杷叶9克，菊花6克，薏苡仁30克，大米50克。将前2味药加水3碗煎至2碗，去渣取汁，加入薏苡仁、大米和适量水，煮粥服用。

痰湿体质者要多吃枇杷，调节情志

《黄帝内经》中有云："夫百病之所始生者，必起于燥湿寒暑风雨，阴阳喜怒，饮食起居。"人在生气、动怒时，呼吸加快，肺泡扩张，耗氧量加大，肝糖原大量损失，血流加快，血压升高，心跳加速，周身都会处于正常生理机能的失控状态，这对身体的影响非常之大，如果本身是痰湿体质的，还会加重体内的痰，尤其是生闷气，更容易造成体内痰湿淤积。

另外，还有一种情形是有气无处发的窝囊气，这种人外表看起来很有修养，好像从来不发脾气，其实心理经常处于生气或着急的状态，这种人很容易形成"横逆"的气滞，造成十二指肠溃疡或胃溃疡，严重的会造成胃出血。

痰湿体质要多吃枇杷来调气，枇杷中含有果胶、酒石酸、柠檬酸、蛋白质、胡萝卜素、维生素 C 和 B 族维生素。这些元素能够刺激消化腺分泌，增进食欲、帮助消化、润肺止咳、刺激大脑兴奋使人感到快乐。枇杷可以当作水果吃，也可以做成粥和枇杷膏。

1. 枇杷膏

材料：枇杷肉 500 克，冰糖 600 克。

做法：将冰糖入沸水中煮熬至化，加入枇杷肉继续煮至浓稠的膏状即成。

功效：润肺止咳，止咳化痰。

2. 枇杷粥

材料：枇杷肉 250 克，粳米 50 克，冰糖适量。

做法：以水煮冰糖，随后入淘干净的粳米，煮至粥熟放入已加工好的枇杷肉，加煮 10 分钟即成。

功效：生津止咳，和胃降逆。

既然生气这么危害人体的健康，那么，怎样才能做到不生气呢？

事实上，遇事不生气的人少之又少，做到不生气需要日常保养，需要修养身心，开阔心胸，或者寻找一种宗教信仰。当面对人生不如意时，能有更宽广的心胸包容他人的过错，把生气的念头消灭掉，如果生活或工作的环境经常会使自己生气，那就换一个环境。

不过，这种修炼需要日积月累，还有一个应急的措施就是按摩太冲穴。当你生气后，立刻按摩脚背上的太冲穴，可以让上升的肝气往下疏泄。这时这个穴位会很痛，必须反复按摩，直到这个穴位按起来不再痛为止。或者吃一些可以疏泄肺气的食物，如陈皮、山药等，也很有帮助。最简单的消气办法则是用热水泡脚，水温控制在 40 ~ 42℃，泡的时间则因人而异，最好泡到肩、背出汗，有的人需要半小时，血气低的人有时需要泡两个小时。

有痰咳不出，就找瓜蒂散

痰湿体质的人可能都会遇到这样的情形：嗓子里经常有痰堵着，无论怎么用力就是咳不出，感觉非常难受。这时候，大多数人会选择服用药物来止咳，这种做法虽然是暂时缓解了咳嗽的症状，但是却会导致大量的毒素滞留在肺部，当这些"垃圾"越积越多的时候，我们的肺功能就会受到影响，影响我们的健康。

所以，我们不但不应该利用药物来制止咳嗽，还应该主动咳嗽咳嗽，借助主动咳嗽来"清扫"我们的肺部，每天到室外空气清新的地方做深呼吸运动，深吸气时缓缓抬起双臂，然后主动咳嗽，使气流从口、鼻中喷出，咳出痰液，从而保证我们肺部的清洁。

但是，还有一种情况很令人烦恼，就是当你感觉喉咙有痰的时候，却怎么也咳不出，想咽还咽不下去，非常难受。这种情况是非常不利于毒素的排出的，那这时怎么办呢？

朱丹溪在《丹溪心法》中为大家推荐了一种非常有效的方法，就是"瓜蒂散"。

瓜蒂散是将甜瓜蒂（炒黄）和同样重的赤小豆研成细末，每次用一钱匕（钱匕就使用五铢钱做匙抄药。一钱匕就是抄满一五铢钱或与钱大小相等的匙勺，约相当现代的二厘五分）和香豆豉一合同煎，可以吐出壅塞在膈上的痰涎和食滞。

药方：瓜蒂二钱，母丁香一钱，黍米四十九粒，赤小豆半钱。把这几种药材碾成末，水煎分两次服下。但是如果服一次后就吐尽痰液了，就不要再服了。

这种方法主要是通过催吐，宣发胸中阳气，自然邪去人安。假如是老年人或者体质虚弱的人，必须要用涌吐剂时，可用人参芦一二钱研末，开水调服催吐。这是元代吴绶的一张方剂，叫参芦散，朱丹溪加入竹沥和服，叫作参芦饮。

假使服瓜蒂吐不止的，可用少许麝香冲服即止。

饮食改变痰湿体质，糖尿病不治而愈

我们知道，大肚腩是痰湿体质最直观的体现，但与此同时，不知道大家注意到没有，糖尿病总是与大肚腩脱不了关系。这个道理很简单，糖尿病患者绝大部分其实就是痰湿体质。因此，在糖尿病治疗方面，还得从体质上来着手，而不是一味地服用降糖药物。

痰湿体质的糖尿病患者饮食宜清淡，可多食葱、姜、蒜、海带、冬瓜、萝卜、芥末等食物。少食肥肉、甜、油腻食物。少喝酒，或不喝酒。糖尿病者还可以多吃薏苡仁。薏苡仁中含有丰富的钙、铁、锌、硫胺素、核黄素，还含有蛋白质、脂肪、碳水化合物等，可起到扩张血管降低血糖的作用，尤其是对高血糖者有特殊功效。薏苡仁的吃法有很多种，下面针对糖尿病，我们来介绍两种食法：

1. 珍珠薏米丸子

材料：瘦猪肉 200 克，薏米 150 克，盐、味精、蛋清、淀粉、白糖、油适量。

做法：将猪肉剁成馅，做成直径 2 厘米大小的丸子备用。

将薏米洗净，备用的丸子裹上生薏米，放在笼子或蒸锅内蒸 10 ~ 15 分钟，然后取出丸子，放调味品勾芡即可。

功效：健脾化湿，降脂轻身。

2. 薏米粥

材料：鲜枇杷果（去皮）60 克，薏米 600 克，鲜枇杷叶 10 克。

做法：将枇杷果洗净，去核，切成小块；枇杷叶洗净，切成碎片。先将枇杷叶放入锅中，加清水适量，煮沸15分钟后，捞去叶渣，加入薏米煮粥，待薏米烂熟时，加入枇杷果块，拌匀煮熟即成粥。

功效：枇杷与薏米成粥，具有清肺散热的功效。适用于治疗肺热所致粉刺。

我们还发现，生活中大多数糖尿病患者都会采取药物降糖的方法，虽然他们也知道降糖药物会对身体产生毒副作用，但又苦于找不到更好的疗法，所以只能一边忍受疾病的折磨一边提心吊胆地吃药。而如果我们从改变体质着手，那么就可以运用一些非药物疗法来进行调治。

非药物疗法就是通过自我按摩达到调整阴阳，调和气血，疏通经络，益肾补虚，清泄三焦燥热，滋阴健脾等功效。具体手法如下：

（1）抱腹颤动法：双手抱成球状，两个小拇指向下，两个大拇指向上，两掌根向里放在大横穴上（位于肚脐两侧一横掌处）；小拇指放在关元穴上（位于肚脐下4个手指宽处）；大拇指放在中脘穴上（位于肚脐上方一横掌处）。手掌微微往下压，然后上下快速地颤动，每分钟至少做150次。此手法应在饭后30分钟，或者睡前30分钟做，一般做3～5分钟。

（2）叩击左侧肋部法：轻轻地叩击肋骨和上腹部左侧这一部位，约2分钟，右侧不做。

（3）按摩三阴交法：三阴交穴位于脚腕内踝上3寸处，用拇指按揉，左右侧分别做2～3分钟。

泡脚和泡腿配合按摩效果会更好，可以增强按摩的作用，每天做1～2次。只要长期坚持就能有效防治糖尿病。

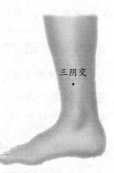

三阴交

三阴交穴

第五章

气郁体质养生：七情平和，适补肝血

补益肝血，戒烟戒酒方能缓和气郁体质

气郁体质的人会经常莫名其妙地叹气，较容易失眠，气郁者大多大便干燥。气郁者性格内向，一般分为两种：一种是内向的同时，情绪平稳，话不多，所谓的"钝感力"，让人感觉比较温和迟钝；一种是内向话少，但是心里什么都清楚，而且非常敏感，斤斤计较。

气郁体质的女性月经前会有比较明显的乳房胀痛和小腹胀痛。有的月经前特别明显，不小心碰到那里的皮肤都感觉疼。

气郁体质经常出现在工作压力比较大的白领阶层、行政工作人员、管理人员中。有的也可能跟幼年生活经历有关，比如说父母离异，寄人篱下等。气郁体质者易患抑郁症、失眠、偏头痛、月经不调等。气郁体质养生要注意的几个问题。

饮食调养：适补肝血，戒烟酒

气郁体质者多吃些行气的食物，如佛手、橙子、柑皮、香橼、荞麦、韭菜、大蒜、高粱、豌豆等，以及一些活气的食物，如桃仁、油菜、黑大豆等，醋也可多吃一些，山楂粥、花生粥也颇为相宜。

家居环境：旅游散心，听听音乐

气郁的人多出去旅游，多听听欢快的音乐，使自己身心愉悦，

就不会钻牛角尖，就不会郁闷。多交些性格开朗的朋友，保持心情愉悦。

药物调养：首选枸杞当归

气郁者应该多食补肝血的食物，如何首乌、阿胶、白芍、当归、枸杞子等；梳理肝气的一般有香附子、佛手、柴胡、枳壳等。也可以选些中成药来调整如逍遥丸、柴胡疏肝散、越鞠丸等。

经络调养：中脘、神阙、气海

气郁体质者可针灸（须针灸医师操作）任脉、心包经、肝经、胆经、膀胱经。这些穴位也可按摩。

还有一个简便的方法，气郁体质的人，每天晚上睡觉之前，把两手搓热，然后搓胁肋。胁肋部是肝脏功能行驶的通道。搓搓就会感觉到里边像灌了热水一样，很舒服的。

行气解郁的食物有助于调和气郁体质

气郁体质多见于女性，气郁体质者在饮食上忌食辛辣、咖啡、浓茶等刺激品，少食肥甘厚味的食物。

另外，再向气郁体质者推荐一道粥——甘麦大枣粥：准备小麦 50 克，大枣 10 枚，甘草 15 克。先煎甘草，去渣，后入小麦及大枣，煮粥。空腹服用。

除了在饮食上调理气郁体质外，气郁体质者还要畅达情志。清代医学家吴尚曾经说过："七情之病，看花解闷，听曲消愁，有胜于服药者也。"近代养生家丁福禄也曾说："欢笑能补脑髓，活筋络，舒血气，消食滞，胜于服食药耳，每日须得片刻闲暇，逢场作戏，口资笑乐，而益身体也。"由此可见，要想身体健康，保持乐观健康的心态很重要，药和营养品只起到外因作用，乐观健康的心态才是健康的内因。

那么，我们如何才能做到乐观呢？自古以来许许多多的仁人志士、文人墨客给我们做出了榜样。

曹操的"老骥伏枥,志在千里"的吟唱,岳飞的"三十功名尘与土,八千里路云和月"的豪情,范仲淹的"先天下之忧而忧,后天下之乐而乐"的忧国忧民思想,让我们感受到旷达者的欢快与潇洒,热情和豪放。近代扬州八怪之一的郑板桥在削官为民,两手空空,穷困潦倒之时,忍受了常人无法忍受的打击,向人们展示了"宦海归来两袖空,逢人卖竹画清风"的坦荡,表现出乐观者的豁达。同是扬州八怪之一的汪士慎不幸一目失明,但是他却专门刻了一枚"尚留一目看梅花"的闲章,以极大的热情去对待生活。

心理学家指出,以下 6 种方法可以帮助气郁体质者保持乐观的心态:

一、豁达法

人有很多烦恼,心胸狭窄是主要原因之一。为了减少不必要的烦恼,一个人应该心胸宽阔,豁达大度,遇到事情不要斤斤计较。平时要开朗、合群、坦诚,这样就可以大大减少不必要的烦恼。

二、松弛法

具体做法是被人激怒以后或感到烦恼时,应该迅速离开现场,进行深呼吸,并配合肌肉的松弛训练,甚至还可以进行放松训练,采用以意导气的方法,这样就可以逐渐进入佳境,使全身放松,摒除内心的私心杂念。

三、制怒法

要有效地制止怒气是不容易的。就一般情况而言,克制怒气暴发主要依靠高度的理智。比如在心中默默背诵传统名言"忍得一日之气,解得百日之忧""将相和,万事休""君子动口不动手",等等。万一克制不住怒气,就应该迅速离开现场,在亲人或朋友面前发泄一番。倾诉愤愤不平的怒气之后，自己应该尽快地平静下来。

四、平心法

一个人应该尽量做到"恬淡虚无""清心寡欲"，不要被名利、金钱、权势、色情等困扰，要看清身外之物，还要培养广泛的兴趣爱好，陶冶情操，充实和丰富自己的精神世界。

应该经常参加一些有益于身心健康的社交活动和文体活动，广交朋友，促膝谈心，交流情感，也可以根据个人的兴趣和爱好来培养生活乐趣。每个人都应该做到劳逸结合，在工作和学习之余，常到公园游玩或到郊外散步，欣赏一下乡野风光，体验一下大自然的美景。

五、心闲法

有一句话这样说，"眼底无私天自高"，一个人只要有闲心、闲意、闲情等，就可以消除身心疲劳，克服心理障碍，保持健康的心态。

六、健忘法

忘记烦恼，可以轻松地面临再次的考验；忘记忧愁，可以尽情地享受生活所赋予的种种乐趣；忘记痛苦，可以摆脱纠缠，体味人生中的五彩缤纷。忘记他人对你的伤害，忘记朋友对你的背叛，忘记你曾被欺骗的愤怒、被羞辱的耻辱，你就会觉得自己已变得豁达宽容，活得精彩。

气郁体质者要多吃萝卜

气郁体质者在日常生活中，良好的情绪管理是最主要的调养方式。应努力保持心情舒畅，培养乐观、快乐的情绪，主动参加有益的社会活动，多吃些萝卜促进气血流通，对赶走低沉的情绪很有好处。

萝卜含有碳水化合物、膳食纤维、多种维生素，能提高抗病能力。白萝卜含有木质素，能提高巨噬细胞的活力，吞噬癌细胞。此外，白萝卜含的多种酶，能分解致癌的烟硝酸铵，具有抗癌作用。萝卜有很多的吃法，可以煲汤、做菜。但是，脾胃虚弱者、大便稀者应减少使用。

1.干贝萝卜汤

材料：白萝卜1根（约400克），干贝2~4个，高汤5碗、陈酒、盐、白糖各适量，山慈姑粉少许（没有也可）。

做法：前一天晚上将干贝泡入水中，第二天早上洗净后用手撕开。白萝卜洗净、去皮，切成块或做成萝卜球。锅里放入高汤（用白水也可）、白萝卜、干贝，用旺火煮开后改用文火煮20分钟，用陈酒、糖调味，再煮20分钟，待白萝卜变软后撒入山慈姑粉、搅均匀后即成。

功效：此菜具有润肺、止咳、化痰之功。

2.蜜蒸萝卜

材料：大萝卜1个（约500克），蜂蜜100克，盐6克，油30克。

做法：萝卜洗净去外皮，挖空萝卜中心的肉。装入蜂蜜，放入大瓷碗中。盖好，隔水蒸熟即可。

功效：此菜具有润肺、止咳、化痰之功。

气郁体质的人，除了在饮食上调理外，也可以尝试别的方法自己来进行改变。以下将介绍14项规则，认真遵守，气郁的症状便会逐渐消失。

（1）遵守生活秩序，从稳定规律的生活中领会生活情趣。按时就餐，均衡饮食，避免吸烟、饮酒及滥用药物，有规律地安排户外运动，与人约会准时到达，保证8小时睡眠。

（2）注意自己的外在形象，保持居室整齐的环境。

（3）即使心事重重，沉重低落，也试图积极地工作，让自己阳光起来。

（4）不必强压怒气，对人对事宽容大度，少生闷气。

（5）不断学习，主动吸收新知识，尽可能接受和适应新的环境。

（6）树立挑战意识，学会主动解决矛盾，并相信自己会成功。

（7）遇事不慌，即使你心情烦闷，仍要特别注意自己的言行，让自己合乎生活情理。

（8）对别人抛弃冷漠和疏远的态度，积极地调动自己的热情。

（9）通过运动、冥想、瑜伽、按摩松弛身心。开阔视野，拓宽自己的兴趣范围。

（10）俗话说："人比人，气死人。"不要将自己的生活与他人进行比较，尤其是各方面都强于你的人，做最好的自己就行了。

（11）用心记录美好的事情，锁定温馨、快乐的时刻。

（12）失败没有什么好掩饰的，那只能说明你暂时尚未成功。

（13）尝试以前没有做过的事，开辟新的生活空间。

（14）与精力旺盛又充满希望的人交往。

除了以上 14 项规则以外，最好还要学会控制自己的呼吸：舒服地坐在椅子上，或躺在床上，将注意力集中在吸气和呼气上，慢慢将空气吸进肺里，让空气在肺里停留几秒钟，然后缓缓呼出。呼吸时要注意节奏，即有节奏地吸入呼出，一边呼吸一边在心里数数，例如，吸气（一、二、三、四），停留（一、二），呼气（一、二、三、四），也可以同一节奏默念"吸—呼，吸—呼，吸—呼"。

用药膳调理气郁，远离失眠

失眠是以心神失养或不安而引起经常不能获得正常睡眠为特征的一类病症，是临床常见病症之一，其症状特点为入睡困难，睡眠不深，易惊醒、早醒、多梦、醒后疲乏，或缺乏清醒感，白天思睡，严重影响工作效率或社会功能，属中医学的"不寐""不得眠"等范畴。顽固的失眠可以给患者带来较大的痛苦。

失眠的治疗方法很多，药膳也是一种辅助疗法。在饮食上要注意平时少喝酒，特别是烈性酒；少吃鸡肉、羊肉、牛肉，多吃鸭肉、鹅肉和鱼。中医认为，鸡肉、羊肉和牛肉性偏温热，属于补阳之品，吃后易引起兴奋，加重失眠；鸭肉、鹅肉和鱼性平或偏凉，属于补阴之品，吃后可以补益肝肾，帮助睡眠。多吃蔬菜和水果；睡前可喝一杯热牛奶。

气郁体质者要改善睡眠，除了吃些药膳外，也要学会寻找快乐，保持良好心情。清初医家陈士铎重视七情致病，他认为郁生诸疾，这里的"郁"指抑郁。一般来说，气郁体质很容易产生抑郁情绪，而反过来心情抑郁对身体也是有很大的影响的。心情不好，就中医来说，就是"气滞"，则会引起气行不畅，气不行则血不行，气血不行，则会出现"气滞血瘀""气血亏虚"等症状，这些症状出现后就会引起身体各脏器功能紊乱，身体的各种疾病也就产生了。

俄罗斯莫斯科国立鲍曼技术大学健康学教研室副主任谢米金教授说："健康体现在生理、心理和社会等各个层面。任何一个环节有所缺失，健康都会受损。生活没有目标的人容易得心脑血管疾病，这毫不奇怪。这种疾病属于身心类疾病，主要是由于心情抑郁而引发的。"

抑郁对身心健康不利，要长寿就要远离抑郁，学会快乐，下面的方法值得借鉴：

读书找乐

古人说："至乐莫如读书。"通过读书来获得快乐，这是古今中外很有效的好方法。读书是一种特殊的心灵交流，是在跟圣人交谈。只要能够细心品尝，就一定能回味无穷。

助人为乐

做一件好事，你建了一座桥梁；"救人一命，胜造七级浮屠"。救助一个失学儿童，你就是在为国家分忧……只要真诚付出，就会快乐绵绵。

运动添乐

无论是工地上的体力劳动者，还是办公室里的脑力劳动者，都应该积极参加体育锻炼。在运动之中，虽然大汗淋漓，却格外酣畅。

交友融乐

与你的朋友分享你的快乐和痛苦，这样痛苦就只剩一半，快乐会成为两倍。没有朋友，你是孤独的，有了友谊，你就会快乐。

三款中草药，治疗气郁型阳痿

生活在现代社会中的人们，每天要面对各种压力性问题。在不安、焦虑中生活，是现代人的特征，而神经衰弱可说是现代病的一种。精神性阳痿就是典型性例子。

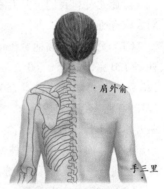

肩外俞穴、手三里穴

精神性阳痿有以下一些特点：夫妇感情冷淡、焦虑、恐惧、紧张，对性生活信心不足，精神萎靡、性交干扰及过度疲劳等。患精神性阳痿者，城市人数远比农村中要多，三四十岁的人更易患此病，但是现在连20几岁的青年人也有很多患精神性阳痿的。人类为何会患精神性阳痿？

这是因为，在生活中的各种压力之下，造成人们气郁、气滞，于是在进行性生活过程中，血液便无法聚集起来，从而造成阳痿。与此同时，男人在阳痿之后，会更加产生失败感，反过来更加抑郁，久而久之便形成气郁体质。先是因郁致痿，然后又因痿致郁，对于男人来说，这的确是一个恶性循环。

那么，怎样才能消除这种恶性循环呢？首先，就要除去焦躁，使身体气血畅通无阻，使身体和精神都舒畅。一般来说，指压肩外俞和手三里穴就可奏效。

肩外俞位于背部第一胸椎和第二胸椎突起中间向左右各4指处。指压此处对体内血液流畅、肩膀僵硬、耳鸣非常有效。指压要领是保持深吸气状态，用手刀劈。在劈的同时，由口、鼻吐气，如此重复20次。

手三里位于手肘弯曲处向前3指。指压此处除对精神镇定有效之外，对齿痛、喉肿也很有效。要领同前，重复10次。

另外，指压上述两穴时，最好先将手搓热，以便收到治疗精神性阳痿的效果。

除此之外，我们再向大家推荐几则治疗阳痿的古方，希望能对大家有所帮助：

（1）赞育丹。熟地黄250克，肉苁蓉、巴戟天、淫羊藿、杜仲各120克，蛇床子60克，韭菜子120克，当归180克，仙茅120克，附子60克，白术250克，枸杞子180克，山茱萸120克，肉桂60克。上药研成细末，炼蜜为丸，如梧桐子大。每次10克，温开水送下，一日两次。治疗房事过度，命门火衰，肾精不足，阳痿早泄，面色苍白，精神萎靡，头晕耳鸣，腰膝酸软，畏寒怕冷，舌淡苔薄白，脉沉细，亦治阳虚精少所致的不育。

（2）秃鸡丸。肉苁蓉、五味子、菟丝子、远志各3份，蛇床子4份。用法：上药捣筛为散，或作蜜丸，如梧桐子大。散剂，每次1克，空腹温酒调下，每日2～3次；丸剂，每次5丸，每日两次。这味药可以补肾助阳，固精安神。治疗肾衰精亏，心神失养所致的阳痿不起，性欲低下，心悸怔忡，失眠多梦，舌淡脉细。

（3）二地鳖甲煎。熟地、生地、菟丝子、茯苓、枸杞子、金樱子各10克，鳖甲（先煎）、牡蛎（先煎）各20克，丹皮、丹参、天花粉、川断、桑寄生各10克。水煎。每日1剂，分两次服用。这味药可以滋阴降火，治疗阴虚火旺所致的阳痿。症见阳物能举，但临事即软，腰膝酸软，心悸出汗，精神紧张，口渴喜饮，溲黄便干，舌红苔少，脉细数。

第六章

湿热体质养生：疏肝利胆，清热祛湿

少吃甜食，口味清淡——湿热体质的饮食原则

湿热体质者常见面部不清洁感、面色发黄、发暗、油腻。牙齿比较发黄，牙龈比较红，口唇也比较红。湿热体质的大便异味大、臭秽难闻。小便经常呈深黄色，异味也大。湿热体质的女性带下色黄，外阴异味大，经常瘙痒。舌红苔黄。

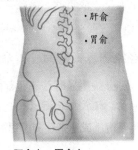

·肝俞

·胃俞

肝俞穴、胃俞穴

形成湿热体质一方面是先天因素，后天也很重要。如果一个人抽烟、喝酒、熬夜三者兼备，那注定是湿热体质；滋补不当也促生湿热体质，常见于娇生惯养的独生女；肝炎懈怠者也容易导致湿热体质；长期的情绪压抑也会形成湿热体质，尤其情绪压抑后借酒浇愁者。湿热体质者易感皮肤、泌尿生殖、肝胆系统疾病。

一般来说，湿热体质应当从下面四个方面进行调养：

饮食调养：少吃甜食，口味清淡

湿热体质者要少吃甜食、辛辣刺激的食物，少喝酒。比较适合湿热体质的食物，如绿豆、苦瓜、丝瓜、菜瓜、芹菜、荠菜、芥蓝、竹笋、紫菜、海带、四季豆、赤小豆、薏仁、西瓜、兔肉、

鸭肉、田螺等；不宜食用麦冬、燕窝、银耳、阿胶、蜂蜜、麦芽糖等滋补食物。

家居环境：避免湿热环境

尽量避免在炎热潮湿的环境中长期工作和居住。湿热体质的人皮肤特别容易感染，最好穿天然纤维、棉麻、丝绸等质地的衣物，尤其是内衣更重要。不要穿紧身的衣服。

药物调养：适当喝凉茶

祛湿热可以喝王老吉之类的凉茶，但也不能过。也可以吃些车前草、淡竹叶、溪黄草、木棉花等，这些药一般来说不是很平和，不能久吃。

经络调养：肝俞、胃俞、三阴交

湿热明显时首选背部膀胱经的刮痧、拔罐、走罐，可以改善尿黄、烦躁、失眠、颈肩背疲劳酸痛。上述穴位不要用艾条灸，可以指压或者毫针刺，用泻法，要针灸医生才能做。

红豆是湿热体质者的保健佳品

现代医学证明，红豆富含维生素 B_1、维生素 B_2、蛋白质及多种矿物质，多吃可预防及治疗脚肿，有减肥的功效。红豆所含的石碱成分可增加肠胃蠕动，减少便秘，促进排尿，消除心脏或者肾病所引起的浮肿。

红豆虽好，却不宜多食。因为红豆含有较多的淀粉，吃得过多会导致腹胀，肠胃不适。所以，一次 50 克左右为宜。另外，《本草纲目》中说"赤小豆，其性下行，久服则降令太过，津液渗泄，所以令肌瘦身重也"。所以，尿多的人忌食。

古籍中记载，用红豆与鲤鱼烂煮食用，对于改善孕妇怀孕后期产生的水肿，有很大的帮助。但是鲤鱼与红豆两者均能利水消肿，正是因为利水功能太强，正常人应避免同时食用二者。

下面，我们再为大家介绍两款食谱：

1. 莲子百合红豆沙

材料：红豆 500 克，白莲子 30 克，百合 10 克，陈皮适量，冰糖约 500 克。

做法：把红豆、莲子、百合先洗干净，用清水浸泡两小时。煮开水，把红豆、陈皮、莲子、百合放入锅中，泡豆子的水也倒入。煮开后用中慢火煲两小时，最后才用大火煲大概半小时。煲至红豆起沙和还有适量水分，就可以加糖调味。

2. 黑米红豆粥

材料：红豆、黑米、白砂糖各适量。

做法：将红豆和黑米洗净，清水浸泡 5 小时以上。将浸泡的水倒掉，将黑米及红豆和适量冷水放入锅里，大火煮沸，转至小火煮至熟透加糖即可。

湿热体质最好远离冬虫夏草

冬虫夏草又称夏草冬虫，与人参、鹿茸一起列为中国三大"补药"。其实它只是一种真菌——麦角菌科冬虫夏草菌，而之所以称为"冬虫夏草"，是因为其生产过程。蝙蝠蛾为繁衍后代，会在土壤中产卵，卵随后变成幼虫。冬虫夏草菌便侵入幼虫体内，吸收其营养，并不断繁殖，致使幼虫体内充满菌丝而死，这是"冬虫"；次年夏天，冬虫夏草菌在幼虫头部长出一株 4～10 厘米高的紫红色小草，这是"夏草"。"夏草"冒出地面，被采挖、晾干，就成为我们平时见到的冬虫夏草。

冬虫夏草适用于肺肾两虚、精气不足、咳嗽气短、自汗盗汗、腰膝酸软、阳痿遗精、劳咳痰血等病症。由于其药性温和，与其他滋补品相比，具有更广泛的药用和食用性，是年老体弱、病后体衰、产后体虚者的调补食佳品。比如肾衰、接受放化疗的肿瘤患者，或刚做完手术的患者可以每天吃一两颗冬虫夏草。建议用冬虫夏草泡茶，每天喝上几杯，等泡软以后，可以嚼了咽下去。

然而，冬虫夏草毕竟是补药，不适合所有人群，体质偏湿热的人最好少吃。现代人饮食多油腻，常常大鱼大肉，不少人体内湿热，积蓄的新陈代谢产物排不出去。再加上工作压力大、感觉疲劳，他们经常会吃点冬虫夏草进补。但疲劳未必是体虚的表现。除病后、产后等原因明确的体虚者，其他人要吃冬虫夏草，最好先到医院咨询医生。如果盲目进补，可能上火，并且过量服用还会导致心慌气短、烦躁、面部红斑及四肢浮肿等病症。

养脾三食法，让"苦夏"成为轻松之旅

对于湿热体质的人来说，最害怕的当然就是湿热天气，而在一年中的长夏（阴历6月、阳历7～8月）可以说正是这种"桑拿天"最集中的时节。在这种时候，普通人都可以说是度日如年，更何况温热体质者，所以有的人就称之为"苦夏"。那么，我们怎样来安然度过这个所谓的"苦夏"呢？方法很简单，养脾就可以了。

中医学认为，人体五脏之气的衰旺与四时变换相关，长夏时期应脾，就是说，此时与人体脾的关系最大。长夏的气候特点是偏湿，"湿"与人体的脾关系最大，所谓"湿气通于脾"，所以，脾应于长夏。因而，要想轻松度过长夏，养脾是非常关键的。

在夏季，我国大部分地区均见持续炎热，雨水偏多，暑湿偏盛，故极易造成脾胃功能下降而厌食困倦。中医认为，夏天人体消耗较大，需要加强脾的"工作"，才能不断地从食物中吸收营养。同时，夏天人们大量食冷饮和瓜果，易损伤脾胃，有很多人容易"苦夏"，表现为不思饮食、乏力。而通过健脾益气则往往能达到开胃增食、振作精神的效果。因此，不仅在酷暑的夏季，乃至日常调理好脾胃功能，对养生防病都很有必要。

针对长夏气候的特点，饮食原则宜清淡，少油腻，以温食为主，可适当食用辣椒，缓解燥湿，增加食欲，也帮助人体排汗；

同时，要注意空腹少食生冷，切忌冰箱内食物直接食用；另外，在闷热的环境里增添凉爽舒适感，对于脾保健也有很大好处，但是切忌长时间待在密不透风的空调房里，这样反而有害健康。

下面，我们给大家推荐非常有效的"养脾三法"，对于夏季健脾益气极有帮助：

一、醒脾法

取生蒜泥 10 克，以糖醋少许拌食，不仅有醒脾健胃之功，而且还可以预防肠道疾病。也可常取山楂条 20 克、生姜丝 50 克，以糖、醋少许拌食，有开胃健脾之功用。

二、健脾法

选用各种药粥健脾祛湿，如莲子、白扁豆、薏仁米煮粥食，或银耳、百合、糯米煮粥食，或山药、土茯苓、炒焦粳米煮粥食。

三、暖脾法

因食生冷过多，容易寒积脾胃，影响日后的消化功能。此时可用较厚的纱布袋，内装炒热的食盐 100 克，置于脐上三横指处，有温中散寒止痛之功。

当然，无论是夏季还是日常，调理脾胃还要因人而异。脾胃功能正常者，适量冷饮不会影响脾胃功能，但不宜过量。例如"醒脾法"中提倡经常食用生蒜泥、山楂虽可以减少肠道疾病、消食导滞，但若过食，又有伤胃之嫌，尤其胃炎泛酸患者当慎用。

此外，睡眠时还应注意加强脘腹部保暖，炒菜时不妨加点生姜末，饮茶者选喝红茶等，都不失为护脾的养生上策。

总之，无论在什么季节，调理脾胃都应根据自身实际情况而定：胃热者以清降为主，脾虚脾寒者当温补。但无论药补还是食补，均以服后感觉舒适为宜。

春天祛湿排毒就吃海带绿豆汤

冬天吃了不少丰脂食物，在体内积存。而春天天气潮湿，身体易积聚水分，造成皮肤松弛。因此古语有"千金难买春来泄"之说。这里给大家介绍一些祛湿排毒的食疗法：

1. 海带绿豆汤

海带中的胶质成分能促进体内有毒物质的排出，绿豆性寒凉，可清热解毒。饮用海带绿豆汤，毒素自然会随着你的大小便排出。汤好饮有益，又不需要泄得那么辛苦。另外，薏米也是很好的祛湿食物，加在一起煲汤饮，又增加了祛湿的功效。

2. 苹果和鲜奶

别一味地相信民间的排毒药物，简单的苹果和鲜奶，已经有排毒的功效了。试试早上起来喝一杯鲜奶，吃一个苹果。温和有益，又有排毒的效果。其他的水果，例如：草莓、樱桃、车厘子、葡萄也有不错的排毒功效。

对付湿热型痤疮，不可错过的七款中药疗法

对于湿热体质的人来说，脸上生痘可能是一个极大的困扰，尤其是对年轻的女孩来说，原本干净光洁的皮肤上时不时冒出一两个白头，或者黑头、粉刺，严重影响了美观。还有的年轻女孩，胸背部惨遭痘痘"毒手"，夏天连漂亮的吊带衫都不敢穿。这可怎么办呢？没有关系，拔罐就可以帮你祛除这些讨厌的家伙。

在此，我们只向大家简单介绍拔罐治疗方法，至于拔罐的具体手法，我们在后面将有一章的内容进行介绍。

湿热体质祛"痘"，一般采取的是刺络拔罐法，方法如下：

取穴：大椎、肺俞、脾俞。

治疗方法：先用三棱针快速点刺各穴，至微出血为止，针刺后拔罐，留罐15～20分钟，起罐后用酒精棉球在针刺处消毒。

疗程：3 天 1 次，7 次为一个疗程。

除此之外，我们再向大家介绍几个外搽治疗此病的方药，花钱不多，效果也很显著。

（1）白芷水冰片液：白芷、藁本、当归、山柰、冰片各 4 克。除冰片，余药共制成粗粉，置适量（约 150 毫升）65% 的酒精中，密闭浸泡一周，每天震荡几次，加速有效成分的浸出。此时药液呈棕红色，过滤至清，弃取渣滓。另将冰片研细粉（在乳钵中滴 2 滴水加入冰片轻研即可成粉）加入滤液中，充分搅拌加速溶解（有少量的不溶解），待冰片大部溶解，添加 65% 的酒精至 200 毫升，即可。用棉签蘸本品，涂患处，一日数次（涂后保持一小时，再洗去）。

（2）何首乌姜汁疗法：何首乌末，姜汁二味调膏，付帛盖以大炙或热熨之。

（3）碘酒疗法：粉刺令青年们苦恼，可用碘酚（即碘酒）涂抹患处。碘酒有极强的杀菌和消炎作用，可用棉球蘸之擦患部，每日早晚各一次，两天即可痊愈。

（4）维生素疗法：用维生素 B_6 针液涂搽患处，每日 3 ~ 4 次，痊愈后不留痕迹，效果颇佳。

（5）白附子白面浆：白附子 30 克，研细粉，每取 1 克，和白面 2 克，用水调成浆，晚间反复涂搽面部，干后再涂蜂蜜 1 次，次晨洗去，坚持用。

（6）黑牵牛疗法：黑牵牛 30 克，焙干，研细末，用 70 克面脂调极匀，每日用之涂搽面部若干遍，随后洗去。

（7）香油使君子疗法：香油、使君子适量，使君子去壳取仁，放入铁锅内文火炒至微有香味，晾凉，放入香油内浸泡 1 ~ 2 天，每晚睡前吃仁 3 个（小儿酌减），7 天为 1 疗程。

另外，值得注意的是，脸上长了痘痘，切忌用手挤压局部。经常用温水肥皂洗涤面颊，后在清水中滴几滴纯甘油，洗涤面颊，保持皮脂腺通畅，因为甘油具有溶解皮脂的作用。尽量少吃油腻厚味及辛辣之品，多食蔬菜和水果。可以经常泡麦冬、双花、生地代茶饮。

第七章
阴虚体质养生：镇静安神，少食辛辣

阴虚体质要养阴生津，多吃甘凉滋润食物

中医里还有很多关于阴的论述，在治病防病上也多以固护阴阳平衡为根本。在人体中，阴具体到形上主要是血、精、汗泪涎涕唾五液，滋阴就是滋养身体里的这些阴液。血是生命之海，是脏腑的"饭"，人体一时一刻也离不开它，所以我们要滋阴补足血液。自古有"一滴精十滴血"之说，精液消耗过多就会肾亏折寿，故要养阴就要节制房事。五脏对应五液：心对应汗，肝对应泪，脾对应涎，肺对应涕，肾对应唾。我们要滋阴蓄积能量就不要大量出汗，微微出汗即可，不能过度悲伤经常流眼泪，不可随便吐口水等。

中医强调阴阳协调，一个人要是阴虚体质，那么体内的津液自然就会逐渐干涸，没有了这些能源人就会枯萎走向终结。所以，我们要滋养身体里的这些阴液，并将其贯穿于一生的健康计划之中。

阴虚体质者手足心热，鼻干咽干，口干少浸，喜喝冷饮，面色潮红，两目干涩，视物模糊，失眠，皮肤发干，小便短，大便干燥。阴虚者要在日常生活中保持一个平常的心态，让心情舒畅，尽量少发脾气。饮食上应以养阴生津为主要目的，多吃甘凉滋润的食物，如芝麻、木耳、银耳、百合、荸荠、甘蔗、桃子、海蜇、鸭肉、牛奶、豆腐等食品。也可自制一些汤汁，时时饮用。应少食性温燥烈，如辣椒、生姜、大葱等温热食物，防止损伤津液。

下面介绍一款适合阴虚体质者的食谱：

百合鸡子黄汤

材料：百合60克，鸡蛋2个。

做法：百合洗净，加水3碗煮至2碗。取鸡蛋2个，去蛋白，将蛋黄搅烂，倒入百合汤内搅匀，煮沸。再加白糖或冰糖适量调味，分2次一天饮完。

功效：百合清心安神，鸡蛋黄能滋阴养血，配伍使用共显养阴清心安神之功。亦可加桑葚、五味子、莲子。

镇静安神，化解阴虚体质"五心烦热症"

阴虚体质，实质是身体阴液不足。阴虚内热反映在胃火旺，能吃能喝，却怎么也不会胖，虽然看起来瘦瘦的，但是形体往往紧凑精悍，肌肉松弛。

阴虚的人还会"五心烦热"：手心、脚心、胸中发热，但是体温正常。而且阴虚之人常见眼睛、关节、皮肤干燥涩滞，口唇又红又干。舌苔比较小，脉象又细又快。这种体质的人情绪波动大，容易心烦，或压抑而又敏感，睡眠时间短，眼睛比较有神。

阴虚体质者除了先天禀赋外，其次是情绪长期压抑不舒展，不能正常发泄而郁结而化火，使阴精暗耗；长期心脏功能不好，或者高血压的病人吃利尿药太多，最终也会促生或加重阴虚体质；长期食用辛辣燥热食品，也会导致此种体质。阴虚体质的人群比较容易患结核病、失眠、肿瘤等。下面讲一下阴虚体质者养生的原则。

饮食调养：多吃水果，远离辛辣

阴虚体质的人尽量少食温燥的食物，如花椒、茴香、桂皮、辣椒、葱、姜、蒜、韭菜、虾、荔枝、桂圆、核桃、樱桃、羊肉、狗肉等；酸甘的食物比较适合阴虚体质者食用，如石榴、葡萄、枸杞子、柠檬、苹果、柑橘、香蕉、枇杷、桑葚、罗汉果、甘蔗、丝瓜、苦瓜、黄瓜、菠菜、银耳、燕窝、黑芝麻等。新鲜莲藕对阴虚内热的人非常适合，可以在夏天时候榨汁喝，补脾胃效果更好；阴虚体质者还适合吃些精细的动物优质蛋白，如新鲜的猪肉、兔肉、鸭肉、海参、淡菜等，肉类，可以红烧、焖、蒸、煮、煲，尽量少放调料，保持原汁原味。还有不要经常吃猛火爆炒的菜、火锅、麻辣烫。

家居环境：有条不紊地生活

阴虚体质的人不适合夏练三伏、冬练三九。人体需要阴液润滑关节，阴虚体质者不宜经常登山，不宜在跑步机上锻炼身体。

阴虚者要使工作有条不紊，就不会着急上火，就不会伤阴。

药物调养：滋润是佳品

阴虚体质者服用些银耳、燕窝、冬虫夏草、阿胶、麦冬、玉竹、百合可使皮肤光洁，减少色斑。到了秋天，空气很干燥，用沙参、麦冬、玉竹、雪梨煲瘦猪肉，对阴虚者是上等的疗养食物。

阴虚体质者可根据自身具体的情况来服用中成药。一般情况，腰膝酸软、耳鸣眼花、五心烦热者可以服用六味地黄丸；眼睛干涩、视物昏花、耳鸣明显者，可以吃杞菊地黄丸；小便黄而不利、心烦明显者，可以吃知柏地黄丸；睡眠不好者，可以服用天王补心丹。

清淡饮食养阴，益寿延年

朱丹溪提倡淡食论，他认为清淡的饮食方可灭火祛湿，否则会升火耗伤阴精。五味过甚，就需要我们用中气来调和，这就是火气。"火"起来了自然要"水"来灭，也就是用人体内的津液来祛火，津液少了阴必亏，疾病便上门了。这也验证了朱丹溪所说的"人身之贵，父母遗体。为口伤身，滔滔皆是。人有此身，饥渴存兴，乃作饮食，以遂其生。彼眷昧者，因纵口味，五味之过，疾病蜂起"。

如今生活水平提高了，人们在丰盛的食品诱惑下，受到了肥胖、糖尿病、高血压、高血脂等"生活方式病"的威胁。为了健康，大多数人听从了医生的忠告：饮食要清淡。可到底什么是"清淡"？有些人认为，"清淡饮食"就是缺油少盐的饮食；还有些人认为，所谓清淡，就是最好别吃肉，只吃蔬菜和水果。

矫枉不能过正，这样的清淡不仅不能达到滋阴养精的目的，反会把身体拖垮。其实朱丹溪所谓的"饮食清淡"是追求"自然冲和之味"，而不贪食"厚味"。"人之饮食不出五味，然五味又分天赋和人为，瓜果蔬菜出于天赋，具有自然冲和之味，有食而补阴之功，而烹饪调和之厚味则属于人为，有致疾伐命之毒。"

朱丹溪将食物分为"天赋"和"人为"两类，前者包括贴近自然的、未经过加工处理的食物，比如水果；经后天的处理但没有盖过食物原味的，以猪蹄为例，如果放些大枣、黄豆之类的做成炖猪蹄，那么这样的食物不属于"厚味"。后者则指经过加工的、后来的味道盖过了食物的原味的，还以猪蹄为例，如果我们用辣椒、花椒之类的做成麻辣猪蹄，那么它就属于"厚味"。此外，罐头、油炸食品，不管是蔬菜水果，还是鸡鸭鱼肉都属于人为的"厚味"，饮食清淡就要将其拒之门外。

另外，朱丹溪非常重视水果蔬菜的营养作用，在他的《茹淡论》里说："谷蔬苹果，自然冲和之味，有食人补阴之功。"并认为蔬菜水果在防病、补益方面也有很显著的功效。现代医学也证明，人们多吃水果蔬菜，对预防各种疾病都有重要意义，如绿叶蔬菜、胡萝卜、土豆和柑橘类的水果对于预防癌症有很好的作用。每天最好吃五种或五种以上的水果和蔬菜，并常年坚持，就会使身体各方面的素质发生改变。

阿胶眷顾阴虚之人，不妨试试

对于阿胶，可能大部分人都有所耳闻，知道它是一种女性的补品。但到底什么是阿胶呢？不熟悉本草药剂的人可能觉得阿胶是某种植物，实际上阿胶是驴皮经煎煮浓缩制成的固体胶质。《本草纲目》记载，阿胶甘，平，归肺、肝、肾经，能够补血、止血、滋阴润燥。用于血虚萎黄，眩晕，心悸等，为补血之佳品。尤其是女性的一些病症，如月经不调、经血不断、妊娠下血等等，阿胶都有很好的滋阴补血之功。因此，如果你是阴虚体质，不妨试一试阿胶。

阿胶在中医药学上已经有两千多年的历史了，其实最早制作阿胶的原料不是驴皮而是牛皮，秦汉时期的医药学著作《神农本草经》记载："煮牛皮作之。"由于阿胶在滋补和药用方面的神奇功效，因而受到历代帝王的青睐，将其列为贡品之一，故有"贡阿胶"之称。

阿胶含有丰富的动物胶、氮、明胶蛋白、钙、硫等矿物质和多种氨基酸物质，具有补血止血、滋阴润肺等功效，特别在补血方面的作用更加突出，在治疗各种原因的出血、贫血、眩晕、心悸等症状方面也是效果卓著。

阿胶的养颜之功其实也就根基于它的补血之功，女性气血充足，表现在容貌上，也才能面若桃花、莹润有光泽。但是当今社会节奏的加快，竞争压力的加剧，很多女性过早地出现月经不调、痛经、肌肤暗淡无光、脸上长色斑等衰老迹象。只有从内部调理开始，通过补血理气，调整营养平衡来塑造靓丽女人。而补血理血的首选之食就是阿胶，因为阿胶能从根本上解决气血不足的问题，同时改善血红细胞的新陈代谢，加强真皮细胞的保水功能，实现女人自内而外的美丽。

下面介绍一种"阿胶粥"，阴虚体质的人可用于日常养阴补阴：

材料：阿胶30克，糯米30～50克。

做法：将阿胶捣碎，炒，令黄炎止，然后将糯米熬成粥；临熟时将阿胶末倒入搅匀即可，晨起或晚睡前食用。

不过，需要提醒大家的是，我们在食用阿胶时，不要服用刚熬制的新阿胶，而应该在阴干处放三年方可食用；要在确认阿胶是真品后才可食用，以防服用以假乱真的阿胶引起身体不适。

女人滋阴从来月经那天开始

"妇人以血为本，血属阴，易于亏欠，非善调摄者不能保全也。"女性从来月经那天开始，就面临着血液亏损、阴精耗减的问题。在生育时更是如此，俗话说"一个孩子三桶血"，孩子在母亲的腹中是完全依靠母亲的血液喂养大的，整个孕期就是一个耗血失阴的过程。

中医把血液视为生命之"海"，是因为人体一时一刻也离不开它。《黄帝内经》里说：肝得到血液营养，眼睛才能看到东西（肝开窍于目）；足得到血液营养，才能正常行走；手掌得到血液营养，才能握物；手指得到血液营养，才能抓物……人体从脏腑到肢体各个层次的组织都离不开血液的营养，血液是维持人体生命活动的基本物质。

如果说生命是烛光，那么血液就像蜡烛。当一根蜡烛的蜡油减少并耗尽时，烛光将随之变得微弱以致熄灭。人的生命也是一样，随着人体血液的消耗，生命也将枯萎。血液对人体正常的生命活动至关重要，是人生下来活下去的保证。所以，女性朋友平时要加强营养，多吃高质量的补血食物，要把滋阴补血提上日程。

第八章

血瘀体质养生：活血化瘀，忌食寒凉

忌食凉食：血瘀体质者的饮食调理法则

有些人身体较瘦，头发易脱落、肤色暗沉、唇色暗紫、舌呈紫色或有瘀斑、眼眶黯黑、脉象细弱。这种类型的人，有些明明年纪未到就已出现老人斑，有些则常有身上某部分感到疼痛的困扰，如女性生理期时容易痛经，此种疼痛在夜晚会更加严重。这种人属于血瘀体质。

血瘀体质就是全身性的血液流畅不通，多见形体消瘦，皮肤干燥。血瘀体质者很难见到白白净净、清清爽爽的面容，对女性美容困扰很大。血瘀体质者舌头上有长期不消的瘀点。经常表情抑郁、呆板，面部肌肉不灵活。容易健忘、记忆力下降。而且因为肝气不舒展，还经常心烦易怒。

血瘀体质是由于长期七情不调、伤筋动骨、久病不愈而造成的。血瘀体质易感肥胖并发症、消瘦、月经不调、抑郁症等。如果你是血瘀体质，在生活中可以从以下几个方面加以调养：

饮食调养：忌食凉食

血瘀体质的人多吃些活血化瘀的食物。如山楂、韭菜、洋葱、大蒜、桂皮、生姜等适合血瘀体质冬季或阳虚间夹血瘀体质吃；如生藕、木耳、竹笋、茄子、魔芋等，适合血瘀体质人夏天食用；适合血瘀体质的人食用的海产品如螃蟹、海参。

吃错会生病　吃对不吃药

这里有一道特别适合血瘀体质人的佳肴：糯米酒炖猪脚。具体做法：把猪脚洗干净，斩块，先用开水焯一下去血水。锅中放糯米甜酒半瓶，起皮生姜若干块、去皮熟鸡蛋若干个、猪脚，然后加入清水。放在火上炖上三四个小时。每天可以吃 1 ~ 2 小碗，喝酒吃猪脚、鸡蛋。阳虚、血瘀体质有痛经、月经延后、经血紫暗、乳腺增生、子宫肌瘤、黄褐斑的女性，吃一冬天到春天你会发现脸红扑扑的，痛经也会明显减轻。

家居环境：多运动

血瘀体质的人，要多运动。少用电脑。工作期间要每隔 1 小时左右走动走动。适量的运动能唤起心肺功能，被振奋，非常有助于消散瘀血。

药物调治：桃红四物汤

血瘀的人可以适当地补血养阴，可以少量吃阿胶、熟地、白芍、麦冬等。用田七煲猪脚或鸡肉，如果还想补血，可以放红枣。取一只鸡大腿，放在炖盅里，放三粒红枣，再放一点田七,一起炖，一星期吃上一次，有非常好的活血作用。

血瘀体质常见于女性，女性情感细腻，容易不开心，如果不开心，郁闷，不想吃东西，可以服用逍遥丸、柴胡疏肝散等。桃红四物汤由四物汤加桃仁、红花而成，专治血虚血瘀导致的月经过多，还能对付先兆流产、习惯性流产。

经络调养：神阙、肝俞、委中

血瘀体质的调养，很适合针灸推拿。

如果想改善体质，常用的穴位有神阙、肝俞、委中。它们的作用有点类似当归、益母草、田七、山楂等。

委中穴

如果妇科月经问题，常用的穴位有太冲、维道、血海、三阴交等。

如果有心胸肝胆慢性病，用膈俞、肝俞、内关、日月、曲泉等穴位。

当归田七乌鸡汤——血瘀体质者的良药

血瘀体质者，平时可多吃些行气、活血、化瘀的食物，比如桃仁、油菜、黑大豆具有活血祛瘀作用；木耳能清除血管壁上的淤积；适量的红葡萄酒能扩张血管，改善血液循环；山楂或醋，能降低血脂、血黏度。所以说这类食品对血瘀体质的人非常好。血瘀体质的人一定要少吃盐和味精，避免血黏度增高，加重血瘀的程度。

"当归田七乌鸡汤"是专门调理和改善血瘀体质的，当归的主要作用是补血活血，也有调经止痛，润肠通便之效。田七止血化瘀，消肿止痛，能治一切血病。乌骨鸡有补虚劳羸弱，治消渴，治妇人崩漏带下以及一些虚损诸病的功用。所以这款当归田七乌鸡汤以能起到活血养血的作用。

血瘀体质者肝郁而气滞，气滞而血瘀，肝气不舒，急躁易怒，相火妄动，消灼肝肾精血，肾阴不足，肾水不上承，精气不足，脉络空虚、瘀阻而发为黄褐斑。中医认为，黄褐斑病发于皮，其病在内，与肝、脾、肾关系密切，气滞血瘀，肝肾阴虚是黄褐斑的基本证型。所以当归田七乌鸡汤活血养血的药膳能有效地改善气血的运行，消散体内的血瘀，从根本上改善血瘀体质。

当归田七乌鸡汤做起来非常简单。用乌鸡1只、当归15克、田七5克、生姜1块。首先把当归和田七放进清水中浸泡清洗，把乌鸡择洗干净装进一个合适的炖盅内，然后把洗好的当归、田七、生姜一起码放在乌鸡上，再加适量的盐和清水（注意清水一定要没过乌鸡）。把蒸锅内加水，大火烧开后放入炖盅，隔水蒸3个小时，鸡肉烂熟之后，这道美味滋养的当归田七乌鸡汤就可以食用了。

不过这款汤也不是所有的人都适合服用，比如说那种很容易烦躁、口干舌苦的那种阴虚火旺体质的人就最好别吃；另外，在感冒的时候不能吃；还有，如果肠胃不太好，消化功能很差，还是应该把肠胃调治好以后再吃。

近年临床观察证实，行气活血药物有改善记忆力和睡眠、消除疲劳、改善大脑功能、改善免疫功能等作用，《素问·缪刺论》载："人有所堕坠，恶血留内，腹中满胀，不得前后，先饮利药"，所以说气滞瘀血体质的人非常适宜用行气、活血药疏通气血，达到"以通为补"的目的。

项目	饮食及用药宜忌
适宜的食品	白萝卜、油菜、韭菜、洋葱、黑大豆、黄豆、慈姑、香菇、木耳、大蒜、生姜、茴香、桂皮、丁香、山楂、桃仁、白果、柑橘、柠檬、柚子、金橘、黄酒、红葡萄酒、玫瑰花茶、茉莉花茶等
不适合的食品	红薯、芋艿、蚕豆、栗子等容易胀气的食物；肥肉、奶油、鳗鱼、蟹黄、蛋黄、鱼、巧克力、油炸食品、甜食等会增高血脂，影响气血运行；各种冷饮会影响气血运行
适宜的中药	三七、柴胡、香附、郁金、当归、川芎、红花、薤白、枳壳、桃仁、地黄、人参、川芎、银杏叶、五加皮、地榆、续断、茺蔚子等行气活血药，有助于改善气滞血瘀体质；桂枝茯苓丸、下瘀血汤、柴胡疏肝散、血府逐瘀汤、失笑散等著名的理气、活血化瘀方剂可根据气滞血瘀部位不同灵活选用
不适合的中药	山茱萸、五味子、乌梅、莲子、芡实、肉豆蔻、诃子、桑螵蛸等具固涩收敛功效的药

山楂红糖汤加全身按摩，改变血瘀体质有奇效

血瘀体质，顾名思义是体内气血不畅。此种体质的人面色晦滞，发黑发暗，口唇色暗，眼周黯黑。血瘀体质的人应多食红糖、黄酒、葡萄酒、桃仁等食物，少食寒凉食物。下面给大家介绍下一种祛除瘀血的良方——山楂红糖汤。

山楂红糖汤

材料：山楂 10 枚，红糖适量。

做法：山楂冲洗干净，去核打碎，放入锅中，加清水煮约 20 分钟，调以红糖进食。

功效：活血散瘀，痛经止痛。

山楂红糖汤加上按摩，对血液流通顺畅会有事半功倍的效果。在《黄帝内经》三十六卷一百六十二篇中，《素问》有九篇、《灵枢》有五篇论及按摩。由此也可以看出按摩对养生，尤其是老年人养生的重要性。下面介绍一套全身按摩法。此按摩法通常从开始按摩到最后结束，从整体中分出若干节来进行。既可分用，也可合用。操作顺序由下而上，即从足趾到头部。老年人则可从上到下。

具体方法如下：

（1）搓手。用两手掌用力相对搓动，由慢而快，到搓热手心。手是三阳经和三阴经必经之处，摩擦能调和手上血液，使经路畅通，十指灵敏。

（2）梳头。十指微屈，以指尖接触头皮，从额前到枕后，从颞颥到头顶进行"梳头"二十次左右。

（3）揉按太阳穴。用两手食指指端分别压在双侧太阳穴上旋转运动，按时针方向顺、逆各十次左右。

（4）揉胸脯。用两手掌按在两乳上方，旋转揉动，顺逆时针各十次左右。

（5）抓肩肌。用手掌与手指配合抓、捏、提左右肩肌，边抓

吃错会生病 吃对不吃药

边扭肩，各进行十次左右。

（6）豁胸廓。两手微张五指，分别置于胸壁上，手指端沿肋间隙从内向外滑动，各重复十次左右。

（7）揉腹。以一手五指张开指端向下，从胃脘部起经脐右揉到下腹部，然后向右、向上、向左、向下，沿大肠走向擦揉。可以牵拉腹内脏器，使肠胃蠕动加大，促进胃液、胆汁、胰腺和小肠液的分泌，增加消化吸收作用。

（8）搓腰。用手按紧腰部，用力向下搓到尾间部，左右手一上一下，两侧同时搓二十次左右。

（9）擦大腿。两手抱紧一大腿部，用力下擦到膝盖，然后擦回大腿根，往来二十次左右。

（10）揉小腿。以两手掌挟紧一侧小腿腿肚，旋转揉动，左右各二十次左右。腿是担负人上体重负的骨干，是足三阳经和足三阴经的必经要路，浴腿可使膝关节灵活，腿肌增强，防止肌肉萎缩，有助于减少各种腿疾。

（11）旋揉两膝。两手掌心各紧按两膝，先一起向左旋揉十次，再同时向右旋揉十次。膝关节处多横纹肌和软性韧带组织，恶温怕冷，经常浴膝，可促进皮肤血液循环，增高膝部温度，驱逐风寒，从而增加膝部功能，有助防止膝关节炎等难治之症。

（12）按摩脚心。两手摩热搓涌泉穴，快速用手搓至脚心发热，先左后右分别进行。

依上各法进行全身按摩可祛风邪，活血通脉，解除腰背病。如果能够长期坚持，就可坐收强身健体之功。

生姜蜂蜜水：调通气血，让"斑"顺水流走

在生活中，我们发现，很多老年人脸上、手上都长满了老年斑，其实这就是气血瘀滞的结果。元代名医朱丹溪说过："气血冲和，万病不生。"人身上的气血达到一种平衡、和谐、通畅、有序的冲和平衡状态，就能保持精力充沛，身心舒畅，体魄强健，益

寿延年。反之，气血瘀滞就会生病。

在中医学上，"气"是个非常重要的概念，因为它被视为人体的生长发育、脏腑运转、体内物质运输、传递和排泄的基本推动能源。气不畅，主要表现为四种情况：

"气滞"——气的运动不畅，最典型的症状就是胀痛，如月经引起的小腹胀痛等。

"气郁"——气结聚在内，不能通行周身，从而造成人体脏腑的运转、物质的运输和排泄都会出现一定程度的障碍，如女性胸闷憋气、冬天经常会感到手脚冰冷等。

"气逆"——体内气上升太过、下降不及给人体造成的疾病。上升作用过强就会头部过度充血，出现头昏脑涨、面红目赤等；下降作用过弱则会饮食传递失常，如恶心、呕吐等。

"气陷"——与"气逆"相反，上升不足或下降太过。上升不足则会导致头部缺血缺氧或脏腑不能固定在原来的位置，出现崩漏、头晕、健忘、眼前发黑等；下降太过则会导致食物的传递过快或代谢物的过度排出，从而出现腹泻、小便频数等症。

讲完"气"，我们接下来讲一讲"血"。

血对人体最重要的作用就是滋养，它携带的营养成分和氧气是人体各组织器官进行生命活动的物质基础。它是将气的效能传递到全身各脏器的最好载体，所以中医上又称"血为气之母"，认为"血能载气"。

如果血亏损或者运行失常，就会导致各种不适，比如失眠、健忘、烦躁、惊悸、面色无华、月经紊乱等，长此以往必将导致更严重的疾病。

从这个角度来说，斑的产生就是气血津液不流通，未能畅行全身而郁积在上半身所致，发于脸面为色斑，发于体内则形成囊肿、炎症。

根据这一原理，关于老年斑的防治，我们可以用蜂蜜生姜水进行调理。生姜具有发汗解表、温中止呕、温肺止咳、解毒等功效，其辛温发散的作用可促进气血的运行；蜂蜜具有补中润燥、缓急解毒的作用，通过其补益作用可促进人体气血的化生，维持气血的正常运行，二者"互补互利"。

因此，中老年人可长期服用此水。具体做法是：取新鲜生姜片 10 ~ 15 克，用 200 ~ 300 毫升开水浸泡 5 ~ 10 分钟，待水温冷却至 60℃以下时，加入 10 ~ 15 克蜂蜜搅匀饮用。需要注意的是，加入蜂蜜时，水温不可过高；有牙龈肿痛、口腔溃疡、便秘等上火症状的朋友，不宜过多饮用。

对于有黄褐斑的朋友，可常进行脸部推拿。将双手搓热后擦面，从脸部正中→下颌→唇→鼻子→额头，然后双手分开各自摩挲左右脸颊，直到脸部发红微热。这种推拿能够疏通气血，可以在一天中的任何时候做，不过清晨做效果最佳。另外，平时用红枣、薏米、山药煮成粥，早餐或晚餐食用均可，对补充体内气血、调理经络大有好处。

简易净血方——排出血内毒素的健康秘诀

从科学角度讲，人体血红细胞的衰老变异一般都要先于其他组织细胞的衰老病变。人的组织器官发生衰老病变，往往都伴随着血红细胞的衰老变异。而血红细胞的衰老变异又是造成相关循环障碍最直接最根本的原因。所以，从某种程度来讲，万病之源始于血。

人体正常的血液是清洁的，但环境污染的毒物，食物中残留的农药和激素，肉、蛋等酸性食物产生的酸毒，以及人体新陈代谢中不断产生的废物，都可进入血液中形成血液垃圾，使血液污浊，并最终造成血瘀体质。

污浊的血液不仅损害我们的容颜，其蓄积体内还会产生异味使人臭秽不堪，甚至损伤组织器官，形成多种慢性病，如糖尿病、冠心病及高血压等。更严重的是，毒素还能破坏人体免疫功能，使人体正常细胞突变，导致癌症的发生。可见，想要健康长寿，净血就显得非常重要了。

你也许想象不到，蔬果汁就是净化血液的不二之选。你肯定要问哪种蔬果汁效果显著？应该怎么做呢？那么，向大家介绍一种胡萝卜综合蔬果汁。

材料：胡萝卜1根，番茄1个，芹菜2根，柠檬1个。

做法：胡萝卜与柠檬去皮，与其他材料一起榨汁饮用。

胡萝卜汁内含有大量的胡萝卜素，这种物质在人体内会转化成维生素E，进而清除人体自由基，并阻碍其生成，提高机体免疫能力，具有预防肿瘤、血栓、动脉粥样硬化以及抗衰老等功能。番茄性甘、酸、微寒，能生津止渴，健胃消食，凉血平肝，清热解毒，净化血液。两者与芹菜、柠檬合制成汁，可降低胆固醇，净化血液。

脑力型血瘀者，多吃行气散结的食品

从事脑力劳动者更易为血瘀体质，孟子说："劳心者治人，劳力者治于人"。人，以静息为主的生活方式容易形成血瘀体质，是高血压症的高发人群。我们都知道血管是用来运送血液的，血瘀体质者经络为瘀血所阻，使血行不畅，于是就需要更高的压力才能将血液送到全身，所以时间久了就会发生高血压、冠心病等疾患。

脑力劳动者之所以容易血瘀，是因为他们用脑时间过长，精神持续紧张会产生微循环障碍。正如《黄帝内经·灵枢·寿夭刚柔》所载："忧恐忿怒伤气，气伤脏，乃病脏。"也就是说长期的精神持续紧张会伤气，进而伤损脏腑功能。

所以，脑力劳动者一定要注意日常的调养，不妨多食黑豆、海藻、红萝卜、白萝卜、柚子、橙、山楂、米醋、紫菜、李、桃等行气散结、疏肝解郁的食品。要有充足睡眠，最好养成午睡的习惯，因为午休是保持良好生物节律的要求，有助于保持大脑清醒，很多人，尤其是脑力劳动者，午睡后工作效率会大大提高。

另外，还要多运动、多劳动，动静结合，让身体气血通畅。

吃错会生病 吃对不吃药

第九章
特禀体质：益气固表，养血消风

过敏体质，健康的危险信号

人类几十万年已经形成的和环境相容的基因组成已经面临着生存环境巨变的巨大挑战，这一点在医院里表现得特别明显。在近50年中，人类面临的各类疾病——癌症、心血管疾病、呼吸道疾病、消化道疾病……都呈现出异常的增长。现在变态反应，即过敏——这个能够发生在人体各个器官、累及到人体各种组织的疾病已经越来越频繁地出现在我们面前。

现代中医体质学把过敏作为一种独立的体质（即特禀体质），足见其对人类健康的影响有多么严重。那么，过敏能让人体有什么样的症状呢？根据每个人不同的调节状况，过敏分内源性和外源性的不同，过敏能够导致不同的病症。

（1）过敏性鼻炎常年或者季节性发作，一连几十个喷嚏，鼻黏膜分泌物不断、鼻塞，不仅严重影响工作、学习、休息，还有可能发生癌变。

（2）过敏性哮喘。

（3）荨麻疹和湿疹也是让人觉得痛苦的一类疾病，能让人无法正常地工作、休息。

（4）食物性过敏源能让人的肠道长期受过敏源刺激，改变肠道黏膜组织结构，使人体处于长期的免疫负担下，极易导致人体各种慢性疾病的发生。

（5）过敏性紫癜也是近年常见病了，多见于儿童、妇女。

（6）牛皮癣也是和变态反应关联十分紧密的疾病。

除此之外，小儿多动症、部分癫痫病人、长期偏头疼、各种慢性肠道疾病、各种慢性口腔疾病都和过敏有着直接的关系。对内源性过敏源，常能够导致人体的自身免疫性疾病，也就是风湿病，包括系统性红斑狼疮、皮肌炎、多发性肌炎、强直性脊椎炎、干燥综合征等疾病。现在常见的变态反应疾病有 50 多种了。

如果你本身是过敏体质，那么就必须知道一些有关过敏的常识。当然，最主要的还是要认识什么是致敏原。在医学上来讲，可以引起过敏反应的物质就叫致敏原。常见的致敏原主要有食物、化学物质或是环境中的某些成分。

（1）食物。任何食物都可能是诱因，但最常见的是：牛奶、鱼、虾、肉、蛋、豆子和干果，因为这类食物中含有丰富的蛋白质。

（2）化学物质。服用了青霉素、阿司匹林、巴比妥、抗抑郁药、疫苗等药物，或食用了被药物污染的肉类，可引起过敏症状。此外，由于食品加工业的发展，大量食品中含有添加剂、保鲜剂、食物色素、抗氧化剂，这些也是不容忽视的致敏原。

（3）环境成分。空气中的花粉、柳絮、尘螨或农田中的农药挥发物可被吸入鼻腔，引起强烈的刺激、流涕、咳喘等症状。

（4）皮肤接触物。某些内衣纤维材料、有刺激性的化妆品、各种射线，包括过强的阳光中的紫外线照射。

虽然过敏的症状变化莫测，来去无常，但许多有过敏症的人都有类似的经历：休假、旅游时心情轻松愉快，经常发作的过敏就会放你一马，如果偶尔来拜访一下，症状也很轻微，那么很快就会好转。但如果赶上考试、出差、工作忙碌，过敏症就缠上你了，会十分严重而且迟迟不愈。人的情绪变化与免疫系统有着非常密切的联系，因而也会对过敏症状有影响。所以，当过敏症发作的时候，干脆还是好好休息一下，让自己情绪放松，早点痊愈。

特禀体质者慎用寒性食物

《本草纲目》里说，寒性食物有助于清火、解毒，可用来辅助治疗火热病证。所以面红目赤、狂躁妄动、神昏谵语、颈项强直、口舌糜烂、牙龈肿痛、口干渴、喜冷饮、小便短赤、大便燥结、舌红苔黄燥、脉数等实火病症，都可以选用一些寒性食物，有助于清火祛病。

我们都知道，脾胃虚弱的人不宜多食寒性食物。其实，还有一种人群也不适合寒性食物，那就是过敏性体质的人。有个朋友有过敏性鼻炎，他的一个老朋友给他从外地带了一箱猕猴桃，他多吃了一些。结果早上一起床，不停打喷嚏及流鼻水，浑身不适，鼻炎又犯了。而让他犯病的原因，就是多吃了一些猕猴桃。

《本草纲目》记载猕猴桃性味甘酸而寒，是典型的寒性食物。台湾中医曾经做过一个寒性食物对过敏性体质人的影响的研究。通过观察197名患者，发现凉寒性食物吃太多的人，体内过敏免疫球蛋白数值都会比较高，鼻炎状况也相对比较严重。由此说明，过敏性体质要慎用寒性食物。

《本草纲目》中常见的寒性食物有苦瓜、番茄、荸荠、菱肉、百合、藕、竹笋、鱼腥草、马齿苋、蕨菜、荠菜、香椿、莼菜、黑鱼、鲤鱼、河蟹、泥螺、海带、紫菜、田螺、河蚌、蛤蜊、桑葚、甘蔗、梨、西瓜、柿子、香蕉等。如果你是过敏性鼻炎患者，或者属于过敏性体质，经常产生一些过敏性反应，就一定要少吃或者忌吃这些寒性食物。

这个人群想改善体质可以多吃鸡和鸭等温补类食物，水果方面像龙眼、荔枝等等，都对本身过敏性鼻炎的患者有滋补功效。

特禀体质补充维生素要慎重

每个人的体质都是不一样的，当然对药物的反应也就有所不同。我们知道维生素的种类有很多，由此也就带来了许多人对不同维生素的过敏。在过敏研究中，B族维生素、维生素C和维生素E易成为引发维生素过敏的罪魁祸首。

一、B族维生素导致过敏

B族维生素是中国居民普遍缺乏的维生素之一，大概有30%的人都不同程度地缺乏B族维生素。但一些人在补充B族维生素时会出现过敏反应，尤其是那些有过药物性过敏经历的人，在服用B族维生素2～3天后，面部及全身皮肤出现弥漫性红色斑样丘疹，局部皮肤可出现瘙痒、发红、轻度肿胀，口唇肿胀、灼热，口腔周围出现红斑等情况，就是B族维生素导致过敏的表现。所以，当你真的需要B族维生素时，千万不要自己盲目购买和服用复合B族维生素，还是先要征求医生的意见。

二、维生素E导致过敏

维生素E可以内服，还可以外用，比如，许多女孩子就把它直接涂抹在脸部，或者加入面膜中，对皮肤大有好处。但不是所有人都能"享受"维生素E的美容待遇，而是以皮肤红肿、出现白色的小粉粒等"丑容"行为来回报维生素E。如果你要用维生素E美容，最好先把其涂抹在胳膊上，试一试自己是否有过敏反应，然后再使用到脸上。

三、维生素C导致过敏

在维生素家族中，维生素C是抗过敏效果最好的。但是有人会出现维生素C过敏的症状，比如皮疹、扰乱正常呼吸等。

在使用维生素之前，许多人都不知道自己是过敏体质。当过敏产生之后，立即停用维生素是最好的摆脱过敏的办法。为了避免维生素过敏反应，还是尽量采取从食物中摄取维生素的方式。

在服用维生素之前，最好去医院检查一下自己是否属于过敏体质，才能避免在补充维生素时出现不良反应。

皮肤过敏者的注意事项

过敏体质最常见的莫过于皮肤过敏。从医学角度讲，皮肤过敏主要是指当皮肤受到各种刺激，如不良反应的化妆品、化学制剂、花粉、某些食品、污染的空气，等等，导致皮肤出现红肿、发痒、脱皮及过敏性皮炎等异常现象。对皮肤过敏的人来说，就要在生活中加强注意，尽量避开致敏原。因此，应当做到以下几点：

（1）要远离过敏源。因为过敏症状会永远存在，不可能根治，只能随时小心防范，避免接触有可能导致过敏的过敏源。

（2）要清楚了解你所使用的护肤品和它们的用法。避免使用疗效强、过于活性和可能对皮肤产生刺激的物质。过度、不当地使用强效清洁用品会破坏皮肤表层天然的保护组织；过于活性、能使血液循环加速的化妆品也会刺激皮肤造成伤害。洗脸不要用药皂等皂性洗剂，因洁面活性剂是分解角质的高手，要极力避免。最好使用乳剂，或非皂性的肥皂，可以调节酸碱度，适应肌肤。磨砂膏、去角质剂等产品更应该敬而远之。采用简单的洁肤、爽肤、润肤程序。

（3）平时应多用温水清洗皮肤，在春季花粉飞扬的地区，要尽量减少外出，避免引起花粉皮炎。可于早晚使用润肤霜，以保持皮肤的滋润，防止皮肤干燥、脱屑。

（4）强化肌肤的抵抗力也是有效的基本对策，如睡眠充足、饮食充足均衡、情绪和谐、减少皮肤的刺激等。轻微的敏感只要处置得当，很快便会恢复，严重时则要迅速就医。

（5）不要擅自用药。未经皮肤科医生诊断，不要自行到药店购买副肾皮质荷尔蒙软膏使用，这是伤害皮肤的做法。因为它对抑制炎症虽然有效，但长时间使用会产生副作用而危及健康。

（6）在饮食上，要多食新鲜的水果、蔬菜，饮食要均衡，最好包括大量含丰富维生素 C 的生果蔬菜，任何含 B 族维生素的食物。饮用大量清水，除了各种好处外，它更能在体内滋润皮肤。平时自制一些营养面膜，如黄瓜汁面膜、丝瓜汁面膜、鸡蛋清蜂蜜面膜等，以逐步改善皮肤状况，获得皮肤的健美。

（7）随身衣物要冲洗干净，残余在衣物毛巾中的洗洁精可能刺激皮肤。

如何让过敏性鼻炎不"过敏"

每到秋、冬季节，因为天气逐渐转冷，气温开始下降，所以过敏性鼻炎的发生率也大幅上升，那么，我们该怎样应对令人心烦的鼻炎呢？

西医认为，过敏性鼻炎主要包括鼻痒、打喷嚏、流清涕、鼻塞四种常见症状，对它们通常是采取药物治疗的方法，而在中医的理论里，是没有过敏性鼻炎这一说法的，中医认为它其实只是身体在排出寒气时所产生的症状。

当寒气入侵人体时，只要这个人的血气能量足够，他就有力量排出寒气，于是会出现打喷嚏、鼻塞等症状，但这时我们却通常采用药物治疗来将身体这种排寒气的能力压制下去，虽然症状没有了，但是那些寒气还是存在身体里，身体只有等待血气能量更高时，再发起新一波的排出攻势，但是，多数时候患者又用药将之压了下去，就这么周而复始地进行着，很可能反反复复多次所对付的都是同一个寒气。如果这种反复的频率很高，间隔的时间也很短，就成了过敏性鼻炎。

所以，我们在治疗过敏性鼻炎时，首先要使血气能量快速提升。在血气能量提升至足够驱除寒气的水平时，人体自然会开始进行这项工作。这时候最重要的是不应该再用抗过敏的药或感冒药，单纯地将症状消除，将寒气仍留在身体里，而应该让人体集中能量将寒气排出体外。对于病发时打喷嚏、流鼻涕等不舒服的症状，只有耐心地忍受，让寒气顺利地排出体外，过不了多久，过敏性鼻炎就会得到治愈。

吃错会生病 吃对不吃药

第五篇

顺天应时食为养，违背自然食为伤

——适时变化是养命的根本

第一章

随着季节养身体——
"生""长""收""藏"的养生秘诀

养生顺应自然变化，才可达到天人和谐统一

人体的阴阳，是生命的根本。自然界有春夏秋冬四时的变化，即所谓"四时阴阳"。善于养生的人，也要使人体中的阴阳与四时的阴阳变化相适应，以保持人与自然的和谐统一，从而达到祛病强身、延年益寿的目的。

一、春季养生注重"培本养阳"

春季包括我国的农历正月、二月和三月，此时天气逐渐变暖，阳气渐升，草木萌发，万物生长，一派欣欣向荣之象。春天气候多变，乍暖还寒，最易受外邪。所以有"春夏养阳"之说，正所谓"正气存内，邪不可干"。而《医贯·阴阳论》说："阴阳又各互为其根，阳根于阴，阴根于阳；无阳则阴无以生，无阴则阳无以化。"因此，阳不能自立必得阴而后立，故阳以阴为基，而阴以阳为统，而阳为阴之父，根阴根阳，天人一理也。春季万物初长，固护阳气，阳气乃足，补阴为补阳气生化之本，生化之源也。

春季保养人体阳气的方法很多，重要的一点是要"捂"，即俗话中的"春捂秋冻"，即衣着方面不要顿减，正如《寿亲养老新书》里所指出的"春季天气渐暖，衣服宜渐减，不可顿减，以免使人受寒"。而且还特别强调体弱之人要注意背部保暖，此外应当

　　吃错会生病　吃对不吃药

多吃韭菜。韭菜，虽然四季常青，终年可供人食用，但却以春季多吃最好。正如俗话所说："韭菜春食则香，夏食则臭。"中医认为韭菜性温，春季常食，最助人体养阳。

二、夏季养生注重"滋阴祛火"

夏季从立夏至立秋前一日，大约为农历四、五、六月份。此段时节草木茂盛华美，万物长极，阳气达到鼎盛。从朱震亨的"阳常有余，阴常不足"论来看，此时阴气相对阳气之鼎盛更为不足。《格至余论》云："四月属巳，五月属午，为火大旺，火为肺金之夫，火旺则金衰；六月属未，为土大旺，土为水之夫，土旺则水衰。"故夏季应当滋养阴气，以助阳之化生。朱丹溪说："古人于夏必独宿而淡味，兢兢业业于爱护也。"一些好发于冬天的慢性病，如老年慢性支气管炎等，也常在夏季调养。

在夏季，主要是通过滋阴来达到"祛火除烦"的效果。例如在夏季应保证在午夜之前入睡，这是因为23点到凌晨1点是气血回流到肝脏的时间，如果不睡，等于强迫肝脏继续工作，再加上外界气候因素，会导致"肝火旺"，心情更加烦躁。在饮食上夏季应该多喝牛奶，夏饮牛奶不仅不会"上火"，还能解热毒、祛肝火。中医就认为牛奶性微寒，可以通过滋阴、解热毒来发挥"祛火"功效。而且牛奶中含有多达70%左右的水分，还能补充夏季人体因大量出汗而丢失的水分。需要注意的是不要把牛奶冻成冰块食用，否则很多营养成分都将被破坏。

三、秋季养生注重"阴阳调和"

秋天天气干燥，气候逐渐转凉。此时阳气始消，阴气初长。此时应及时调和阴阳，使之达到最佳状态。秋气肃杀，五行属金，五脏属肺，若阴津不足，肺气不得敛，则易患咳嗽痰喘之症。秋季寒凉，逐日变冷，养生者必须保持足够的阴津，只有阴足，才能阴生阳长，"阴者，藏精而起亟也；阳者，卫外而为固也"。

在秋季，起居作息要相应调整，早睡，以顺应阴精的收藏，以养"收"气。早起，以顺应阳气的舒长，使肺气得以舒展。秋属肺金，主收。酸味收敛补肺，辛味发散泻肺。秋天宜收不宜散，所以，饮食上要尽可能少食葱、姜等辛味之品，适当多食一些酸味、甘润的果蔬。还应注意的是，夏季过后，暑气消退，人们食欲普遍增加，加之秋收食物品种丰盛，此时不宜过多进补。秋季燥邪易伤人，除适当补充一些维生素外，对于确有阴伤之象，表现为口燥咽干、干咳痰少的人，可适当服用沙参、麦冬、百合、杏仁、川贝等，对于缓解秋燥有良效。

四、冬季养生注重"固藏为本"

冬季是万物收藏的季节，阳气闭藏，阴寒盛极。养生活动应注意敛阳护阴，养藏为本。朱震亨于《格至余论》中说："十月属亥，十一月属子，正火气潜伏闭藏，以养其本然之真，而为来春发生升动之本。"《内经》云："冬不藏精者，春必病温。"

在冬季，应当重视保持精神上的安静，在神藏于内时还要学会及时调摄不良情绪，当处于紧张、激动、焦虑、抑郁等状态时，应尽快恢复心理平静。冬季饮食养生的基本原则应该是以"藏热量"为主，因此，冬季宜多食的食物有羊肉、狗肉、鹅肉、鸭肉、萝卜、核桃、栗子、白薯等。同时，还要遵循"少食咸，多食苦"的原则：冬季为肾经旺盛之时，而肾主咸，心主苦，当咸味吃多了，就会使本来就偏亢的肾水更亢，从而使心阳的力量减弱。所以，应多食些苦味的食物，以助心阳。冬季饮食切忌黏硬、生冷食物，因为此类食物属"饮"，易使脾胃之阳气受损。

做健康人，要懂得和大自然同呼吸共命运

人虽然有"万物之灵"的尊称，但在广袤无际的宇宙中，人不过是一个小小的个体而已。这个小小的个体虽然也是一个小宇宙，但它时时刻刻都在受大宇宙的影响。

吃错会生病 吃对不吃药

人类的生命过程是遵循着一定的自然规律而发生发展的，大自然是人类活动的场所，自然界存在着人类赖以生存的必要条件，自然界的变化直接或间接地影响着人体，使之发生相应的生理和病理变化。

人类的生理和病理变化不仅有其自身的规律性，而且与天地自然的变化规律息息相通。因此，顺应人体生理和天地变化来养生治病，应是养生与康复的基本原则。

天地环境的变化和人体生理的相关性，如某些生理现象的四季节律、月节律、日节律、气候差异、地理差异等，已越来越多地被现代科学研究所证实。例如：有人结合现代研究发现了人体内有多方面的年周期变化，如血浆皮质醇在秋冬季节每日平均浓度和分泌总量高于春夏；血中 T3 和 T4 浓度有季节性改变，夏季最低，冬季最高；有学者证实不同的季节手指血流速度不同，对寒冷引起的皮肤温度反应也不同，即使冬夏保持相同室温，仍表现出反应差异，提示血管运动中枢有四季节律；证明了中医对四时阴阳节律认识的正确性。

在月节律方面，越来越多的资料表明，人体的体液代谢与月球引力的作用密切相关。妇女的月经是体液的一部分，月经的周期受月亮圆缺的影响而变化。在月经周期中，体温、激素、代谢、性器官状态等的生理改变也有月节律变动。研究还发现妇女免疫机能也有月节律；人的出生率也有月节律，在月圆时出生率最高，新月前后出生率最低。一些学者研究表明，人体从诞生时起，直到生命结束，都存在分别为 23 天、28 天、33 天的体力、情绪和智力变化的月周期。当人处在体力、情绪和智力高潮时期时，则表现为体力充沛、心情愉快、思维敏捷、记忆力强，具有丰富的创造力，而处于低潮时期时则相反。凡此又为"其气应月"的结论提供了依据。

其他诸如体内某些激素的昼夜节律变化，气温对人体自主神经系统和内分泌功能的影响，湿度对人体的热代谢和水盐代谢的影响，风对人体的热代谢和精神神经系统的影响，太阳辐射的生物效应等气候变化及环境变化对人体生理病理的影响，更被许多学者所证实。

显然，全部了解这些规律并顺应这些规律来养生治病对普通人不太现实，但你只需要记住一点就够了：做健康人，要懂得和大自然同呼吸共命运。

天气变化也与我们的健康息息相关

健康与环境密切相关，人生活在大气中，我们时时刻刻都要受到天气变化的影响，人要保持健康就要注意遵行天气的变化来调整自己的起居饮食，达到养生、保健的目的。

一般来说，天气可以通过以下几个方面来影响我们的身体健康：

气压与健康的关系紧密

在高湿环境下，气压每上升 100 帕（百帕为气压单位），多死亡 2 人，而自然风速每增大 1 米 / 秒，少死亡 7 人。当气压下降、天气阴沉时，人的精神最容易陷入沮丧和抑郁状态，表现为神情恍惚、六神不安，婴幼儿还可能产生躁动哭闹现象。当气压下降配合气温上升、湿度变小时，最容易诱发脑溢血和脑血栓。气压陡降、风力较大，患偏头痛病的人会增多，干燥的热风由于带电，能使空气中的负离子减少，这时候往往心神不安，反应迟钝，办事效率下降，交通事故增多。

气温与健康的关系最为密切

人的体温恒定在 37℃左右，人体感觉最舒适的环境温度为 20℃ ~ 28℃，而对人体健康最理想的环境温度在 18℃左右。人体对冷热有一定的适应调节功能，但是温度过高或过低，都会对人体健康有不良影响。冬季环境温度在 4℃ ~ 10℃之间时，容易患感冒、咳嗽、生冻疮；4℃以下时最易诱发心脏病，且死亡率较高。春季气温上升，有助于病毒、细菌等微生物的生长繁殖，增加了被虫咬的机会，传染病容易流行；夏天当环境温度上升到30℃～35℃时，皮肤血液循环旺盛，人会感到精神疲惫、思维迟钝、烦躁不安。35℃以上时容易出汗，不思饮食，身体消瘦，体内温度全靠出汗来调节。由于出汗消耗体内大量水分和盐分，血液浓度上升，心脏负担增加，容易发生肌肉痉挛、脱水、中暑。

日照对健康也有一定影响

适量的阳光照射，能使人体组织合成维生素 D 并且促进钙类物质的吸收。生长中的幼儿，如光照不足易导致软骨病。阳光对人的精神状况也有很大影响：阴雨笼罩的日子容易产生烦恼，阳光普照时心情往往比较舒畅。在炎热的夏季，如果阳光照射时间过长，有可能得日射病，发病急骤、头痛头晕、耳鸣眼花、心烦意乱，并可诱发白内障等疾病。太阳光作用于眼睛可影响人的脑垂体，调节抗利尿素、控制人的排尿量。

风对健康的影响不容忽视

风作用于人皮肤，对人体体温起着调节作用，决定着人体的对流散热，并影响人体出汗的散热率；当气温高于人体皮肤温度时，风总是产生散热效果，对人体起到加热和散热两个相对的作用。

湿度与健康关系也很密切

夏天湿度大（尤其是我国南方），汗水聚集在人体皮肤表面，蒸发散热困难，造成体温升高、脉搏跳动加快，使人感到闷热难受，食欲下降，容易出现眩晕、皮疹、风湿性关节炎等疾病。当气温在 26℃以上，空气湿度大于 70%时，人容易发怒。当气温升到 30℃时，湿度大于 50%时，中暑人数会急剧增加。冬季空气干燥，鼻黏膜、嘴、手、脚皮肤弹性下降，常常会出现许多微小裂口。冬季呼吸道疾病、肺心病发生率最高。

当阴雨天气来临，气压和气温下降，湿度上升时，风湿性关节炎和有创伤的部位会发生与天气相应的变化，这时患者能感觉到隐隐作痛。在阴雨连绵、烟雾笼罩的梅雨和秋雨季节，能使人意志消沉，沮丧抑郁。不过久晴之后遇上一场暴风雨，空气中湿度的负离子大量增加，可使人头脑清晰、情绪安定欢快。

气象环境因素引起的疾病大多具有季节性，天气突然变化时，往往在几天内骤然增加许多感冒、哮喘、胃溃疡穿孔以及咯血的病人。这种现象主要是由于机体难以随气候的变化及时调节而诱发疾病。

医学科学研究不仅已经证实了风湿性关节痛与天气有关，而且还发现高血压、冠心病每到秋冬时节的发病率骤增；哮喘病多发生在阴冷干燥的寒冬季节；偏头痛大多出现在湿度偏高，气压骤降，风力较大之时。

养生之道在于顺应四时

关于四时养生，早在《黄帝内经》中就有过论述，如《内经·灵枢·五癃津液别》篇里说："天暑衣厚则腠理开，故汗出……天寒则腠理闭，气湿不行，水下留于膀胱，则为溺与气。"意思是说，在春夏之季，气血容易趋向于表，表现为皮肤松弛、疏泄多汗等；而秋冬阳气收藏，气血容易趋向于里，表现为皮肤致密、少汗多溺等，以维持和调节人与自然的统一。

连皮肤都在随着季节的变化而做出相应的调整，身体的其他部分就更不用说了。所以，我们一年的养生战略也应随着四季的变化而做出相应的调整，简言之，就是要法时。

法时养生，就是养生要和天时气候同步。说具体一点，就是热天有热天的养生原则，冷天有冷天的养生道理。总的原则就是要顺应天时养生，也就是要按照大自然的阴阳变化来调养我们的身体。

法时养生的精髓是四季养生，按照春、夏、秋、冬四季寒、热、温、凉的变化来养生。

那么，自然界的气候变化又是如何影响人体的呢？

四时对人体精神活动的影响

在医学名著《黄帝内经》里专门有一篇是讨论四时气候变化对人体精神活动影响的，即《素问·四气调神大论篇》。对于此篇，《黄帝内经直解》指出："四气调神气，随春夏秋冬四时之气，调肝、心、脾、肺、肾五脏之神态也。"著名医学家吴鹤皋也说"言顺于四时之气，调摄精神，亦上医治未病也"，所以篇名为"四气调神"。这里的"四气"，即春、夏、秋、冬四时气候；"神"，指人们的精神意志。四时气候变化，是外在环境的一个主要方面；精神活动，则是人体内在脏气活动的主宰，内在脏气与外在环境间取得统一协调，才能保证身体健康。

四时对人体气血活动的影响

祖国医学认为外界气候变化对人体气血的影响也是显著的，如《素问·八正神明论》里说："天温日明，则人血淖液而卫气浮，故血易泻，气易行；天寒日阴，则人血凝位而卫气沉。"意思是说，在天热时则气血畅通易行，天寒时则气血凝滞沉涩。

中医认为，气血行于经脉之中，故气候对气血运行的变化会进一步引起脉象的变化，如《素问·脉要精微论》里说：四时的脉象，春脉浮而滑利，好像鱼儿游在水波之中；夏脉则在皮肤之上，脉象盛满如同万物茂盛繁荣；秋脉则在皮肤之下，好像蛰虫将要伏藏的样子；冬脉则沉浮在骨，犹如蛰虫藏伏得很固密，又如冬季人们避寒深居室内。

以上充分说明了自然界气候的变化对人体气血经脉的影响是显著的。若气候的变化超出了人体适应的范围，则会使气血的运行发生障碍，如《黄帝内经》里说："经脉流行不止，环周不休。寒气入经而稽迟，泣而不行，客于脉外则血少，客于脉中则气不通，故猝然而痛。"这里的"泣而不行"，就是寒邪侵袭于脉外，使血脉流行不畅；若寒邪侵入脉中，则血病影响及气，脉气不能畅通，就会突然发生疼痛。

四时对五脏的影响

《素问·金匮真言论》明确提出"五脏应四时，各有收应"的问题，即五脏和自然界四时阴阳相应，各有影响。

事实上，四时气候对五脏的影响是非常明显的，就拿夏季来说，夏季是人体新陈代谢最活跃的时期，尤其是室外活动特别多，而且活动量也相对增大，再加上夏天昼长夜短、天气特别炎热，故睡眠时间也较其他季节少一些。这样就使得体内的能量消耗很多，血液循环加快，出汗亦多。因此，在夏季，心脏的负担特别重，如果不注意加强对心脏功能的保健，很容易使其受到损害。由此可见，中医提出"心主夏"的观点是正确的。

这里需要说明的一点是，在我国古代，对一年中季节的划分，有四季和五季两种方法，因人体有五脏，故常用五脏与五季相配合来说明人体五脏的季节变化。

《黄帝内经》四季养生总原则：内养正气，外慎邪气

自然界分布着五行（即木、火、土、金、水）之常气，以运化万物。人体秉承着五行运化的正常规律，因此才有五脏生理功能。不仅如此，人们必须依赖于自然界所提供的物质而生存。所以，人与自然环境存在着不可分割的联系，自然和人的关系好比"水能载舟，亦能覆舟"一样，既有有利的方面，也有不利的方面。

可是，人对自然不是无能为力的，疾病是可以预防的，只要五脏元真（真气）充实，营卫通畅（指人的周身内外气血流畅），抗病力强，则正气存内，邪不可干，人即安和健康。

所以四季养生保健的根本宗旨在于"内养正气，外慎邪气"。

"内养正气"是养生的根本，任何一种养生方法的最终目的都是保养正气。保养正气就是保养人体的精、气、神。人体诸气得

保，精和神自然得到充养，人体脏腑气血的功能也得到保障，即"五脏元真通畅，人即安和"。

黄帝有一次问养生专家岐伯："为什么先人们能活上百岁身体还很健康，现在的人不到六十就过早衰老了？"岐伯说："古时候的人懂得对于四时不正之气的避让，以便使思想闲静，排除杂念。这样调和好了自身的正气，就不会得病了。"黄帝听了，觉得很有道理，便照岐伯的方法修炼了起来。

黄帝注意在日常生活中处处约束自己，消除不切实际的欲望，使心情尽可能地安定。由于精神专注，他劳动虽很辛苦，但并不觉得疲劳。由于在物质上没有奢望，所以他心情一直很舒畅。吃饭时，不管是什么他都不嫌弃。衣服不管是质地好的还是差的，他都很开心。他喜欢与民同乐。虽然他是国家的领袖，但他尽职尽责，为百姓造福，从不自以为尊贵。

因为黄帝心静如水，加上他长期坚持，从不懈怠，所以他不受外界的干扰，常保有"天真之气"，这应该是他长寿的秘诀了。

"外慎邪气"则是警惕外界一切可以致病的因子，主要是从有病要早治、生活要节制等方面来调摄养生。

中医认为，邪气刚入于人体之表，应当即时治之，"勿使九窍闭塞，如此则营卫调和"，病邪就不会由表入里，病势也就不会由轻变重而损害正气，是养生祛病益寿之妙法。

外慎邪气的另一个方面是指对自己的生活注重节制，忌"贪"字。比如：起居有常，起卧有时，从不贪睡，每天坚持锻炼身体，并做一些力所能及的体力劳动；衣着打扮应当以舒适为宜，根据气候的变化而适当增减着装，但不要因为天气寒冷就穿着过暖，也不要因为天热贪凉而过少穿衣；饮食方面则要讲究五味适中，五谷相配，饮食随四时变化而调节，忌贪饮暴食偏食；在心理健康方面，应当注重陶冶情操，坦然怡然地待人接物，不以物喜，不以己悲，良好的心态自然能够改善身体状况，减轻乃至避免机体发生病患的可能。

《黄帝内经》中的四气调神大论

"四气调神大论"是《黄帝内经》中《素问》第二篇的篇名，即《素问·四气调神大论》。原意是：应顺应自然界四时气候的变化，调摄精神活动，以适合自然界生、长、化、收、藏的规律，从而达到养生防病的目的。

一是春季调神。"春三月，此谓发陈，天地俱生，万物以荣。……以使志生，生而勿杀，予而勿夺，赏而勿罚……"就是说，在春天的三个月里，是自然界万物推陈出新的季节，此时自然界生机勃勃，万物欣欣向荣，人们也一定要使自己的情志生机盎然。在春天只能让情志生发，切不可扼杀；只能助其畅达，而不能剥夺；只能赏心怡情，绝不可抑制摧残，这样做才能使情志与"春生"之气相适应。

二是夏季调神。"夏三月，此谓蕃秀，天地气交，万物华实。……无厌于日……使华英成秀，使气得泄，若所爱在外……"就是说，夏季的三个月，是万物繁荣秀丽的季节，天气与地气上下交合，万物成熟结果。此时，人们在精神上易厌倦，但夏主长气，人气不宜惰，应保持情志愉快不怒，应该像植物一样，向外开发，以使体内阳气宣泄，这样才能使情志与"夏长"之气相适应。

三是秋季调神。"秋三月，此谓之容平，天气以急，地气以明。……使志安宁，以缓秋刑，收敛神气，使秋气平，无外其志，使肺气清……"意思是：立秋后阴气开始占上风，阳气开始衰落，气候由热转凉，出现天气清凉劲急、万物肃杀的自然状态。此时，万物都已经成熟，人体阳气也开始收敛，此时在精神方面，要使神气内敛，志意安宁，不使志意外露，阳气外泄，避免秋天肃杀之气的伤害，即"以缓秋刑"。这就能使情志与"秋收"之气相适应。

四是冬季调神。"冬三月，此谓闭藏，水冰地坼……使志若伏若匿，若有私意，若已有得……此冬气之应，养藏之道也。"本句意为：冬天的三个月，阳气都藏匿起来，阴气最盛，大地千里冰封，万里雪飘，一派阴盛寒冷之景象。此时，在精神方面，要使志意内藏不宜外露，这样才能使情志与"冬藏"之气相应，符合冬季保养"藏"之机的道理。

四气调神是建立在中医"天人合一"的整体观念上的养生观。人必须适应四时生长收藏的规律，适时调整自己的思想状态和衣食起居，否则就会受到疾病的侵袭。但是，我们现在的很多做法已经严重违背了这种最基本的养生法则，我们冬天有暖气，在房间里就可以吃冷饮，夏天有空调，不用出一点汗，但是这也滋生了很多的"富贵病"，这是现代生活的尴尬。

春夏养阳，秋冬养阴——万物生发的根本

春夏养阳、秋冬养阴，也就是在春、夏季节保养阳气，在秋、冬季节保养阴气。因为身体与天地万物的运行规律一样，春夏秋冬分别对应阳气的生长收藏。如果违背了这个规律，就会戕害生命力，破坏人身真元之气，损害身体健康。

但是，有人可能会对这种说法有疑问：春夏季节天气逐渐热了，为什么还要养阳？那不更热了？秋冬季节天气逐渐转冷，为什么还要养阴？不就更冷了吗？

道理在于，春夏的时节气候转暖而渐热，自然界温热了，会影响人体，人感到暑热难耐时，一则人体的自身调节机制会利用自身机能即大量消耗阳气，来调低自身温度抗暑热以适应外界环境的变化；二则天热汗出也会大量消耗阳气，汗虽为津液所化，其性质为阴，但中医认为，汗为心之液，所以汗的生成，也有阳气的参与。

秋冬时节气候转冷而渐寒，自然界寒冷了，也会影响人体，人感到寒冷时，一则人体的自身调节机制会利用自身机能大量调动阳气，来调高自身温度抵御严寒，以适应外界环境的变化；二则秋冬季节阳气入里收藏，中焦脾胃烦热，阴液易损。

所以说，春夏之时阳虚于内；秋冬之时阴虚于内。在养生保健上就要做到"春夏养阳、秋冬养阴"。正如清代著名医家张志聪所谓"春夏之时，阳盛于外而虚于内，所以养阳；秋冬之时，阴盛于外而虚于内，所以养阴"。总之，主要还是阳气易于亏耗。

但是，这并不代表，秋冬养阴就不用养阳了。因为对于人体来说，阳代表能动的力量，即机体生命机能的原动力。阳化气，人们把阳和气连起来叫阳气；阴代表精、血、津液等营养物质，即机体生命机能的基本物质。阳气是人体生存的重要因素，由阳气生成的生命之火，是生命的动力，是生命的所在；阴成形，通常又把它叫作阴液。阴液是有形物质，濡养了人体形态的正常发育及功用。阴所代表的精、血、津液等物质的化生皆有赖于阳气的摄纳、运化、输布和固守，只有阳气旺盛，精血津液等物质的化生以及摄纳、运化、输布和固守才有依赖。只有阳气的能动作用，才能维持人体生命的正常功能。这就是阳气在人体的能动作用，它不仅主宰了人的生命时限，而且还确定了人体五脏六腑的功能状态。所以，不论何季，"养阳"都是非常重要的。

第二章

春季养"生"——勿起之过早，
食不宜过油腻

春季食补养生"六宜一忌"

春补对健康体强的人有益，久病体虚和外科手术后气血受损的病人，以及体质虚弱的儿童更需要春补。春补不可恣意而行，要遵循以下原则，方能顺应天时，符合机体需要。

宜温补阳气

阳，是指人体阳气，阳气与阴精既对立又统一。阳气泛指人体之功能，阴精泛指人体的物质基础。中医认为，"阳气者，卫外而为固"，意思是说，阳气对人体起着保卫作用，可以使人体坚固，免受自然界六淫之气的侵袭。所谓春季饮食上要养阳，是指要进食一些能够起到温补人体阳气的食物，以使人体阳气充实，只有这样才能增强人体抵抗力，抗御以风邪为主的邪气对人体的侵袭。明代著名医学家李时珍在《本草纲目》里主张"以葱、蒜、韭、蓼、蒿、芥等辛辣之菜，杂和而食"，除了蓼、蒿等野菜现已较少食用外，葱、蒜、韭可谓是养阳的佳蔬良药。

因为肾藏之阳为一身阳气之根，所以在饮食上养阳，还包含有养肾阳的意思。关于这一点，张志聪在《素问集注》里说："春夏之时，阳盛于外而虚于内，秋冬之时，阴盛于外而虚于内，故圣人春夏养阳，秋冬养阴，从其根而培养之。"这里的"从其根"就是养肾阳的意思，因为肾阳为一身阳气之根，春天、夏天人体阳气充实于体表，而体内阳气却显得不足，故应多吃点培养肾阳的东西，如谚语"夏有真寒，冬有真火"即是指此意。

宜多甜少酸

唐代药王、养生家孙思邈说："春日宜省酸、增甘，以养脾气。"意思是春季六节气之际，人们要少吃酸味的食品，多吃些甜味的东西，这样做的好处是能补益人体的脾胃之气。中医认为，脾胃是后天之本，人体气血生化之源，脾胃之气健壮，人可延年益寿。但春为肝气当令，肝的功能偏亢。根据中医五行理论，肝属木，脾属土，木土相克，即肝旺伤及脾，影响脾的消化吸收功能。

中医又认为，五味入五脏，如酸味入肝、甘味入脾、咸味入肾等。若多吃酸味食品，能加强肝的功能，使本来就偏亢的肝气更旺，这样就会大大伤害脾胃之气。鉴于此，春季六节气在饮食上的另一条重要原则，就是要少吃点酸味食物，以防肝气过于偏亢；同时多食甜味食物，甜味的食物入脾，能补益脾气，如大枣、山药等。

宜清淡多样

油腻食品易使人产生饱胀感，妨碍多种营养的摄入，饭后使人出现疲劳、嗜睡、工作效率下降等，它是"春困"的诱因之一。春季饮食宜清淡，避免食用油腻食品，如肥猪肉、油炸食品等。春季膳食要提倡多样化，避免专一单调，进行科学合理的搭配，如主食粗细、干稀的合理搭配，副食荤与素、汤与菜的搭配等，只有这样才能从多种食物中获得较完备的营养，使人精力充沛。

宜多食新鲜蔬菜

人们经过寒冷的冬季之后，普遍会出现多种维生素、无机盐及微量元素摄取不足的情况，如冬季常见人们患口腔炎、口角炎、舌炎、夜盲症和某些皮肤病，这是吃新鲜蔬菜较少造成的。因此，在春季六节气一定要多吃各种新鲜蔬菜，以弥补冬天吃菜少造成的营养不足。

宜补充津液

春季多风，风邪袭人易使腠理疏松，迫使津液外泄，造成口干、舌燥、皮肤粗糙、干咳、咽痛等症。因此，在饮食上宜多吃些能补充人体津液的食物。常见的有柑橘、蜂蜜、甘蔗等，其补充标准以不感口渴为度，不宜过量。因为不少生津食品是酸味的，吃多了易使肝气过亢。

宜清解里热

所谓里热，即指体内有郁热或者痰热。热郁于内，春季，机体被外来风气鼓动，就会向外发散，轻则导致头昏、身体烦闷、咳嗽、痰多、四肢重滞；重则形成温病，甚至侵害内脏。

体内郁热的形成是由于在漫长的冬季，人们为了躲避严寒的侵袭，往往穿起厚厚的棉衣拥坐在旺旺的炉火旁边；喜欢吃热气腾腾的饭菜，热粥、热汤，一些上了年纪的人还经常喝点酒。这些在冬季看来是必要的，但使人体内积蓄了较多的郁热。

清除郁热的方法很多，最好是选用一些药膳。

忌黏硬生冷、肥甘厚味

春季肝气亢伤脾，损害了脾胃的消化吸收功能。黏硬、生冷、肥甘厚味的食物本来就不易消化，再加上脾胃功能不佳，既生痰生湿，又会进一步加重和损害脾胃功能。

春季的饮食进补原则主要是以上七点，但具体运用时，要根据个人的体质、年龄、职业、疾病、所在地区等不同情况来处理。如糖尿病患者即使在春天也应以不吃甜食为佳。阳盛体质的人，大可不必补充阳气，因为体内阳气本来就偏盛。阴虚有虚火者补阳也须慎重。总之，上述饮食进补原则是根据一般情况提出来的，在应用中还必须因人、因地、因病制宜，这样才有益于健康。

春季补血看"红嘴绿鹦哥"

"红嘴绿鹦哥"是指哪种蔬菜呢？很多人应该知道，指的就是红色根绿色叶子的菠菜。菠菜的根是红色的，所以又叫赤根菜。菠菜是一年四季都有的蔬菜，但是以春季为佳，此时食用菠菜，最具养血之功。

中医学认为，菠菜有养血、止血、润燥之功。《本草纲目》中记载：菠菜通血脉，开胸膈，下气调中，止渴润燥。菠菜对解毒、防春燥颇有益处。

春季要养肝，而菠菜可养血滋阴，对春季里因为肝阴不足引起的高血压、头痛目眩、糖尿病和贫血等都有较好的治疗作用，并且也有"明目"的作用。这里介绍几款食疗方：

1. 凉拌菠菜

材料：菠菜，麻油适量。

做法：将新鲜菠菜用开水烫3分钟，捞起后加麻油拌食。每日可食2次。

功效：对高血压、头痛、目眩、便秘有疗效。

2. 菠菜拌藕片

材料：菠菜，藕，盐、麻油、味精适量。

做法：将菠菜入沸水中稍焯；鲜藕去皮切片，入开水氽断生，加入盐、麻油、味精拌匀即可。

功效：本品清肝明目，能够缓解视物不清、头昏肢颤等症。

3. 菠菜羊肝汤

材料：菠菜，羊肝，盐、麻油、味精适量。

做法：将水烧沸后入羊肝，稍滚后下菠菜，并加适量盐、麻油、味精，滚后即可。

功效：此汤养肝明目，对视力模糊、两目干涩有效。

4. 菠菜猪血汤

材料：菠菜，猪血，肉汤、料酒、盐、胡椒粉适量。

做法：先将猪血煸炒，烹入料酒，至水干时加入肉汤、盐、胡椒粉、菠菜，煮沸后，盛入汤盆即可。

功效：此汤对缺铁性贫血、衄血、便血等有效。

值得注意的是，菠菜虽好，但也不能多食。因为含草酸较多，有碍机体对钙的吸收，故吃菠菜时宜先用沸水烫软，捞出再炒。由于婴幼儿急需补钙，有的还患有肺结核缺钙、软骨病、肾结石、腹泻等，则应少吃或暂戒食菠菜。

葱香韭美，春天是多么美妙的季节

春暖花开，我们的身体也从沉寂的冬日苏醒过来，感受春天的气息。春天不仅有美景，更有美食，散发着香气的大葱、独具风味的韭菜、翠绿鲜嫩的菠菜……如果有时间去乡间地头感受一下，更是非常美妙的体验，这些常见的蔬菜还能让我们平安地度过春三月。

大葱

李时珍在《本草纲目》中说"正月葱，二月韭"。为什么李时珍告诉我们正月里要吃葱，二月要吃韭菜呢？这要从春季的气候特征和葱、韭菜的功效讲起。

《本草纲目》里说，大葱味辛，性微温，具有发表通阳、解毒调味的作用。春季是万物生发的季节，各种害虫、细菌也跟着活跃起来，而身体此时处在阳气刚要生发之际，抵抗力较弱，稍不留神就会感冒生病。大葱有杀菌、发汗的作用，切上数段葱白，加上几片姜，以水熬成汤汁服用，再穿上保暖的衣物并加盖棉被，就可以让身体发汗，收到祛寒散热、治疗伤风感冒的效果。

韭菜

《本草纲目》中记载，韭菜辛、温、无毒，有健胃、温暖作用。常常用于补肾阳虚，精关不固等。经常食用韭菜粥可助阳缓下、补中通络。适合背寒气虚、腰膝酸冷者食用。用韭菜熬粥，既暖脾胃，又可助阳。

材料：新鲜韭菜、小米。

做法：先煮熟小米粥，然后将适量韭菜切碎投入，稍煮片刻便可食用。

适合春季常吃的食物还有香椿、荠菜、莴苣、蜂蜜等。

另外，春季饮食要遵循"省酸增甘"的总原则。唐代药王孙思邈就说："春日宜省酸增甘，以养脾气。"意思是当春天来临之时，人们要少吃酸味的食品，多吃甘甜的食品，以补益人体的脾胃之气。故要减少醋等酸味食物的摄入，适度增加山药、大枣等甘味食物的摄入量。山药大枣粥就是不错的选择，可取山药50克、大枣20克、米（粳米、糯米各一半）80克，将粳米、糯米洗净，与山药、大枣一起放入砂锅里，加水适量，先用大火烧开，然后用文火熬煮至粥稠，每日1次。

吃荠菜与春捂秋冻的不解之缘

荠菜，广东叫菱角菜，贵州称为地米菜，中药名叫荠菜花。荠菜是最早报春的时鲜野菜，古诗云："城中桃李愁风雨，春到溪头荠菜花。"李时珍说："冬至后生苗，二、三月起茎五六寸，开细白花，整整如一。"荠菜清香可口，可炒食、凉拌、做菜馅、菜羹，食用方法多样，风味特殊。目前市场上有两种荠菜，一种菜叶矮小，有奇香，止血效果好；另一种为人工种植的，菜叶宽大，不太香，药效较差。

在我国，吃荠菜的历史可谓是源远流长，《诗经》里有"甘之如荠"之句，可见大约在春秋战国时期，古人就知道荠菜味道之美了；到了唐朝，人们用荠菜做春饼，有在立春这天吃荠菜春饼的风俗。许多文人名士也对荠菜情有独钟，杜甫因为家贫，就常靠"墙阴老春荠"来糊口，范仲淹也曾在《荠赋》中写道："陶家雍内，腌成碧绿青黄，措入口中，嚼生官商角微。"苏东坡喜欢用荠菜、萝卜、米做羹，命名为"东坡羹"。

为什么说春天要多吃荠菜呢？这与民谚"春捂秋冻"有关系。冬天结束，春季到来，天气转暖，但是春寒料峭，"春捂"就是要人们不要急于脱下厚重的冬衣，以免受风着凉。按照中医的观点，春季阳气生发，阳气是人的生命之本，"捂"就是要阳气不外露。春天多吃荠菜也是一样的道理，荠菜性平温补，能养阳气，又是在春季生长，春天吃荠菜也符合中医顺时养生的基本原则。

荠菜的药用价值很高，《本草纲目》记载其"性平，味甘、淡；健脾利水、止血、解毒、降压、明目。"荠菜全株入药，具有明目、清凉、解热、利尿、治痢等药效。其花与子可以止血，治疗血尿、肾炎、高血压、咯血、痢疾、麻疹、头昏目痛等症。荠菜临床上常被用来治疗多种出血性疾病，如血尿、妇女功能性子宫出血、高血压患者眼底出血、牙龈出血等，其良好的止血作用主要是其含有荠菜酸所致。

荠菜性平，一般人都可食用，比较适合冠心病、肥胖症、糖尿病、肠癌等患者食用。但荠菜有宽肠通便的作用，便溏泄泻者慎食。另因荠菜有止血作用，不宜与抗凝血药物一起食用，而且荠菜中含有草酸，所以吃的时候用热水焯一下对身体比较有益。

1. 荠菜粥

材料：粳米150克，鲜荠菜250克（或干荠菜90克）。

做法：粳米淘洗净，荠菜洗净切碎。锅内加水烧沸后同入锅煮成粥。

功效：对血尿症有食疗作用。

2. 荠菜饺子

材料：面团，荠菜500克，猪肉馅400克，绍酒1大匙，葱末、姜末、盐、香油各适量。

做法：荠菜择除老叶及根，洗净后放入加有少许盐的开水内氽烫，捞出后马上用冷水浸泡。猪肉馅剁细，拌入所有调味料后，放入加了油的热锅中煸炒至八分熟。沥干水分的荠菜切碎，放入晾凉的肉馅中拌匀，加入香油。饺子皮做好后包入适量的馅料并捏好形状。水开后下饺子，煮至浮起时，反复点水两次即可捞出食用。

功效：柔肝养肺。

香椿，让你的身心一起飞扬

香椿又名香椿芽。椿芽是椿树在早春枝头上生长出来的带红色的嫩枝芽，因其清香浓郁，故名香椿。《山海经》上称"种"，《唐本草》称"椿"。我国栽培、食用香椿已有几千年的历史。早在汉朝，我们的祖先就食用香椿，从唐代起，它就和荔枝一样成为南北两大贡品，深受皇上及宫廷贵人们的喜爱。宋代苏武曾作《春菜》："岂如吾蜀富冬蔬，霜叶露芽寒。"盛赞："椿木实而叶香可啖。"清代人有春天吃椿芽的习俗，谓之"吃春"，寓有迎新之意。民间有"门前一株椿，春菜常不断"之谚，和"雨前椿芽嫩无丝"之说。

香椿长在椿树的枝头，又在早春就开始生长，这表明它自身有很强的生长力，代表着蓬勃向上的一种状态。春天要养阳，香椿绝对是一个很好的选择。那种浓郁的带有自然气息的香味，会让你的身心一起飞扬。

关于香椿的药用功能，据《本草纲目》和《食疗本草》记载，香椿具有清热利湿、利尿解毒之功效，可清热解毒、涩肠、止血、健脾理气、杀虫及固精。现代医学研究表明，香椿含有维生素 E 和性激素物质，有抗衰老和补阳滋阴的作用，故有"助孕素"的美称；香椿是辅助治疗肠炎、痢疾、泌尿系统感染的良药；香椿的挥发气味能透过蛔虫的表皮，使蛔虫不能附着在肠壁上而被排出体外，可用治蛔虫病；香椿含有丰富的维生素 C、胡萝卜素等，有助于增强机体免疫功能，并有润滑肌肤的作用，是保健美容的良好食品。

但是，香椿为发物，多食易诱使痼疾复发，故慢性疾病患者应少食或不食。

1. 香椿拌豆腐

材料：豆腐 500 克，嫩香椿 50 克，盐、味精、麻油各适量。

做法：豆腐切块，放锅中加清水煮沸沥水，切小丁装盘中。将香椿洗净，稍焯，切成碎末，放入碗内，加盐、味精、麻油，拌匀后浇在豆腐上，吃时用筷子拌匀。

功效：润肤明目，益气和中，生津润燥，适用于心烦口渴、胃脘痞满、目赤、口舌生疮等病症。

2. 香椿炒鸡蛋

准备材料：香椿 250 克，鸡蛋 5 个，油、盐各适量。

做法：将香椿洗净，下沸水稍焯，捞出切碎；鸡蛋磕入碗内搅匀；油锅烧热，倒入鸡蛋炒至成块，投入香椿炒匀，加入精盐，炒至鸡蛋熟而入味，即可出锅。

功效：滋阴润燥，泽肤健美，适用于虚劳吐血，目赤，营养不良，白秃等病症。

春季补铁养肝，鸭血最佳

春季万物复苏，人体的新陈代谢也逐渐旺盛，此时，只有保持肝脏旺盛的生理机制，才能适应自然界生机勃发的变化。春季养肝以食为先，应多食用养肝护肝的食物。鸭血性平，营养丰富，可养肝血而治贫血，是养肝的最佳食品之一。

鸭血也称"液体肉"，通常被制成血豆腐，是最理想的补血佳品之一。鸭血富含铁，且以血红素铁的形式存在，容易被人体吸收利用。多吃些带有鸭血的菜肴，可以防治缺铁性贫血，并能有效地预防中老年人患冠心病、动脉硬化等症。鸭血是人体污物的"清道夫"，可以利肠通便，清除肠腔的沉渣浊垢，对尘埃及金属微粒等有害物质具有净化作用，以避免积累性中毒。因此贫血患者、老人、妇女和从事粉尘、纺织、环卫、采掘等工作的人尤其应该常吃鸭血。鸭血含有维生素 K，能促使血液凝固，有止血的功效。鸭血中脂肪含量非常低，适合血脂高的人经常食用。

鸭血在日本和欧美许多国家的食品市场上，被做成香肠、点心等。在我国，人们则喜欢用鸭血制成血豆腐做菜肴，可以做汤，也可以爆炒，其中鸭血粉丝汤、韭菜炒鸭血都是非常受欢迎的美味。烹调时应配有葱、姜、辣椒等作料用以去味，另外也不宜单独烹饪。鸭血和豆腐、木耳等一起烹制，不但味道鲜美，而且可以起到植物蛋白和动物蛋白营养互补的作用。

下面再给大家推荐几款鸭血的做法：

1. 鸭血粉丝汤

材料：鸭血、粉丝各适量，鸭肠、鸭肝各少许，香菜末、香油各适量。

做法：鸭血洗净切成方块，放入开水中焯一下，捞出沥干。将鸭血倒入开水中煮熟。将粉丝放入漏勺（笊篱或小竹楼）内，放入煮沸的鸭血汤中烫熟。将粉丝和鸭血汤倒入碗中，再放入鸭肠、鸭肝、葱花、香菜和调味料等即可食用。

功效：补气血，降血糖。

2. 鸭血豆腐汤

材料：鸭血、豆腐各适量，精盐、味精、酱油、葱末、辣椒面各适量。

做法：鸭血洗净切成方块，豆腐同样切成方块。鸭血和豆腐分别放入开水中焯一下，捞出沥干。汤锅置火上，倒入足够高汤烧开。放鸭血块、豆腐块，煮至豆腐漂起。加入精盐、味精、酱油、葱末、辣椒面，汤再次烧开后，起锅盛入汤碗内，最后淋入香油即可。

功效：补铁促血，解毒养肝。

3. 鸭血海带汤

材料：水发海带、鸭血、原汁鸡汤各适量，精盐、料酒、葱、姜、五香粉、青蒜等各适量。

做法：将水发海带洗干净，切成菱形片，放入碗中备用。将鸭血加精盐少许，调匀后放入碗中，隔水蒸熟，切成方块，待用。

将汤锅置火上，倒入鸡汤，武火煮沸，再倒入海带片及鸭血，滴入料酒，改用文火煮10分钟。加葱花、姜末、精盐、味精、五香粉等配料，煮沸时调入青蒜碎末，拌均匀，淋入麻油即可食用。

功效：补血活血，降脂降压。

正常的鸭血有一股较浓的腥臭味，颜色比猪血暗，弹性较好。因此烹调鸭血时可以用葱、姜、辣椒等作料去味，另外鸭血也不宜单独烹饪，最好和其他食材搭配。

同时，食用鸭血也有很多禁忌，如心血管疾病患者不宜常食鸭血。食用过多的动物血，会增加人体内胆固醇的摄入量。同时，腹泻患者不宜多吃鸭血。因为鸭血有排毒作用，能润肠通便，很适合大便干结的人食用，但腹泻患者食用会使症状加重。没有氽透的鸭血不能食用，会有细菌残存。

春季应选择温补阳气的蔬菜

春季是过敏症的高发季节。大量花粉等过敏源释放到空气中，对花粉等过敏的人就会出现脸部红肿、打喷嚏、流鼻涕等症状，让人苦不堪言。研究发现，胡萝卜中的 β—胡萝卜素能有效预防花粉过敏症、过敏性皮炎等过敏反应。因此，胡萝卜应是春季餐桌上的常备蔬菜。

胡萝卜肉质细密，质地脆嫩，有特殊的甜味，并含有丰富的胡萝卜素、维生素C和B族维生素。

胡萝卜含有大量胡萝卜素，有补肝明目的作用，可治疗夜盲症；胡萝卜含有植物纤维，吸水性强，在肠道中体积容易膨胀，是肠道中的"充盈物质"，可加强肠道的蠕动，从而宽肠通便；胡萝卜含有维生素A，是骨骼正常生长发育的必需物质，有助于细胞增殖与生长，是机体生长的要素，对促进婴幼儿的生长发育具有重要意义；胡萝卜中的木质素能提高机体免疫机制，间接消灭癌细胞；胡萝卜还含有降糖物质，是糖尿病人的良好食品，其所含的某些成分，如槲皮素、山标酚能增加冠状动脉血流量，降低血脂，促进肾上腺素的合成，还有降压、强心作用，是高血压、冠心病患者的食疗佳品。

胡萝卜富含维生素，并有轻微而持续发汗的作用，可刺激皮肤的新陈代谢，增进血液循环，从而使皮肤细嫩光滑，肤色红润，对美容健肤有独到的作用。同时，胡萝卜也适宜于皮肤干燥、粗糙，或患毛发癣、黑头粉刺、角化型湿疹者食用。

中医认为胡萝卜味甘，性平，有健脾和胃、补肝明目、清热解毒、壮阳补肾、透疹、降气止咳等功效，可用于肠胃不适、便秘、夜盲症（维生素 A 的作用）、性功能低下、麻疹、百日咳、小儿营养不良等症状。

很多人食用胡萝卜大多是生吃，切成丝和粉丝等凉拌后食用，或者是切成片同其他蔬菜炒食。其实，这都不符合营养原则。生吃胡萝卜只有 10% 左右的胡萝卜素被吸收，其余均被排泄。胡萝卜中的主要营养素 β－胡萝卜素，存在于胡萝卜的细胞壁中，而细胞壁由纤维素构成，人体无法直接消化。

胡萝卜只有通过切碎、煮熟等方式，使其细胞壁破碎，β－胡萝卜素才能释放出来，被人体所吸收利用。胡萝卜素和维生素 A 是脂溶性物质，吃胡萝卜时最好是用油类烹调食用，或是与猪肉、牛肉、羊肉同煨。胡萝卜也可做成胡萝卜馅饺子食用。

下面我们再来学习胡萝卜的吃法：

1. 胡萝卜炖牛腱

材料：胡萝卜、牛腱各适量，红枣 10 粒，姜、酒、盐各适量。

做法：将牛腱洗净，切成条块，胡萝卜切滚刀块。将牛腱放开水中焯一下，捞出洗净沥干。把水煮开后，放入牛腱、胡萝卜、红枣及姜片，炖煮 1.5 小时，加入调味料即可。

功效：补肝明目、降脂降糖。

2. 胡萝卜炒肉丝

材料：瘦猪肉、胡萝卜、香菜各适量，食用油、香油、酱油、料酒、醋、味精、水淀粉各适量。

做法：将胡萝卜洗净切丝，瘦猪肉剔去筋切丝，放入盆内，加入淀粉、精盐拌匀，香菜洗净，切段待用。锅烧热，放入葱姜末炝锅，放入肉丝炒散，放胡萝卜丝煸炒。加入酱油、精盐、醋、料酒，炒熟后加入味精、香油、香菜，搅匀出锅即成。

功效：增强抵抗力，抗过敏。

3. 胡萝卜玉米排骨汤

材料：排骨、胡萝卜各适量，玉米2根、生姜、盐各适量。

做法：胡萝卜削皮，切滚刀块，玉米切小块，排骨切小块。将排骨用开水焯一下，捞出洗净沥干。锅内加水和所有材料（水要盖过所有材料），武火煮滚后改文火煲2小时。所有材料都熟烂后，加盐调味即可。

功效：健胃清热，补充多种维生素。

胡萝卜素容易被氧化，烹调时采用压力锅炖，可减少胡萝卜与空气的接触，胡萝卜素的保存率可高达97%。

食用胡萝卜有一些禁忌大家也需了解一下：烹调胡萝卜时，忌加醋等，因为酸性物质对胡萝卜素有破坏作用。胡萝卜不宜过量食用。大量摄入胡萝卜素会令皮肤的色素产生变化，变成橙黄色。女性不宜过多食用胡萝卜。女性吃过多的胡萝卜很容易引起月经异常，并导致不孕，研究发现，过量的胡萝卜素会影响卵巢的黄体素合成、分泌量减少，有的甚至会造成无月经、不排卵，或经期紊乱的现象。

多吃水果可以帮您远离春季病

在春天多吃些水果，可以吸收一些营养素，能够有效增强人体抵抗力，从而让你远离春季病。

有心脏病史的人应该多吃葡萄柚。胆固醇过高严重影响心血管健康，尤其有心脏病史者，更要注意控制体内胆固醇指标。葡萄柚是医学界公认最具食疗功效的水果，其瓣膜所含天然果胶能降低体内胆固醇，预防多种心血管疾病。

长期吸烟者应多吃葡萄，因为长期吸烟者的肺部积聚大量毒素，功能受损。葡萄中所含有效成分能提高细胞新陈代谢率，帮助肺部细胞排毒。另外，葡萄还具有祛痰作用，并能缓解因吸烟引起的呼吸道发炎、痒痛等不适症状。

肌肉拉伤后要多吃菠萝。因为肌肉拉伤后，组织发炎、血液循环不畅，受伤部位红肿热痛，而菠萝所含的菠萝蛋白酶成分具有消炎作用，可促进组织修复，还能加快新陈代谢、改善血液循环、快速消肿，是此时身体最需要的水果。

预防皱纹请吃杧果。皱纹的出现是因为皮肤胶原蛋白弹性不足。杧果是预防皱纹的最佳水果，因为含有丰富的 β-胡萝卜素和独一无二的酶，能激发肌肤细胞活力，促进废弃物排出，有助于保持胶原蛋白弹性，有效延缓皱纹出现。

樱桃可缓解供氧不足。人容易疲劳在多数情况下与血液中铁含量减少，供氧不足及血液循环不畅有关。吃樱桃能补充铁质，其中含量丰富的维生素 C 还能促进身体吸收铁质，防止铁质流失，并改善血液循环，帮助抵抗疲劳。

多吃橙子，帮你摆脱脚气困扰。体内缺乏维生素 B_1 的人容易受脚气困扰。这种情况下最适合选择橙子，它富含维生素 B_1，并帮助葡萄糖新陈代谢，能有效预防和治疗脚气病。

摆脱"春困"的 5 款独家"汤术"

春天气候转暖，是外出踏青的好时节，但是在现实生活中，却有许多人会无精打采，困倦疲乏、昏昏欲睡，这就是人们常说的"春困"。形成"春困"的原因不是由于睡眠不够，而是体内循环发生季节性差异所致。

春季气候转暖后，体表毛细血管舒展，末梢血供增多，器官组织负荷加重，因此大脑血供相应减少，脑组织供氧不足，从而就会出现困倦、疲乏、嗜睡等现象。容易"春困"的人，还常会出现脸色潮红、失眠多梦、好激动、掉发、五心烦热、舌红、少津、脉细数等"阴虚"现象。

因此，养肝滋阴是对付"春困"的有效办法。平时不要过度劳累，应保证睡眠，早卧早起。犯困时，可适当做头部按摩缓解症状。同时，要多做深呼吸和能增加肺活量的有氧运动，多晒晒太阳，多和大自然接触。

春季应调节情绪，使肝气顺达，气血调畅，不使肝阳上亢。可适当服用西洋参、枫斗或麦冬等养阴保健品调理。并适量进食滋阴的食品，少吃羊肉等温性食物，不吃辛辣、煎炸烤食品、狗肉、酒类、火锅等热性食物。

以下几种药膳靓汤，是解除"春困"的良方，既美味，又可消除疲乏，不妨一试：

1. 山芡实煲笋壳鱼

材料：淮山、芡实各 50 克，笋壳鱼 1 斤，生姜 3 片。

做法：笋壳鱼文火煎至微黄，加水及淮山、芡实，大火煲滚后慢火继续煲 1 小时。

功效：有健脾益气祛湿之功效。

2. 芡实煲老鸭

材料：芡实 100 ~ 120 克，老鸭一只。

做法：老鸭宰净，芡实放鸭腹内加水大火煲滚后，慢火继续煲 2 小时，加少许盐服食。

功效：可滋阴养胃，健脾利水。

3. 眉豆芡实煲鸡脚

材料：眉豆 80 克，芡实 60 克，鸡脚 4 对，冬菇 8 个，猪瘦肉 100 克，生姜 3 片。

做法：配料洗净，冬菇去蒂；鸡脚洗净，对切开；瘦肉洗净，一起与生姜放进瓦煲内，大火煲滚后，改慢火煲约 2 小时。

功效：具有健脾化湿，强筋健骨的效用。

4. 陈皮白术猪肚汤

材料：每次可选用陈皮 6 克，白术 30 克，鲜猪肚半个或 1

个，砂仁6克，生姜5片。

做法：先将猪肚去除肥油，放入开水中去除腥味，并刮去白膜。配料洗净，然后全部放入瓦煲内，煲滚后用慢火煲2小时即可。

功效：可健脾开胃，促进食欲。

5. 粉葛煲水鱼

材料：粉葛2斤左右，水鱼1斤左右，姜100克，云苓50克，白术50克。

做法：水鱼买时让卖家收拾干净，回家再滚水略烫，甲的部分要刷净。粉葛去皮斩件，加水和云苓、白术、老姜。大火煲滚后，去除泡沫，收慢火，约煲4小时。

功效：可健脾祛湿，止腰酸背痛，适宜春湿时的风湿患者。

除了用食物来调节春困外，还有一些其他的小方法，你不妨一试。

（1）视觉刺激减春困。尽量使自己工作和生活的地方明亮清爽，还可增添些艳丽和富有生机的饰物，以刺激视觉神经。休闲时去郊游踏青，生气勃勃的大自然会通过你的视觉加快机体调节，以适应春季气温上升的气候。

（2）运动刺激除春困。春日环境优美，一派生机。此时应多去室外活动，进行一些适合自己的体育锻炼，可使人体呼吸代谢功能增大，加快机体对需氧量较高要求的调适，春困便会自动解除。

（3）听觉刺激缓春困。人们在独自一人时最易困倦，因此春天要多交际，可与朋友一起谈天说地，会有很好的解困效果。经常听些曲调优美明快，有刺激振奋人心作用的音乐或歌曲，或多听一些相声、笑话，都会使人听觉兴奋而缓解困意。

（4）嗅觉刺激压春困。春困时可以通过使用风油精、清凉油、香水、花露水闻其气味而刺激神经减轻困意。最好能种养些有芳香味又可提神的时令花草，并使工作间隙增加点劳作也可压制春困倦意。合适时还可在室内使用空气清新剂或负离子发生器，它们都有助于提神醒脑。

（5）味觉刺激去春困。春天适时多吃一些酸、甜、苦、辣的食物或调味品，日常多吃一些蔬菜、水果及豆制品，能刺激人体神经，增加食欲，并及时补充人体新陈代谢趋旺所需的能量。另外，春茶味正香，多喝些清淡的香茶也能减轻春困，还可帮助消化，增加微量营养物质，促进身体健康。

（6）温度刺激排春困。春暖乍寒，可适时洗冷水浴，提高人体神经系统的兴奋性，增强物质代谢和各器官系统的活动，特别是它可通过刺激全身皮肤血管的急剧收缩使血液循环加快，增加体温调节机能，并减少患感冒和其他并发症的概率。

（7）补阳刺激解春困。春季人体阳气升发，气血趋向体表，形成阳盛于外而虚于内的生理特征。此时可摄食适当的养阳之品如羊肉、狗肉、雀肉、黑枣等，使阳虚体质得以纠正，恢复人体阴阳的动态平衡，与自然界四时阴阳协调，人体精力充沛便不会再春困。

春季多吃蜂蜜防感冒

我国古代名医孙思邈指出："春日宜省酸增甘，以养脾气。"意思是说，春季宜适当吃些甜食。这是因为，冬天过后，人们在春天里户外活动增多，体力消耗较大，故需要较多的能量，但此时脾气较弱，也就是胃肠的消化能力较差，还不适合多吃肉食，因此，增加的能量可适当由糖供应。

糖的极品是蜂蜜，故蜂蜜是春季最理想的滋补品。中医认为，蜂蜜味甘，入脾胃二经，能补中益气、润肠通便。春季气候多变，天气乍寒乍暖，因此，人就容易感冒。

由于蜂蜜还有清肺解毒的功能，故能增强人体免疫力。现代科学分析，蜂蜜含有多种矿物质和维生素，为人体代谢活动所必需。因此，在春季，如果每天能用1～2匙蜂蜜，以一杯温开水冲服或加牛奶服用，对身体有滋补作用，尤其是老人，更为适合。

人们常说"春捂秋冻"，如果"春捂秋冻"做不科学也会导致感冒。春捂怎么"捂"，一直是个比较笼统的概念。"二月休把棉衣撤，三月还有梨花雪""吃了端午粽，再把棉衣送"算是最明确的时间概念。而这对于养生保健来说是远远不够的。医疗气象学的兴起对春捂有了更科学、更具体的研究。

首先要把握时机。冷空气到来前24～48小时未雨绸缪。医疗气象学家发现，许多疾病的发病高峰与冷空气南下和降温持续的时间密切相关。比如感冒、消化不良，在冷空气到来之前便捷足先登。而青光眼、心肌梗死、中风等，在冷空气过境时也会骤然增加。因此，捂的最佳时机，应该在气象台预报的冷空气到来之前24～48小时，再晚便是雨后送伞了。

其次要注意气温。15℃是春捂的临界温度。研究表明，对多数老年人或体弱多病而需要春捂的人来说，15℃可以视为捂与不捂的临界温度。也就是说，当气温持续在15℃以上且相对稳定时，就可以不捂了。

再次要小心温差。日夜温差大于8℃是捂的信号。春天的气温，前一天还是春风和煦，春暖花开，刹那间则可能寒流涌动，"花开又被风吹落"，让你回味冬日的肃杀。面对"孩儿脸"似的春天，你得随天气变化加减衣服。而何时加衣呢？现在认为，日夜温差大于8℃是该捂的信号。

最后要把握时间。7～14天恰到好处。捂着的衣衫，随着气温回升总要减下来。而减得太快，就可能出现"一向单衫耐得冻，乍脱棉衣冻成病"。因为你没捂到位。怎样才算到位？医学家发现，气温回冷需要加衣御寒，即使此后气温回升了，也得再捂7天左右，体弱者才能适应。减得过快有可能冻出病来。

春季吃油菜可防口腔溃疡

春季，天气干燥，很容易上火，要经常食用一些富含维生素的蔬菜，如早春的油菜，有清热解毒的功效，可防治春天里易发生的口角炎、口腔溃疡及牙龈出血等疾病。

油菜含有钙、铁、维生素C及胡萝卜素等多种营养素，其中所含钙量在绿叶蔬菜中为最高，维生素C比大白菜高1倍多，有助于增强机体免疫能力，且有抵御皮肤过度角化的作用，适合女性作为美容食品食用。油菜还含有能促进眼睛视紫质合成的物质，起到明目的作用。

油菜为低脂肪蔬菜，膳食纤维丰富，能与胆酸盐和食物中的胆固醇及甘油三酯结合，并从粪便排出，从而减少脂类的吸收，可以降血脂。油菜中所含的植物激素，能够增加酶的形成，从而吸附分解某些致癌物质。此外，油菜还能增强肝脏的排毒机制，对上焦热盛引起的口腔溃疡、牙龈出血也有调养作用。油菜中含有大量的植物纤维素，能促进肠道蠕动，增加粪便的体积，缩短粪便在肠腔停留的时间，从而治疗多种便秘，预防肠道肿瘤。

油菜的食用方法较多，可炒、烧、炝、扒等，油菜心可做配料。在这里给大家推荐几款食谱：

1. 香菇油菜

材料：小油菜、香菇各适量，盐、酱油、白糖、水淀粉、味精各适量。

做法：小油菜择洗干净，控水备用；香菇用温水泡发，去蒂，挤干水分，切成小丁备用。炒锅烧热，倒入油烧热，放入小油菜，加一点儿盐，炒熟后盛出；炒锅再次烧热，放入油烧至五成热，放入香菇丁，勤翻炒，加盐、酱油、白糖翻炒至熟，闻到香菇特有的香气后，加入水淀粉勾芡，再放入味精调味。放入炒过的油菜翻炒均匀即可。

功效：解毒消肿、活血化瘀。

2. 凉拌油菜

材料：油菜适量，盐、味精、花椒、食用油各适量。

做法：嫩油菜择洗干净，坡刀片成片，先用开水烫一下，取出，再用凉水过凉，控净水分，放在盘内。炒锅烧热，色拉油、花椒放入锅内，待油热且花椒炸出香味时捞出花椒，把油浇在油菜上，加入精盐、味精，拌匀即成。

功效：宽肠通便，降脂降糖。

3. 油菜炒虾肉

材料：虾肉、油菜各适量，姜、葱各适量。

做法：将虾肉洗净切成薄片，虾片用酱油、料酒、淀粉拌好，油菜梗叶分开，洗净后切段，姜切丝，葱切末。锅中放油，烧热后先下虾片煸几下即盛出。再把油锅烧热加盐，先煸炒油菜梗，再煸油菜叶，至半熟时倒入虾片、姜丝、葱末，用旺火快炒几下即可起锅装盘。

功效：提高机体抵抗力。

食用油菜时要现做现切，并用旺火爆炒，这样既可保持鲜脆，又可使其营养成分不被破坏。

食用油菜要注意以下两点：

（1）油菜在多种本草书上均载本品为发物，因此疮痘、孕早期妇女、眼疾、小儿麻疹后期、疥疮、狐臭等慢性病患者要少食。

（2）熟油菜过夜后不宜再吃。绿叶蔬菜里含有较多的硝酸盐，储存一段时间后，由于酶和细菌的作用，会变成亚硝酸盐，亚硝酸盐是导致胃癌的有害物质。

春季饮食良方助健康

春季万物复苏，大地回春，乍暖还寒，所以人们加强饮食来保护自己的身体。春天该吃什么？什么样的食谱才有助于健康？下面就来一一介绍给大家。

1. 烧黄鳝

材料：黄鳝500克，食用油50克，酱油5克，大蒜10克，生姜10克，味精、胡椒、盐各2克，湿淀粉30克，麻油10克。

做法：黄鳝洗净切成丝或薄片，姜、蒜切成片。用盐、味精、胡椒、湿淀粉调成芡汁。锅置火上放食用油烧至七成热，下黄鳝爆炒，快速划散，随即下姜、蒜、酱油炒匀，倒入芡汁，淋上麻油即成。畏腥气者可于起锅前放入适量酒、葱或芹菜。

功效：补虚损，强筋骨，补血、止血，是一款健美壮体的菜肴。

2. 清蒸鲈鱼

材料：鲜鲈鱼（约500克）1条，姜、葱、香菜各10克，盐5克，酱油5克，食用油50克。

做法：将鱼刮鳞去鳃肠洗净，在背腹上划两三道痕。生姜切丝，葱切长段后剖开，香菜洗净切成适当长段。将姜、盐放入鱼肚及背腹划痕中，淋上酱油。放在火上蒸8分钟左右，放上葱、香菜。将锅烧热倒入油热透，淋在鱼上即成。

功效：益脾胃，补肝肾。

3. 肉末蘑菇烧豆腐

材料：猪肉末50克，蘑菇10克，豆腐200克，酱油10克，葱花、姜末、黄酒、豆油各适量。

做法：将猪肉剁成肉末，蘑菇洗干净用温水泡，切成小方丁，泡蘑菇的水留用；再将豆腐切成小方块，沸水焯过备用。油锅加热后，先把豆腐煎至两面黄，拨在一边，再下蘑菇、葱、姜、肉末，煸炒至透，然后将豆腐拨下，加入黄酒、蘑菇汤、酱油同炒和烧，烧至入味，出锅即成。

功效：补益气血，健脾醒胃，抗癌。

4. 芙蓉鹌蛋

材料：鹌鹑蛋20只，鸡脯肉150克，火腿10克，鸡蛋3枚，鸡汤500毫升，料酒30克，味精1克，精盐2克，湿淀粉50克，食用油80克。

做法：鹌鹑蛋煮熟剥去壳，鸡蛋去黄留清，鸡脯肉洗净去筋打成茸泥。再将茸泥放入碗中，用料酒、精盐1克、湿淀粉15克、蛋清和30毫升清水搅匀调成鸡茸。净锅置火上，注入鸡汤，放入鹌鹑蛋、精盐、味精1克烧开，用35克湿淀粉勾成玻璃芡，再把鸡茸徐徐倒入搅匀，待鸡茸受热稠浓时放入油渗进鸡茸，盛入大平盆，撒上火腿末即成。

功效：补五脏，益中气，抗衰老。

5. 鲫鱼蒸蛋

材料：鲫鱼 1 条（400 克），鸡蛋 5 个，食盐、料酒、胡椒粉、鲜汤、色拉油适量，香葱末少许。

做法：将鸡蛋打入大汤钵内，加鲜汤、料酒、食盐、胡椒粉、香葱末和色拉油，搅拌均匀。鲫鱼去鳞、鳃、内脏，洗净后放入开水锅内，煮至五成熟捞出，放在打匀的大汤钵内，露出头和尾。然后上屉蒸 15 分钟左右，待鲫鱼完全熟后淋上少量色拉油，即可上桌食用。

功效：鲫鱼性味甘、平，具有健脾利湿的功效。鸡蛋性味甘、平，具有养心安神、补血、滋阴润燥的作用。

6. 干烧竹荪鸡块

材料：水发竹荪 300 克，鸡肉 200 克，葱、姜、鸡精、料酒、精盐各适量。

做法：将竹荪洗净切片，鸡肉切块。将锅内放入油加热，放入葱、姜煸炒出香味，再把鸡块放入，烹入料酒、精盐、鸡精，加入高汤，用小火慢烧。至鸡肉烧熟，下竹荪，放入香油，收汁起锅装盘。

功效：此菜有滋补强身、养神健体的功效。

我们还应该注意春天是个容易旧病复发的季节，因为，春季是气温、气压、气流、气湿等气象要素最为变化无常的季节。因此常引起许多疾病的复发。

风心病主要由风湿热反复发作侵犯心脏引起。常因寒冷、潮湿、过度劳累以及上呼吸道感染后复发或加重。

关节炎病人对气象的变化甚为敏感，尤其是早春。因此，患者应重视关节及脚部保暖。如果受寒，应及时用热水泡脚，以增加关节血液循环。

春季，是感冒引起肾炎的多发季节，对肾炎患者来说，感冒不仅引起发热、流涕、鼻塞、咳嗽、咽痛等上呼吸道炎症，而且极易导致肾炎复发。

精神病在3~4月份是发病的高峰，故民间素有"菜花黄，痴子忙"的说法，即使是老病人也极易复发。因此，应特别注意预防，如保证充足的睡眠，遵医嘱正规治疗，发现有情绪异常者，应及时就医。

有人感到鼻、眼奇痒难忍，喷嚏连续不断，流涕、流泪不止，有的人还会出现头痛、胸闷、哮喘等症状，这是接触某种花粉后引起的过敏反应，又称"花粉症"。因此，有过敏体质的人应尽量少赏花，外出时要戴口罩、墨镜等，以减少接触花的机会。

皮炎主要表现为脱屑、瘙痒、干痛等症状，有的表现为红斑、丘疹和鳞屑等。还有些患者表现为雀斑增多或褐斑加重。因该症多发生在桃花盛开的季节，故也叫"桃花癣"。

春初话养生，要跳过五大"陷阱"

虽然春天给人的感觉是温暖的，但实际并非如此，为了抵御料峭的春寒，人们通常会采取一定的防御和保护措施，比如春天出门戴口罩，喝白酒御寒等，殊不知，这些单凭经验和感觉的做法经常会让你掉进养生的"陷阱"。

陷阱一：有的人认为，只要出门戴上口罩，就可以防止冷空气，从而预防感冒。

专家分析：鼻黏膜里有丰富的血管，血液循环旺盛，当冷空气经鼻腔吸入肺部时，一般已接近体温。人体的耐寒能力应通过锻炼来增强，若完全依赖戴口罩防冷，会使机体变得娇气，不能适应寒冷的天气，正邪相争于表，从而也会感冒。通过适度的体育锻炼可以提高人体的耐寒能力。

陷阱二：有的人因脸部被寒风吹得麻木，便用热水来洗脸，以迅速使面部恢复常温。

专家分析：冬天人的面部在冷空气刺激下，汗腺、毛细血管呈收缩状态，当遇上热水时会迅速扩张，这样容易使面部产生皱纹。建议用比体温稍低的温水洗脸，使气血运行慢慢恢复正常。

陷阱三：饮酒御寒。

专家分析：饮酒御寒，酒气上攻，浑身发热，这是酒精促使人体散发原有热能的结果。但发散太过，卫阳不足，容易导致酒后寒。

陷阱四：手脚冰凉用炉子烤。

专家分析：手脚冰凉时用炉子烤，通过热力的作用，能使局部气血流畅，腠理开疏，从而能达到活血祛风的作用。但是当手脚冰凉的时候马上用炉子烘烤，会造成血瘀。当经脉不流通、阳气不畅达时，就容易形成冻疮。所以，冰凉的手脚只能先轻轻揉搓，待皮肤表面变红时，再移到取暖器旁或放入热水中取暖，使其慢慢恢复到正常温度。

陷阱五：皮肤发痒，用手使劲抓或用热水烫。

专家分析：中医认为"热微则痒"，痒是皮肤的自觉症状。冬天皮肤容易干燥和瘙痒，这是因为风邪克于肌表，引起皮肉间气血不和，郁而生微热所致，或者是由于血虚风燥阻于皮肤，内生虚热而发。浑身发痒时，用手使劲抓或用热水烫，不仅容易损伤皮肤，而且这样做也不可能起到根本的止痒作用。正确防治皮肤瘙痒的措施是多饮水，多吃新鲜蔬菜、水果，少吃酸辣等刺激性的食物，同时要经常用温水洗澡，保持皮肤清洁。

春季是养眼好时节

春天，万物复苏，大地覆绿，又到了出游的好时节。到户外去拥抱大自然，真有一种蛰后初醒、生机盎然的情怀。同时，春游还有防治近视的最好功效。观鸟赏鸟、登高远望、踏青视绿和放风筝的活动对视力最有益。

赏鸟消除视疲劳

观鸟赏鸟能在寻觅、追踪飞鸟的过程中，迅速调节视野，变换焦距，对消除视疲劳大有好处。当然不要用望远镜。

登高远望可防眼肌僵化

只有远近视野不断地交互变换，才能保持眼内调节肌肉的灵活伸缩而不僵化。人们的日常工作、学习、读书都是近视野，到大自然去远望，是防止眼肌僵化的好方法。

踏青视绿恢复视力

眼睛最怕紫外线，游泳不戴墨镜，或在雪地暴露时间过长，都会招致视力损害。白光、红光对眼睛都有较强刺激，室内灯光，特别是电脑、游戏机、电视荧屏对视网膜均有损害。唯独原野、森林、草地的自然绿色最适于人的视觉，春游到大自然中去踏青视绿，对视力的恢复大有好处。

放风筝放松睫状肌

放风筝除了引线高翔、舒展身心之外，对预防近视也有特殊功效。专家指出，近距离、长时间用眼引起眼睛睫状肌紧张，是造成近视的主因，放风筝正好让眼睛专注凝视远方，是很好的眼球调节运动。人体的眼球运动常是往下看近、往上看远，放风筝可吸引孩子专注盯着远方高空的风筝看，这种向上看远处某一定点的游戏特性，正可促使睫状肌放松、休息。

中老年人春季养生"四不"原则

中医认为，立春后人体内阳气开始升发，如能利用春季，借阳气上升、人体新陈代谢旺盛之机，采用科学的养生方法，对全年的健身防病都十分有利。下面是中老年人春季养生"四不"原则。

不"酸"

春天饮食应"省酸增甘"，因春天本来肝阳上亢，若再吃酸性食物，易导致肝气过于旺盛，而肝旺容易损伤脾胃，所以，春季饮食忌"酸"。

酸性食物有羊肉、狗肉、鹌鹑、炒花生、炒瓜子、海鱼、虾、螃蟹等。宜食用甘温补脾之品，可多吃山药、春笋、菠菜、大枣、韭菜等。可用山药和薏米各 30 克、小米 75 克、莲子 25 克、大枣 10 枚共煮成粥，加少许白糖当主食长期食用。

不"静"

春天自然界阳气开始升发，人体应该借助这一自然特点，重点养阳，养阳的关键在"动"，切忌"静"。

老年人应该积极到室外锻炼，春季空气中负氧离子较多，能增强大脑皮层的工作效率和心肺功能，防止动脉硬化。但是老人春练不要太早，防止因早晨气温低、雾气重而患伤风感冒或哮喘病、慢性支气管炎，应在太阳升起后外出锻炼。另外，春练不能空腹，老年人早晨血流相对缓慢，体温偏低，在锻炼前应喝些热汤饮。同时运动要舒缓，老年人晨起后肌肉松弛、关节韧带僵硬，锻炼前应先轻柔地活动躯体关节，防止因骤然锻炼而诱发意外。

不"怒"

春季是肝阳亢盛之时，情绪易急躁，要做到心胸开阔，身心和谐。

心情舒畅有助于养肝，因为心情抑郁会导致肝气郁滞，影响肝的疏泄功能，也使功能紊乱，免疫力下降，容易引发精神病、肝病、心脑血管疾病等。

不"妄"

老年人本来阳气相对不足，而春天是养阳的大好时机，如情欲妄动而房事较频，会耗气伤精，进一步损伤阳气，因此老年人在春天应适当节欲。

第三章

夏季养"长"——勿游玩过度，
食冷热均衡不宜过寒

葱郁茂盛，夏季养生注养"长"

《素问·四气调神大论篇》中有："夏三月，此谓蕃秀，天地气交，万物华实。夜卧早起，无厌于日，使志无怒，使华英成秀，使气得泄，若所爱在外，此夏气之应，养长之道也。逆之则伤心，秋为疟，奉收者少，冬至重病。"

"夏三月"是指农历的四、五、六三个月。夏季是天地万物生长、葱郁茂盛的时期。金色的太阳当空而照，向大地洒下了温暖的阳光，这时，大自然阳光充沛，热力充足，万物都借助这一自然趋势加速生长发育。人在这个时候也要多晒太阳，不要怕出汗，在情志上不要过分压抑自己，这样才能使气血通畅。另一方面，因为夏季属火，主生长、主散发，夏天多晒太阳、多出汗，可借阳气的充足来赶走身体里的积寒。但现代人通常都处于空调的环境下，整个夏天都很少出汗，这样反而会让体内的寒气加深，抑制散发，秋天就会得痰证（呼吸方面的病），降低了适应秋天的能力，所谓"奉收者少"。

中医认为长夏（农历六月，阳历七八月）属土，五脏中的脾也属土，长夏的气候特点是偏湿，"湿气通于脾"，也就是说湿气与脾的关系最大，所以，脾应于长夏，是脾气最旺盛、消化吸收力最强之时，因而是养"长"的大好时机。

夏季饮食要注意"清淡"二字

夏天的太阳那么大，拿什么来对抗它的炎热呢？下面将介绍清淡养生法：

头脑宜清净

盛夏烈日高温蒸灼，令人感到困倦、烦躁和闷热不安，使头脑清静，神气平和是养生之首要。古医经《养生篇》中记载，夏日宜"静养勿躁"，节嗜欲、定心气，切忌脾气火暴、一蹦三跳，情绪激越而伤神害脏腑。

饮食宜清淡

炎夏暑热，少食高脂厚味、辛辣上火之物，饮食清淡可起到清热、祛暑、敛汗、补液等作用，还有助于增进食欲。新鲜蔬菜瓜果，如西红柿、黄瓜、苦瓜、冬瓜、丝瓜、西瓜之类清淡宜人，既能保证营养，又可预防中暑；菊花清茶、酸梅汤和绿豆汁、莲子粥、荷叶粥、皮蛋粥等亦可清暑热，生津开胃。

居室宜清凉

早晚室内气温低，应将门窗打开，通风换气。中午室外气温高于室内，宜将门窗紧闭，拉好窗帘。阴凉的环境，会使人心静神安。

游乐宜清幽

炎夏不宜远途跋涉，最好是就近寻幽。清晨，曙光初露，凉风习习，到溪流、园林散步，练气功、保健操等，可使人心旷神怡，精神清爽；傍晚，散步徜徉在江滨湖畔，亦会令人心静如水，烦闷、暑热顿消。晚上，在人少、清凉之室，听听音乐、看看电视，或邀三朋四友，品茗聊侃，亦惬意舒心。适当过过现代城市

吃错会生病 吃对不吃药

的夜生活，去夜总会、歌舞厅、卡拉OK，潇洒一回，对丰富生活内容大有好处，但不宜常往，特别是老人更应慎之，否则亦会伤神害身，乐极而生悲。

夏日吃西瓜，药物不用抓

西瓜又叫水瓜、寒瓜、夏瓜，堪称"瓜中之王"，因是汉代时从西域引入的，故称"西瓜"。它味道甘甜、多汁、清爽解渴，是一种富有营养、最纯净、食用最安全的食品。西瓜生食能解渴生津，解暑热烦躁。我国民间谚语云：夏日吃西瓜，药物不用抓。说明暑夏最适宜吃西瓜，不但可解暑热、发汗多，还可以补充水分。

西瓜还有"天生白虎汤"之称，这个称号是怎么来的呢？白虎汤是医圣张仲景创制的主治阳明热盛或温病热在气分的名方。该病以壮热面赤、烦渴引饮、汗出恶热、脉象洪大为特征，一味西瓜能治如此复杂之疾病，可见其功效不凡。

关于西瓜的功效，《本草纲目》中记载其"性寒，味甘；清热解暑、除烦止渴、利小便"。西瓜含有的瓜氨酸，不仅具有很强的利尿作用，是治疗肾脏病的灵丹妙药，对因心脏病、高血压以及妊娠造成的浮肿也很有效果；西瓜可清热解暑，除烦止渴。西瓜中含有大量的水分，在急性热病发烧、口渴汗多、烦躁时，吃上一块又甜又沙、水分充足的西瓜，症状会马上改善；吃西瓜后尿量会明显增加，由此可以减少胆色素的含量，并可使大便通畅，对治疗黄疸有一定作用。

新鲜的西瓜汁和鲜嫩的瓜皮还可增加皮肤弹性，减少皱纹，增添光泽。因此，西瓜不但有很好的食用价值，还有很经济实用的美容价值。

西瓜除了果肉，其皮和种子中也含有有效成分。比如，治疗肾脏病可以用皮来煮水饮用，而膀胱炎和高血压患者则可以煎煮种子饮用。

但是，西瓜性寒，脾胃虚寒及便溏腹泻者忌食；含糖分也较高，糖尿病患者当少食。另外，许多人喜欢吃放入冰箱冷藏后的西瓜，以求凉快。但长时间吃冰西瓜会损伤脾胃。

西瓜性寒，味甜。西瓜切开后经较长时间冷藏，瓜瓤表面形成一层膜，冷气被瓜瓤吸收，瓜瓤里的水分往往结成冰晶。人咬食"冰"的西瓜时，口腔内的唾液腺、舌部味觉神经和牙周神经都会因冷刺激几乎处于麻痹状态，以致难以"品"出西瓜的甜味和诱人的"沙"味。还可刺激咽喉，引起咽炎或牙痛等不良反应。另外，多吃冷藏西瓜会损伤脾胃，影响胃液分泌，使食欲减退，造成消化不良。特别是老年人消化机能减退，吃后易引起厌食、腹胀痛、腹泻等肠道疾病。

因此，西瓜不宜冷藏后再吃，最好是现买现吃。如果买回的西瓜温度较高，需要冷处理一下，可将西瓜放入冰箱降温，应把温度调至15℃，西瓜在冰箱里的时间不应超过两小时。这样才既可防暑降温，又不伤脾胃，还能品尝西瓜的甜沙滋味。

1.西瓜酪

材料：西瓜1个（约重2500克），罐头橘子100克，罐头菠萝100克，罐头荔枝100克，白糖350克，桂花2.5克。

做法：整个西瓜洗净，在西瓜一端的1/4处打一圈人字花刀，将顶端取下，挖出瓜瓤，在瓜皮上刻上花纹。将西瓜瓤去子，切成3分见方的丁。另把菠萝、荔枝也改成3分大小的丁。铝锅上火，放清水1250毫升，加入白糖煮开，撇去浮沫，下入桂花。等水开后把水过箩晾凉，放入冰箱。将西瓜丁、菠萝丁、荔枝丁和橘子，装入西瓜容器内，浇上冰凉的白糖水即成。

功效：解暑除烦、止渴利尿。

2.西瓜粳米红枣粥

材料：西瓜皮50克，淡竹叶15克，粳米100克，红枣20克，白糖25克。

做法：将淡竹叶洗净，放入锅中，加水适量煎煮20分钟，将竹叶去之。把淘洗干净的粳米及切成碎块的西瓜皮及红枣同置入锅中，煮成稀粥后加入白糖即可食用。

功效：对心胸烦热、口舌生疮、湿热黄疸有效。

夏吃茄子，清热解毒又防痱

茄子是夏秋季节最大众化的蔬菜之一。鱼香茄子、地三鲜更是许多家常菜馆的必备菜肴，深得人们的喜爱。茄子营养丰富，富含蛋白质、脂肪、碳水化合物、维生素及钙、磷、铁等多种营养成分。特别是维生素P的含量很高，每100克中含750毫克。所以经常吃些茄子，有助于防治高血压、冠心病、动脉硬化和出血性紫癜。

《随息居饮食谱》说茄子有"活血、止血、消痈"的功效。夏天常食茄子，尤为适宜。它有助于清热解毒，容易生痱子、生疮疖的人，夏季多吃茄子是可以起到预防作用的。而且，《本草纲目》中说："茄子性寒利，多食必腹痛下利。"所以，这种寒性的蔬菜最适宜的季节应该是夏季，进入秋冬季节后还是少吃为宜。

茄子的吃法有多种，既可炒、烧、蒸、煮，也可油炸、凉拌、做汤，不论荤素都能烹调出美味的菜肴。茄子善于吸收肉类的鲜味，因此配上各种肉类，其味道更加鲜美。

1. 清蒸茄子

材料：茄子两个。

做法：把茄子洗净切开放在碗里，加油、盐少许，隔水蒸熟食用。

功效：清热、消肿、止痛，可用于内痔发炎肿痛、内痔便血、高血压、痔疮、便秘等症。

2. 炸茄饼

材料：茄子300克，肉末100克，鸡蛋三个。

做法：将茄子洗净去皮，切片；肉末内加黄酒、精盐、葱、姜与味精，搅拌均匀；鸡蛋去壳打碎，放入淀粉调成糊，用茄片夹肉撒少许干淀粉做成茄饼。锅内放油烧至六成热时，茄饼挂糊，逐个下锅炸至八成熟时捞出。待油温升到八成热时，再将茄饼放入复炸，至酥脆出锅，撒上椒盐末即成。

功效：和中养胃，胃纳欠佳、食欲不振者尤宜服食。

夏季尽享西红柿营养餐

西红柿是夏季餐桌上的家常菜，一年四季都可见，但夏季的西红柿最甜，营养也最丰富。它清热解毒、生津止渴，既可当蔬菜，又可当水果食用，有"菜中之果"的美誉。

西红柿含有丰富的胡萝卜素、维生素 C 和 B 族维生素，以及钙、磷、铁等矿物质，还含有苹果酸、柠檬酸、番茄红素等有益物质。其中维生素 C 是苹果的数倍，尤其是维生素 P 的含量是蔬菜之冠。

西红柿是天然的防癌蔬菜，其所含的番茄红素具有独特的抗氧化能力，可以清除人体内导致衰老和疾病的自由基；预防心血管疾病的发生；阻止前列腺的癌变进程，并有效地减少胰腺癌、直肠癌、喉癌、口腔癌、乳腺癌等癌症的发病危险。

中医认为，西红柿性微寒，味甘、酸，有养阴生津、凉血养肝、健脾养胃、平肝清热、降低血压的功效，适于热病伤阴引起的食欲不振、胃热口渴等症。这与西红柿含有苹果酸、柠檬酸有关，这两种成分可刺激食欲，促进胃酸分泌，帮助消化，增强胃肠的吸收功能。消化功能较差或多食荤腥油腻食品的人，在饭后进食西红柿是有好处的。

西红柿所含的烟酸能维持胃液的正常分泌，促进红细胞的形成，有利于保持血管壁的弹性和保护皮肤。所以食用西红柿对防治动脉硬化、高血压和冠心病也有帮助。西红柿多汁，可以利尿，肾炎病人也宜食用。

西红柿中还含有番茄碱，具有抗炎作用。加之西红柿中还含有丰富的核黄素、抗坏血酸、维生素 A、维生素 K 等，所以可以防治牙龈出血、口腔溃疡。

西红柿内含有谷胱甘肽的一种物质，可抑制酪氨酸酶的活性，使皮肤沉着的色素减退消失，雀斑减少，起到美容作用。此外，西红柿含有的丰富维生素 C，有美白、抗衰老的功效，每天吃一个西红柿可以使皮肤保持白皙，延缓衰老。另外，番茄红素同时可以抵抗太阳光的紫外线伤害，夏季的西红柿中番茄红素含量比较高，这主要是因为夏天阳光充沛、光照时间长，会让番茄红素的含量大大增加，所以夏季多吃西红柿可以起到很好的防晒作用。西红柿中含有胡萝卜素，可保护皮肤弹性，促进骨骼钙化，还可以防治小儿佝偻病，夜盲症和眼干燥症。

西红柿常用于生食冷菜，用于热菜时可炒、炖和做汤。到底是生吃好还是熟吃好，一直都争论不休。其实，这两种吃法都对身体有好处，只不过是所摄取的营养素有所区别。经过研究证明，生吃西红柿会摄取更多的维生素 C，熟吃西红柿会摄取更多的番茄红素。

西红柿生吃和熟吃都不会破坏维生素 C，因为番茄酸度大，有利于维生素 C 的稳定，烹调之后损失比较小。如果为获得钾和膳食纤维，也是生熟均可。西红柿熟吃，可以更好地吸收番茄红素，因为它是一种脂溶性的维生素，经过加热和油脂烹调后，才更有利于发挥它的健康功效。由于番茄红素遇光、热和氧气容易分解，烹调时应避免长时间高温加热，以保留更多的营养成分。做菜时盖严锅盖，能保护其避免被氧气破坏。

烧煮西红柿时稍加些醋，就能破坏其中的有害物质番茄碱。食用西红柿时，皮最好不要去掉，因为西红柿的皮中也含有维生素、矿物质和膳食纤维。此外，生吃西红柿时要注意洗净。

我们来学学西红柿的保健食谱：

1. 西红柿炒鸡蛋

材料：西红柿 2 个，鸡蛋 2 枚，味精、盐、食用油各适量。

做法：将鸡蛋打入碗内，略加精盐，搅成蛋液，番茄洗净切片；炒锅置火上，放油烧六成热时，倒入蛋液，煎熟，炒碎，加番茄翻炒片刻，加盐及味精调味即可。

功效：健脾开胃、生津止渴。

2. 西红柿炖牛腩

材料：牛腩、番茄各适量，姜、料酒、盐、葱、食用油、味精各适量。

做法：将牛腩洗净切成小方块，番茄放入开水中烫片刻，捞出剥去皮切成月牙块，姜切末、葱切段。炒锅置火上，倒入食用油烧至五成热时，放入牛腩翻炒。加入西红柿继续翻炒，西红柿要炒碎，把番茄酱炒出来。加入适量清水、姜末、葱段、料酒，中火炖至肉熟。加入盐、味精调味，收汁即可。

功效：强身健体、祛暑解烦。

3. 糖拌西红柿

材料：西红柿4个、绵白糖（依个人口味而定）。

做法：先将西红柿洗净，切成月牙块，装入盘中。加糖，拌匀即成。

功效：生津止渴，健胃平肝，适用于发热，口干口渴，高血压等病症。

苦瓜和西红柿搭配可治疗口臭烦渴、腹胀厌食；连藕木耳鸡蛋西红柿汤可治口腔溃疡、牙龈肿痛等症状。

食用西红柿要注意以下几点：

西红柿不宜和黄瓜同食。黄瓜含有一种维生素C分解酶，会破坏其他蔬菜中的维生素C，西红柿富含维生素C，如果二者一起食用，会达不到补充营养的效果。

西红柿忌与石榴同食。

空腹时不宜食西红柿。西红柿含有大量可溶性收敛剂等成分，与胃酸发生反应，凝结成不溶解的块状物，容易引起胃肠胀满、疼痛等不适症状。

未成熟的西红柿不宜食用。青西红柿含龙葵碱，食用后轻则口腔感到苦涩，重时还会有中毒现象。

西红柿不宜长久加热烹制后食用。长久加热烹制后会失去原有的营养与味道。

西红柿偏凉，脾胃虚寒者不宜生吃，可选择加热过的西红柿或番茄汁。

夏季丝瓜，美丽"女人菜"

盛夏时节，很容易上火，丝瓜具有清热泻火、凉血解毒的功效，其鲜嫩、滑爽的口感，老幼咸宜，不仅营养丰富，且颇具药用价值。炎热的夏季吃上一盘用丝瓜做成的汤菜，既可祛暑清心，醒脾开胃，免除苦夏之烦恼，又可美白皮肤，特别适合女性食用。

丝瓜中含有蛋白质、脂肪、碳水化合物、粗纤维、钙、磷、铁、瓜氨酸以及核黄素等 B 族维生素、维生素 C、葫芦素，还含有人参中所含的成分——皂苷等防病保健活性成分。

丝瓜有健脑的功效，其 B 族维生素含量高，有利于小儿大脑发育及中老年人大脑健康。

丝瓜可抗坏血病，其维生素 C 含量较高，可用于抗坏血病及预防各种维生素 C 缺乏症；同时还可抗病毒、防过敏，丝瓜提取物对乙型脑炎病毒有明显预防作用，在丝瓜组织培养液中还提取到一种具抗过敏性物质泻根醇酸，其有很强的抗过敏作用。

丝瓜对女性月经不调能起到治疗作用。中医认为，丝瓜性平味甘，有通经络、行血脉、凉血解毒的功效，因此民间常用它来治疗妇科疾病。

丝瓜作为美容佳品，更值一提。丝瓜中含防止皮肤老化的 B 族维生素，增白皮肤的维生素 C 等成分，能除雀斑、增白、去皱。丝瓜汁有"美容水"之称，用其擦脸，能使皮肤更加光滑、细腻，还具有消炎效果。

丝瓜不宜生吃，因为生吃时有一种怪味道，可炒、烧、做汤食用或取汁用以食疗。丝瓜吃时最好去皮。丝瓜汁水丰富，宜现切现做，以免营养成分随汁水流走。

丝瓜的做法有很多种，我们来学学最保健的烹饪方法：

1. 清炒丝瓜

材料：丝瓜 1 根，大葱、姜、枸杞、味精、盐、食用油各适量。

做法：丝瓜去皮洗净，切成薄片，姜切丝，葱切末。油烧至九成热时，加入姜丝、葱爆香后，放入枸杞粒炒匀，放入丝瓜、精盐翻炒。至丝瓜熟时，加入味精稍炒即可。

功效：解毒消痛，清热利湿。

2. 香菇烧丝瓜

材料：香菇（干）适量，嫩丝瓜 1 根，姜、精盐、味精、湿淀粉、香油、生油、料酒、食用油各适量。

做法：香菇泡发后去杂洗净，嫩丝瓜去皮切片，姜捣成姜汁。炒锅置火上，加入食用油，烧热后放香菇，翻炒数下，放丝瓜，翻炒。放姜汁、料酒、精盐、味精、适量水，武火烧沸后改为文火。烧至入味，用湿淀粉勾芡，淋入香油，装盘即可。

功效：益气血、通经络。

3. 西红柿丝瓜汤

材料：西红柿 2 个，丝瓜 1 根，香葱 1 棵，高汤适量，熟猪油、味精、盐、胡椒粉各适量。

做法：将西红柿洗净，切成薄片；丝瓜刮去粗皮洗净，切成薄片，香葱切末。锅置火上，下熟猪油烧至六成热，倒入鲜高汤烧开。放入丝瓜、西红柿，待二者都熟时，加胡椒粉、盐、味精，撒入葱花即成。

功效：清解热毒、消除烦热。

丝瓜在烹制时应注意尽量清淡、少油，可勾稀芡，用味精或胡椒粉提味，以保持其香嫩爽口的特点。

食用丝瓜要注意以下两点：

丝瓜烹煮时不宜加酱油和豆瓣酱等口味较重的酱料，因为丝瓜的味道清甜，加酱料会抢味。

体虚内寒、腹泻者不宜多食丝瓜，丝瓜性寒，对身体不利。

夏季吃黄瓜，最爱那一口清凉

夏季，黄瓜是家庭餐桌上的"平民蔬菜"，以其营养、价廉大受青睐。夏季暑热难耐，不免心情烦躁，适当食用黄瓜可起到降压、解暑的功效，清爽之余，营养也足够充足。

黄瓜肉质脆嫩，汁多味甘，生食生津解渴，且有特殊芳香。黄瓜含水分为98%，富含蛋白质、糖类、维生素 B_2、维生素 C、维生素 E、胡萝卜素、烟酸、钙、磷、铁等营养成分。

黄瓜中含有的葫芦素 C 具有提高人体免疫功能的作用，可达到抗肿瘤的目的。此外，该物质还可治疗慢性肝炎。黄瓜中所含的丙氨酸、精氨酸和谷胺酰胺对肝脏病人，特别是对酒精肝硬化患者有一定辅助治疗作用，可防酒精中毒。

黄瓜含有维生素 B_1，对改善大脑和神经系统功能有利，能安神定志，辅助治疗失眠症。

黄瓜有利尿的功效，有助于清除血液中像尿酸那样的潜在的有害物质。黄瓜味甘性凉，具有清热利水、解毒的功效。对胸热、利尿等有独特的功效，对除湿、滑肠、镇痛也有明显效果。另外黄瓜还可治疗烫伤、痱疮等。此外，黄瓜藤有良好的降压和降胆固醇的作用。

黄瓜是减肥佳品。鲜黄瓜内还含有丙醇二酸，可以抑制糖类物质转化为脂肪。黄瓜中还含有纤维素，对促进肠蠕动、加快排泄和降低胆固醇有一定的作用。黄瓜的热量很低，对于高血压、高血脂以及合并肥胖症的糖尿病，是一种理想的食疗良蔬。

黄瓜也是美容菜蔬，有"厨房里的美容剂"一称。黄瓜所含的黄瓜酶，能促进人体的新陈代谢，排出毒素，其中的维生素 C，能美白肌肤，保持肌肤弹性，抑制黑色素的形成。经常食用或贴在皮肤上可有效抵抗皮肤老化，减少皱纹的产生，并可防止唇炎、口角炎。老黄瓜中富含维生素 E，可以延年益寿、抗衰老；黄瓜中的黄瓜酶，有很强的生物活性，能有效地促进机体的新陈代谢。

营养学家认为，凉拌菜越自然越好，能不焯的尽量不焯，因为很多维生素是水溶性物质，蔬菜一焯就易造成维生素的损失。黄瓜含有维生素 C、B 族维生素及许多微量矿物质，它所含的营养成分丰富，生吃口感清脆爽口，营养也不会流失。

研究证明，黄瓜皮所含营养素丰富，应当保留生吃。但为了预防农药残留对人体的伤害，黄瓜皮应先在盐水中泡 15 ~ 20 分钟再洗净生食。用盐水泡黄瓜时切勿掐头去根，要保持黄瓜的完整，以免营养素在泡的过程中流失。

吃黄瓜时，一定要保留黄瓜把儿，这是因为，黄瓜把儿含有较多苦味素，苦味成分为葫芦素 C，是难得的排毒养颜食品，实验证实，葫芦素 C 具有明显的抗肿瘤作用。

如果吃腻了炒黄瓜、拌黄瓜，那么自制一杯黄瓜汁饮用，口感和营养俱佳，在夏天可以用来预防口腔疾病。

黄瓜汁的做法很简单，将新鲜的黄瓜简单用糖腌一下，或者直接加冷开水在榨汁机中，取汁饮用。如果觉得稀释后的黄瓜汁口感有点苦涩，可以适量加一点蜂蜜来调味。

早晨喝一杯黄瓜汁可以清爽肠胃，黄瓜含有的大量维生素还可以缓解一定的发炎症状，可以防治口腔溃疡。每天饮用一杯黄瓜汁可以防止头发脱落、指甲劈裂以及增强大脑的记忆力。有研究表明，饮用黄瓜汁的效果要比吃整个黄瓜的效果好。

下面给大家推荐几款黄瓜的特色吃法：

1. 蓑衣黄瓜

材料：大黄瓜一根，朝天椒、白芝麻、花椒、香油、醋、白砂糖、盐各适量。

做法：将黄瓜下面垫两根筷子，从一端开始朝同一方向以 45 度的角度斜刀去切，不要将黄瓜切断，刀距要小，切出的黄瓜就比较柔软，将整根黄瓜翻转 180 度，再用同样方法斜切。朝天椒切丝，泡入冷水中。白芝麻在干炒锅中用小火慢慢焙出黄色，盛出充分晾凉。锅置火上，加热后放油，油热后，依次放入花椒和朝天椒丝，微变色后立即盛出，制成麻香油。将适量醋、白砂糖、盐、麻香油制成汁，浇在蓑衣黄瓜上，搅拌均匀后放入冰箱中腌制1小时。食用时将黄瓜撕成小段，撒上白芝麻即可。

功效：排毒解暑、降脂降压。

2.凉拌黑木耳

材料：黑木耳（干）适量，黄瓜1根、大蒜、香葱、芝麻、盐、味精、香油各适量。

做法：黑木耳泡发后去蒂洗净，蒜捣成泥。将木耳放入开水中焯一下，捞起沥干水分，盛在碗内。加入黄瓜丝、蒜泥、芝麻、盐、味精、香油，拌匀后即可。

功效：减肥、滋补、和血、平衡营养。

3.拍黄瓜

材料：黄瓜、香菜适量，大蒜、盐、白糖、醋、味精、香油各适量。

做法：将黄瓜洗净，拍酥、切段。香菜洗净切末，大蒜捣成泥。将黄瓜、香菜、蒜泥、醋、盐、白糖、香油、味精拌匀即可。功效：解暑、清肠、利尿、降压。

黄瓜搭配豆腐，可以解毒消炎、润燥平胃。豆腐性寒，含碳水化合物极少，有调节机体和润燥平火的作用。

食用黄瓜的禁忌：

脾胃虚弱、腹痛腹泻、肺寒咳嗽者都应少吃，因黄瓜性凉，胃寒患者食之易致腹痛泄泻。

黄瓜与花生同食易引起腹泻。黄瓜性味甘寒，常用来生食，而花生米多油脂，性寒食物与油脂相遇，会增加其滑利之性，可能导致腹泻，尤其是肠胃功能不好的人不宜多食。

黄瓜不宜与含维生素C丰富的蔬果同食。黄瓜所含的维生素C分解酶如果与维生素C含量丰富的食物，如辣椒、西红柿、苦瓜、菜花、芹菜、橘子等同食，维生素C分解酶就会破坏其他食物的维生素 C，虽对人体没有危害，但会降低人体对维生素 C 的吸收。

夏季滋阴润燥，多食猪瘦肉

夏季高温炎热，对许多人来说"苦夏"的结果就是只吃蔬菜水果等完全清淡饮食，其实，夏季高温使营养素和水分大量流失，因此，夏季饮食更要注重营养。猪瘦肉含有丰富的蛋白质及脂肪、碳水化合物、钙、磷、铁等成分，可以成为夏季进补的主要食物。

猪瘦肉的营养非常全面，不仅为人类提供优质蛋白质和必需的脂肪酸，还提供钙、磷、铁、硫胺素、核黄素和烟酸等营养元素。相对牛羊肉来说，猪瘦肉的营养优势在于含有丰富的 B 族维生素，能调节新陈代谢，维持皮肤和肌肉的健康，增强免疫系统和神经系统的功能，促进细胞生长和分裂，预防贫血发生，而且猪瘦肉中的血红蛋白比植物中的更好吸收，因此，吃瘦肉补铁的效果要比吃蔬菜好。

经过烹调加工后的猪瘦肉味道特别鲜美，因为猪瘦肉纤维较为细软，结缔组织较少，肌肉组织中含有较多的肌间脂肪。猪肉如果调煮得当，它也被称为"长寿之药"。猪肉经长时间炖煮后，脂肪会减少 30% ~ 50%，不饱和脂肪酸增加，而胆固醇含量会大大降低。

中医认为，猪肉性平、味甘，具有润肠胃、生津液、补肾气、解热毒、补虚强身、滋阴润燥、丰肌泽肤的功效。可作为病后体弱、产后血虚、面黄赢瘦者的营养滋补品。猪肉煮汤饮下可急补由于津液不足引起的烦躁、干咳、便秘和难产。

关于猪瘦肉的烹饪方法，相信不管是饭店大厨，还是家庭主妇，都能说出许多种做法，可谓花样繁多。但是爆炒猪瘦肉最营养，因为猪肉中的 B 族维生素属于水溶性维生素，红烧或者清炖营养素比较容易在汤中流失，而且烧、炖的烹饪时间较长，对营养素是更大的损失。爆炒的时候尽量搭配一些纤维素含量高的蔬

吃错会生病 吃对不吃药

菜，这样更容易增加肠蠕动，减少脂肪的吸收。比如芹菜、春笋、冬笋，都是炒肉丝的好搭配。猪瘦肉与香菇一起烹饪较好，香菇中含有的丰富的膳食纤维会抑制猪肉中的胆固醇被人体吸收。

下面来介绍几款猪肉的做法：

1. 香芹肉丝

材料：芹菜、猪瘦肉各适量，红萝卜适量，大蒜、淀粉、料酒、生抽、猪油各适量。

做法：芹菜剥去老瓣，摘去叶，切段。猪瘦肉洗净切丝。猪瘦肉加入蒜肉（略拍）、生抽、淀粉、盐，腌片刻待用。烧油锅，放芹菜炒熟盛起。烧油锅，加入蒜末爆香，放肉丝，加红萝卜丝、芹菜，芡汁，即可盛盘。

功效：清肠润肺、补铁补血。

2. 香菇炒肉

材料：猪瘦肉、鲜香菇各适量，猪油、盐、味精、料酒、大葱、淀粉、姜、花椒粉、胡椒粉各适量。

做法：猪瘦肉和香菇分别切片。肉用盐、料酒、淀粉拌匀。用料酒、味精、葱、姜、汤、花椒面、胡椒面、淀粉、水兑成汁。炒锅烧热注油，油热后即下肉片，边下边用勺推动，待肉丝散开。待炒出味后加香菇炒几下，再倒入兑好的汁，待起泡时翻匀即可出锅。

功效：降胆固醇，增强食欲。

3. 木须肉

材料：猪瘦肉、鸡蛋、干木耳、黄瓜各适量，酱油、盐、料酒、食用油、香油各适量。

做法：将猪瘦肉切成丝，鸡蛋磕入碗中，用筷子打匀，干木耳加开水泡5分钟，去掉根部，撕成块，黄瓜斜刀切成菱形片，葱、姜切成丝。炒锅点火，加油，烧热后加入鸡蛋炒散，使其成为不规则小块，盛装在盘中。炒锅点火，加油烧热，将肉丝放入煸炒至肉色变白，加入葱、姜丝同炒，炒至八成熟。加入料酒、酱油、盐，炒匀后加入木耳、黄瓜和鸡蛋同炒，熟后淋入香油即可。

功效：散血解毒，健脾开胃。

猪瘦肉要斜切，因其肉质比较细、筋少，如横切，炒熟后变得凌乱散碎，如斜切，既可使其不破碎，吃起来又不塞牙。

食用猪瘦肉的禁忌：

猪肉烹调前莫用热水清洗，因猪肉中含有一种肌溶蛋白的物质，在15℃以上的水中易溶解，若用热水浸泡就会散失很多营养，同时口味也欠佳。

猪肉性冷，因此手脚冰冷或消化系统薄弱的人应少吃。

身上容易生痱子的人应尽量避免吃猪肉，尤其是吃猪肉时喝酒，更不利。猪肉中会引起痱子的组胺的含量高于其他肉类，因此，边吃猪肉边喝酒，分解组胺的能力会下降。

猪肉不宜与性温的食物如人参、蜂蜜、蜂王浆、鳗鱼、黄花鱼等混吃。因为会抵消猪肉冷的成分。

不熟的猪肉不能食用。因为猪肉中有时会有寄生虫，如果生吃或不完全熟时，可能会在肝脏或脑部寄生有钩绦虫。

烹饪猪肉时最好不要吸烟。据调查，高温烹炒猪肉时所散发出的化学物质，会与香烟里致癌的化学物质结合起来提高致癌概率。

食用猪肉后不宜大量饮茶。因为茶叶的鞣酸会与蛋白质合成具有收敛性的鞣酸蛋白质，使肠蠕动减慢，延长粪便在肠道中的滞留时间，不但易造成便秘，而且还增加了有毒物质和致癌物质的吸收，影响健康。

炒焦的肉不要食用，因为含有可致癌的化学物质。

猪肉不能与牛肉同食。二者一温一寒，一补中健脾，一冷腻虚人，性味功能有所抵触，故不宜同食用。

猪肉忌与驴肉马肉同食。猪肉与驴马肉同食易致腹泻。

服乌梅、大黄等中药材时禁食猪肉。《滇南本草》记载：猪肉"反乌梅、大黄等。"《本草纲目》记载："反乌梅、桔梗、黄连，犯之令人泻痢；反苍耳，犯之令人动风；和百合、吴茱萸食，发痔。"以上药物在食用时均不宜食用猪肉。

夏季吃兔肉，口福、美丽和健康同享

兔肉有"荤中之素""美容肉""保健肉""百味肉"之名，其质地细嫩，味道鲜美，营养丰富，且食用后极易被消化吸收。兔肉有四高四低的特点，四高即高蛋白、高赖氨酸、高卵磷脂、高消化率；四低即低脂肪、低胆固醇、低尿酸、低热量，适合现代生活对肉质的要求，可谓是口福、美丽和健康同享的肉类。兔肉性凉，所以夏季吃兔肉最佳，寒冬及初春季节一般不宜吃兔肉。

兔肉富含大脑发育不可缺少的卵磷脂，有健脑益智的功效。卵磷脂可以抑制血小板凝聚和防止血栓形成，还可以保护血管壁、防止动脉硬化，高血压、冠心病、糖尿病患者适合经常食用。兔肉能健美肌肉，还能保护皮肤细胞活性，维护皮肤弹性。兔肉中所含的脂肪多为不饱和脂肪酸，常吃兔肉，既不会增肥，又可强身健体。兔肉中含有多种维生素，尤以烟酸较多，矿物质和钙含量也颇为丰富，因而是老人、孕妇、儿童的营养食品。

中医认为，兔肉味甘、性凉，具有滋阴凉血、补中益气、凉血解毒的功效，可用于病后体虚、消渴、小儿痘疹不出、便血、便秘等，还能增加人体血液中的磷脂，抑制胆固醇的有害作用，有助于避免动脉粥样硬化的发生和发展。

兔肉可红烧、粉蒸、炖汤，这些烹调方法的营养流失都很小，且制作方法也很简单，适合于每个家庭在夏季食用。

烹调兔肉前必须用凉水将兔肉冲洗干净，并应将其生殖器官、排泄器官及各种腺体和整条脊骨起出。烹制时要多放油，因兔肉瘦多肥少。选用配料时，不宜选用附子、炮姜、肉桂等燥热性的，而应选用海带、海蜇、枸杞、香菇等温凉性的。一龄兔的肉质最好，可以煎、炒、炸、蒸，超过一龄的兔肉只宜红烧、红焖、清炖。

兔肉和一些食物搭配，可以起到很好的食疗作用。兔肉和鲤鱼等份炖食，可治疗慢性气管炎；兔肉和蛇肉等份炖食可治瘫痪；

兔肉和红枣适量炖食可治疗虚弱；兔肉和枸杞同食可以健脾美肤；兔肉加胡椒治胃寒，并具有一定抗癌防癌作用。

下面再来介绍兔肉的做法：

1. 红枣炖兔肉

材料：鲜兔肉及红枣各适量，熟猪油、葱段、姜片、精盐、味精各适量。

做法：将兔肉洗净，剁成块状，红枣洗净去核。将兔肉倒入沸水中焯一下，捞出洗净沥干。锅内倒入少许熟猪油，用中火烧至四五成热时，用葱段、姜片爆锅，再倒入兔肉块煸炒一会儿。放红枣、精盐，倒入适量的清水烧沸后，连肉带汤倒入蒸碗内。将锅洗净，注入适量清水，将盛肉的蒸碗放入。用文火隔火炖至兔肉烂熟后，放入味精调味即可。

功效：补虚生血，美容养颜。

2. 山楂枸杞兔肉汤

材料：兔肉、山楂、枸杞各适量，姜、盐、酱油、醋、香油各适量。

做法：将兔肉洗净，切成大块，山楂、枸杞洗净待用。将兔肉放入锅内，加姜、盐少许，注入冷水适量。用武火烧开，再改用文火慢炖，炖至兔肉熟烂，将兔肉汁滗出，待用。将山楂、枸杞放入锅内，加适量水，用武火烧开，转文火慢炖，滤出药汁。将药汁兑入兔汁。将大块兔肉捞出，切成细丁，加酱油、醋、香油调匀，盛入盘内食用。

功效：健脾和胃，滋阴补肾，益肤悦色。

3. 粉蒸兔肉

材料：兔肉适量，酱油、葱、姜、蒜水、胡椒粉、香油、香菜、料酒各适量。

做法：将兔肉洗净斩成小块。加入酱油、葱、姜、蒜水，少量胡椒粉，香油、料酒搅匀，放置15分钟。加入蒸肉粉，拌匀。大火将蒸锅水烧沸，将搅拌均匀的兔肉放碗里，放入蒸锅。蒸半小时左右，将碗里的粉蒸兔肉倒扣在盘里，洒上香菜即可。

功效：滋阴养血、凉血解毒。

炒兔肉丝，最好用鸡蛋清拌一下，这样炒出的肉丝不卷起，颜色洁白，味道鲜嫩。

食用兔肉的禁忌：

阳虚体质，如四肢怕冷的女性不宜吃兔肉。

兔肉不能与鸭血、橘子、鸡蛋及姜同食，易引起肠胃功能紊乱，导致腹泻。

兔肉与芥末性味相反，不宜同食。

夏季进补，一鸽胜九鸡

夏季养生讲究清补，但不等于只吃蔬菜瓜果，追求饮食的绝对清、素。其实，清补还是强调补养，只不过饮食在补养的同时应兼具解热消暑的功用，以对抗酷热的气候。夏季可适当进补鸽肉。鸽肉四季均可食用，但以夏初时最为肥美。古人认为"一鸽胜九鸡"，鸽子的营养价值极高，既是名贵的美味佳肴，又是高级滋补佳品。

鸽肉是高蛋白质、低脂肪、易消化的食品，是人类理想的肉类食品。鸽肉所含的钙、铁、铜等元素及维生素 A、B 族维生素、维生素 E 等都比其他肉类含量高。常食鸽肉对有些疾病的治疗和预防有着一定的作用。

鸽肉含有许多人体必需的氨基酸，且易于被人体消化。鸽肉中含有最佳的胆素，可很好地利用胆固醇，防治动脉硬化。鸽肉中还含有丰富的泛酸，可以治疗脱发、少白发等症。

鸽肉细嫩鲜美，尤以乳鸽为佳。乳鸽骨内含有丰富的软骨素，可与鹿茸中的软骨素相媲美，经常食用，能改善皮肤细胞活力，增强皮肤弹性，改善血液循环，使面色红润。

乳鸽还含有较多的支链氨基酸和精氨酸，可促进体内蛋白质的合成，能加快伤口愈合。乳鸽对神经衰弱、健忘、失眠等多种疾病有特殊疗效。常吃乳鸽，还能防止高血压和血管硬化。民间称鸽子为"甜血动物"，贫血的人食用后有助于恢复健康，尤其是老年人、孕妇、儿童、体虚病弱者的理想营养食品。

《本草纲目》中记载"鸽羽色众多，唯白色入药"，中医认为，鸽肉性平、味甘、咸，有补肝壮肾、益气补血、清热解毒、生津止渴等功效，可壮体补肾、健脑补神、提高记忆力、降低血压、调整人体血糖、养颜美容、延年益寿。

鸽肉鲜嫩味美，烹饪方式有许多种，可做粥、爆炒、清蒸、煲汤、烧烤、油炸等等，其中清蒸或煲汤能最大限度地保存其营养成分。

乳鸽清炖时不加任何材料，只加少许盐，可加快伤口愈合速度，但不能多吃，以免伤口处形成肉芽，影响美观。

鸽肉较容易变质，购买后要马上放进冰箱里。如果一时吃不完，最好将剩下的鸽肉煮熟保存，而不要将生肉保存。我们再来学习鸽子肉做法：

1. 山药炖鸽

材料：鸽子一只，山药适量，葱、姜、精盐、味精各适量。

做法：将鸽子去毛、取出内脏洗净，放入开水锅里煮至水开时捞出。山药去皮，切成菱形块，葱切段，姜拍烂。将砂锅内倒入足够清水，放入鸽子，武火烧开后加入山药块、葱段、姜块。文火炖至鸽肉六成烂时，加精盐，并将鸽子翻在上面，使山药在下面，继续炖鸽肉熟烂，放入味精调味即可食用。

功效：健脾益气、开胃增食、补益脏腑。

2. 清蒸乳鸽

材料：乳鸽1只，香菇（干）、葱、姜、精盐、味精、熟猪油各适量。

做法：葱挽结、姜切丝、香菇泡水半小时。将乳鸽去毛、取出内脏洗净，均匀地撒上盐，放入汤碗中。放入葱结、姜丝、香菇和熟猪油，加水，上蒸笼急火蒸15～20分钟，去葱姜，加入味精调味即可。

功效：美容养颜、补虚强身。

3. 枸杞炖乳鸽

材料：乳鸽1只，火腿，枸杞各适量，高汤适量、葱、姜、料酒、精盐、味精各适量。

做法：将乳鸽去毛、取出内脏洗净，葱挽结、姜切丝，火腿切片。将乳鸽放入盘内，加葱、姜、料酒、精盐、味精，上屉蒸至七成熟，拆净骨头。将鸽肉放在砂锅内，加适量清水、葱、姜、火腿、高汤，武火烧开，中火慢煲两个小时。加入味精调味即可食用。

功效：润肺明目、延年益寿。

炒鸽肉片时最好配精猪肉；油炸鸽子时，最好以蜂蜜、甜面酱、五香粉和熟花生油为配料。

同时，鸽肉与猪肉不能同食，否则会滞气；未经煮熟的鸽肉不能食用；先兆流产者忌过多食用鸽肉；尿毒症患者忌多食用鸽肉；体虚乏力者禁忌食用；发热和热病初愈者忌过多食用；肥胖者和小儿忌过多食用。

桃李不言杏当前——大自然恩赐的福寿果

夏天是很多瓜果成熟的季节，桃子、杏、李子就是这个季节的主要水果。其中桃子自古就被看作福寿吉祥的象征。人们认为桃子是仙家的果实，吃了可以长寿，故又有仙桃、寿果的美称。《西游记》里提到王母娘娘的蟠桃，吃上一个就可以长生不老。

长生不老的蟠桃自然是神话，但桃的确是一种营养价值很高的水果，并以其果形美观、肉质甜美被称为"天下第一果"。人们常说鲜桃养人，《本草纲目》中记载："桃子性味平和、营养价值高"。桃中除了含有多种维生素和果酸以及钙、磷等无机盐外，它的含铁量为苹果和梨含铁量的4～6倍。其含有大量的B族维生素和维生素C，促进血液循环，使面部肤色健康、红润。中医认为，桃味甘酸，性微温，具有补气养血、养阴生津、止咳杀虫等功效。桃对治疗肺病有独特功效，唐代名医孙思邈称桃为"肺之果，肺病宜食之"。夏季桃子成熟，实为大自然对人们的福寿恩赐。

未成熟桃的果实干燥后，称为碧桃干，性味苦、温，有敛汗、止血之功能。阴虚盗汗、咯血的患者，将碧桃干 10 ~ 15 克加水煎服，有治疗作用。跌打外伤瘀肿患者，可用桃仁、生枝子、大黄、降南香各适量放在一起研成粉末，用米醋调服，可消瘀去肿，治愈外伤。

李子也是初夏时期的主要水果之一。祖国中医理论认为，李子味甘酸、性凉，具有清肝涤热、生津液、利小便之功效，特别适合于治疗胃阴不足、口渴咽干、大腹水肿、小便不利等症状。

李子中的维生素 B_{12} 有促进血红蛋白再生的作用，贫血者适度食用李子对健康大有益处。

李子对肝病也有较好的保养作用。唐代名医孙思邈评价李子时曾说："肝病宜食之。"

至于杏，可生食，也可以用未熟果实加工成果脯、杏干等，具有止咳平喘、滋润补肺、润肠通便的功效。可降低人体内胆固醇含量，保护视力、预防目疾，补充人体营养，提高抗病能力，对癌细胞有灭杀作用，还具有预防心脏病和减少心肌梗死的作用。常食杏脯、杏干，对心脏病患者有一定好处。适合缺铁性贫血、伤风咳嗽、老年性支气管炎、哮喘、牙痛、肺结核、浮肿患者食用。癌症患者及术后放疗者、化疗者、有呼吸系统问题的人尤其适宜食用，与猪肺同食，可使润肺效果更加显著。

民间俗语有"桃养人，杏伤人，李子树下吃死人"的说法，但这并不是说桃子就可以无限制地吃，杏和李子就一定要远离，桃、杏、李子都是夏季的主要水果，食用上要有一定的讲究，比如桃子吃多了容易上火，凡是内热偏盛、易生疮疖的人不宜多吃；产妇、幼儿、病人，特别是糖尿病患者，不宜吃杏或杏制品；多食李子会使人生痰、助湿，故脾胃虚弱者宜少吃。

清热解暑，"香薷饮"功不可挡

香薷饮是中医有名的方剂，是夏日解暑的良方，由香薷散演变而来，药味相同，制成散剂叫香薷散，熬成煎剂就是香薷饮。此方源自宋代的《太平惠民和剂局方》，由香薷、厚朴、扁豆三味药组成。香薷素有"夏月麻黄"之称，长于疏表散寒，祛暑化湿；扁豆清热涤暑，化湿健脾；厚朴燥湿和中，理气开痞，三物合用，共奏外解表寒，内化暑湿之效。

此方的主药香薷，又名香如、西香薷，是唇形科植物海洲香薷的带花全草。全身披有白色茸毛，有浓烈香气。中医认为，香薷性味辛、微温，入肺、胃经，有发汗解表，祛暑化湿，利水消肿之功，外能发散风寒而解表，内能祛暑化湿而和中，性温而为燥烈，发汗而不峻猛，故暑天感邪而致恶寒发热，头重头痛，无汗，胸闷腹痛，吐泻者尤适用。故《本草纲目》上说："世医治暑病，以香薷为首药"。《本草正义》记载："香薷气味清冽，质又轻扬，上之能开泄腠理，宣肺气，达皮毛，以解在表之寒；下之能通达三焦，疏膀胱，利小便，以导在里之水"。

药理研究表明，香薷发散风寒，有发汗解热作用，并可刺激消化腺分泌及胃肠蠕动，对肾血管能产生刺激作用而使肾小管充血，滤过压增高，呈现利尿作用。因此，夏日常用香薷煮粥服食或泡茶饮用，既可预防中暑，又可增进食欲。但香薷有耗气伤阴之弊，气虚、阴虚、表虚多汗者不宜选用。

除此之外，香薷还能祛暑化湿，故在暑天因乘凉饮所引起的怕冷发热无汗及呕吐腹泻等症，是一味常用的药品。但其性温辛散，多适用于阴暑病症，正如前人所说："夏月之用香薷，犹冬月之用麻黄。"故在临床用于祛暑解表时必须具备怕冷及无汗的症候。如属暑湿兼有热象的，可配黄连同用。至于暑热引起的大汗、大热、烦渴等症，就不是香薷的适应范围了。

下面，我们就将香薷饮的制作方法告诉大家，以供参考：

组成：香薷 10 克，白扁豆、厚朴各 5 克。

做法：将三药择净，放入药罐中，加清水适量，浸泡 10 分钟后，水煎取汁。

用法：分次饮服，每日 1 剂。

功效：可解表散寒，化湿中和，适用于外感于寒、内伤于湿所致的恶寒发热、头重头痛、无汗胸闷或四肢倦怠、腹痛吐泻等。

正确用膳，预防三种夏季病

感冒、腹泻、中暑是夏季常见的三种高发病。中医把夏季的感冒称为热伤风，多由阳气外泄引起。由于夏季人们出汗较多，消耗较大，容易使人体阳气外泄，而且天热了很多人吃饭不规律，造成抵抗力下降，易患感冒。所以夏季人们应多补充营养，多吃一些祛湿防感冒的食品，如绿豆粥。

对于腹泻，中医认为，夏季是阳气最盛的季节，天气炎热很多人都不想吃东西，营养容易缺乏，而且夏天人体出汗多，能量消耗较大，这时如果能量补充不足，加上不少人在夏天有贪凉的习惯，就容易导致腹泻的发生。每天吃饭时可以吃一两瓣蒜，因为大蒜对于预防急性的肠道传染病是非常有效的。

中暑最常见的是突然头冒冷汗、头晕、恶心甚至呕吐，或者突然体力不支等症状。

下面向大家推荐两道夏季防病菜肴：

1. 苦瓜瘦肉汤

夏季吃苦瓜有清热祛暑，提高免疫力功能，从而可以达到清心火、补肾、预防感冒的目的，而且苦瓜还有明目解毒的作用。

2. 香菇干贝豆腐

香菇中所含不饱和脂肪酸很高，还含有大量的可转变为维生素 D 的麦角甾醇和菌甾醇，对于增强免疫力和预防感冒有良好效果。香菇可预防血管硬化，降低血压。另外，糖尿病病人多吃香菇也能起到一定的食疗作用。

姜汤是对付空调病的有力武器

用什么办法来对付夏季的"空调病"呢？令人意想不到的是，最简便有效的东西竟然是我们厨房里常用的生姜。研究表明，适量喝姜汤不仅能预防"空调病"，而且对吹空调受凉引起的一些症状也有很好的缓解作用。针对吹空调引发的症状，我们来看看姜汤是如何对付它们的。

很多人晚上睡觉喜欢开着空调，空调的凉气再加上凉席，真可谓凉快！可是早晨起床胃部和腹部开始疼痛，伴有大便溏泻的症状，原来是昨天晚上着了凉。这个时候喝一些姜汤，能驱散脾胃中的寒气，效果非常好。而对一些平常脾胃虚寒的人，可以喝点姜枣汤（即姜和大枣熬的汤），有暖胃养胃的作用。因为生姜侧重是补暖，大枣侧重是补益，二者搭配服用可以和胃降逆止呕，对治疗由寒凉引起的胃病非常有效。

空调房里待久了，四肢关节和腰部最容易受风寒的侵袭，导致酸痛，这个时候，可以煮一些浓浓的热姜汤，用毛巾浸水热敷患处。如果症状严重，可以先内服一些姜汤，同时外用热姜汤洗手或者泡脚，这样能达到散风祛寒、舒筋活血的作用，最大限度上缓解疼痛。

长时间吹空调加之室内外温差过大，很容易引起风寒感冒。主要体现在恶寒、头疼、发热、鼻塞、流涕、咳嗽等症状，这个时候喝上一碗姜汤，你会发现感冒症状好了许多。

如果想预防"空调病"，可以在上班之前带一些生姜丝，用生姜丝泡水喝，这样就不用担心"空调病"的侵袭了。喜欢喝茶的朋友可以再配一些绿茶，这样不仅口味好，对身体也更有益处。

如果想缓解"空调病"，姜汤不可过淡也不宜太浓，一天喝一碗就可以起到作用。可以在姜汤中加适量的红糖，因为红糖有补中缓肝、活血化瘀、调经等作用。

夏季我们怎样利用食物清热消暑

夏天阳光在外，人的消化功能较弱，食物的调养应着眼于清热消暑，健脾益气，因此，饮食宜选择清凉爽口、少油腻易消化的食物。酷暑盛夏，因出汗过多常口渴，适当用一些冷食，可帮助体内散发热量，补充水分、盐类及维生素，起到清热解暑的作用，如西瓜、绿豆汤、杨梅汤等，但切忌因贪凉而暴饮，否则会使胃肠道受到寒滞而引起疾病。

引起急性胃肠炎的食品主要有肉类、蛋奶类、豆制品、鱼虾、糕点等。由于这些污染食物的致病菌不分解蛋白质，因此，被污染的食品通常没有感官性状的变化，容易被忽视。可是如果进食了这些有毒食物，在 6 ～ 12 小时后者常有恶心、呕吐、腹痛和腹泻等症状。

很多生的食物也可能带有致病菌，因此，进食未经彻底煮熟的海鲜，如虾、蟹、蚝等或进食未经洗净的蔬菜水果等，易引发胃肠道疾病。

在选购食物时，应该尽量选购新鲜有卫生保障的食品。从冰箱内取出的肉类和豆制品等熟食要加热消毒后再食用。熟食放置时间不要过长。

生、熟食物一定要分开处理及储存，避免熟食与生食接触。进食自助餐时，应小心选择冷冻食物，例如刺身和生蚝等，不宜过量进食，以免引起肠胃不适。

夏季里最好的降温食物全知道

盛夏，阳光炙烤，酷暑难耐，让人无处可逃。这时候也许你会躲到空调房里，也许你会抱着冰镇饮料灌个没完，可仔细想想，贪图了一时痛快可给健康留下了多少隐患？！下面推荐几样果蔬，保你既能消暑解渴又能强身健体，真可谓两全其美。

（1）白扁豆。性平，味甘，有清暑化湿、健脾益气的作用，

吃错会生病　吃对不吃药

尤其是长夏之时，暑湿吐泻，食少久泄，脾虚呕逆者，食之最宜。

（2）绿豆。性凉，味甘，能清热解毒、消暑除烦，为夏季祛暑佳品。《本草汇言》中说得好："绿豆清暑热，静烦热，润燥热，解毒热。"民间常于炎夏之季，用绿豆煮成稀薄粥食用，对健康很有裨益。

（3）梨子。古代医家称之为"天生甘露饮"，意思是梨有清热润燥，生津止渴的作用，在炎夏酷暑、津伤烦闷之时，食之最宜。

（4）甘蔗。古代医家称之为"天生复脉饮"。蔗浆甘寒，有解热、生津、润燥、滋阴的作用，通常作为清凉生津剂。在炎热夏季，对口干舌燥，津液不足，烦热口渴者，食之最宜。

（5）乌梅。在民间，有用乌梅同冰糖煎成乌梅汤放凉后当冷饮供夏天饮用的习惯。乌梅味酸，同冰糖煎汤，又甜又酸，非常可口。中医有"酸甘化阴"之说，炎夏饮用乌梅汤，有生津止渴，祛暑养阴的效果。不仅如此，乌梅对大肠杆菌、痢疾杆菌、伤寒杆菌、绿脓杆菌、霍乱弧菌等多种病菌都有抑制作用。因此，夏季饮用乌梅汤，不但是清凉饮料，并且可以防止肠道传染病。

（6）草莓。有清暑解热，生津止渴的作用。果味酸甜适口，具有特殊的香味，是夏季天然的清凉止渴剂。

（7）桑葚。性寒，味甘，是一种球形多汁的小浆果，每100千克新鲜桑葚能榨出果汁40多千克，民间用它制成桑葚汽水，甜酸适度，风味别致，是夏令理想的清暑饮料。桑葚有滋阴养液的作用。《本草经疏》载："桑葚，甘寒益血而除热，为凉血补血益阴之药。"《四时月令》还说："四月宜饮桑葚酒，能理百种风热。"所以，每年4～6月桑葚紫熟时，食之最宜。

（8）葡萄。性平，味甘酸，是一种多汁浆果，有补气血、开胃口的作用。古人对葡萄给予很好的评价，认为"葡萄当夏末涉秋，尚有余暑，甘而不饴，酸而不酢，冷而不寒，味长汁多，除烦解渴。"可谓是水果中的隽品，夏天食之颇宜。

（9）椰子浆。又称椰子汁、椰酒，为椰子胚乳中的浆液。《中国药植图鉴》云："椰汁滋补，清暑，解渴。"所以，夏季饮用椰子浆，既能补充随汗丢失的体液，又有补虚、祛暑、止渴的功效。特别是对患有充血性心力衰竭而水肿之人，食之更宜。

（10）柠檬。味极酸，有生津、止渴、祛暑、安胎的作用。《食物考》中记载："柠檬浆饮渴瘳，能避暑。孕妇宜食，能安胎。"所以，炎夏之季，宜用柠檬绞汁饮，或生食，尤以怀孕妇女食之更宜。

（11）西瓜皮。又称西瓜青、西瓜翠衣，是西瓜的外皮。有良好的清热解暑、生津止渴的效果，炎夏之季，暑热烦渴者，食之最宜。《随息居饮食谱》中说它能"凉惊涤暑"。《饮片新参》亦云："西瓜皮清透暑热，养胃津。"或洗净凉拌，或煎汤代茶饮服均可。

（12）柿子。有清热、去烦、止渴的功用。故炎热夏季，肺胃阴伤，汗多津泄，燥热烦渴之时，食之尤宜。然而柿子是大凉之物，即使在伏天，那些胃寒、脾胃虚弱者以及妇女经期，仍当忌食为妥，更注意不可与螃蟹一起食用，"凡食柿不可与蟹同，令人腹痛大泻"。

（13）菠萝。菠萝多汁，味酸甜可口，香气浓郁，别有风味。有清暑解渴、消食止泻的作用。

（14）荸荠。是夏季理想果品，它性寒多汁，无论生食或熟食，均属清热、祛暑、生津、止渴的佳品。当热天口渴、咽喉干痛、肺有热气、眼球红赤、口鼻烘热、咳吐黄痰时，吃荸荠非常奏效。炎夏时容易发生暑热下痢，饮用荸荠汁，能清理肠胃热滞污秽，可收到辅助治疗的效果。

（15）苦瓜。性寒，味苦，有清火消暑，明目解热的作用。适宜夏季烦热、口渴多饮，甚者中暑发热时服食。民间都把苦瓜当作夏季合时的蔬食。烹调时把苦瓜纵切开来，去瓤后，用盐水稍腌片刻，即除掉一半苦味，再将苦瓜切片，可炒可拌，也可用来煮鱼、肉，不仅不苦，反而更鲜美。民间还有用苦瓜煮汤作凉茶饮用的习惯，这样做更具有消暑、祛热、止渴的效果。

（16）冬瓜。性凉，味甘淡，肉质柔软，有独特的清凉感，是夏季最受欢迎的瓜类。民间常用冬瓜煨汤，是最好的消暑妙品；鲜冬瓜绞汁或捣汁饮用，更可消暑解热；夏天用以配合肉类、冬菇煨汤，特别受小朋友的喜爱，更有消除暑热烦闷的功效。

（17）节瓜。栽培于广东一带，味道清淡。节瓜不仅解暑，还有利尿作用。民间习惯在夏日用节瓜煨汤，不但能保持小便通畅，帮助消除疲劳，还能消除暑热，保持身体健康。

（18）地瓜。又称凉瓜，生熟均可食用。生吃味甜，可充当夏令水果，炒吃可当菜。《陆川本草》中记载："地瓜甘凉，生津止渴，治热病口渴。"地瓜去皮生吃，有清暑解渴的功效。

（19）菜瓜。又名越瓜、生瓜，果肉白色或淡绿色。性寒，味甘，质脆多汁，炎夏季节烦热口渴时，可以生食之。它有清热、除烦、解渴、利尿的作用。《食物中药与便方》中说："中暑烦渴，用生瓜捣绞汁，多量饮服，能解暑热。"尤其是在夏天酒醉后烦闷口渴时，食之更宜，因为菜瓜不仅能祛暑，又兼能醒酒。

（20）黄瓜。性凉，味甘，清凉多汁，具有清热解暑、生津止渴的功用。小黄瓜生食或凉拌，是夏日应时佳蔬，老黄瓜煨汤，又是炎夏消暑解渴的天然保健饮料。

（21）甜瓜。又称香瓜，性寒，味甘，有消暑热、解烦渴、利小便的效果。《随息居饮食谱》中亦说它能"涤热，利便，除烦，解渴，疗饥，亦治暑痢。"故夏季烦热口干时食之颇宜。

（22）菱角。《随息居饮食谱》中记载："鲜者甘凉，熟者甘平。生食能清暑解热，除烦止渴，熟食则健脾益气。"所以，炎夏烦渴之时宜食生菱。

（23）番茄。又称西红柿。据《陆川本草》记载，它"甘酸微寒，生津止渴，健胃消食，治口渴，食欲不振。"番茄含丰富的维生素，其中以维生素C最多，还含有不少钙、磷、钾、钠等元素，它既是蔬菜，又具有水果的特征，故又有"菜中之果"的美誉。炎热夏天，吃白糖拌西红柿，不仅能生津止渴、健胃消食，还能增强人体免疫力。民间还用于预防夏日中暑，习惯用番茄适量，洗净切片，煎汤代茶当作饮料。

（24）苋菜。性凉，味甘，是夏天的理想蔬菜。天气酷热，往往往会令人心烦气躁，用苋菜煮汤佐膳，有解暑清热的好处，尤其是青少年在夏季服食，更加适宜，不仅能解暑，另外由于苋菜含有高浓度赖氨酸，对人体成长发育很有帮助。如果是孕妇夏日临产前，食之最宜。

（25）薏苡仁。又称六谷米。性凉，味甘淡，有清热利湿和健脾补肺的作用，最适宜长夏季节，暑热挟湿者服食，煮粥服用，最为有益。

（26）百合。有润心肺、安神志、清虚火的作用，炎夏酷暑之际，常吃些百合绿豆汤，最为适宜。这是防暑清心、安神除烦的极佳饮料，百合和绿豆两者同用，相得益彰。

（27）大蒜。据现代研究，大蒜有八大功效，一有抗菌消炎作用，二有抗动脉粥样硬化作用，三有降血脂作用，四有降血压作用，五有抗肿瘤作用，六有提高机体免疫功能作用，七有降血糖作用，八有健脑作用。根据古代医家经验，炎夏之季，食之尤宜。如《本草衍义补遗》中就曾说："大蒜，多用于暑月。"《本草纲目》也认为："夏月食之解暑气。"

（28）木耳菜。又称落葵、西洋菜。性寒，味酸甜，有清热、解毒、凉血的作用。炎热夏季食之尤宜。《本草纲目》中曾说："落葵，三月种之，嫩苗可食。五月蔓延，其叶似杏叶，而肥厚软滑，作蔬和肉皆宜。"由此可见，落葵是夏令季节性佳蔬。

（29）菊花脑。性凉，味甘，有清热、凉血、开胃的作用，是江苏南京地区的夏令佳蔬。每当炎夏酷暑季节，当地市民大多喜欢用菊花脑嫩头同鸡蛋熬汤喝，有种特殊的清香气味，或以菊花脑炒食，皆相适宜。

（30）瓠子。为夏令佳蔬。性寒，味甘，能清热、利水、止渴、除烦。《唐本草》中就曾说它止渴消热。炎夏酷暑，以之煨汤，最为适宜。正如《群芳谱》中所言："味淡，夏月为日常食用。"

（31）丝瓜。性寒凉，为夏令佳蔬，有清热、凉血、祛暑的作用。《陆川本草》中还说它能"生津止渴，解暑除烦"。民间百姓也习惯于炎夏季节多吃丝瓜，或烧汤，或炒食。

（32）生姜。为常用调味作料。性温热，味辛辣，易发散。元代名医李杲指出："盖夏月火旺，宜汗散之，故食姜不禁。"尤其是现代化生活，夏天多冷饮空调，极易感受寒邪，常吃些生姜最为适宜。

（33）米醋。中医认为醋有解毒作用，相当于现代医学的抗病毒及抗菌消炎之意。现代有研究者认为：一方面，食醋能有效地抑制体内乳酸的形成，从而消除疲劳感；另一方面，人们在炎夏时节多吃些醋，能增进食欲，帮助消化，提神醒脑，保持精神健康。

（34）薄荷。性凉，味甘辛，有疏散风热、清热解暑的作用，适宜在炎夏酷暑之季当作清凉饮料服用，可起到预防中暑之效。但有两点应提醒注意：一是薄荷不宜久煎久煮，因为它的主要有效成分为挥发油，久煮则会减效；二是不宜多服久服，正如《本经逢原》所说："多服久服，令人虚冷。"

（35）决明子。性凉，味甘微苦，有清热、凉肝、明目的作用。《本草求真》中还说："决明子除风散热"。炎夏之季，常用决明子泡茶频饮，颇多裨益，尤其是患有高血压和高脂血症的患者，以及目赤肿痛之人，多饮些决明子茶，最为适宜。

（36）草菇。性寒，味甘，不仅菇肉肥嫩、味道鲜美，而且营养价值较高。它含大量维生素 C 和蛋白质，其中有 8 种人体所必需的氨基酸，而脂肪含量低，又不含胆固醇，更具有消暑和降血压的功效。因此，在炎热的夏季，宜吃性凉清热的草菇。尤其是有高血压、高血脂和肝胆疾病之人，夏天食之，颇多益处。

（37）鲜藕。性寒，味甘。据《本草汇言》云："藕，凉血散血，清热解暑之药也。"《本草经疏》亦说："藕，生者甘寒，能凉血止血，除热清胃。"可见，炎热的夏天，食用鲜藕，有清热、凉血、生津、止渴、解暑、除烦的功用。民间也常用鲜藕 250 克，洗净切片，加糖适量，煎汤当凉茶饮，借以防暑。

（38）紫菜。夏季炎热，人们大量出汗导致水、电解质、维生素大量丢失，此时多食紫菜，最为适宜。食后能调节机体、平衡血液酸碱度、消暑热、清心火，是夏季理想的清补食品。

（39）枸杞子。性平，味甘，有滋补肝肾、养阴明目、防治疰夏的功用。炎夏季节，津液外泄，阴常不足，宜吃生津养阴的清淡补品为妥。尤其是干燥综合征患者和每年疰夏病人，宜用枸杞子泡茶频饮，很有好处。

（40）金银花。性寒，味甘，最擅清火解毒。用金银花制成的凉茶，是夏季最好的清热解暑饮料。民间至今还保留着夏饮金银花露的风俗习惯，无论老幼，皆为适宜。

（41）菊花。性凉，味甘苦，以白菊花为优，有疏散风热、泻火祛暑、清肝明目的作用。对夏天头昏头涨、暑热烦渴、目赤肿痛，以及血压偏高者，宜常饮菊花茶，颇有益处。

（42）荷叶。性凉，味苦涩，有清暑利湿、升发清阳的作用。《本草再新》即载："荷叶清凉解暑，生津止渴，解火热。"《滇南本草》还说："上清头目之风热，止眩晕。"尤其是肥胖之人以及高脂血症患者，夏天食之更宜。或煎水代茶饮，或煮稀粥食用，既清暑热，又能减肥。

此外，盛夏时还宜服食茼蒿、绿豆芽、赤小豆、萝卜、菜花、芹菜、茭白、发菜、莼菜、柑橘、橙子、香蕉、橄榄、苹果、胖大海、鱼肉、鸭肉、螺蛳、蚌肉、蚬肉、甲鱼以及牛奶、豆浆、啤酒等清补食品。

夏天一碗绿豆汤，巧避暑邪赛仙方

在酷热难耐的夏天，人们都知道喝绿豆汤以清热解毒。民间广为流传"夏天一碗绿豆汤，解毒祛暑赛仙方"这一健康谚语。中国人很早开始就认识到绿豆粥清热解毒功效。唐朝医家说绿豆："补益元气，和调五味，安精神，行十二经脉，去浮风，益气力，润皮肉，可长食之。"

而《本草纲目》是这样记载绿豆的：用绿豆煮食，可消肿下气、清热解毒、消暑解渴、调和五脏、安精神、补元气。绿豆性味甘寒，入心、胃经，具有清热解毒、消暑利尿之功效。所以是夏季补心安神、清热解毒的佳品。

服食绿豆，最好的方法当然是用绿豆熬汤。制绿豆汤时，有时会因煮的时间过久，而使汤色发红发浑，失去了应有的特色风味。这里列举五种熬制绿豆的方法，简单轻松就能熬出美味又解暑的绿豆汤。

方法一：

将绿豆洗净，控干水分倒入锅中，加入开水，开水的用量以没过绿豆2厘米为好，煮开后改用中火。当水分要煮干时（注意防止粘锅），加入大量的开水，盖上锅盖，继续煮20分钟，绿豆已酥烂，汤色碧绿。

方法二：

将绿豆洗净，用沸水浸泡20分钟，捞出后放到锅里，再加入足量的凉水，旺火煮40分钟。

方法三：

将绿豆洗净，放入保温瓶中，倒入开水盖好。等绿豆粒已涨大变软，再下锅煮，就很容易在较短的时间内将绿豆煮烂。

方法四：

将挑好的绿豆洗净晾干，在铁锅中干炒10分钟左右，然后再煮，绿豆很快就可煮烂。

方法五：

将绿豆洗净，用沸水浸泡10分钟。待冷却后，将绿豆放入冰箱的冷冻室内，冷冻4个小时，取出再煮。

防暑降温粥伴你清凉度夏

在炎热的夏季，人的胃肠功能因受暑热刺激，其功能会相对减弱，容易发生头重倦怠、胸脘郁闷、食欲不振等不适，甚至引起中暑，伤害健康。

为保证胃肠正常工作，就要在饮食上对机体起到滋养补益的作用，增强人体抵抗力，有效地抗御暑热的侵袭，避免发生中暑。下面的防暑降温粥能帮你清凉度夏。

（1）银花粥：银花性味甘寒、气味清香。用银花30克水煎后取浓汁约150毫升，再用粳米50克，加水300毫升煮成稀粥，分早、晚两次温服，可预防治疗中暑。风热患者、头痛目赤、咽喉肿痛、高血压、冠心病患者最宜食用。

（2）薄荷粥：先取新鲜薄荷30克，或干薄荷15克，煎汤取汁备用。再取100克大米煮成粥，待粥将熟时加入薄荷汤及适量冰糖，煮沸一会儿即可。此粥具有清热解暑、疏风散热、清利咽喉的功效。薄荷叶性味辛凉，气味清香，很是可口。

（3）荷叶粥：取新鲜荷叶一片，洗净切碎，放入纱布袋中水煎，取浓汁150毫升，加入粳米100克，冰糖适量，加水500毫升，煮成稀粥，每天早、晚食一次。荷叶气香微涩，有清热解暑、消烦止渴、降低血压和减肥等功效，与粳米、冰糖煮粥香甜爽口，是极好的清热解暑良药。

（4）莲子粥：莲子有清心除烦、健脾止泻的作用。用莲子粳米同煮成莲子粥，对夏热心烦不眠有治疗作用。

（5）藿香粥：藿香15克（鲜品加倍），加水180毫升，煎煮2～3分钟，过滤去渣；粳米50克淘净熬粥，将熟时加入藿香汁再煮2～3分钟即可，每日温食3次。藿香味辛性温，是夏令常用药，对中暑高热、消化不良、感冒胸闷、吐泻等有理想的防治作用。

夏季要多补水和维生素

夏季天气炎热，应注意补充水分和维生素，这样才能使胃口更好，身体更健康。下面介绍夏季补水和维生素的具体方法：

补水要在饭前

在饭前1小时，喝1杯水，除了可以解除肠胃脱水的现象，还能促进肠胃蠕动以及胃的排空，促进食欲。

吃错会生病　吃对不吃药

补充维生素 B₁

夏天喝大量的水和冷饮，因为流汗多，容易把 B 族维生素冲出体外，导致食欲不振，因此 B 族维生素中的维生素 B₁ 是将食物中的碳水化合物转换成葡萄糖的"媒人"，葡萄糖提供脑部与神经系统运作所需的能量；少了它，虽然照常吃饭，体内的能量却不足，就会表现无精打采。维生素 B₁ 最丰富的来源是所有谷类，如小麦胚芽、黄豆、糙米等，肉类以猪肉含量最丰富。

补充维生素 B₂

维生素 B₂ 负责转化热能，它可以帮助身体将蛋白质、碳水化合物、脂肪释放出能量。在活动量大的夏天更需维生素 B₂，因为美国康乃尔大学一项研究发现，人体对维生素 B₂ 的需求量是随着活动量而增加的，维生素 B₂ 的最佳食物来源是牛奶、乳酪等乳制品以及绿色蔬菜如花椰菜、菠菜等。

补充维生素 B₃

维生素 B₃ 和维生素 B₁、维生素 B₂ 一起负责碳水化合物新陈代谢并提供能量，缺乏维生素 B₃ 会引起焦虑、不安、易怒，所以夏天常常觉得烦躁。富含维生素 B₃ 的食物有青鱼、鸡肉、牛奶等。

补充维生素 C

暑热也会给人一种压力，而维生素 C 具有抗压的作用，在夏天自制苦瓜汁、芹菜汁、凤梨汁等各种果汁，既可补充水分，也可以补充丰富的维生素 C。

夏日喝凉茶有讲究

夏天偏热多湿的气候容易使人上火，而凉茶是祛暑败火最直接有效的方法。下面介绍的几款凉茶中，总有一款适合你。

（1）西瓜皮凉茶：可将外皮绿色的那一层利用起来，洗净后切碎去渣取汁，再加入少量白糖搅拌均匀，有去暑利尿解毒之功。

（2）陈皮茶：将干橘子皮 10 克洗净，撕成小块，放入茶杯中，用开水冲入，盖上杯盖焖 10 分钟左右，然后去渣，放入少量白糖。稍凉后，放入冰箱中冰镇一下更好。

（3）薄荷凉茶：取薄荷叶、甘草各 6 克放入锅内，加 2500 克水，煮沸 5 分钟后，放入白糖搅匀，常饮能提神醒脑。

（4）橘子茶：将橘子肉和茶叶用开水冲泡，可制成橘子茶，它可防癌、抗癌和预防心血管疾病，如果将经过消毒处理的新鲜橘子皮与白糖一同冲喝，还能起到理气消胀、生津润喉、清热止咳的作用。

（5）桑菊茶：将桑叶、白菊花各 10 克，甘草 3 克放入锅中稍煮，然后去渣叶，加入少量白糖即成，可散热清肺润喉，清肝明目，对风热感冒也有一定疗效。

（6）荷叶凉茶：将半张荷叶撕成碎块，与中药滑石、白术各 10 克，甘草 6 克，放入水中，共煮 20 分钟左右，去渣取汁，放入少量白糖搅匀，冷却后饮用，可防暑降温。

（7）淡盐凉茶：开水 500 毫升冲泡绿茶 5 克，食盐 2 克，晾凉待饮，能止渴解热除烦，治头晕恶心。

（8）果汁红茶：锅中加水 750 毫升，加热至沸倒入红茶 40 克，微沸 5 分钟，离火去茶叶，晾凉后放入冰箱。饮用时在杯中倒入红茶 40 毫升，放少许柠檬汁、橘汁、白砂糖，再加冰水 150 毫升，滴入少许白兰地酒，放橘子一瓣，碎冰少许。既可祛火，又很爽口。

祛除湿邪，夏季最当时

中医称夏末秋初为长夏时期，其气候特点是多湿，所以《理虚元鉴》特别告诫说："长夏防湿。"这个季节多雨潮湿，水汽上升，空气中湿度最大，加之或因外伤雾露，或因汗出沾衣，或因涉水淋雨，或因居处潮湿，以致感受湿邪而发病者最多。现代科学研究证实，当热环境中空气相对湿度较大时，有碍于机体蒸发散热，而高温条件下蒸发是人体的主要散热形式。空气中大量水分使机体难以通过水分蒸发而保持产热和散热的平衡，出现体温调节障碍，常常表现出胸闷、心悸、精神萎靡、全身乏力。长夏防湿，主要应做到以下几点：

居住环境，避免潮湿

《黄帝内经》提出："伤于湿者，下先受之。"意思是湿邪伤人，最容易伤人下部。这是因为湿的形成往往与地的湿气上蒸有关，故其伤人也多从下部开始，如常见的下肢溃疡、湿性脚气、妇女带下、下肢关节疼痛等，往往都与湿邪有关。因此，在长夏季节，居室一定要避免潮湿，尽可能做到空气流通，清爽、干燥。

饮食清淡，易于消化

中医学认为，湿为阴邪，易伤阳气。因为人体后天之本——脾喜燥而恶湿，所以，长夏季节湿邪最易伤脾，一旦脾阳为湿邪所遏，则可导致脾气不能正常运化而气机不畅，可见脘腹胀满、食欲不振、大便稀溏、四肢不温、口甜苔腻脉濡等症。若影响到脾气升降失司，还能出现水液滞留，常见水肿形成、目下呈卧蚕状，也可见到下肢肿胀。因此，长夏季节最好少吃油腻食物，多吃清淡易于消化的食物，如元代著名养生家丘处机所说："温暖，不令大饱，时时进之……其于肥腻当戒。"这里还指出，饮食也不应过凉，因为寒凉饮食最能伤脾的阳气，造成脾阳不足。此外，由于消化功能减弱，一定要把好"病从口入"这一关，不吃腐烂变质食物，不喝生水，生吃瓜果蔬菜一定要洗净，应多食清热利湿的食物，使体内湿热之邪从小便排出。常用清热利湿食物，以绿豆粥、荷叶粥、红小豆粥最为理想。

避免外感湿邪

由于长夏阴雨连绵，人们极易感受外来湿邪的侵袭，出现倦怠、身重、嗜睡等症，严重者还能伤及脾阳，造成呕吐腹泻、脘腹冷痛、大便稀薄。因此，长夏一定要避免湿邪侵袭，做到外出带伞、及时避雨。若涉水淋雨，回家后要立即服用姜糖水。有头重、身热不扬等症状者，可服藿香正气水等。此外，由于天气闷热，阴雨连绵，空气潮湿，衣物极易发霉，人也会感到不适。穿着发霉的衣物，容易感冒或诱发关节疼痛，因此，衣服要经常晒一晒。

总之，根据中医学"春夏养阳"的原则，长夏防湿的关键在于要保养人体阳气。只有阳气充足，湿邪才不易侵犯。

夏季睡眠，盲目追求凉快对健康不利

夏季的炎热让有些人想出了一些睡眠措施，比如在室外露宿、吹穿堂风等，事实上，这些都非常不利于身体健康，因此，在夏天，不能盲目追求凉快。

夏天睡觉不要袒胸裸腹。尽管夏日天气炎热，在晚上睡觉时仍应穿着背心或薄衬衫，腹部、胸口盖条被单，以避免受寒、着凉而引起腹痛、腹泻。老年人、小孩更应盖好被子。

不宜在室外露宿。即使在夏季气温很高的夜晚，也不能因贪图凉快，在廊檐、室外露宿，以防蚊叮虫咬或因露水沾身而发生皮肤感染或头昏脑涨、四肢乏力。

不要睡地板。有些人只因图一时凉爽，在水泥地或潮湿的地面上铺席而卧。这样很容易因湿气、邪寒袭身，而导致风湿性关节炎、腰酸腿痛或眼睑浮肿等病症。

千万别吹穿堂风。夏季，通道口、廊前虽然风凉，但是"坐卧当风"。在这样的地方睡觉，虽然凉爽，但很容易受凉、腹痛、感冒。

要远离塑料凉席。夏季的夜晚，有的人图凉快，睡在塑料凉席上。这是很不科学的。由于塑料制品的透气性差，不能吸汗，水分滞留，不易蒸发。不但影响睡眠，而且危害健康。

午觉不可"偷工减料"。夏季日长夜短，气温高，人体新陈代谢旺盛，消耗也大，容易感觉疲劳。而夏季午睡可使大脑和身体各系统都得到放松，也是预防中暑的措施之一。

再者就是夏天运动后，为了尽快地感到凉爽或运用对身体不利的降温方法，但有些做法却是过激的，会对身体造成损害。

用空调或风扇快速降温

运动后大汗淋漓，急忙到风扇前揭开衣服猛吹，或在过冷的空调下直吹，以及拧开水龙头，让冷水直冲身体，这种"快速降温"的方法常常会快活一时，然后难受几天。因为运动后毛孔处于扩大状态，经过突然的冷刺激，毛孔迅速缩小。这对身体极其不利，容易受寒邪的侵扰，甚至引起各种疾病。

运动中喝水不宜过猛

如果喝水过猛，会引起胃部肌肉痉挛、腹痛等症状，应该在剧烈运动后间隔几分钟再适当补充水分。

运动后不宜补充纯水

因为纯水中几乎不含人体出汗排出的盐分及矿物质等。人在高温下进行剧烈运动时，身体大量出汗，造成机体里水分和盐类丢失。若大量饮水而没有及时补充盐分，血液中的氯化钠浓度就会降低，肌肉兴奋性增高，易引起肌肉痉挛和疼痛。因此在训练前，应补充足够的水分和盐分；在运动时注意全身各肌肉群交替进行活动，避免仅运动局部肢体，使局部肢体负荷过重。

第四章

秋季养"收"——勿兹食生冷，使运化不利，升降失常

万物收获，秋季养生注"收"

《素问·四气调神大论篇》中有："秋三月，此谓容平，天气以急，地气以明。早卧早起，与鸡俱兴，使志安宁，使肺气清，此秋气之应，养收之道也。逆之则伤肺，冬为飧泄，奉藏者少。"

生活中我们应该如何进行"养收"呢？

秋季养生要防"秋燥症"

燥邪伤人，尤易伤人体津液。津液既耗，就会出现"燥象"，表现为口干、唇干、鼻干、咽干、舌干少津、大便干结、皮肤干燥甚至皲裂。肺喜润而恶燥，肺的功能必然受到影响，就会出现鼻咽干燥、声音嘶哑、干咳少痰、口渴便秘等一系列"秋燥症"。防秋燥要多吃芝麻、蜂蜜、银耳、青菜之类的柔润食物，以及梨、葡萄、香蕉等水分丰富、滋阴润肺的水果。要早睡早起，早起呼吸新鲜空气，以利舒肺，能使机体津液充足，从而精力充沛。

秋季养生要防"湿邪"

秋季雨水还是很多的，此时防湿气阴邪困伤脾阳而发生水肿、腹泻。防湿主要应以祛湿化滞、和胃健脾的膳食为主，如莲子、藕、山药等。

吃错会生病 吃对不吃药

秋季养生要防"贼风"

秋天凉风习习，很多人喜欢开着窗子睡，而且秋天气候变化大。早晚温差大，冷热失常，往往使人措手不及，"贼风"往往会乘虚而入，使人生病。防"贼风"的方法有：一方面注意穿衣、盖被，不要随意减衣，另一方面不要过早穿上棉衣，"秋要冻"，才会对"贼风"有抵抗力。

秋季养生食疗方

1. 莲子芝麻羹

材料：取莲子肉 30 克，芝麻 15 克，白糖适量。

做法：先将芝麻炒香，研成细末，莲子加水煮 1 小时，再加入芝麻细末、白糖，煮熟。

功效：此方可补五脏，强肝肾。

2. 百宴南瓜

材料：嫩南瓜 1 个，粉丝少许，五花肉 250 克，鸡蛋 2 个，姜、葱、味精、盐等调味品适量。

做法：先将南瓜洗净，从上面切去一个盖，挖去中间的瓜瓤。五花肉剁碎，粉丝泡软后切成小段。将五花肉、粉丝、姜末、葱花、盐、味精等搅在一起，打入鸡蛋，搅匀放入南瓜内。将南瓜放入锅内，隔水用大火炖 3 个小时即可食用。

功效：此方能补中益气、止咳、清热解毒。

秋季进补，滋阴润肺就选乌鸡

秋季最适宜温补，因为秋季气候干燥，需要多吃点滋补养阴的食物。秋季适宜经常食用乌鸡，可抵抗秋燥。

乌鸡含丰富的蛋白质、B 族维生素及 18 种氨基酸和 18 种微量元素，其中烟酸、维生素 E、磷、铁、钾、钠的含量均高于普通鸡肉，胆固醇和脂肪含量却很低。乌鸡的血清总蛋白和球蛋白质含量均明显高于普通鸡。

乌鸡还含有丰富的黑色素，入药后能起到使人体内的红细胞和血色素增生的作用。因此，乌鸡自古以来都是营养价值极高的滋补品，被称作"名贵食疗珍禽"，适宜老年人、儿童、妇女，特别是产妇食用，体虚血亏、肝肾不足、脾胃不健的人也适宜食用乌鸡。

中医认为，乌鸡性平、味甘，具有滋阴清热、补肝益肾、健脾止泻等作用。食用乌鸡，可提高生理机能、延缓衰老、强筋健骨，对防治骨质疏松、佝偻病、妇女缺铁性贫血症等有明显功效。

乌鸡是一种优良的烹饪原料，肉质细嫩，味道鲜美，可以烹制出色、香、味各异，风味别具的多种菜肴，但方式却只有炖汤一种，因为乌鸡唯有炖汤，才能发挥其营养功效。

乌鸡多用于食疗，多与银耳、木耳、茯苓、山药、红枣、冬虫夏草、莲子、天麻、芡实、糯米或枸杞子配伍，有不同的食疗功效，如乌鸡炖天麻可治神经衰弱，陈年老醋炖乌鸡可降血糖。

再来给大家推荐几款保健食谱：

1. 三味乌鸡汤

材料：乌鸡、黑芝麻、枸杞子、红枣（干）各适量、姜、盐、味精各适量。

做法：乌鸡洗净，去毛及内脏，黑芝麻不加油，炒香，枸杞洗净，红枣泡发去核，生姜去皮洗净切片。将以上材料放入锅中，注入适量的清水。用中火煲3小时后以细盐调味，即可饮用。

功效：滋补肝肾、乌须黑发、强壮身体。

2. 清炖乌鸡汤

材料：乌鸡1只，香葱2棵，生姜、料酒、精盐各适量。

做法：将乌鸡洗净，香葱洗净切段，生姜洗净切片。将乌鸡放沸水中焯一下，除去血水。把乌鸡、料酒、香葱、生姜放入砂锅内，用武火烧开。改文火炖2小时左右，加入精盐调味即可。

功效：气血双补、延缓衰老。

3. 山药莲子乌鸡汤

材料：乌鸡半只，新鲜山药、莲子、红枣各适量，姜盐、味精各适量。

做法：乌鸡剁块，放入沸水中焯去血污，山药削皮洗净并切滚刀块，莲子、红枣用水泡软备用，姜切片。将所有食材放入锅中，加足量的水，武火烧开，文火炖 2 小时。加盐及味精调味即可。

功效：益气补血，滋阴润燥。

炖乌鸡汤时，最好将鸡骨砸碎和与肉、杂碎一起熬炖，滋补效果最佳。最好不用高压锅，用砂锅熬炖，炖煮时宜用文火慢炖。

同时，体肥及邪气亢盛，邪毒未清和患严重皮肤疾病者宜少食或忌食乌鸡，多食能生痰助火，生热动风。患严重外感疾患时也不宜食用乌鸡。

秋季补虚健脾，猪肚功效颇佳

秋季是从酷暑向寒冬过渡的季节，人的抵抗力在这个时候也相对较弱。而同时，秋季又是有利于调养生机，去旧更新的季节，最适宜进补。但秋季，人们的口、鼻、皮肤等部位往往会有不同程度的干燥感，因此，秋季饮食要选择既能增强人体抵抗力和免疫力，同时能生津养阴滋润多汁的食物，秋季食用猪肚，可缓解这些症状。

猪肚即猪胃，含有蛋白质、脂肪、碳水化合物、维生素及钙、磷、铁等，具有补虚损、健脾胃的功效，适用于气血虚损、脾胃虚弱、食欲不振、中气不足、气虚下陷等症的食疗。

中医认为，猪肚味甘，微温。《本草经疏》说："猪肚，为补脾之要品。脾胃得补，则中气益，利自止矣……补益脾胃，则精血自生，虚劳自愈。"常配其他的食疗药物，装入猪胃，扎紧，煮熟或蒸熟食用。如配党参、白术、薏苡仁、莲子、陈皮煮熟食用，可治小儿消瘦，脾虚少食。

猪肚适于爆、烧、拌、蒸和煲汤，其做法都能保存猪肚的营养成分，可根据自己的喜好烹饪出适合自己口味的猪肚菜肴。

挑选猪肚要有方法，新鲜猪肚黄白色，手摸劲挺黏液多，肚内无块和硬粒，弹性较足。猪肚的清洗也很关键，将猪肚用清水洗几次，然后放进水快开的锅里，不停地翻动，不等水开就把猪肚取出来，再把猪肚两面的污物除掉即可。

我们再来看看猪肚的保健食谱：

1. 香辣肚丝

材料：猪肚适量，红辣椒 1 个，青辣椒 1 个，大葱 1 根，生姜 1 块、花椒、大料、干辣椒、香油、料酒、醋、精盐、味精各适量。

做法：大葱洗净切段，生姜洗净拍松，将猪肚反复用清水洗净，青、红辣椒洗净切丝。烧开水，把猪肚焯一下，呈白色时捞出刮洗干净，除去油脂。洗净锅，再加水烧开，放入猪肚、葱段、姜块、辣椒、大料、花椒、料酒，武火烧开后撇去浮沫，改用文火煮。约 1 小时后取出猪肚晾凉，切成丝装盘，然后放入辣椒丝。将精盐、味精、香醋、香油调匀，淋在肚丝和辣椒丝上，撒上姜末即可。

功效：补虚健脾、滋阴润燥。

2. 油爆双脆

材料：猪肚头、鸡胗各适量，葱末、姜末、蒜末、精盐、味精、熟猪油、湿淀粉、清汤各适量。

做法：将肚头剥去脂皮、硬筋，洗净，用刀划上网状花刀，放入碗内，加盐、湿淀粉搅拌均匀，鸡胗洗净，剔去内外筋皮，用刀划上十字花刀，放入另一只碗内，加盐、湿淀粉搅拌均匀。另取一只小碗，加清汤、料酒、味精、精盐、湿淀粉，拌匀成芡汁待用。炒锅上旺火，放入猪油，烧至八成热，放入肚头、鸡胗，迅速炒散，倒入漏勺沥油。炒锅内留油少许，下葱、姜、蒜末煸出香味，随即倒入鸡胗和肚头，并下芡汁，颠翻两下，即可出锅装盘。

功效：适用于气血虚损、身体瘦弱者食用。

3. 鲜莲子百合煲猪肚

材料：猪肚一副，鲜百合、鲜莲子各适量，胡椒粉、盐、味精、葱、姜各适量。

做法：把清洗干净的猪肚放进开水中用大火焯一下，加入料酒去除腥味，再用清水把猪肚洗干净并切成条，葱切段、姜切片备用。将肚条、莲子、葱、姜放入盛有开水的砂锅里，武火煮开，改文火炖30分钟。将百合放入锅中煮30分钟，加入胡椒粉、盐、味精调味，搅拌均匀后即可出锅食用。

功效：润肺益脾、除虚热、养心安神、补虚益气。

猪肚烧熟后，切成长条或长块，放在碗里，加点汤水，放进锅里蒸，猪肚会涨厚一倍，又嫩又好吃，但注意不能先放盐，否则猪肚就会紧缩。大家要注意猪肚不适宜贮存，应随买随吃。

秋季补充胶原蛋白，必吃猪蹄

秋季饮食调理以"燥者润之"为原则，应多食用一些滋阴润燥的食物。胶原蛋白就是皮肤细胞生长的主要原料，它不仅能滋润皮肤，还能增加皮肤的贮水功能，维护皮肤的湿润，所以秋季可以适当多食用一些胶原蛋白含量高的食物，比如猪蹄。

猪蹄又叫猪脚、猪手，营养丰富，富含蛋白质、脂肪、碳水化合物、钙、磷、铁、维生素等，尤其是猪蹄中富含的胶原蛋白和弹性蛋白，可促进毛皮生长，防治进行性肌营养不良症，使冠心病和脑血管病得到改善。猪蹄对于经常四肢疲乏，腿部抽筋、麻木，消化道出血，失血性休克及缺血性脑病患者有一定辅助疗效，它还有助于青少年生长发育和减缓中老年妇女骨质疏松的速度。

人体中胶原蛋白质缺乏，是人衰老的一个重要因素。猪蹄中的胶原蛋白质在烹调过程中可转化成明胶，它能结合许多水，从而有效改善机体生理功能和皮肤组织细胞的储水功能，防止皮肤过早褶皱，延缓皮肤衰老。为此，人们把猪蹄称为"美容食品"和"类似于熊掌的美味佳肴和良药"。

中医认为，猪蹄性平，味甘、咸，具有补血、滋阴、通乳、益气、脱疮、祛寒热等功能，适合用于乳少、痈疽、疮毒等病症，还有滑肌肤、填肾精、健腰脚等效能，《别录》言其"主伤挞诸败疮，下乳汁"。我国古代医家早就推崇吃猪蹄，认为它比猪肉更能补益人体，如清代《随息居饮食谱》载，猪蹄"填肾精而健腰脚，滋胃液以滑皮肤，长肌肉可愈漏疡，助血脉能充乳汁，较肉尤补。"

猪蹄是日常家庭经常食用的肉类食物，做法也简单易操作。猪蹄一般用于炖汤、红烧或卤制，都能较好地保存猪蹄的营养成分。很多以猪蹄为主的食疗方，效果都很显著，如黑芝麻炒焦为末，用猪蹄汤送服可治疗产后乳胀、少乳；猪蹄、香菇、带衣花生米、大枣共炖可补益气血，等等。

猪蹄带皮煮的汤汁最后不要浪费，可以煮面条，味道鲜美而且富含有益皮肤的胶质；作为通乳食疗时应少放盐，不放味精。

下面再给大家推荐几款猪蹄的做法：

1. 黄豆猪蹄汤

材料：猪蹄、大豆各适量，料酒、大葱、姜、盐、味精各适量。

做法：猪蹄用沸水烫后拔净毛，刮起去浮皮，黄豆提前浸泡1小时，备用；姜洗净切片，大葱切段。猪蹄放入锅中，加入清水、姜片煮沸，撇沫。加料酒、葱及黄豆，加盖，用文火焖煮。至半酥，加精盐，再煮1小时。调入味精调味即可。

功效：补脾益胃，养血通乳。

2. 红烧猪蹄

材料：猪蹄适量，盐、葱、姜、桂皮、八角、料酒、酱油、整干椒、花椒、糖各适量。

做法：将猪蹄刮毛洗净，剁去爪尖劈成两半，放开水中焯一下，捞出洗净沥干，姜拍烂，葱切段。把姜、葱、桂皮、八角、整干椒炒香，放猪蹄煸干水分，烹料酒、糖、酱油，炒上色加水，调好味，小火烧至酥烂，进味。食用时，拣出姜、葱及香料，盛碗中，撒葱花。

功效：预防骨质疏松。

3. 山药花生炖猪蹄

材料：猪蹄2只，山药、花生各适量，盐、味精各适量。

做法：猪蹄洗净，切块，入沸水中焯一下，捞出；将山药洗净，去皮切块。将山药、猪蹄、花生放入砂锅中，加精盐及适量水，中火炖至猪蹄烂熟即成。

功效：可补充雌激素，丰乳补血。

用开水将猪蹄煮到皮发胀，然后取出用指钳将毛拔除，省力省时。同时，由于猪蹄含胆固醇含量高，有胃肠消化功能减弱的老年人每次不可食之过多；患有肝病疾病、动脉硬化及高血压的患者应少食或不食为好；凡外感发热和一切热证、实证期间不宜多食；晚餐吃得太晚时或临睡前不宜吃猪蹄，以免增加血黏度。猪蹄也不可与甘草同吃，否则会引起中毒，但可以用绿豆治疗。

西蓝花——滋阴润燥的秋季菜

秋季干燥的气候经常会让人口干舌燥，咳嗽不断，饮食调理可以改善这一状况，营养学家提倡，秋季要多吃西蓝花，因为这时西蓝花花茎中营养含量最高。常吃西蓝花有润喉、开音、润肺、止咳的功效，还可以减少乳腺癌、直肠癌及胃癌等癌症的发病率，堪称美味的蔬菜良药。

西蓝花的营养价值在各种蔬菜中首屈一指，其中蛋白质含量是菜花的3倍、番茄的4倍，钙的含量可与牛奶相媲美。此外，西蓝花中磷、铁、钾、锌、锰等矿物质以及维生素和胡萝卜素的含量都很丰富，比同属于十字花科的白菜花高出很多，被誉为"蔬菜皇冠"。

西蓝花被誉为"防癌新秀"，尤其是在防治胃癌、乳腺癌方面效果尤佳。这是因为西蓝花含萝卜硫素，可刺激身体产生抗癌胃蛋白酶。经常食用，有助排出体内有害的自由基。

西蓝花还可提高机体免疫力，它含有的丰富抗坏血酸，不但有利于人的生长发育，更重要的是能提高人体免疫功能，促进肝脏解毒，增强人的体质以及抗病能力。

西蓝花对高血压、心脏病有调节和预防的功用。西蓝花所含的类黄酮，不仅能防止感染，还是血管的"清道夫"，能阻止胆固醇氧化，防止血小板凝结，减少心脏病与中风的危险。

西蓝花还是糖尿病患者的最好食物，其富含的高纤维能有效降低肠胃对葡萄糖的吸收，进而降低血糖，有效控制糖尿病的病情。

新研究证明，常吃西蓝花还可以抗衰老，防止皮肤干燥，是一种很好的美容佳品；且对保护大脑、视力都有很好的功效，是营养丰富的综合保健蔬菜。

西蓝花在西餐上的吃法上主要是拌沙拉，或煮后作为配菜，这样避免了高温加热中的营养损失，对健康更为有利。中餐习惯与其他配菜一同炒食。

西蓝花煮后颜色会变得更加鲜艳，但要注意的是，在焯西蓝花时，时间不宜太长，否则失去脆感，拌出的菜也会大打折扣；

西蓝花焯水后，应放入凉水内过凉，捞出沥净水再用，烧煮和加盐时间也不宜过长，才不致丧失和破坏防癌抗癌的营养成分。

下面再来介绍一下西蓝花的做法：

1. 香菇西蓝花

材料：西蓝花、香菇各适量，盐、味精、胡椒粉各适量。

做法：西蓝花洗净，适当切成小朵，用热水把香菇泡软，洗净挤干水分。将西蓝花、香菇同时放入开水中焯一下，捞出沥干晾凉待用；炒锅置火上，放油烧热，依次放入香菇、西蓝花快速翻炒。待炒熟后，放盐、味精和胡椒粉调味，出锅即成。

功效：防癌抗癌、润燥爽口。

2. 西蓝花虾球

材料：西蓝花、虾仁各适量，盐、味精、湿淀粉各适量。

做法：西蓝花洗净，切成小朵，用开水焯一下，捞出用凉水过一遍，沥干水晾凉待用。虾仁去背上黑线，洗净。炒锅置火上，放油烧热，倒入西蓝花和虾仁翻炒。待二者熟后，放湿淀粉勾芡，加盐、味精调味即成。

功效：增强免疫力、健脑明目。

3.凉拌西蓝花

材料：西蓝花适量，木耳（干），小葱10克，大蒜、味精、盐、醋、香油各适量。

做法：黑木耳泡发去蒂洗净，用开水焯一下，切丝备用。将西蓝花洗净分成小块，用开水焯一下，摊开，晾凉。葱切丝、蒜切末。将西蓝花、木耳丝、葱丝、蒜末放一起，加适量盐、醋、味精、香油，拌匀即可食用。

功效：润肺止咳、滋润皮肤。

西蓝花中常有残留的农药，还容易生菜虫，所以在吃之前，可将菜花放在盐水里浸泡几分钟，菜虫就跑出来了，还可有助于去除残留农药。

西蓝花和猪肝不能同食，猪肝中含有丰富的铜、铁、锌等微量元素，西蓝花中含有大量的醛糖酸残基，同时食用能形成螯合物，影响人体对营养物质的吸收。

牛奶与西蓝花相克，同食会影响钙的吸收。

莴笋就是秋季主打菜

秋季是由热而寒的过渡季节，养生重在饮食调养心肺，如果因为秋燥而影响食欲，可以多吃莴笋，刺激食欲，此外，秋季爱患咳嗽的人，多吃莴笋叶还可平咳。可见，莴笋应该成为秋季的主打菜。

莴笋能改善消化系统功能。因其味道清新且略带苦味，可刺激消化酶分泌，增进食欲。莴笋中含有的大量纤维素，能够促进人体的肠壁蠕动，防治便秘。莴笋的乳状浆液，能增强胃液、消化腺的分泌和胆汁的分泌，能迅速帮助人体排出宿便和毒素以及浊气，起到清肠、减肥、瘦身的作用。

莴笋有润发、利尿、通乳的功效。莴笋中钾的含量远远高于钠含量，能促进排尿，维持水平衡。莴笋也有通乳的功效，《本草纲目》记载，李时珍曾用莴笋加酒，煎水服用来治疗产后乳汁不通。因缺钾而脱发者，经常食用莴笋，可以令秀发乌黑、浓密、顺滑。

莴笋中所含的氟元素，可参与牙釉质和牙本质的形成，参与骨骼的生长，另外，莴笋中还含有铁、钙等矿物质，对儿童换牙、长牙很有好处。莴笋中的含碘量高，有利于人体基础代谢、心智、体格发育以及情绪调节，因此莴笋具有镇静的作用，经常食用有助于消除紧张，帮助睡眠。

莴笋具有调节神经系统功能的作用，其所含有机化含物中富合人体可吸收的铁元素，可治疗缺铁性贫血，莴苣的热水提取物可以抑制某些癌细胞，所以莴笋是防癌抗癌的保健蔬菜。

莴笋叶的营养远远高于莴笋茎，叶比其茎所含胡萝卜素高出72倍多，维生素 B_1 是茎的 2 倍，维生素 B_2 是茎的 5 倍，维生素 C 是茎的 3 倍。

莴笋的肉质脆嫩，是秋季餐桌上的美食，可生食、凉拌、炒食或腌渍，也可用它做汤和配料等，最常见的做法是凉拌或清炒莴笋。

凉拌莴笋可治疗上火而引起的牙龈肿痛、齿缝出血、鼻干流血；莴笋炒腰花可补肾增乳汁；鲜莴笋叶煎汤饮，可治疗浮肿和肝腹水；将莴笋茎和叶捣烂后煮熟，作为饮品，能治腹痛；莴笋与牛肉同食，可以促使乳房部位的营养供应，达到丰胸的效果。

下面再来介绍一下莴笋的几种做法：

1. 虾皮莴笋

材料：莴笋半个、虾皮适量，食用油、盐、味精少许。

做法：莴笋去皮，洗净，切丝。炒锅上火，加少许食用油，油热后，放入莴笋丝、虾皮，快速翻炒几下。点入少许清水，继续翻炒，待莴笋熟后，加少许盐、味精即成。

功效：利尿通乳、安神降压。

2. 凉拌莴笋丝

主料：莴笋1根。

配料：熟花生米适量。

调料：盐、白糖、味精、花椒油、黑芝麻、食用油各适量。

做法：将莴笋均匀切成丝，放在一个稍微大一点的碗里待用。将炒熟的花生米去皮，擀碎洒在莴笋丝上面，再撒一点盐、白糖、鸡精、花椒油、黑芝麻。锅烧热，倒入食用油，烧热，泼在笋丝上面（要把调料都浇到）。将油和以上作料拌匀，即可食用。

功效：促进食欲、安神助睡。

3. 莴笋炒牛肉丝

主料：莴笋、瘦牛肉各适量。

调料：酱油、料酒各适量。

做法：将莴笋去皮切成丝；将牛肉切丝，放酱油与料酒，浸泡约半小时。锅置火上，倒油烧热，放入牛肉丝，武火快速翻炒至熟，捞出备用。锅置火上，倒油烧热，倒入莴笋丝，武火快炒至熟。将炒好的莴笋盛入盘中铺底，将牛肉丝放在莴笋上面即可。

功效：调养气血、丰胸健乳。

焯莴笋时，焯的时间不宜过长，一定要注意时间和温度，时间过长、温度过高会使莴苣绵软，失去清脆口感。烹饪莴笋时，不宜放太多盐，因莴笋怕咸，盐要少放才好吃。

同时，食用莴苣也要注意：患有眼疾特别是夜盲症的人不宜多吃莴笋，因莴笋中的某种物质对视神经有刺激作用。莴苣下锅前不应挤干水分，虽然挤干水分可以增加莴苣的脆嫩，但从营养角度考虑，这会丧失大量的水溶性维生素。

秋季阳气"收敛"，用香蕉和梨滋阴润燥

在秋天，人们经常出现皮肤干涩、鼻燥、唇干、头痛、咽干、大便干结等秋燥症状。中医认为，在夏季出汗过多，体液损耗较大，身体各组织都会感觉水分不足，从而导致"秋燥"。预防秋

燥，补水当然不可少。

秋季补水，可以从以下几个方面着手：

少言补气

中医认为"形寒饮冷则伤肺"，所以要忌寒凉之饮。"少言"是为了保护肺气，当人每天不停地说话时会伤气，其中最易伤害肺气和心气。补气的方法：西洋参 10 克、麦冬 10 克，泡水，代茶饮，每天一次。

注意皮肤保湿

秋天对应人体的肺脏，而肺脏的功能是主管人体皮肤，所以皮肤的好坏与人体肺脏相关。食物以多吃百合为最佳，这是因为百合有润肺止咳、清心安神、补中益气的功能。秋天多风少雨，气候干燥，皮肤更需要保养，多食百合有滋补养颜护肤的作用。但百合因其甘寒质润，凡风寒咳嗽、大便溏泄、脾胃虚弱者忌用。

多吃梨和香蕉

梨肉香甜可口，肥嫩多汁，有清热解毒、润肺生津、止咳化痰等功效，生食、榨汁、炖煮或熬膏，对肺热咳嗽、麻疹及老年咳嗽、支气管炎等症有较好的治疗效果。若与荸荠、蜂蜜、甘蔗等榨汁同服，效果更佳。但梨是寒性水果，对于寒性体质，脾胃虚弱的人应少吃。香蕉有润肠通便、润肺止咳、清热解毒、助消化和健脑的作用。但胃酸过多者不宜吃香蕉，胃痛、消化不良、腹泻者也应少吃。

秋季滋阴润燥，麦冬、百合少不了

由于夏天出汗过多，体液损耗较大，身体各组织都会感觉缺水，人在秋季就容易出现口干舌燥、便秘、皮肤干燥等病症，也就是我们常说的"秋燥"。

《本草纲目》里说，麦冬可以养阴生津、润肺清心，适用于肺燥干咳、津伤口渴、心烦失眠、内热消渴及肠燥便秘等。而百合入肺经，补肺阴，清肺热，润肺燥而止，对"肺脏热，烦闷咳嗽"有效。所以，要防止秋燥，用麦冬和百合最适宜。

至于如何用麦冬和百合来滋阴润燥，还有一些小窍门。

1. 西洋参麦冬茶

秋季需要护气，尤其是肺气和心气，如平时应尽量少说话。不过，那样也只能减少气的消耗，而真正需要的是补气，而补气佳品非西洋参麦冬茶莫属。

材料：西洋参 10 克，麦冬 10 克。

做法：泡水，代茶饮，每天 1 次。

2. 蜜蒸百合

秋天多风少雨，气候干燥，皮肤更需要保养，多食百合有滋补、养颜、护肤的作用。但百合因甘寒质润，凡风寒咳嗽、大便稀溏、脾胃虚弱者忌用。关于具体的吃法，《本草纲目》中记载了这样一个润肺的方子。

材料：百合 200 克，蜂蜜适量。

做法：用新百合加蜜蒸软，时时含一片吞津。

除此之外，预防秋燥，补水同样必不可少。秋季天气干燥，要多吃滋阴润燥的食物，如梨、糯米、蜂蜜等；常吃些酸性食物，如山楂、秋梨膏、柚子等，具有收敛、补肺的功能。尽量不要吃辛辣食物。

再有，秋季人体内的阳气顺应自然界的变化，开始收敛，故不宜添加过多的衣服。然而，深秋时候天气变冷，应加衣以预防感冒。此时，运动也是一个不错的方法，如打羽毛球、爬山、慢跑、散步、打篮球、登山等。还有一个非常简便的方法：晨起闭目，采取坐势，叩齿 36 次；舌在口中搅拌，口中液满后，分 3 次咽下；在意念的作用下把津液送到丹田，进行腹式呼吸，用鼻吸气，舌舔上腭，用口呼气。连续做 10 次。

秋令时节，新采嫩藕胜仙丹

秋令时节，正是鲜藕应市之时。鲜藕除了含有大量的碳水化合物外，蛋白质和各种维生素及矿物质也很丰富。其味道微甜而脆，十分爽口，是老幼妇孺、体弱多病者的上好食品和滋补佳珍。

莲藕含有丰富的维生素，尤其是维生素 K、维生素 C、铁和钾的量较高。它常被加工成藕粉、蜜饯、糖片等补品。莲藕的花、叶、柄、莲蓬的莲房、荷花的莲须都有很好的保健作用，可做药材。

中医认为，生藕性寒，甘凉入胃，可消瘀凉血、清烦热、止呕渴。适用于烦渴、酒醉、咯血、吐血等症，是除秋燥的佳品。而且妇女产后忌食生冷，唯独不忌藕，就是因为藕有很好的消瘀作用，故民间有"新采嫩藕胜太医"之说。熟藕，其性也由凉变温，有养胃滋阴，健脾益气的功效，是一种很好的食补佳品。而用藕加工制成的藕粉，既富有营养，又易于消化，有养血止血，调中开胃之功效。

具体说来，莲藕的功效有以下几种：

（1）莲藕可养血生津、散瘀止血、清热除湿、健脾开胃。

（2）莲藕含丰富的单宁酸，具有收缩血管和降低血压的功效。

（3）莲藕所含丰富的膳食纤维对治疗便秘，促进有害物质排出十分有益。

（4）生食鲜藕或挤汁饮用，对咯血、尿血等症有辅助治疗作用。

（5）莲藕中含有维生素 B_{12}，对防治贫血病颇有效。

（6）将鲜藕 500 克洗净，连皮捣汁加白糖适量搅匀，随时用开水冲服，可补血、健脾开胃，而且对治疗胃溃疡出血效果颇佳。

藕节也是一味著名的止血良药，其味甘、涩，性平，含丰富的鞣质、天门冬素，专治各种出血，如吐血、咯血、尿血、便血、子宫出血等症。民间常用藕节六七个，捣碎加适量红糖煎服，用于止血，疗效甚佳。但凡脾胃虚寒、便溏腹泻及妇女寒性痛经者均忌食生藕；胃、十二指肠溃疡者少食。

另外，由于藕性偏凉，所以产妇不宜过早食用，一般在产后1～2周后再吃藕可以逐瘀。在烹制莲藕时要忌用铁器，以免导致食物发黑。

1. 鲜藕茶

材料：鲜莲藕 250 克，红糖 20 克。

做法：把洗净的莲藕切成薄片，放入锅中，加水适量，以中火煨煮半小时左右，再加入红糖拌匀即可。

功效：清热祛火、养胃益血。

2. 藕粉粥

材料：藕粉 100 克，粳米 100 克，红糖适量。

做法：将粳米淘洗干净，放入锅中加水煨煮，待稠粥将成时，放适量红糖和已经用冷开水拌匀的藕粉，最后搅拌成稠粥即可。

功效：安神补脑、健脾止血。

"多事之秋"要多喝温润的饮品

干燥是秋天最主要的气候特点，空气中缺少水分，人体同样缺少水分。为了适应秋天这种干燥的特点，我们就必须经常给自己的身体"补液"，以缓解干燥气候对于人体的伤害。多喝水是对付"秋燥"的一种必要手段。但对付秋燥不能只喝白开水，最佳饮食良方是："朝盐水，晚蜜汤。"换言之，喝白开水，水易流失，若在白开水中加入少许食盐，就能有效减少水分流失。白天喝点盐水，晚上则喝点蜜水，这既是补充人体水分的好方法，也是秋季养生、抗拒衰老的饮食良方，同时还可以防止因秋燥而引起的便秘，真是一举三得。

蜂蜜所含的营养成分特别丰富，主要成分是葡萄糖和果糖，两者的含量达 70%，此外，还含有蛋白质、氨基酸、维生素等。蜂蜜具有强健体魄、提高智力、增加血红蛋白、改善心肌等作用，久服可延年益寿。蜂蜜对神经衰弱、高血压、冠状动脉硬化、肺病等，均有疗效。在秋天经常服用蜂蜜，不仅有利于这些疾病的康复，而且还可以防止秋燥对于人体的伤害，起到润肺、养肺的作用，从而使人健康长寿。

秋燥时节，还要不吃或少吃辛辣烧烤之类的食品，这些食品包括辣椒、花椒、桂皮、生姜、葱及酒等，特别是生姜。这些食品属于热性，又在烹饪中失去不少水分，食后容易上火，加重秋燥对我们人体的危害。当然，将少量的葱、姜、辣椒作为调味品，问题并不大，但不要常吃、多吃。比如生姜，它含挥发油，可加速血液循环；同时含有姜辣素，具有刺激胃液分泌、兴奋肠道、促使消化的功能；生姜还含有姜酚，可减少胆结石的发生。所以它既有利亦有弊，不可多吃。尤其是在秋天最好少吃，因为秋天气候干燥、燥气伤肺，再吃辛辣的生姜，更容易伤害肺部，加剧人体失水、干燥。古代医书有记载："一年之内，秋不食姜；一日之内，夜不食姜。"

当秋天来临之际，我们最好"晨饮淡盐水，晚喝蜂蜜水，拒食生姜"，如此便可安然度过"多事之秋"。

为什么"饥餐渴饮"不适合秋季养生

渴了饮水，饿了吃饭，似乎天经地义。但是不能用它来指导秋季养生，这是因为秋燥，即使不渴也要喝水。因为秋季的主气为燥，它又可分为温燥和凉燥。深秋季节凉燥尤重，此时天气已转凉，近于冬寒之凉气。燥的结果是耗伤阴津，导致皮肤干燥和体液丢失。

正常人体除三餐外，每天需要另外补充1500毫升的水。天热出汗多时，饮水还要增加。"不渴也喝水"对中老年人来说尤为重要。如果中老年人能坚持每天主动喝进适量的水，对改善血液循环、防治心血管疾病都有利。

秋凉不能不吃早餐。有些人贪图清晨的凉爽，早上起床晚，又要赶着上班，早餐不是不吃就是吃不好。长时间不吃早餐，除了会引起胃肠不适外，还会导致肥胖、胆石症、甲状腺机能障碍，甚至还会影响到一天的心绪。

养生要防"伤春悲秋"。深秋天气渐凉，人们的胃口普遍变好，但也会有一部分人由于季节性情感障碍的缘故，变得"悲秋"，而后者又与饮食互为因果，即营养不良或饮食不当可以诱发季节性情感障碍。季节性情感障碍又会影响到人的脾胃功能，产生厌食或食欲亢进。从养生的角度上讲，入秋后应当抓住秋凉的好时机，科学地摄食，不能由着自己的胃口，饥一餐饱一顿。三餐更要定时、定量，营养搭配得当。

总之，秋季养生要有积极的心态，科学地调配自己的饮食，这样才能增强体质，预防各种疾病。

秋季可用当归把冻疮拒之门外

虽然冻疮常常发生在冬季，但其防治应从秋末开始，以当归为主的汤药最为有效。

中医认为，冻疮虽然病在皮肤上，其实多为体内阳气不足，外寒侵袭，阳气不伸，寒凝血瘀而致。因此，在治疗上常采用温经散寒、活血化瘀、消肿止痛的方法。

方药以当归为主，可选择"当归四逆汤"。制作方法：当归15克，桂枝12克，赤芍10克，细辛6克，通草6克，甘草6克，大枣8枚，煎服。本方可使阳气通，寒气散，气血通畅，对治疗冻疮非常有效。

除内服中药外，还可外用"红灵酒"。制作方法：当归60克，红花30克，川椒30克，肉桂60克，细辛15克，干姜30克，樟脑15克，用95%酒精1000毫升浸泡7天后外搽患处。或用鲜红辣椒3～5个放入75%酒精或高度白酒250克内，浸泡7天制作的辣椒酊，都有较好疗效。新发冻疮未溃破者，还可用麝香止痛膏贴患处，也可用红花油、活络油等外搽。若冻疮瘙痒，不能用手抓搔，以免抓破感染。

另外，入冬以后，要注意全身及手足保暖和干燥，衣服鞋袜宜宽松干燥。一旦发生冻疮，应当先用温水浸泡，不要立即烘烤或用热水烫洗，否则容易导致局部溃烂；伏案工作者，久坐后要适当起身活动，以促进气血流通。

秋季按摩巧养生，养出舒畅好心情

进入秋季以后，天气逐渐凉爽干燥，这样的气候虽然会使人有秋高气爽的舒适感觉，但干燥也会对人体产生一定的危害。在家进行简单的自我按摩，能有效防止"秋燥"对人的侵害。

压揉承浆

承浆穴在下唇凹陷处，以食指用力压揉，口腔内会涌出津液。糖尿病患者用力压揉此处10余次，口渴感即可消失，在不缺水的情况下，可不必反复饮水。这种津液不仅可以预防秋燥，而且含有延缓衰老的腮腺素，可使老人面色红润。

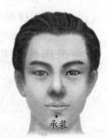

承浆

承浆穴

按摩鼻部，以开肺窍

中医认为，肺开窍于鼻。不少人鼻黏膜对冷空气异常敏感，秋天冷风一吹，就会伤风感冒，经久难愈。所以在初秋的时候，我们就应坚持用冷水洗脸，并按摩鼻部，有助于养肺。方法为：1.摩鼻：将两手拇指外侧相互摩擦，有热感后，用手指在鼻梁、鼻翼两侧上下按摩50次，可增强鼻的抗寒力，亦可治伤风，鼻塞等。2.浴鼻：每日早、晚将鼻浸于冷水中，闭气不息，换气后再浸入；也可以用毛巾浸冷水后敷于鼻上，坚持至寒冬。

揉腹排便

秋季气候干燥，大便也会干结难排，有许多人甚至数日一解或用药物来维持大便通畅，结果造成习惯性便秘。按摩是一种简单易行的通便方法，这种方法可在晚上睡觉前或清晨起床前进行。具体操作方法是：身体仰卧，先将两手掌心摩擦至热，然后两手叠放在右下腹部，按顺时针方向按摩，共按摩30圈。

咀嚼鼓漱

晨起和睡前，做上下腭运动。然后闭嘴，舌抵上腭，鼓漱100次，使津液满口，徐徐咽下。咀嚼时，胃肠血流量增加，可抵御秋季凉气对胃肠的损伤。

秋季干燥，要防止静电伤身

在气候干燥的秋季，我们常常会碰到这种现象：晚上脱衣服睡觉时，黑暗中常听到噼啪的声响，而且伴有蓝光；见面握手时，手指刚一接触到对方，会突然感到指尖针刺般疼痛，令人大惊失色；早上起来梳头时，头发会经常"飘"起来，越理越乱；拉门把手、开水龙头时都会"触电"，时常发出"啪、啪"的声响……这就是人体的静电对外放电的结果。

人体活动时，皮肤与衣服之间、衣服与衣服之间互相摩擦，便会产生静电。随着家用电器增多以及冬天人们多穿化纤衣服，家用电器所产生的静电荷会被人体吸收并积存起来，加之居室内墙壁和地板多属绝缘体，空气干燥，因此更容易受到静电干扰。

由于老年人的皮肤相对比年轻人干燥，以及老年人心血管系统的老化、抗干扰能力减弱等因素，因此老年人更容易受静电的影响。心血管系统本来就有各种病变的老年人，静电更易使病情加重或诱发室性早搏等心律失常。过高的静电还常常使人焦躁不安、头痛、胸闷、呼吸困难、咳嗽等。

为了防止静电的发生，室内要保持一定的湿度，要勤拖地、勤洒水或用加湿器加湿；要勤洗澡、勤换衣服，以消除人体表面积聚的静电荷。发现头发无法梳理时，将梳子浸入水中片刻，等静电消除之后，便可以将头发梳理服帖了。脱衣服之后，可用手轻轻摸一下墙壁，摸门把手或水龙头之前也要用手摸一下墙，将体内静电"放"出去，这样静电就不会伤你了。对于老年人，应选择柔软、光滑的棉纺织或丝织内衣、内裤，而且尽量不穿化纤类衣物。

"秋冻"要适当，千万别冻坏身体

老百姓常说"春捂秋冻"，意思是说春天棉衣要晚脱一段时间，以免受凉生病；秋天则相反，厚衣服要晚些穿，多经受寒冷的刺激，从而增强机体抵抗力。不过，不同的人群、人体的不同部位，都应区别对待，一味地秋冻就会把身体冻坏。

首先，要因人而异：年轻人血气方刚，对外界寒冷的适应及抵御能力都比较强，可以冻一冻；而老年人大多肾阳衰微，禁不起太冷的刺激；还有一部分慢性病患者，如心血管和哮喘病人，他们对寒凉的刺激更加敏感，稍不注意就会引起疾病发作。因此，这些人不仅不能"秋冻"，还应采取一些保暖措施。

其次，对身体的不同部位要区别对待，有4个部位一定要注意保暖。第一个是腹部，上腹受凉容易引起胃部不适，甚至疼痛，特别是有胃病史的人更要加以注意；下腹受凉对女性伤害大，容易诱发痛经和月经不调等，经期妇女尤其要加以重视。有些女孩爱穿露肚皮的时装，建议秋冬季节最好不穿。第二个是脚部，脚是人体各部位中离心脏最远的地方，血液流经的路程最长，而脚部又汇集了全身的经脉，所以人们常说"脚冷，则冷全身"。全身若受寒，机体抵抗力就会下降，病邪就有可能乘虚而入。第三个是颈部，这个部位受凉，向下容易引起肺部症状的感冒；向上则会导致颈部血管收缩，不利于脑部供血。第四个是肩部，肩关节及其周围组织相对比较脆弱，容易受伤。

最后，要领悟"秋冻"内涵。对于"秋冻"的理解，不应只局限于未寒不忙添衣，还应从广义上去理解，诸如运动锻炼，也要讲求耐寒锻炼，增强机体适应寒冷气候的能力。不同年龄可选择不同的锻炼项目。无论何种活动，都应注意一个冻字，切勿搞得大汗淋漓，当周身微热，尚未出汗，即可停止，以保证阴精的内敛，不使阳气外耗。

秋季，别让"五更泻"缠上你

进入秋季，天气逐渐转凉，因季节转换和昼夜温差带来的疾病逐渐增多，在这个时节中老年人尤其要预防"五更泻"的发生。

"五更泻"是指发生在黎明时分的腹泻。其主要症状是黎明的时候，肚脐周围发生疼痛，肠鸣即泻，泻后则安。中医认为这种慢性腹泻多是肾阳虚的一种表现，所以有"肾泻"之称。

"五更泻"多发于中老年人，主要是肾阳虚衰，命门之火不能温煦脾土，即不能帮助脾胃消化吸收，运化失常就会出现腹泻。五更时分正当阴气最盛、阳气未复之际，在这种特定环境下，虚者愈虚，因而形成了"五更泻"。若夜晚盖不好肚腹，使之受寒凉所袭，更易发生。

要预防"五更泻"的发生，平时应注意以下几个方面：

（1）注意保暖。由于老年人自身调节功能下降，在季节变换时要当心着凉，注意腹部及下肢的保暖。

（2）饮食要规律。饮食以清淡、易消化、少油腻为原则，避免因无规律饮食而致肠道功能紊乱。

（3）讲究饮食卫生。不吃生冷不洁食物，避免诱发或加重腹泻。

（4）要保持良好的心理状态。心胸宽广，情绪乐观，性格开朗，遇事豁达。平常要注意加强锻炼，如散步、慢跑、打太极拳等，以增强体质。

初秋时节应怎样防中风

初秋是老年人心脑血管疾病发病率大幅上升的时节，特别是患有高血压、动脉硬化的中老年人，初秋一定要当心脑中风。专家认为，在日常生活中采取下列措施，可有效预防或减少脑中风的发生。

早晚喝杯救命水

脑中风的发生与老年人血液黏稠度增高有关。人们经过一夜睡眠、出汗和排尿后，人体水分减少，血液黏稠度会升高。所以夜晚入睡前及早晨起床后，应喝下约200毫升白开水，可以降低血液黏稠度，起到预防中风的作用。

每天吃2根香蕉

研究发现，每天吃1~2根香蕉，可使中风发病率减少40%。香蕉中含有丰富的钾盐，钾对于增强心脏的正常舒缩功能具有重要作用，还可抗动脉硬化，保护心血管。此外，香蕉中还含有降血压、润肠通便的物质。

保持大便畅通

老年性便秘不仅会延长排便时间，还会因排便用力导致心脏负担加重和血压升高，甚至诱发脑中风。为保持大便通畅，应常吃红薯、菠菜、竹笋、芹菜、大白菜等富含粗纤维的食物，促进肠道蠕动，同时应养成定时排便的良好习惯。必要时可服用一些如润肠丸、果导片等药物。

早晚散步

散步是老年人最安全的有氧代谢运动，长期坚持可使血压下降、血糖降低，起到预防心脑血管疾病的作用。夏天锻炼时间最好选在清晨和黄昏，宜在平坦的地面行走。每次30~40分钟，距离为1.5公里。可以进行做操、打太极拳等运动量不大的体育锻炼。但不宜进行剧烈活动。

另外，在初秋季节，要注意随时增减衣服，夜间防止受凉。阴天下雨少外出，并应勤观测血压。

第五章

冬季养"藏"——勿感伤，以暖为宜，
使阴气得和，肝气得柔

寒水结冰，冬天养生注"藏"

《黄帝内经》中有："冬三月，此谓闭藏，水冰地坼，无扰乎阳。早卧晚起，必待日光。使志若伏若匿，若有私意，若已有得。祛寒就温，无泄皮肤，使气亟夺。此冬气之应，养藏之道也。逆之则伤肾，春为痿厥，奉生者少。"

冬季养生的八益

（1）保暖。冬要"祛寒就温"，预防寒冷侵袭很重要，但不可暴暖，应保持温度恒定。

（2）健足。经常保持脚的清洁干燥，袜子要勤换，每天坚持用温热水洗脚，经常按摩足底穴位，每天坚持活动双脚。一双舒适、暖和、轻便的鞋子也很重要。

（3）多饮。冬日大脑与身体各器官的细胞需要水分滋养，保证正常的新陈代谢。冬季一般每日饮水不应少于2000毫升。

（4）防病。冬天是心脏病、慢性支气管炎等疾病的高发季节。体弱的人要注意防寒保暖，特别是预防大风降温天气对机体的不良刺激。还应重视耐寒锻炼，提高御寒和抗病能力。

（5）调神。冬天人往往情绪低落，最佳的调整方法就是活动，如慢跑、跳舞、滑冰、打球等，在家练习"五禽戏"更是好方法。

（6）早睡。冬日白天短，阳气弱，要"早卧迟起"。早睡以养阳气，迟起以固肾精。

（7）通风。冬季门窗紧闭，室内空气很差，要经常打开门窗通风换气，保持空气清新。

（8）粥养。冬季饮食忌黏硬生冷。服热粥能养胃气，特别以羊肉粥、小米牛奶冰糖粥、八宝粥等最为适宜。

冬季锻炼的四不宜

（1）不宜用嘴呼吸。冬天雾气重，空气中会有很多的粉尘，用口呼吸会让病菌直接进入肺部，而鼻腔能过滤空气，所以应养成用鼻子呼吸的好习惯。

（2）不宜突然进行。冬季锻炼要慢慢适应，不能突然开始，否则对人体的消耗较大，容易出现疲劳和受伤的情况，在锻炼前要先做好准备活动。

（3）不宜空腹进行锻炼。人在清晨时血糖往往偏低，心脏功能处于较弱的状态，空腹锻炼会使因低血糖、心脏疾病猝死的可能性增加。

（4）不宜忽视保暖。很多人认为锻炼就不怕冷，这是错误的。锻炼时要慢慢减衣，身体微热后减衣最好，锻炼结束就要立即穿上衣服，以防着凉。

再者，冬季养生也可以用些中医疗法。

（1）搓鼻法。将两手拇指外侧相互摩擦，有热感后，用拇指外侧沿鼻梁、鼻翼两侧上下按摩30次，然后按摩鼻翼两侧的迎香穴（位于鼻唇沟内，横平鼻翼外缘中点）15～20次。每天摩鼻1～2遍，可增强鼻的耐寒能力，亦可治伤风、鼻塞不通。

（2）摩颈法。上身端直，坐立均可，仰头，颈部伸直，用手沿咽喉部向下按摩，直至胸部。双手交替按摩20次为1遍，可连续做2～3遍。注意，按摩时拇指与其他四指张开，虎口对着咽喉部，自颏下向下按搓，可适当用力。这种方法可以利咽喉，止咳化痰。

（3）按摩大椎法。两手搓热后轮流搓大椎（第七颈椎棘突下），冬季可每天早起后搓大椎，较冷时出门前也要搓热大椎，对防治感冒方便又有效。

（4）捶背端坐法。腰背自然直立，双目微闭，放松，两手握拳，反捶脊背中央及两侧，各捶 3 ~ 5 遍。捶背时要闭气不息。同时，叩齿 3 ~ 10 次，并缓缓吞咽津液数次。捶背时要从下向上，再从上到下，沿背捶打，这种方法可以畅胸中之气，通脊背经脉，预防感冒。同时，有健肺养肺之功效。

冬季进补也应讲原则

俗话说"今年冬令进补，明年三春打虎"，这是在强调冬季进补对健康的益处，而传统中医也认为冬季进补有助于体内阳气的生发，能为下一年开春直至全年的身体健康打下基础。但是冬季进补也是要讲原则的，如果胡乱进补，不但不能强身健体，还会损害健康。

冬季饮食养生的总原则是：适量进食高热量的饮食以弥补热量的消耗。增加温热性食物的摄入量以增强机体的御寒能力。补充足够的维生素和矿物质。也就是说，冬季除了应该适当多进食一些五谷杂粮外，还应该注意补充足够的蛋白质、维生素、矿物质及适量的脂肪类食物。

同时要注意以下几点：

（1）不要随意服用，无须滥补。一个人如果身体很好，对寒冷有良好的适应能力，在冬季就不要刻意进补，过多进补不但对健康无益，反而会产生一系列副作用。如服用过多的人参，会出现烦躁、激动、失眠等"人参滥用综合征"。

（2）平素胃肠虚弱的人，在进补时应特别注意。药物入胃全靠胃肠的消化吸收，只有胃肠功能正常，才能发挥补药的应有作用。对于这类病人，可先服用些党参、白术、茯苓、陈皮之类调理胃肠的药物，使胃肠功能正常，再由少至多地进服补药，这样机体才能较好地消化吸收。

（3）在感冒或其患有其他急性病期间，应停服补品。尤其是有些体质虚弱的人，应该等急性病治愈后再继续进补，否则会使病症迁延难愈。

（4）在滋补的同时，应坚持参加适当的体育运动，这样可以促进新陈代谢，加快全身血液循环，增强胃肠道对滋补品的消化吸收，使补药中的有效成分能够被机体很好地吸收。

传统养生学认为，冬季应该多食用一些偏温热性的食物，特别是能够温补肾阳的饮食，以增强机体的御寒能力。

冬季喝御寒粥可预防疾病

冬季是各种疾病的多发季节，因此，保健就显得至关重要，喝粥是既方便又有营养的选择。下面介绍几种可防病御寒的保健粥。

1. 腊八粥

取粳米和各种豆类、干果、坚果同煮。豆类中含有很多优质植物蛋白，干果则浓缩了鲜果中的营养物质，坚果含有丰富的蛋白质、维生素 E 和多种微量元素，可提高人体免疫力、延缓衰老。

2. 鸡肉皮蛋粥

鸡肉 200 克，皮蛋 2 个，粳米 200 ~ 300 克，姜、葱、盐等调味品适量。先将鸡肉切成小块，加水煲成浓汁，用浓汁与粳米同煮。待粥将熟时加入切好的皮蛋和煲好的鸡肉，加适量的调味品。它有补益气血、滋养五脏、开胃生津的作用，适用于气血亏损的人。

3. 羊肉粥

选精羊肉 200 克，切片，粳米或糯米 200 克左右，姜、葱、盐适量，同煮成羊肉粥，早晚均可食用。此粥可益气养肾、暖脾护胃。

4. 决明子粥

炒决明子 10 克（中药店有售），大米 60 克，冰糖少量。先将决明子加水煎煮取汁适量，然后用其汁和大米同煮，成粥后加入冰糖即可。该粥清肝、明目、通便，对于目赤红肿、高血压、高血脂、习惯性便秘等症有显著效果。

5.桂圆粟米粥

桂圆肉 15 克，粟米 100 ~ 200 克。将桂圆肉洗净与粟米同煮。先用大火煮开，再用文火熬成粥。桂圆肉性味甘温，能补益心脾，养血安神。适合中老年人食用。

6.山药栗子粥

山药 15 ~ 30 克，栗子 50 克，大枣数枚，粳米 100 克。栗子去壳后，与山药、大枣、粳米同煮成粥。山药性味甘平，能补脾胃、益肺肾，尤其适用于脾肾气虚者；但一次不宜多食，否则容易导致消化不良。

药食同源，冬季养生最便宜的"药"

人们在选择补品的时候往往存在一个误区，那就是越贵重越好。其实不然，因为补品的价值和价格根本就不成比例。俗语说："药症相符，大黄亦补；药不对症，参茸亦毒。"因此，药无贵贱，对症即行。

对于一般无病而体弱者，冬补还是以"食补"为主，兼有慢性病者，则需食补加药补。有许多食品，为"药食两兼"物品，因此食补和药补并无严格区别，关键在于合理调配，对症施补。下面介绍的这些药并不贵重，但只要合理搭配，对症进补，就能起到"贵重药"的效果。

补气类

具有补益脾胃、益气强身的作用，适用于脾胃虚损、气短乏力者。如小米、糯米、莲心、山药、扁豆、鸡肉、大枣、鹌鹑、鲫鱼等。

补血类

具补益气血、调节心肝之效。如桂圆、枸杞、葡萄、牛羊肝、猪心、带鱼等。

补阴类

具滋阴润肺、补脾胃和益气之效。适于阴虚火旺、体弱内热者。如黑豆、百合、芝麻、豆腐、梨、甘蔗、兔肉、蜂蜜等。

补阳类

具补肾填髓、壮阳强身之效。如核桃肉、狗肉、羊肉、薏苡仁、韭菜、虾类等。

冬食萝卜，温中健脾，不用医生开药方

民间有句养生俗语"冬吃萝卜夏吃姜，不劳医生开处方"，可见冬天多吃点萝卜，是有利于健康的。

为什么提倡冬天多吃萝卜呢？冬季气温低，所以人们经常待在室内，饮食上还常进补。进补加上运动少，人的体内易生热生痰，尤其是中老年人，症状就更明显。《本草纲目》中记载，萝卜可消积滞、化痰、下气宽中、解毒，所以萝卜可以用来消解油腻、祛除火气，又利脾胃、益中气。多吃一些萝卜，温中健脾，对健康大有补益。

萝卜肉多汁浓，味道甘美，有多种烹调方法。在餐桌上，摆上一碗萝卜炖羊肉，就是一家老小的养生大餐。

将羊肉去筋膜洗净切成小方块，将萝卜去皮切成滚刀块。将羊肉块放入开水锅中，用微火煮20分钟后放入萝卜块，加入少许精盐、料酒、味精，煮5分钟后，撒上香菜末即成。

不过需要注意的是，吃萝卜也有一些禁忌。现代医学研究证明，萝卜不能与橘子、柿子、梨、苹果、葡萄等水果同食，因为萝卜与这些水果一同摄入后，产生的一些成分作用相加形成硫氰酸，会抑制甲状腺，从而诱发或导致甲状腺肿。此外，萝卜性凉，脾胃虚寒者不宜多食。

萝卜也经常用作食疗，以下是一些萝卜食疗方。

（1）扁桃腺炎。萝卜汁100毫升（用鲜萝卜制成），调匀以温

开水送服，每日 2～3 次。

（2）哮喘。萝卜汁 300 毫升，调匀以温开水冲服，每次服 100 毫升，每日 3 次。若与甘蔗、藕汁同饮，则效果更佳。

（3）偏头痛。鲜萝卜捣烂取汁，加少许冰片调匀滴鼻，左侧头痛滴右鼻孔，右侧头痛滴左鼻孔。

（4）咳嗽多痰。霜后萝卜适量，捣碎挤汁，加少许冰糖，炖后温服，每日 2 次，每次 60 毫升。

（5）治咽喉痛。萝卜 300 克，青果 10 个，共煎汤当茶饮，每日数次。

在冬季餐桌上享受牛肉的滋补

牛肉是中国人的第二大肉类食品，仅次于猪肉，有"肉中骄子"的美称，营养价值很高，古有"牛肉补气，功同黄芪"之说。尤其是寒冬时节食牛肉可暖胃，是这个季节的补益佳品。

牛肉富含蛋白质、矿物质和 B 族维生素包括烟酸、维生素 B_1 和核黄素，且是铁的最佳来源。此外，牛肉脂肪含量较低，精牛肉平均脂肪含量仅为 6%。适量的脂肪是健康均衡饮食的基本组成部分，热衷减肥的人可以适量食用牛肉以保持体力。

牛肉富含肌氨酸，可增长肌肉、增强力量；富含维生素 B_6，可增强免疫力，适合术后、病后调养的人食用。中医认为，牛肉有补中益气、滋养脾胃、强健筋骨、化痰息风、止渴止涎的功效，适用于中气下陷、气短体虚，筋骨酸软、贫血久病及面黄目眩之人食用。

牛肉适合于爆炒、做汤、炖食、酱制等烹饪方式，清炖牛肉能较好地保存营养成分。

烹饪牛肉时有许多需要注意的细节，会令烹饪效果更佳。

肉质较嫩的牛瘦肉，适宜烧、烤、煎、炒；肉质较坚韧的牛腩、牛腱、条肉等部位则适宜炖、蒸、煮等。

牛肉的纤维组织较粗，结缔组织又较多，应横切，将长纤维切断，不能顺着纤维组织切，否则不仅没法入味，还嚼不烂。

炒牛肉前，最好将牛肉用酱油腌一下，用淀粉或蛋清拌匀。如果有时间，可在拌肉时加些油，腌1~2小时，可将油渗入肉中，当入油锅炒时，肉中的油会因膨胀将肉的粗纤维破坏，这样炒出的肉就很鲜嫩。炒牛肉时要锅热、油多、火大，牛肉炒七分熟即可，不要炒太久，以免太老。

炖牛肉时要使用热水，不要加冷水。热水可以使牛肉表面蛋白质迅速凝固，防止肉中氨基酸外浸，保持肉味鲜美。武火烧开后，揭开锅盖炖20分钟去异味，然后盖盖，改用微火小开，使汤面上浮油保持温度，起到焖的作用。且烧煮过程中，盐要放得迟，水要一次加足，如果发现水少，应加开水。

牛肉搭配一些食材可以起到更好的效果，如做红烧牛肉时，加少许雪里蕻，可使肉味鲜美；牛肉与仙人掌同食，可起到抗癌止痛、提高机体免疫功能的效果；牛肉加红枣炖服，则有助肌肉生长和促进伤口愈合的功效。

下面再来给大家介绍几款牛肉的做法：

1. 清炖牛肉汤

材料：牛肉若干，牛大骨1块，白萝卜适量，葱花、小葱、姜片、大料、料酒、盐、胡椒粉及香油各适量。

做法：牛肉、牛大骨洗净，用开水焯一会，捞出洗净沥干。锅中倒足够的水烧开，放入牛肉、牛大骨、葱、姜、大料和料酒炖煮约1小时。取出牛肉，切块，放回锅中，再继续炖1小时。白萝卜去皮洗净，切块，放入牛肉汤中，文火再炖煮至软烂，捞除牛大骨，加盐调味。汤碗中放胡椒粉、香油和葱花，将牛肉汤盛装至碗中即可食用。

功效：强健脾胃，补益气血，强筋健骨。

2. 番茄土豆烧牛肉

材料：牛腩适量，土豆、番茄各适量，洋葱、盐、姜、植物油各适量。

做法：牛肉洗净后切成块状，土豆削皮后切成滚刀块儿，番茄用开水烫后去皮，用手撕成小块，洋葱切片。牛肉块随冷水入锅烧沸，撇去浮沫。捞出牛肉，用清水洗净沥干待用。锅内入油烧热至六七成热时，放生姜片爆香炒一会儿。放入牛肉和土豆，翻炒数十次后，放番茄和清汤。烧开后改中火烧至牛肉松软、土豆散裂。放洋葱片和精盐，改大火收汁即可。

功效：健脾开胃，益气补血。

3.葱爆牛肉

材料：牛臀肉1块，香菜、大葱、姜、白胡椒粉、老抽、米酒等各适量。

做法：牛肉竖着切成薄片，葱切丝，姜切丝，香菜切段。把所有调料倒入牛肉片中，再加上几条姜丝，用手抓拌均匀腌制15分钟。炒锅内倒油烧热，放入姜丝爆一下后倒入腌制好的牛肉片快速炒散。牛肉变色后熄火，放入香菜和葱丝，利用余热把香菜和葱丝炒软即可。

功效：补虚养身，气血双补。

牛肉不易熟烂，烹饪时放一个山楂、一块橘皮或一点茶叶可使其易烂，或将少许茶叶用纱布包好，放入锅内与牛肉一起炖煮，肉熟得快，味道清香，加些酒或醋，1公斤牛肉放2～3汤匙酒或1～2汤匙醋炖牛肉，也可使肉软烂。

同时，牛肉不宜常吃，一周一次为宜。因为牛肉的肌肉纤维较粗糙不易被消化，尤其是老人、幼儿及消化能力弱的人不宜多吃，或适当吃些嫩牛肉。牛肉是发物，患有疮毒、湿疹、瘙痒症等皮肤病症者应戒食，且患有肝炎、肾炎者也应慎食，以免病情加重或复发。

驴肉补益气血，走俏冬季餐桌

冬季是人体进补的最佳时期，吃腻了牛羊肉，于是驴肉成了冬季餐桌的走俏菜肴。严冬季节里吃驴肉、喝驴汤可滋补保暖，补气养血。"天上龙肉，地上驴肉"是人们对驴肉的最高褒扬。民间有"要长寿，吃驴肉；要健康，喝驴汤"的说法。

驴肉的营养极为丰富，总结为"两高两低"，即高蛋白、高氨基酸、低脂肪、低胆固醇。对动脉硬化、冠心病、高血压有着良好的保健作用。另外还含有动物胶、骨胶原和钙酸等成分，能为老人、儿童、体弱和病后调养的人提供良好的营养补充。

中医认为，驴肉性凉、味甘、无毒，《本草纲目》载，驴肉可"解心烦、止风狂、补血益气，治远年劳损"，用于气血不足、心神不宁、短气乏力、心悸、健忘、睡眠不宁、头晕等症的调养。

除了肉质细嫩的驴肉，驴身上的其他部分也是宝贝，如驴鞭是古药典中公认的补肾保健上品，具有滋阴补肾、生精提神的功效；驴皮熬制成的阿胶具有补血益气，护肤养颜的功效；驴肝、腰、肚、肠、耳、尾、口条、蹄筋、骨髓均口味馨香、脆而柔嫩，可健脾肾、固精填髓、补血益气。

驴肉多作为卤菜凉拌食用，也可配以素菜烧、炖或煮汤。近些年，河间的驴肉火烧也火遍了大街小巷，红烧驴肉罐头是很受人们欢迎的肉制品。驴肉略带腥味，烹调不得法，不但会将驴肉做老，而且会使腥味加重或变成酸味，因此驴肉最宜酱制，食用时最好佐以蒜汁、姜末，既调味又杀菌。

下面再来给大家推荐几款驴肉的做法：

1.五香酱驴肉

材料：驴肉适量，酱油、甜面酱、精盐、白糖、葱段、姜片、鲜汤各适量，香料包1个（内装花椒、八角、桂皮各适量）。

做法：将驴肉浸泡5个小时左右，洗净污血，切块，放入沸水锅中焯透，捞出用凉水冲洗，沥干。锅内放入鲜汤，加入酱油、甜面酱、精盐、白糖、葱段、姜片、香料包，武火烧开煮20分钟即成酱汤。将驴肉放入酱锅内，武火烧开，撇净浮沫，改文火酱至驴肉酥烂捞出。晾凉后，用刀切片装盘即可食用。

功效：补气养血、滋阴壮阳、安神去烦。

2. 驴肉汤

材料：驴肉适量，料酒、精盐、味精、葱段、姜片、花椒水、猪油各少许。

做法：将驴肉洗净，下沸水锅中焯透，捞出切片。烧热锅加入少许猪油，将葱、姜、驴肉同下锅，煸炒至水干，烹入料酒，加入盐、花椒水、味精，注入适量水。武火烧开，文火烧煮至驴肉熟烂，拣去葱、姜，装盆即可。

功效：适用于贫血、筋骨疼痛、头眩等症。

3. 浓汤驴肉煲

材料：驴肉、驴骨头各适量，香葱、生姜、大料、香油、料酒、胡椒粉、精盐、味精各适量。

做法：驴肉和驴骨头用清水洗净，香葱洗净打结，生姜洗净拍松。将驴肉、驴骨头放入大锅中加香葱结、生姜、大料同煮，驴肉至肉烂时捞出，切片。待汤汁呈乳白时，再放入驴肉片烧开，加精盐、味精、胡椒粉、料酒、香油即可。

功效：驱寒保暖、补气益血。

炖驴肉时，因时间长，所以要看好火候，勤翻动驴肉，以免煳锅。若汁干可加入一些开水，但决不可加凉水，否则肉难煮烂。

同时脾胃虚寒，有慢性肠炎、腹泻者不宜食用驴肉；孕妇忌食驴肉，古籍记载："驴肉，妊妇食之难产。"驴肉忌与猪肉、金针菇同食，否则易致腹泻；驴肉汤不宜加香菜。因为香菜最容易掩盖驴肉的香味；吃驴肉后不宜立即饮茶。

冬季护肤防癌，餐桌少不了大白菜

大白菜是冬季餐桌上必不可少的一道美蔬，冬季的干燥空气和凛冽寒风都对皮肤伤害很大，大白菜中含有丰富的维生素 C、维生素 E，多吃大白菜，可以起到很好的护肤和养颜效果。

大白菜营养丰富，除含糖类、脂肪、蛋白质、粗纤维、钙、磷、铁、胡萝卜素、硫胺素、烟酸外，还含丰富的维生素等，有

"百菜不如白菜""冬日白菜美如笋"之说。

大白菜中的维生素 C 可增加机体对感染的抵抗力，用于坏血病、牙龈出血、各种急慢性传染病的防治。同时，维生素 C、维生素 E 能起到很好的护肤和养颜效果。

大白菜中的纤维素不但能起到润肠、促进排毒的作用，又有刺激肠胃蠕动，促进大便排泄，帮助消化的功能，对预防肠癌有良好作用。

微量的钼可抑制人体内亚硝酸胺的生成、吸收，起到一定的防癌作用。在防癌食品排行榜中，白菜仅次于大蒜名列第二。白菜中有一些微量元素，能够帮助分解同乳腺癌相联系的雌激素。

此外，大白菜还是减肥蔬菜，因为大白菜本身所含热量极少，不至于引起热量储存。大白菜中含钠也很少，不会使机体保存多余水分，可以减轻心脏负担。中老年人和肥胖者，多吃大白菜还可以减肥。

大白菜作为家常蔬菜，食用方法很多，既可生食，也可熟食。生食可做拌菜、泡菜、腌菜、沙拉等，熟食可炒、扒、熘、炖汤、做馅等。如猪肉、粉条、豆腐炖白菜、扒白菜、熘白菜、炒白菜、白菜肉末饺子、白菜丝沙拉……都是餐桌上的常见菜，既营养美味，又兼具保健功效。

切大白菜时，宜顺丝切，这样白菜易熟。烹饪大白菜时应先洗后切，因为大白菜里的维生素 C 等营养成分都易溶于水，若切后再洗的话，这些营养成分就容易损失。

烹饪大白菜前，最好用开水焯一下，对保护其中的维生素 C 很有好处。因为大白菜通过加热，可产生一种氧化酶，它对维生素 C 有很强的破坏作用。这种氧化酶在 85℃时能被破坏。

大白菜适合与肉类一起炖食。因大白菜含较多维生素，与肉类同食，既可增添肉的鲜美味，又可减少肉中的亚硝酸盐和亚硝酸盐类物质，减少致癌物质亚硝酸胺的产生。

下面我们再来介绍大白菜的做法：

1. 韩式辣白菜

材料：大白菜适量，苹果、胡萝卜各适量，大葱、姜、大蒜、盐、白砂糖、辣椒粉各适量。

做法：大白菜洗净，用手撕成小块（手撕比刀切的口感要好），葱姜蒜切末。胡萝卜去皮切薄片，放入容器中，放一层，撒一层盐，放满后，上置重物，置放过夜。次日，压出菜汁盐水，用清水洗净，控干。将白菜、胡萝卜、苹果、葱、姜蒜末等放在干净盆中，放入白糖、辣椒粉、少许味精拌匀，并用干净盘子压实，上罩干净纱布，室温下放置 1 ~ 2 天后存入冰箱。随吃随取。

功效：清淡爽口、排毒减肥。

2. 醋熘白菜

材料：大白菜适量，虾皮、酱油、醋、味精、香油、食用油、湿淀粉、葱、姜各适量。

做法：将大白菜片成片，虾皮用温水泡开，葱姜切末。锅置火上，食用油烧热，放葱、姜末爆香，加白菜炒，再加虾皮（连原汤）、酱油快速翻炒，加醋，勾芡，再加味精，颠翻几下，淋上香油即成。

功效：帮助消化，调理五脏，提高免疫力。

3. 猪肉酸菜炖粉条

材料：五花肉、酸菜、粉条（最好是土豆粉）、高汤（最好是大骨头炖的汤）适量，花椒、大料、葱、姜、盐、味精各适量。

做法：五花肉用水煮到七八分熟，凉了切片备用，粉条用水泡软，酸菜切细丝，葱姜切丝。锅置火上，加油烧热，放入花椒、大料先爆香，后放入葱姜丝炝锅，加入高汤，放盐调味。然后加入酸菜、粉条，开锅以后下肉片。炖至所有食材都熟，放味精调味即可。吃的时候可以附上一碟蒜泥酱油蘸肉片吃（纯正的东北吃法）。

功效：开胃提神、滋阴润燥。

在烹饪大白菜时，适当放点醋，无论从味道，还是从保护营养成分来讲，都是必要的。醋可以使大白菜中的钙、磷、铁元素分解出来，从而有利于人体吸收。醋还可使大白菜中的蛋白质凝固，不致外溢而损失。但醋应晚些放，以免破坏大白菜中的维生素 C。

食用大白菜的禁忌

腐烂的白菜不宜食用。白菜在腐烂的过程中产生毒素，所产生的亚硝酸盐能使血液中的血红蛋白丧失携氧能力，使人体发生严重缺氧，甚至有生命危险。

大白菜在沸水中焯烫的时间不宜过长。烫得太软、太烂，既影响口感，又丧失营养。最佳的时间为 20～30 秒。

腌制时间过长的酸菜不宜吃。尽管很多人喜欢吃酸菜，但经常吃酸菜容易造成身体损害。酸菜腌制时间过长，酸菜缸内会出现一层白色的霉苔，从中可分离出霉菌，可促进亚硝胺生成，有致癌作用。另外，某些杂菌也能在制作酸菜时混入酸菜。在杂菌作用下，酸菜中的硝酸盐可还原成亚硝酸盐，能与血红蛋白结合成高铁血红蛋白，使人体出现发绀等缺氧症状，还容易生成亚硝胺类致癌物质。

大白菜不宜和兔肉同食。大白菜含有丰富的维生素 C，兔肉含有优质的蛋白质，同时食用会使蛋白质变性，降低营养价值。

隔夜的熟白菜和未腌透的大白菜不宜食用。因二者都会产生亚硝酸盐，可致癌。

腹泻及慢性痢疾患者不宜食用大白菜。《本草纲目拾遗》载："惟性滑泄，患痢人勿用。"因大白菜甘平，含有丰富的纤维素，有通便的作用，腹泻者食之会加重症状。慢性痢疾患者肠胃虚弱，其饮食以益气健脾、温补为宜，忌食生凉、黏糯滋腻之物，大白菜甘平偏凉，有通便的作用，故慢性痢疾者忌食。

冬季暖身找洋葱

进入冬季，洋葱摆上餐桌的频率高起来，特别是西餐，洋葱唱主角。洋葱是俄罗斯人一日三餐离不开的蔬菜，说明多吃洋葱可增暖、强身。很多人在冬季常常感觉身体上某些小部位，比如手、脚、耳朵、小腿等特别寒冷，而此时身体的其他部位却并不是冷得受不了，医学上把这种反应统称为"寒证"。如果有这方面的症状，那就把洋葱请上餐桌，烹饪一些抵抗寒流的冬季暖身餐吧。

洋葱的营养价值极高，集营养、医疗和保健于一身，在欧洲被誉为"菜中皇后"，含有丰富的蛋白质、糖、粗纤维及钙、磷、铁、硒、胡萝卜素、硫胺素、核黄素、烟酸、抗坏血酸等多种营养成分。

洋葱有抵御流感的作用，是因为洋葱鳞茎和叶子含有一种称为硫化丙烯的油脂性挥发物，具有辛辣味，有较强的杀菌作用，可以抗寒，抵御流感病毒。

洋葱能增进食欲，因其气味辛辣，能刺激胃、肠及消化腺分泌，增进食欲，促进消化，对消化不良、食欲不振、食积内停等症有辅助治疗的效果。

洋葱可降血压。它是目前所知唯一含前列腺素 A 的，前列腺素 A 能扩张血管、降低血液黏度，预防血栓形成。经常食用对高血压、高血脂和心脑血管病人都有保健作用。

洋葱具有降血糖作用，因洋葱里有一种抗糖尿病的化合物，类似常用的口服降血糖剂甲磺丁胺，具有刺激胰岛素合成及释放的作用。

洋葱有提神作用，它能帮助细胞更好地利用葡萄糖，供给脑细胞热能，是神志委顿患者的食疗佳蔬。

洋葱具有防癌抗癌的功效，其含有天然抗癌物质，能阻止体内的生物化学机制出现变异，控制癌细胞的生长，其含有的微量元素硒是一种很强的抗氧化剂，它的特殊作用是能使人体产生大量谷胱甘肽，谷胱甘肽的生理作用是输送氧气供细胞呼吸，人体内硒含量增加，癌症发生率就会大大下降。

洋葱是最能够防止骨质流失的一种蔬菜。洋葱中含有一定的钙质，常吃洋葱能提高骨密度，有效防治骨质疏松症。

洋葱可预防胆固醇过高，洋葱不含脂肪，其精油中含有可降低胆固醇的含硫化合物的混合物。

洋葱根据皮色可分为白皮、黄皮和紫皮三种。白皮洋葱肉质柔嫩，水分和甜度皆高，适合鲜食、烘烤或炖煮；紫皮洋葱肉质微红，辛辣味强，适合炒烧或生菜沙拉；黄皮洋葱肉质微黄，柔嫩细致，味甜，辣味居中，适合生吃或者蘸酱。

就营养价值来说，紫皮洋葱的营养更好一些。因为紫皮洋葱的辣味较大，含有更多的蒜素。此外，紫皮洋葱的紫皮部分含有更多的栎皮素，是对人体非常有用的保健成分。

洋葱食用前要切去根部，剥去老皮，洗净泥沙，生、熟食均可。烹调中，用洋葱做主菜、配料或做调味品十分普遍，它可用于凉菜，也可用于热炒，既可用于中餐，西餐更是必不可少。用它做凉菜辛香可口、清爽不腻。如家常菜洋葱拌肉丝，用它做热菜味多醇厚，或清香滑嫩，或鲜香适口，比较常见的菜如洋葱爆猪肝、洋葱炒鸡丁等。

下面给大家推荐几款洋葱的菜谱：

1. 洋葱啤酒鸭

材料：鸭 1/2 只，洋葱 1 头，啤酒 1 罐，八角、葱、辣椒、姜各适量。

做法：鸭肉切块，放开水中焯一下，葱切段，辣椒切末，洋葱切丝，姜切片。先将葱段、辣椒、八角与姜片爆香，倒入啤酒，再放进鸭肉及洋葱，以中火熬煮至汤汁稍干，即可起锅。

功效：滋阴润燥、降压降脂。

2. 洋葱炒蛋

材料：鸡蛋 4 个，洋葱 1 个，食用油、盐、胡椒粉、味精各适量。

做法：鸡蛋磕在碗里，加入盐和少许胡椒粉打匀；洋葱去皮、洗净切丝。炒锅置火上，放少量油，烧热后，下洋葱丝炒片刻，盛出。炒锅置火上，放油烧热，将鸡蛋液倒在锅里，熟后用铲子切碎，放洋葱一起翻炒，放盐、味精，调味即可。

功效：降糖提神，暖身防病。

3.洋葱炒猪肝

材料：猪肝、洋葱各适量，大葱、姜、食用油、淀粉、酱油、胡椒粉、白糖、料酒、盐、味精各适量。

做法：洋葱切条，葱切斜段，姜切末，猪肝切片备用；猪肝放入开水中焯一下，颜色一变即捞出，过水冷；将猪肝加淀粉、酱油、胡椒粉、白糖、料酒腌10分钟；锅置火上，放油烧热，放洋葱、葱段及姜屑，再放入猪肝片改翻炒；加盐、味精调味拌炒均匀即可出锅。

功效：促进食欲、补血强身。

切洋葱的时候，菜刀放在水里浸泡一下，切一会儿用水冲一下刀，就不会泪流满面了；炒洋葱时，很容易发软粘在一起，如果在切好的葱头中拌少量的面粉就可避免，而且色泽金黄，质地脆嫩，口感好。

食用洋葱的禁忌

洋葱不宜过量食用，因为它易产生挥发性气体，过量食用会产生胀气和排气过多，给人造成不快。

患有皮肤瘙痒性疾病、眼疾以及胃病、肺胃发炎者应少吃洋葱。

热病患者应慎食洋葱，因洋葱辛温。

患有眼疾、眼部充血时，不宜切洋葱，洋葱所含香辣味对眼睛有刺激作用。

洋葱不宜久煮。洋葱中的磺脲丁酸属油脂性挥发液体，长时间烹调易挥发，从而失去降血糖功效。

洋葱与蜂蜜不宜同食。蜂蜜有清热的作用，洋葱中含有多种生物活性物质，遇到蜂蜜中的有机酸和酶类时会发生化学反应，产生有毒物质，并刺激胃肠道，导致腹胀、腹泻。

冬季吃圆白菜可杀菌消炎

冬季气候寒冷，阴盛阳衰。人体受寒冷气温的影响，机体的生理功能和食欲等均会发生变化。因此，应选择一些既能保证人体必需营养素的充足，又能提高人的耐寒能力和免疫功能等抵抗力的蔬菜。看似普通的圆白菜就完全符合这样的要求。

圆白菜中含有丰富的维生素 C、维生素 E、β - 胡萝卜素等，总的维生素含量比番茄多出 3 倍，因此，具有很强的抗氧化作用及抗衰老的功效。

圆白菜富含叶酸，这是甘蓝类蔬菜的一个优点，叶酸对巨幼细胞贫血和胎儿畸形有很好的预防作用，因此，怀孕妇女及生长发育时期的儿童、青少年应该多吃。

新鲜的圆白菜有杀菌、消炎的作用。咽喉疼痛、外伤肿痛、蚊叮虫咬、胃痛、牙痛时，可以将圆白菜榨汁后饮下或涂于患处。

圆白菜富含维生素 U，为溃疡愈合因子，对溃疡有很好的治疗作用，能加速溃疡的愈合，是胃溃疡患者的有效保健食品。

圆白菜中含有丰富的抗癌物质，还含有丰富的萝卜硫素，能刺激人体细胞产生对身体有益的酶，进而形成一层对抗外来致癌物侵蚀的保护膜。萝卜硫素是迄今为止所发现的蔬菜中最强的抗癌成分。在抗癌蔬菜中，圆白菜排在第 5 位，相当显赫。

圆白菜可生食，也可熟食。生吃的食疗保健效果最好，可以将圆白菜凉拌、做沙拉或榨汁。圆白菜熟食适于炒、炝、拌、熘等，可与番茄一起做汤，也可作馅心。圆白菜不宜加热过久，以避免其中的有效成分被破坏。如果想吃醋熘圆白菜，可以在出锅前用一点儿酱油、醋和水淀粉勾芡。

圆白菜能抑制癌细胞，通常秋天种植的圆白菜抑制率较高，因此秋冬时期的圆白菜保健效果最佳。购买时不宜多，以免搁放几天后，大量的维生素 C 被破坏，减少菜品本身应具有的营养成分。

清洗圆白菜也很重要，因为现在的蔬菜农药含量很高，建议一片片清洗，洗过之后放在水盆里浸泡 15 ～ 20 分钟以去除农药后再切。

下面给大家推荐几款圆白菜的做法：

1. 蔬菜沙拉

材料：圆白菜、西红柿、小黄瓜各适量、青椒、洋葱（白皮）各适量，食用油、盐、柠檬汁、蜂蜜各适量。

做法：把所有准备好的材料（圆白菜、西红柿、小黄瓜、青椒、洋葱）分别洗净，圆白菜、西红柿切片，青椒、洋葱切环片。把切好的材料拌匀，放在盘子中，备用。最后，把所有的调味料（食用油、盐、柠檬汁、蜂蜜）混合，搅拌均匀，淋在蔬菜上即可。

功效：杀菌消炎、补充叶酸与维生素 C。

2. 炝炒圆白菜

材料：圆白菜适量，花椒、干辣椒、醋、糖、盐、味精、食用油各适量。

做法：圆白菜撕成大片，洗净沥干，干辣椒剪成段，去子（如果怕辣的话可不剪成段）。锅置火上，烧热下油（可比平时炒菜时多放些油）。油烧至七成热时（有烟起），放入花椒、干辣椒爆香。下圆白菜快速翻炒至断生，下糖、醋、盐、味精调味即可。

功效：增强免疫力、预防感冒。

3. 多味蔬菜丝

材料：圆白菜适量，芹菜、海带（鲜）、胡萝卜、青椒、辣椒油各适量，盐、味精、香油、料酒各适量。

做法：将芹菜、胡萝卜、海带、圆白菜、青椒分别洗净，切丝，待用。将芹菜、胡萝卜、海带、圆白菜、青椒放入水中焯片刻捞出，晾凉沥干，放入盐、味精、料酒、香油、辣椒油调味，拌匀即可。

功效：开胃增食，去腻解毒。

炝炒是圆白菜的一种很普遍的烹饪方法，所谓"炝炒"，就是用热油将花椒、干辣椒的味道炝出来，待圆白菜入油后再将这股麻辣鲜香施与它，诀窍是六字方针：锅热、油多、火猛。

食用圆白菜的禁忌

皮肤瘙痒性疾病、眼部充血患者不宜食圆白菜。

脾胃虚寒、泄泻以及小儿脾弱者不宜多食圆白菜，因其含有粗纤维量多，且质硬，食后会加重症状。

腹腔和胸外科手术后，胃肠溃疡及其出血特别严重时不宜吃圆白菜。

平常土豆冬季不平凡

土豆是一种粮菜兼用型的蔬菜，特别适合北方干燥的冬季食用。因为冬季会引起燥热、便秘等不适，土豆甘平的属性可以养护脾胃，宽肠通便，且能滋润皮肤。

土豆的营养成分非常丰富，含有丰富的维生素 A 和维生素 C 以及优质淀粉，还含有大量木质素等，被誉为人类的"第二面包"。其所含的维生素是胡萝卜的 2 倍、大白菜的 3 倍、西红柿的 4 倍，维生素 C 的含量为蔬菜之最。土豆还含有人体自身不能合成的 8 种必不可少的氨基酸，特别是赖氨酸和色氨酸的含量丰富。除此之外，土豆还含有比例不等的纤维素、碳水化合物、柠檬酸、钾、钙、磷、铁、镁及胡萝卜素。土豆是低热能、富含维生素和微量元素的食物，是理想的减肥食品。

土豆有和中养胃、健脾利湿的功效。土豆含有大量淀粉以及蛋白质、B 族维生素、维生素 C 等，能促进脾胃的消化功能。

土豆含有大量膳食纤维，能宽肠通便，帮助机体及时排泄代谢毒素，防止便秘，预防肠道疾病的发生。

土豆能降糖降脂、美容养颜。土豆能供给人体大量有特殊保护作用的黏液蛋白，能促进消化道、呼吸道以及关节腔、浆膜腔的润滑，预防心血管和系统的脂肪沉积，保持血管的弹性，有利于预防动脉粥样硬化的发生。土豆同时又是一种碱性蔬菜，有利于体内酸碱平衡，中和体内代谢后产生的酸性物质，从而有一定的美容、抗衰老作用。

土豆有利水消肿的作用。土豆含有丰富的维生素及钙、钾等微量元素，且易于消化吸收，其所含的钾能取代体内的钠，同时能将钠排出体外，有利于高血压和肾炎水肿患者的康复。

土豆有调整情绪的功效。平时多吃土豆能缓解郁闷压抑、焦急自卑的情绪，使人心情开朗，摆脱烦躁。

土豆既可以凉拌，也可以熟食，适用于煎、炒、烹、炸，也可烧、煮、炖、扒，食用方法花样百出，味道也绵密可口，无论是当主食还是当配菜都很不错。土豆凉拌最能体现土豆的营养价值，如凉拌土豆丝和土豆沙拉，凉拌土豆丝最好用柿子椒、尖椒和香菜作辅料，而土豆沙拉则应加入一些绿叶蔬菜，达到中西结合，营养搭配。

食用土豆时，荤素搭配好，可以在享受美食的同时，达到保持苗条身材的目的。牛肉是土豆的"黄金搭档"。牛肉营养价值高，并有健脾胃的作用，但肉质较粗，有时会破坏胃黏膜。土豆与牛肉同煮，不但味道好，且土豆含有的丰富维生素能起到保护胃黏膜的作用。

现在洋快餐风靡全国，受到青少年及时尚一族的追捧，其中土豆泥、炸薯条很受欢迎，但土豆泥由于在加工过程中被氧化，破坏了大量维生素 C，使营养成分大大降低。炸薯条反复高温加热，产生聚合物，且含有大量热量，所以要尽量少吃。

下面给大家推荐几款土豆的做法：

1. 地三鲜

材料：茄子、土豆、青椒各适量，盐、酱油、白糖、葱、姜、味精各适量。

做法：将茄子、土豆洗净后去皮，切成滚刀块；青椒洗净切成菱形块；葱、姜分别切末备用。炒锅置火上，倒油烧热，将茄子块、土豆块分别过油备用。锅内留底油，放入葱末和姜末，爆锅炒香，再放入刚刚过好油的土豆块和茄子块，翻炒一下。放入酱油、白糖、盐、适量水，待食材渗入味后加入青椒片，翻炒均匀出锅即可。

功效：开胃健脾、通便利尿。

2. 醋熘土豆

材料：土豆 2 个，西芹 3 ~ 4 根，红辣椒 1 根，姜、盐、糖、白醋、香油、味精、食用油各适量。

做法：土豆去皮切丝，用清水泡 5 分钟，沥干水分。西芹切条状，红辣椒切丝备用。炒锅置火上，用少许油爆香姜丝、红辣椒，下西芹略炒，加盐、糖、味精，放土豆丝快速翻炒。熄火前，添加醋及香油调味即可。

功效：降压降脂、美容养颜。

3. 煎土豆饼

材料：土豆 2 个，鸡蛋 1 枚，面粉、食用油、盐、味精各适量。

做法：土豆去皮，切成细丝（最好用擦子加工），浸泡在清水中待用。取一大碗，放入鸡蛋、清水和面粉，将其混合拌匀，调成浓稠的面糊。土豆丝捞起沥干水，加入面糊中，一同搅拌均匀。加盐、味精，与土豆面糊一同拌匀入味。烧热平底锅，加入食用油烧热，舀入一半土豆面糊，用勺子摊平成饼状，煎至其底部凝固。翻面以中小火续煎，煎至双面呈金黄色，然后将剩下的土豆面糊煎熟。将两块土豆饼分别切成几块。将切好的土豆饼排放于盘中，即可食用。

功效：宽肠通便、缓解紧张情绪。

把土豆放入热水中浸泡一下，再入冷水中，则很容易削去外皮；去皮的土豆应存放在冷水中，再向水中加少许醋，可使土豆不变色，但不能浸泡太久，以免营养成分流失；粉质土豆一煮就烂，如果用于冷拌或做土豆丁，可以在煮土豆的水里加些盐水或醋，土豆煮后就能保持完整；土豆要用文火煮烧，才能均匀地熟烂，若急火煮烧，会使外层熟烂甚至开裂，里面却是生的。

食用土豆的禁忌

不削皮的土豆不能吃。薯类尤其土豆，含有一种叫生物碱的有毒物质，多集中在皮里，人体摄入大量生物碱，会引起中毒、恶心、腹泻等反应。

发芽土豆不能吃。土豆发芽后，芽孔周围就会含有大量的有毒龙葵素，这是一种神经毒素，可抑制呼吸中枢。如要食用，须深挖及削去芽附近的皮层，再用水浸泡一段时间，煮食时间也须长一些。

绿皮土豆不能吃。绿皮土豆其生物碱毒性大大高于土豆芽眼窝的毒素。土豆生芽，只要抹去芽胚，把皮刮掉，就可以食用。而绿皮土豆则不可食用。

寒冬至吃狗肉，养好身体第一位

在 20 世纪 80 年代，电影《少林寺》可称得上是中国功夫片中的经典之作。电影里有这样一组镜头：几个年轻气盛的和尚因苦练功夫消耗大量的体力，每天的清汤素菜使他们饥肠辘辘。于是他们不顾斋戒，在野外偷偷烤烧狗肉，谁知狗肉香飘数里，引得很有定力的住持寻味而至，双手合十，口念："狗肉穿肠过，佛祖心中留。善哉！善哉！"和尚偷吃狗肉的情节饶有趣味，给人们留下了深刻印象。

这当然是影片中一个虚构的有趣场景，但是狗肉的醇香却是不容置疑的。在民间就有"寒冬至，狗肉肥""狗肉滚三滚，神仙站不稳""吃了狗肉暖烘烘，不用棉被可过冬""喝了狗肉汤，冬天能把棉被当"的俗语。由于狗肉味道醇厚，芳香四溢，有的地方又叫香肉，它与羊肉都是冬至进补的佳品。

狗肉味甘、咸、酸，性温，具有补中益气，温肾助阳之功效，非常符合冬季进补之要义。《本草纲目》说狗肉："安五脏，补绝伤，轻身益气，宜肾，补胃气，壮阳道，暖腰膝，益气力。补五劳伤，益阳事，补血脉，厚肠胃，实下焦，填精髓。"故此，中医历来认为狗肉是一味良好的中药，有补肾、益精、温补、壮阳等功用。现代医学研究证实，狗肉对人体的内分泌、消化、神经、生殖系统疾病等有一定的治疗作用，它可以强壮人体，提高人体的免疫力和消化功能，增强性能力等。

但是，狗肉性温热，多食易生热助火，故凡发热病、阴虚火旺炎症、湿疹、痈疽、疮疡等患者忌食；因含嘌呤类物质，故痛风患者忌食，孕妇亦忌食。另外，狗肉与鲤鱼相克，不宜共食，更不宜同烹。而且，吃完狗肉后千万不要再喝茶。狗肉也不能与大蒜同食，否则易助火损人，火热阳盛体质的人更应忌食。

沛县狗肉

材料：狗肉 750 克，甲鱼 1 只约 650 克，葱姜片各 50 克，绍酒 50 克，酱油 20 克，精盐 10 克，味精 2 克，白糖 5 克，八角 5 克，花椒 10 克（用纱布包好），硝水 15 克，汤 800 克。

做法：将狗肉切块，用绍酒、葱、姜各半、精盐 6 克及硝水拌匀腌渍约 2 小时，再用清水泡约 1 小时，甲鱼宰杀治净，剁成块。将狗肉块下入沸水锅中焯透捞出。将甲鱼沸水锅内焯透捞出，放入砂锅内，加入余下调料（不含味精）、狗肉块及汤，盖严盖，炖至熟烂，去掉葱、姜，加入味精即成。

功效：温肾散寒，壮阳益精。

鲫鱼，"冬月肉厚子多，其味尤美"

鲫鱼又名鲋鱼，另称喜头，为鲤科动物，产于全国各地。《吕氏春秋》载："鱼火之美者，有洞庭之鲋。"可知鲫鱼自古为人崇尚。鲫鱼肉嫩味鲜，尤其适于做汤，具有较强的滋补作用。冬季是吃鲫鱼的最佳季节，自然是看好其温补之功。明代著名的医学家李时珍赞美冬鲫曰："冬月肉厚子多，其味尤美。"民谚也有"冬鲫夏鲤"之说。

吃错会生病 吃对不吃药

鲫鱼所含的蛋白质质优、齐全、易于消化吸收，是肝肾疾病、心脑血管疾病患者的良好蛋白质来源，常食可增强抗病能力。

《本草纲目》中记载："鲫鱼性温，味甘；健脾利湿、和中开胃、活血通络、温中下气。"对脾胃虚弱、水肿、溃疡、气管炎、哮喘、糖尿病患者有很好的滋补食疗作用；产后妇女炖食鲫鱼汤，可补虚通乳；先天不足，后天失调，以及手术后、病后体虚形弱者，经常吃一些鲫鱼都很有益；肝炎、肾炎、高血压、心脏病、慢性支气管炎等疾病的患者也可以经常食用，以补营养，增强抗病能力。另外，鲫鱼子能补肝养目，鲫鱼脑有健脑益智的作用。

吃鲫鱼时，清蒸或煮汤营养效果最佳，若经煎炸则上述的功效会大打折扣。冬令时节食之最佳。鱼子中胆固醇含量较高，故中老年人和高血脂、高胆固醇者应忌食。

蛋奶鲫鱼汤

材料：鲫鱼 1 条，胡椒粒 5 颗，蛋奶（或牛奶）20 克，姜 10 克，葱 10 克，盐、鸡精各适量。

做法：将鲫鱼剖腹后，清洗干净待用。把鲫鱼放置 3 成热的油中过油，以去除鲫鱼的腥味。加入适量水和调料，用小火清炖 40 分钟。起锅时加入少许蛋奶，能使汤变得白皙浓稠，口感更佳。

功效：健脾利湿，美容除皱。

冬季喝汤固元气，祛除邪气

皇帝中的高寿者的确不多，但是清朝乾隆皇帝却一生身体健康。这是因为乾隆皇帝十分注重冬季喝汤进补，在这一点上，我们要向他看齐。

为什么乾隆要在冬季喝汤进补呢？这是他深谙养生之道的结果。冬季寒风凛冽，万物蛰伏，大自然中阳气潜藏，阴气旺盛，因此冬季养生要从养阴藏阳着手。潜藏阳气，养护阴精。所以要注意补肾。

乾隆爱喝汤，御厨将各种药材按比例配比后研磨，同牛肚一起放入锅内汲取养分，共煮六个时辰熬制成汤，传说此汤可以延缓衰老、滋阴壮阳。现在多用牛肚、牛骨，放入当归、党参、枸杞等中药炖煮两三个小时。

用《本草纲目》中的知识来分析一下这道汤品，牛肉"安中益气，养脾胃"，当归、党参可以补充气血，枸杞是滋肝益肾的佳品。这样慢炖出来的汤、肉或是骨头，包括放的当归、党参这些中药，不管是药效成分还是营养成分都溶解在汤里，容易吸收，尤其是对脾胃功能不好的老年人有益。冬天气候干燥，汤既有营养还能补水。此外，热乎乎的汤是御寒佳品。

除了喝汤进补以外，乾隆喝酒很有节制，他总是根据不同季节适量地喝补酒。在众多的补酒中，乾隆皇帝最喜欢的一种补酒是松龄太平春酒，每到立冬进补，乾隆就常饮这种酒。

酒有活血御寒的作用，加入药材后，药溶解在酒里起到滋补作用。另外，药酒是药不是酒，如果把中药放进酒里再喝这就是药，是一种中成药制剂，所以要根据自己的体质，对症喝酒，并且控制酒量。乾隆的长寿还在于他用药饵补养。清宫药养之品首重人参。人参可以大补元气、补脾益肺、生津止渴和益智安神。乾隆进补人参每天不超过3克，从50岁以后不断地吃，方法是人参切成片放在嘴里含着，这样不仅进药均匀，而且还能促进消化液的分泌，帮助消化。

以上是乾隆皇帝的养生良方。现在生活水平提高了，普通百姓像皇帝一样养生也不是什么难事了。我们在自己家中的厨房就可以做出古时皇帝才能享受的美味汤品。

此外，冬季养生还要注意这些问题：因为冬季排汗较少，因此不宜吃太咸的食物，多吃新鲜蔬菜和水果可有效补充维生素；热量较高的食物往往是滋阴潜阳的佳品，比如羊肉、龟、鳖；人们在冬季应保持充足的睡眠，最好早睡晚起。

冬季由于气温较低，所以人易出现脾胃虚寒、腹泻、腹部疼痛等病症，因此要适当做好保暖工作：要添加衣服但不宜过厚，要升高室内温度但不宜过高，否则出门时易感冒。此外，腮腺炎、麻疹、流感等疾病在这个季节易高发，对付它们的好办法就是注意锻炼身体，提高抗病能力。当然，也可在医生的指导下服用中药来预防疾病，如可用板蓝根来预防流感。

御寒有方——家庭火锅的做法

在冬季里，吃火锅成了广受欢迎的御寒良方，而在家吃火锅必会给寒冷的冬季增加一丝温馨。那么，家庭火锅怎样做呢？

1. 熬汤

材料：猪骨两斤，洗净砸碎；老鸭一只，洗净，去内脏。放入锅内，冷水加至淹没（一次加足冷水，切忌中途添加冷水）。

（1）做红汤用：加入适量葱段、姜（拍松）、蒜、小火炖熬2～3小时，出油、出味，汤清亮，沥去渣。火锅内放入四川火锅底料，加入熬出的汤，加入盐、鸡精，烧开熬化底料即可涮菜。

（2）做清汤用：加入适量葱、姜、蒜、水煮炖，汤成乳白色，醇浓味鲜，沥去渣，加入食盐、鸡精，即成白汤。

2. 备菜

菜洗净，去根、皮；肉类宜切大片、薄片；午餐肉、火腿肠等切厚片；土豆等切厚片，分别装盘。

3. 备味碟

一般准备香油、蒜泥、川崎、酱油、醋等，视各自口味调用。

4. 汤烧开，人围坐，即可食用，一般先荤后素。

常喝茶可摆脱冬季瘙痒的困扰

冬季寒冷干燥，很多人一到冬季就会发生皮肤瘙痒（冬痒症）。这种季节性瘙痒症主要由于皮肤过于干燥所致。一些老年人皮脂腺和汗腺分泌机能较差，在干冷的冬季更容易出现皮肤瘙痒。

饮茶可防冬痒症，这是因为茶叶中含有保护人体皮肤的微量元素锰。锰对皮肤的保护作用体现在三方面：

（1）锰能参与人体内很多酶促反应，促进蛋白质代谢，并能促使一些对皮肤有害物质的排泄，从而减少皮肤所受到的不良刺激。

（2）锰可促进维生素 B_6 在肝脏中的积蓄，加强皮肤抗炎的功能。

（3）锰可以增强多糖聚合酶和半乳糖转移酶的活性，催化某些维生素在人体内的代谢，这有利于皮脂代谢的正常进行，防止皮肤干燥。

茶叶中锰含量相当高。每克干茶中的含锰量因品种而异，如绿茶中的西湖龙井茶为 1.4 毫克、庐山云雾茶为 1 毫克；青茶中的安溪铁观音茶为 1 毫克；黄茶中的蒙山黄芽茶为 0.65 毫克；红茶中的祁门红茶为 0.6 毫克。茶汤中的含锰量多少也因茶而异。1克茶叶用 100 毫升开水浸泡 10 分钟，西湖龙井茶汤中的含锰量为 0.506 毫克，庐山云雾茶汤为 0.4 毫克，安溪铁观音茶汤为 0.238 毫克，蒙山黄芽茶汤为 0.198 毫克，祁门红茶茶汤为 0.017 毫克。

如果人们每天饮用 4～6 克绿茶泡的茶汤，便可以从茶中摄取到人体所需锰量的 1/3，甚至更多。这对保护皮肤、防冬痒无疑是有益的。

冬季洗澡从脚开始有益健康

在夏天时，许多朋友洗澡都是把水龙头打开，从头往下淋，但是在天寒地冻的冬天，如果依然这么做的话，那就对健康不利了。

冬季的低温使人体皮肤的血管处于收缩状态，而冬季洗澡水的温度又相对较高，温热的水突然从头而至，会让人体调节系统"措手不及"，引起头部及全身皮肤血管骤然扩张，大量血液集中到皮肤表面，导致心、脑等重要脏器急剧缺血，头晕、胸闷等种种不适也会随之找上门来。对素有心脑血管疾病的朋友来说更要防止意外发生。

冬天洗澡的正确做法是，洗澡前先用热水冲冲脚，待脚部暖和后再慢慢往身体上淋水，让身体有一个逐渐适应的过程。除了洗澡的"顺序"外，水温也不能太高，以37℃～40℃为宜；时间上，冬季淋浴最好不超过10分钟，盆浴不超过15分钟；洗澡前先喝一杯温开水。

另外，酒后千万不要立即洗澡。因为洗澡时，人体内储备的葡萄糖会因体力活动和血液循环加快而被大量消耗掉，而酒精会抑制肝脏的正常生理功能，使其不能将储存的肝糖原转化为葡萄糖，并及时补充到血液中去，从而造成血糖含量大幅度下降，严重者甚至引起休克。因此，洗澡时间最好选择在酒后2小时左右。

热水泡脚，不妨加点中药

"热水泡脚，加点中药"，好处众人皆知，但除了去外面专程做足疗，很少有人在家里自制足疗液。其实方法很简单，就是根据自己的情况，在洗脚水里加点中药。

在这里推荐几种简单易做的足疗液，当归、桃仁、苏木、川椒、泽兰叶制成足疗液，能让你的脚上皮肤变得柔嫩美丽。脚上皮肤干燥的人，可以试试用桃仁、杏仁、冬瓜仁、薏苡仁熬制的药水兑入热水里洗脚。脚累脚疼者，可以用透骨草、伸筋草、苏木、当归、川椒熬制的药水。

冬天里，人容易脚冷，特别是女性，经常整夜都睡不热乎。可以在洗脚时，在水中放干姜或樟脑，樟脑会很快在热水中融化，泡后脚会发热，对改善脚凉很有效。

这些材料在中药房很容易买到，而且便宜，熬制时先用大火煮开，然后小火煮5～10分钟，取汁即可。这些药水不用每次现熬现用，可以一次多熬制一些，用容器装好，每天洗脚时兑在水中即可。

另外，如果在泡脚的热水里加入鹅卵石，泡脚的同时用鹅卵石磨脚，则能起到类似于针灸的效果，可治疗长期失眠。

热水泡脚，如同用艾条"温灸"脚上的穴位，而在泡脚盆里加入鹅卵石，高低不平的石头表面可以刺激脚底的穴位（涌泉、然谷、太溪等）或脚底反应区，起到类似足底按摩和针刺穴位的作用，从而促进人体脉络贯通，达到交通心肾、疏肝理气、健脾益气、宁心安神的功效，更好地改善睡眠。

泡脚用的鹅卵石并没有什么特别的要求，选择圆滑、大小相近的为佳。泡脚用的水应该保持在45℃左右，水深至少要高过踝关节，脚在鹅卵石上均衡地踩踏，浸泡20～30分钟左右。有心脑血管病和糖尿病的患者用热水泡脚时，要特别注意水温和时间的控制，以免出现头晕、头痛、乏力、心慌等情况。

此外，使用鹅卵石揉搓双脚时要注意力度和水温，要避免擦破或烫伤皮肤。脚部有损伤（包括关节胀痛、拉伤、扭伤等）、炎症还未痊愈的人，不宜进行鹅卵石热水泡脚。

冬季寒冷，老年人应防关节炎

关节炎一般多发生在50～60岁以上的中老年人。其特征为关节软骨变性和唇样骨质增生，常发病于某一关节，尤其是负重大、易于劳损的大关节。

老年性关节炎发病缓慢，虽多发病于某一关节，但也有膝、腰、髋关节同时患病的可能。症状为关节酸痛和关节动作僵硬感，尤其休息后开始活动时最为明显，而适当活动后僵硬感便可减轻或消失，但天气变冷或着凉、受潮湿、持物过多、劳累时均可使关节酸痛症状加重。加重时关节活动时常可听到摩擦音，关节局部有轻度压痛，但常无肿胀。

患有骨关节炎的老年人，应特别注意天气变化，因冬季气候寒冷可使关节疼痛症状加重，使人活动困难。此时应避免关节的过分活动或持重物以免造成关节劳累再损伤。急性发作期剧烈疼痛时应限制活动，适量运动或卧床休息，局部热敷、按摩、理疗均可减轻症状，再加上通络片、活络片（丸）等药物治疗，一定会取得较满意的效果。

冬季防止情绪"伤风"的几个小窍门

冬天，寒气主令，常使人感到情绪低沉，精神不振，浑身懒散。即"冬季抑郁症"，或叫情绪"伤风"。那么如何消除呢？

（1）晒太阳。阳光可驱散云雾和阴霾，减少褪黑激素的分泌，是不可多得的营养素，冬天多在户外晒太阳，接受"日光浴"，能使人精神振奋，心情愉悦，心怀宽阔。

（2）多活动。疾走、跑步、做操、打拳、冬泳等力所能及的体育运动能促进人体新陈代谢、血液循环和大脑兴奋，使人保持充沛的精力，是化解不良情绪的有效手段。

（3）听音乐。不仅给人以精神享受，而且能改善人的心情，尤其是优雅动听的轻音乐，可直接作用于大脑和脑干的网状结构，产生镇静、安定、兴奋和调节情绪的功能。

（4）读书报。养心莫如静心，静心莫如读书。书报是感官、大脑和心灵的延伸，读书阅报能怡心养性，使人忘却忧愁烦恼。

（5）赏花草。冬天庭院和室内栽植的花草，既可美化环境，又能陶冶情操，把人引入阳光明媚、万物萌发的春天，花草的颜色和气味对调节人的自主神经功能和情志有良好作用。

（6）吃香蕉。香蕉中含有一种能使大脑产生 5-羟色氨的物质，它可调节人体内分泌系统，减少对情绪有不良影响的激素的分泌，使人安宁、快乐、舒适。

（7）嗅柑橘。柑橘类水果不仅色泽艳丽，而且芳香扑鼻，沁人心脾，其中所含的挥发油等芳香物质，可通过嗅觉器官对大脑产生兴奋作用，调节人的精神活动和情绪。

（8）梳头发。每天用梳子或手指有意识地梳理头发，对头部进行按摩，有助于改善大脑血液循环，对脑细胞产生良性刺激，使人处于良好的精神状态，保持心情平稳。

冬泳误区多，别让错误的认识危害健康

近年来，冬泳成为人们非常喜爱的一项运动，很多人不管自身条件，纷纷加入了冬泳的队伍。其实任何一项运动要想起到保健的作用，必须遵循适当的条件，采用相应的方法，比如老年人就不适合跳绳、爬山、马拉松等消耗大、相对激烈的运动。同样，冬泳也是如此，盲目地进行不仅收不到保健效果，还会给身体带来损害。

一般来说，希望参加冬泳的人，首先要注意以下几点：

（1）冬泳不能包治百病。冬泳从本质上讲是一项体育运动，它可以强身健体、提高人体免疫力，能促进一些功能性疾病逐渐缓解、转好。甚至有人因为坚持冬泳而治好了某些疾病。但是，这并不代表冬泳能包治百病。

（2）冬泳并非人人皆宜。患有严重疾病，如高血压、冠心病、脑血管病、肾病、肝病、精神障碍及糖尿病、过敏性体质、先天性心脏病、癫痫病，以及有外伤或有炎症的人和酗酒者都不宜参加冬泳，否则有可能导致疾病突发或伤害身体。儿童由于正处于身体发育期，参加冬泳更要注意适量，必须有成年人监护。另外，冬泳应该从秋季开始，让身体有个适应的过程。

（3）游的时间并非越长越好。冬泳的时间应根据气温、水温和人的体质而异。若在水里游的时间过长，一方面上岸后常会出现全身麻木、冷战不止的现象，这极易损伤某些器官；另一方面刺激过度，容易引起皮质系统衰竭而损害健康。

（4）冬泳后不宜洗热水澡。冬泳后应注意保暖，并立即运动以恢复体温。上岸后，应用干毛巾擦干身体，直到身体发红为止。然后，迅速穿好衣服，慢跑或原地跳动，直到体温基本恢复。冬泳后切忌马上进入高温房间、烤火或者洗热水澡。

第六篇

食既能充饥，也能疗疾

——为自己和亲人嘘寒问暖

第一章
女子以血为本，避免形寒饮冷

血，以奉养身，莫贵于此

中医理论认为血是人体最宝贵的物质之一，它内养脏腑，外养皮毛筋骨，维持人体各脏腑组织器官的正常机能活动。李时珍认为，妇女以血为用，因为女性的月经、胎孕、产育以及哺乳等生理特点皆易耗损血液，所以女性机体相对容易处于血分不足的状态。正如"妇女之生，有余于气，不足于血，以其数脱血也"。

女性因其生理有周期耗血多的特点，若不善于养血，就容易出现面色萎黄、唇甲苍白、头晕眼花、乏力气急等血虚症。《本草纲目》记载，严重贫血者还容易过早出现皱纹、白发、脱牙、步履蹒跚等早衰症状。血足皮肤才能红润，面色才有光泽，女性若要追求面容靓丽、身材窈窕，必须重视养血。

那么，养血要注意哪几个方面呢？

（1）食养。女性日常应适当多吃些富含"造血原料"的优质蛋白质、必需的微量元素（铁、铜等）、叶酸和维生素 B_{12} 等营养食物，《本草纲目》记载，动物肝脏、肾脏、血、鱼虾、蛋类、豆制品、木耳、黑芝麻、红枣、花生以及新鲜的蔬果等是很好的造血食物。

（2）药养。贫血者应进补养血药膳。可用党参 15 克、红枣 15 枚，煎汤代茶饮；也可用首乌 20 克、枸杞 20 克、粳米 60 克、红枣 15 枚、红糖适量煮粥，有补血养血的功效。

（3）神养。心情愉快，保持乐观的情绪，不仅可以增强机体的免疫力，而且有利于身心健康，同时还能促进骨髓造血功能旺盛起来，使皮肤红润，面有光泽。

（4）睡养。充足睡眠能令你有充沛的精力和体力，养成健康的生活方式，不熬夜，不偏食，戒烟限酒，不在月经期或产褥期等特殊生理阶段同房等。

爱上补血食物，贵妃得以集三千宠爱于一身

唐代诗人白居易在《长恨歌》中有："春寒赐浴华清池，温泉水滑洗凝脂。""凝脂"就是说杨贵妃的皮肤非常细嫩光滑。她为何有令众多女性羡慕甚至嫉妒的肌肤呢？为何能集三千宠爱于一身呢？原来贵妃经常吃一些补血食品。

女人要想从根本上唤起好气色，延缓衰老，使健康常驻，还要从内部调理开始，通过补血理气、调整营养平衡来塑造靓丽女人。而补血理气的最好办法就是食疗，因为红枣、阿胶、桂圆、山药、生姜、红糖、白果、枸杞子、花生等这些补血、补肾的食物能从根本上解决气血不足的问题，同时改善血红细胞的新陈代谢，加强真皮细胞的保水功能，这样就能实现女人自内而外的美丽。

红枣、阿胶这些补血食物，都具有滋阴润燥、补血止血、调经安胎的功效，还能使面色红润，肌肤细嫩，有光泽、弹性好，正适合女人的美容要求。

红枣是补血最常用的食物，生吃和泡酒喝的效果最好。红枣还可以在铁锅里炒黑后泡水喝，可以治疗胃寒、胃痛，再放入桂圆，就是补血、补气的茶了，特别适合教师、营业员等使用嗓子频率较高的女性。如果再加上 4 ~ 6 粒的枸杞子，还能治疗便秘。常喝红枣桂圆枸杞茶的女性朋友，皮肤白皙，精力充沛。枸杞子不要放多，几粒即可，红枣和桂圆也只要 6 ~ 8 粒就可以了，每天早上上班后给自己泡上一杯，不但补气益血，还能明目，特别适合长期对着电脑的女性朋友们。

下面给大家推荐一些补血食物的食法，可供女性朋友们参考：

（1）红枣、花生、桂圆，再加上红糖，加水在锅里慢慢地炖，炖得烂烂的，经常吃，补血的效果也很好。

（2）红枣、红豆放入糯米里一起熬粥，因红豆比较不易烧烂，可以先煮红豆，红豆煮烂了，再放入糯米、红枣一起烧，也是一道补血的佳肴。

（3）红枣10粒切开，白果10粒去外壳，加水煮15～20分钟，每晚临睡前吃，可以补血固肾、止咳喘、治尿频、治夜尿多，效果很好。

（4）红枣10粒切开，枸杞子10粒，煮水喝，补血补肾，专治腰膝酸软，长年吃，有养颜祛斑的作用。

（5）红枣10粒切开，生姜3片，煮水喝，是开胃的良方。

此外，用猪蹄加黄豆炖烂了吃；用甲鱼加上枸杞子、红枣、生姜炖烂了吃；牛肝、羊肝、猪肝做菜、炖汤，或与大米一同煮成粥；牛骨髓、猪骨髓加红枣炖汤喝；牛蹄筋、猪蹄筋加花生、生姜炖烂了吃，这些都是补血的好食物。

大家还要谨记中医的教导，多吃补血食物，这样的女人皮肤才会红润有光泽，才能延缓衰老，让自己的青春常在。

中医气血双补要方：十全大补汤

《本草纲目》中在提到瘰疬病的治疗时说："体虚者，可用夏枯草煎汁熬膏服，并以膏涂患处。兼服十全大补汤加香附、贝母、远志更好。"所谓瘰疬，就是现在的淋巴结核病。我们都知道结核病是容易让人虚损的，所以结核病人一定要注意补养身体。而十全大补汤具有气血双补的作用，适用于血气俱虚或久病体虚、面色萎黄、精神倦怠、腰膝乏力的人。下面就教你如何在家熬制十全大补汤。

材料：党参、炙黄芪、炒白术、酒白芍、茯苓各10克，肉桂3克，熟地、当归各15克，炒川芎、炙甘草各6克，墨鱼、猪肚各 50 克，猪肉 500 克，生姜 30 克，猪杂骨、葱、料酒、花椒、食盐、味精各适量。

做法：将以上中药装入洁净纱布袋内，扎紧备用。将猪肉、墨鱼、猪肚洗净；猪杂骨洗净，捶破；生姜拍破备用。将猪肉、墨鱼、猪肚、猪杂骨、药袋放入铝锅内，加水适量，放入葱、生姜、花椒、料酒、食盐，置武火上烧沸；后用文火煨炖，待猪肉、猪肚熟烂时，捞起切条，再放入汤中。捞出药袋不用。服用时将汤和肉装入碗内后，加少许味精，食肉喝汤。早晚各吃 1 碗，每天 2 次，全部服完后，隔 5 天再服。

十全大补汤虽好，但风寒感冒者不宜食用。另外，一定要注意时间间隔，不能频繁地使用十全大补汤，曾经有因为过度食用此汤而上火严重的病例。患者太心急，连着喝了好久的汤，结果发烧、流鼻血。所以，汤水再好，也不能过量。

鸡肉馄饨补气血，马上"泻立停"

拉肚子这种小毛病很多人都碰到过。其实比较轻微的腹泻，可以排出体内的湿气和毒素，对人体是有好处的。比如你吃了太多油腻的东西，或者饮食不干净，腹泻就是身体正常的保护反应。但是长期频繁的腹泻，就要警惕了。一般人遇到这种情况就会吃止泻药，但有些人却没什么效果，这是为什么呢？

庄先生是一家大型合资企业的中方老总，前一阵子总是腹泻，去医院开了很多止泻药吃，却还是没什么效果。有几次在与重要客户谈判的时候，腹痛难忍，不得不中途退场。他既担心自己的健康，更担心因为身体原因影响了工作，所以抽空去看了中医。

在大夫面前的庄先生，脸色苍白、精神疲乏。大夫询问之下得知他们公司最近受到金融危机的冲击，失去了很多重要客户。庄先生很着急，带着员工经常加班加点，忙个不停，饮食也不规律，有时忙到凌晨才吃东西。这样一段时间以后，他就开始腹泻了。

大夫告诉庄先生，他的腹泻与身体的虚损有很大关系。身体气血消耗太大，胃气也虚损，就很容易导致消化不良、腹泻等一系列的毛病。在这时单纯止泻是没有用的，必须要先补气血。大夫给他开了一个方子，让庄先生吃鸡肉馄饨。

鸡肉馄饨在《本草纲目》中有记载："黄雌鸡肉五两、白面七两，作民馄饨，下五味煮熟，空腹吃。每天一次。"可以治"脾胃弱乏，人痿黄瘦"。鸡肉是补气的食物，人参、黄芪、红枣都是补益气血的佳品。怎么做鸡肉馄饨呢？

材料：鸡肉 150 克，人参 10 克，红枣 6 枚（去核），黄芪 10 克。

做法：鸡肉剁碎做馅，和白面做成馄饨。人参、红枣、黄芪小火慢炖，然后用此汤煮馄饨。吃馄饨，喝汤。

在中医看来，腹泻是由于各种原因导致脾胃的运化失司，小肠受盛和大肠的传导功能失常所致。比如受到外界的风寒湿热的侵袭，会使脾胃失调。尤其是湿，你如果吃太多的冷饮，或者遇到雷雨季节，是很容易腹泻的。

另外，饮食不节与不洁也会导致腹泻。而情绪对肠胃的影响也很大，比如上文中的庄先生，很大的原因就是精神长期高度紧张，导致肠胃失调，最终造成脾胃虚弱，难以运化食物。没有了食物的滋养，气血就会受损。而气血失衡又加重了腹泻，如此恶性循环，当然会"一泻不止"。

津液，源自体内的天然"燕窝"

被尊为医家之宗的《黄帝内经》，曾载道："脾为涎，肾为唾。""肾为先天之本，脾为后天之本。"这里的唾液，中医上也称"津液""甘露""金津玉液""玉泉""天河水"等，来自脾和肾这两个人体的先后天之本，是十分宝贵的液体营养物质，能湿润和稀释溶解食物，帮助胃的消化吸收功能，还能杀灭进入口腔内的细菌。这也是为何中医养生学一向认为，唾液充盈者体质会强健，并能根据唾液的情况来判断健康和疾病的状况。

大家都知道，燕窝是女性的养颜圣品。燕窝就是金丝燕的唾液或唾液与绒毛的混合凝结所筑成的巢窝，很多美女不惜重金买燕窝来吃，其实，唾液就是我们生而带来的"燕窝"。

客观上讲，唾液也是人体津液的一种，津液是体内各种正常水液的总称，包括各组织器官的内在体液和分泌物，如胃液、肠液、唾液、关节液等，习惯上也包括代谢产物中的尿、汗、泪等。津液以水分为主体，含有大量的营养物质，是构成和维持人体生命活动的主要物质之一。各种津液因性质、分布和功能不同，又分为津和液两类，存在于气血之中，散布于皮肤、肌肉、孔窍并渗入血脉，清而稀薄，流动性较大，具有湿润作用的称为津；灌注于关节、脏腑、脑髓、孔窍等组织，稠而浓浊，流动性较小，具有滋养作用的称为液。

津液为人养生之宝，有滋润、濡养的作用，可以滋润皮毛、肌肤、眼、鼻、口腔，濡养内脏、骨髓及脑髓。所以，津液丰沛，则皮肤饱满湿润，有弹性，不易老化。若津液亏损，则皮肤干瘪起皱，易于老化，所以经常吞咽唾液，补充肌体流失的津液，是美容养颜的重要生理基础之一。

现代医学研究还发现，唾液是以血浆为原料生成的。其中一些成分既是皮肤细胞的最好营养物质，又不会引起皮肤过敏；唾液中含有多种生物酶，如溶菌酶、淀粉酶等，呈弱碱性，可以消除面部皮肤分泌的油质，杀灭面部的一些细菌，避免面部长疖生斑，平复皱纹。如果你的眼角已有细纹出现，不必花钱买昂贵的眼霜之类化妆品，每天坚持用自己的唾液涂抹眼角，两个月左右，就会有意想不到的收获。

有一种古老的吞咽唾液养生法——"赤龙搅天地"，李时珍把这种方法叫作"清水灌灵根"，是用舌在口腔内搅动，等到口内满是唾液时，便分三次将唾液咽下，并用意念将其送到丹田。

这个方法看似简单，但是作用巨大，可以加强人体五脏的功能，既能养生又能治病，而且简便易行。无论是坐在办公室、出行在外，还是休息在家，你随时随地都可以做，又不用花一分钱。

红楼养生谱，女人的最爱

《红楼梦》不仅塑造了众多栩栩如生的艺术形象，还介绍了许多保健养生的好方法。其中，饮食养生就是非常重要的一大方面，巧妙的美食秘方，为现代女性的滋补养颜提供了很好的指导。

奶油松瓤卷酥

《红楼梦》第六十二回中提到，柳家遣人给怡红院送来饭食，两菜一汤，一碗粳米饭，还有"一碟四个奶油松瓤卷酥"。这里的松瓤就是我们常吃的松子。《玉楸药解》里说，松子可"润肺止咳，滑肠通便，开关逐痹，泽肤荣毛"。此外，松子富含磷，对大脑和神经系统有益。做法如下：将松子仁洗净，焙干捣成碎粒，加芝麻、奶油、白糖、鸡蛋等和成馅备用。面粉放和面盆内，四周撒入适量泡打粉和成面团，再擀开成面片。把备好的馅料平铺在面片上，然后对头卷成如意卷形，用刀切成大小均等的块放入烤箱烘烤即成。

糟鹅掌鸭信

《红楼梦》第八回中提到，宝玉在薛姨妈处玩耍，薛姨妈已摆了几样细茶果来留他们吃茶。宝玉因夸前日在那府里珍大嫂子的糟鹅掌鸭信。薛姨妈听了，也忙把自己糟的取了些来与他尝。宝玉笑道："这个须得就酒才好。"《宋氏养生部》说："糟：熟鹅、鸡同掌、跖、翅、肝、肺，同兽属。鹅全体剖四轩，糟封之，能留久，宜冬月。"鹅掌，能益气补虚、和胃消渴；鸭信即鸭舌，能滋阴健胃。做法如下：将鹅掌及鸭舌煮熟，剔去骨头，然后放入锅中，用鸡汤煮。捞出后用香糟油、盐、黄酒等拌匀，浸渍五个小时即可。装盘时淋上少许香麻油，口味更佳。

紫茉莉花种粉

《红楼梦》第四十四回，"宝玉忙将一个宣窑瓷盒揭开道：这不是铅粉，这是紫茉莉花种研碎了，兑上香料制的。平儿倒在掌上看时，果见轻白红香，四样俱美，摊在面上也容易匀净，且能润泽肌肤，不似别的粉青重涩滞。"

据《本草纲目·拾遗》载："紫茉莉，二三月发苗，茎逢节则粗如骨节状。叶长尖光绿，前锐后大。小暑后开花，有紫、白、黄三色，又有一本五色者，花朝暮合。结实外有苞，内含青子或簇，大如豌豆，久则黑，子内有白粉。"美容时可采取成熟种子若干，研成粉末可清热和解毒，取粉搽脸可除面斑等，使面部光洁、白皙，有美容之功效。

桃红四物汤——活血养颜第一汤

公元1321年，元代名医朱丹溪出游路过桃花坞，见当地女子个个面若桃花、白里透红，经过一番调查之后，发现当地的女子都爱喝一种汤，即自制的桃红汤。他研究桃红汤的成分，发现里面有桃仁，还有红花，桃仁能健身心、养容颜，红花更能去暗黄、美白肌肤。朱丹溪由此创立了一个经典美容养颜妙方，叫作"桃红四物汤"。

这里的"桃红四物汤"，是朱丹溪根据晚唐蔺道人在《仙授理伤续断秘方》中提到的"四物汤"改进而来。

所谓"四物汤"，是由川芎、白芍、熟地、当归四味药组成，常规用量分别为6克、10克、12克、9克，水煎服，每日2次。川芎，性味属辛、温，作用于肝脏、胆，具有行气活血、镇定安神、祛风湿止痛、疏肝解郁等作用。白芍，性味酸苦、微寒，作用于肝、脾，具有补血滋润、缓解疼痛，以及疏肝健脾等作用。熟地含有甘露醇、维生素A等成分，与当归配伍后，可使当归的主要成分阿魏酸含量增加，使当归补血活血疗效增强，能治疗女性脸色苍白、头晕目眩、月经不调、量少或闭经等症。此汤被中医界称为"妇科养血第一方"。

而"桃红四物汤"，则是在四物汤的基础上加上桃仁和红花研制而成，不仅专治血虚、血瘀导致的月经过多，还能对付先兆流产、习惯性流产，尤其对美容养颜有特别的功效。这也是为何在没有名牌化妆品的古代，很多美女能够拥有白里透红、水嫩细滑的肌肤。著名艺人杨采妮曾说过，多喝汤最能养人。不过，关于桃红四物汤中各成分的具体剂量，要先咨询一下专业中医，因为每个人的体质和情况不一样，所需的剂量亦有所区别。

此外，很多女性因脸上长痘痘而烦恼不已，其实，气血瘀滞才会长痘痘，气血通畅就不会长痘痘。所以，喝上桃红四物汤，补血活血，自然不用担心长痘痘了。

常见的菠菜、小米最能滋阴补血

28岁的某公司白领小张，生了孩子以后觉得自己的身体状况和皮肤都变差了。她看了电视广告后，花了很多钱买了某品牌口服液，扬言要从内调养，做个"健康美丽女人"。结果喝了一段时间后，朋友们没有从她身上看出有什么变化，倒是色斑多了一些。她很气恼地扔掉了那些所谓的名牌滋补品，朋友看她沮丧，就给她推荐了菠菜小米粥。

《本草纲目》记载菠菜可以通血脉，开胸膈，下气调中，止渴润燥。所以，菠菜可养血滋阴，对春季里常因肝阴不足引起的高血压、头痛目眩、糖尿病和贫血等都有较好的治疗作用。关于小米的功效，《本草纲目》认为小米味甘咸，有清热解渴、健胃除湿、和胃安眠等功效。"治反胃热痢，煮粥食，益丹田，补虚损，开肠胃。"现代医学研究证实，小米具有防止反胃、呕吐和滋阴养血的功效。

材料：菠菜20克，小米150克。

做法：菠菜洗净，沥干水分，切碎。小米淘洗干净，略微泡一下。将泡好的小米倒进开水锅里，煮到开花，然后按自己的口味略微加一点盐和调味料搅匀，再把菠菜放进去烫软即可。

其实，你身边最简单、最廉价的食物也许就是你最需要也是最有效的选择。例如菠菜和小米，大家对其视而不见，或者认为对于身体健康的作用不值一提，其实这道粥品是滋阴补血的佳肴。

需要注意的是，菠菜含草酸较多，有碍机体对钙的吸收。故单独吃菠菜时宜先用沸水烫软，捞出再炒。由于婴幼儿急需补钙，则应少吃或暂戒食菠菜。

适合每一位女性的补气血套餐

健康、青春、活力，是每个成人都追求的身体标准，哪个女人不想面红齿白？哪个男人不想活力四射？这样我们才有足够的精力投身事业当中去。但现实生活中因为各种原因，导致很多人无法拥有这个梦想，其中最大的敌人之一便是气血两亏，随之而来的便是面容憔悴、苍白无力、头昏眼花、心悸失眠、手足发麻、脉细无力等，再好的化妆品也无法掩盖，还会让疾病乘虚而入，威胁身体健康。引起现代人气滞血虚的原因有以下几种：

（1）失血过多。因外伤失血过多，（女性）月经过多，或其他慢性失血皆可造成血虚证。

（2）饮食不节。暴饮暴食，饥饱不调，嗜食偏食，营养不良等原因，均可导致脾胃损伤，不能化生水谷精微，气血来源不足，而导致血虚。

（3）慢性消耗。劳作过度、大病、久病，消耗精气，或大汗、呕吐、下利等耗伤阳气阴液，劳力过度易耗伤气血，久之则气虚血亏；劳心太过，易使阴血消耗、心血亏虚等，均可导致血虚。

专家认为血虚体质人士养生的宗旨是补血养血、益气生血。具体方法是：

（1）不可劳心过度。人的血液循环同心有关，大脑的血液靠心脏源源不断供给，若思虑过度，挖空心思，就会耗伤心血。所以老年人，尤其是血虚体质的老年人不可用脑过度。一旦感到大脑疲劳时，就要调节一下，或欣赏鸟语，或观赏风景，使人心情愉快，精神振奋，很快消除疲劳。

（2）饮食调养。平时可常食桑葚、荔枝、松子、木耳、菠菜、胡萝卜、猪肉、羊肉、牛肝、羊肝、甲鱼、海参等食物，因为这

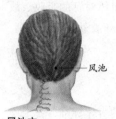

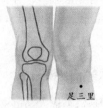

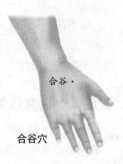

风池穴　　　　　　足三里穴　　　　　　合谷穴

些食物都有补血养血的作用。

（3）加强精神修养。血虚的人时常精神不振、失眠、健忘、注意力不集中，故应振奋精神。当烦闷不安、情绪不佳时，可以听听音乐，欣赏幽默剧，可使精神振奋、排解忧愁。

（4）经常参加体育锻炼。老年人经常感到这痛那痒，很重要一点是血不够用，血虚老人则会更明显，应时常参加体育锻炼，注意运动量不宜大，运动项目的选择以传统的健身运动为佳，如太极拳、八段锦、气功导引等，还可以进行郊游、踏青，既能呼吸新鲜空气，又能活动筋骨。

（5）配合穴道按摩更有效。

合谷穴——位于手背大拇指与食指交会处，用另一只大拇指按压 30 秒后松开，重复 5 次。

足三里——膝盖正下缘约 4 根手指、胫骨凹陷处，利用食指弯曲的骨节来按压，至少 3 分钟。

风池穴——后头颅骨下缘在颈椎中线与耳后中间的凹陷处，用大拇指按压至少 3 分钟。

气血是母乳之源——母乳不足食来补

气血不足是造成母乳不足的首要原因。母乳是由精气生成的，如果一个人肠胃虚弱，气血不足便难以生成母乳。

中医将母乳不足划分为：因气血两虚造成易疲劳型母乳不足和因肝郁气滞造成易焦躁型母乳不足两种，并根据其不同的致病成因，提出了不同的施治方法。

易疲劳型母乳不足

患者临床症状常表现为：脸色差、容易疲惫、缺乏食欲、肌肤干燥、软便等象征气血不足的症状。治疗此类母乳不足要充分休息、恢复气血、促进气血在体内循环，并摄取容易消化的食物，以促进脾胃功能。

此类母乳不足是由于在分娩和产后出血过多，导致气血不足。食物的精华无法促进母乳分泌。对母乳不足的有效穴道是合谷穴，该穴道还有补充气血不足的作用。足三里则可促进脾胃功能。

另外，母乳不足的人要补充气血可以食用猪脚和金针菇，患者还可多摄取有补充气血作用的山芋、马铃薯、香菇、枣子、胡萝卜等。

易焦躁型母乳不足

此类病因是精神压力太大，导致肝功能减退，阻碍气血特征，使母亲分泌速度降低。由于气血停滞，会有乳房胀痛、腹部鼓胀、打嗝等症状，也有引发乳腺炎的病例。此类情况常见于生第一胎而精神紧张的母亲，母亲要避免压力的累积，让肝功能恢复。促进气机循环的膻中穴是本证推荐的穴位，少泽也有好的促进乳汁分泌的作用，可以配合刺激。

推荐使用治疗母乳不足的特别处方下乳涌泉散。柴胡疏肝散可以提高肝的气血循环机能。

荞麦面、萝卜、菠菜、油菜和刀豆等都具有促进气血循环的作用。另外，茉莉花也有很好的治疗效果，可以用它泡茶喝来疏解身心压力。

孕期重点补充铜元素

女性体内铜元素不足，会妨碍卵子和受精卵的运动，从而导致不孕。在妊娠期间，如果母体缺铜，会使胎膜的韧性和弹性降低，容易造成胎膜早破而流产或早产。同时，还影响胎儿的正常发育，有可能造成胎儿畸形或先天性发育不足，并导致新生儿体重减轻，智力低下及缺铜性贫血。

缺铜会影响大脑中酶的活性，铜是酶的激活剂。然而生活中，孕妇和胎儿却极容易缺铜。因为胎儿的肝是含铜量极高的器官，从妊娠开始，体内胎儿所需含铜量就急剧增加，约从女性妊娠的第 200 天到孩子出生，胎儿对铜的需求量约增加 4 倍。因此，妊娠后期是胎儿吸收铜最多的时期，这个时期如果不注意补充铜，就容易造成母子双双缺铜。

此外，铜在人体内不能储存，所以要每天摄取，特别是孕妇和哺乳期妇女。补铜的途径最好以食为主，富含铜的食物有很多，如动物肝脏、水果、海产品、紫菜、巧克力中都含有较丰富的铜，粗粮、坚果和豆类等也是较好的来源。

孕妇水肿饮食帮忙

营养不良性低蛋白血症、贫血和妊娠中毒症都是孕妇水肿的常见原因，可通过合理的饮食加以治疗。

冬瓜富含碳水化合物、淀粉、蛋白质、脂肪、胡萝卜素、钙、磷、铁以及多种维生素等。其肉质细嫩，水分丰富，性寒味甘，有利尿消肿，祛湿解闷，解毒化痰，生津止渴之功效，对妊娠水肿及各种原因引起的水肿、肝炎、肾炎的食疗效果好。取鲜冬瓜500 克，活鲤鱼 1 条，加水煮成冬瓜鲜鱼汤，味道鲜美，可治妊娠水肿及小便短赤。

西瓜瓤多汁甜，有"瓜果之王"的美称。它富含水分、果糖、维生素 C、钾盐、苹果酸等营养成分，具有清热解毒、利尿消肿的作用。

鸭肉性平和而不热，脂肪高而不腻。它富含蛋白质、脂肪、铁、钾、糖等多种营养素，有清热凉血，祛病健身之功效。不同品种的鸭肉，功效也不同。其中青头鸭肉通利小便，补肾固本，常吃

吃错会生病　吃对不吃药

可利尿消肿，对于各种水肿，尤其是妊娠水肿有很好的治疗作用。

荸荠富含淀粉、蛋白质、脂肪、钙及多种维生素等营养成分。它鲜食当水果，胜似生梨；煮熟成佳肴，荤素皆宜。中医认为，荸荠性甘味寒，入肺、胃二经。有清心泻火，润肺凉肝，消食化痰，利尿明目之功效。孕妇常吃荸荠，可以防治妊娠水肿、妊娠期间并发的急慢性肾炎、妊娠合并肝炎等。

适合孕妇的营养食物

适合孕妇的营养食物多种多样，主要分为以下四类。

主食

以谷麦类为主，每日需要量为400～450克，粗细粮、米、面、豆适当搭配。我国民间流传杂合面的饮食习惯，有利于补充身体缺乏的多种必需氨基酸，而现代化的去壳精制加工则造成大量营养丢失，故孕妇应注意多吃些粗加工的食物。

蛋白质

主要有动物蛋白和植物蛋白两种，孕妇每日需要量为75～108克。动物蛋白以鱼、瘦肉、家禽和蛋奶类为主，这些食物除含有蛋白质外，还含有丰富的维生素、矿物质、饱和脂肪。植物蛋白有豆类、米、麦、坚果和种子等。这些食物是孕妇的理想食物，但应注意搭配合理，如每天吃肉可以不喝奶，也可以每天吃2～3个鸡蛋或喝奶200～250毫升，如果其他食物中含有丰富的植物蛋白，也就不必天天食用动物蛋白。总之，要使动、植物蛋白搭配合理。

脂肪

孕妇每日需要量为60克左右，主要来源于动植物。动物脂肪来源于肥肉与动物油，植物脂肪来源于豆油、菜籽油、花生油及芝麻与核桃等。

维生素与矿物质

孕妇对维生素与矿物质的需求较大，一般大量存在于新鲜蔬菜、水果、动物蛋白、鱼肝油、海藻类及海产品等食物中，如果孕妇不偏食，一般不会缺乏维生素和矿物质，但应注意制作方法。如水果不去皮，蔬菜先洗后切，并注意烹调时尽量不用煮或炸的方法，少许油翻炒后略加盖微烧后食用，可以减少营养流失。如确因种种原因造成维生素和矿物质缺乏者，不妨在增加饮食的同时补充一些合成剂，但不要过量，以免造成不必要的危害。

七大最佳食物对母体和胎儿都有益

怀孕是女人一生中的特殊阶段，生一个健康聪明的小宝宝，又是每个孕妇的最大心愿。科学选择食物不仅有利于母体健康，更有益于胎儿的发育。

最佳防吐食物

晨吐是孕妇最难受也是最常见的反应之一，给孕妇带来相当大的痛苦。选择适合孕妇口味的食物有良好的防吐作用，营养学家认为，柠檬和土豆含有多种维生素，对孕妇尤为合适。

最佳保胎蔬菜

菠菜含有丰富的叶酸，每 100 克菠菜的叶酸含量高达 350 微克，名列蔬菜之首。

叶酸的最大功能在于保护胎儿免受脊髓分裂、脑积水、无脑等神经系统畸形之害。因此专家主张怀孕早期的两个月内应多吃菠菜或服用叶酸片。同时，菠菜中的大量 B 族维生素还可防止孕妇盆腔感染、精神抑郁、失眠等常见的孕期并发症。

最佳饮料

绿茶乃微量元素的"富矿"，对胎儿发育作用突出的锌元素就是其中一种。根据测定，在食谱相同的情况下，常饮绿茶的孕妇比不饮者每天多摄取锌14毫克。此外，绿茶含铁元素也较丰富，故常饮绿茶可防贫血。

最佳防早产食品

丹麦专家研究发现，常吃鱼有防止早产的作用。

最佳零食

孕妇在正餐之外，吃一点零食可拓宽养分的供给渠道，专家建议吃一点瓜子，诸如葵花子、西瓜子、南瓜子等。

最佳酸味食品

孕妇往往对酸味食品感兴趣，而孕妇吃酸也确有好处。

不过孕妇食用酸味食品要注意选择。山楂的营养较丰富，但可加速子宫收缩，有导致流产之嫌，故孕妇最好敬而远之。而西红柿、杨梅、樱桃、葡萄、柑橘、苹果等是补酸佳品，孕妇宜食之。

最佳分娩食品

产妇分娩时需要足够的产力，而产力来源于食物，在各种食物中当以巧克力为最佳，美国产科医生称它为最佳分娩食品。

巧克力营养丰富、热量高，如100克巧克力含糖50克，且能在短时间内被人体吸收，并迅速转化成热能。巧克力的消化吸收速度为鸡蛋的5倍，对于急需热量的产妇来讲无疑是雪中送炭。故产妇临产时吃几块巧克力，可缩短产程，顺利分娩。

不适宜孕妇食用的食物

孕妇不同于一般人，该吃什么不该吃什么一定要小心，孕妇不适宜吃的食物有如下几种：

（1）糖。糖在人体内的代谢会大量消耗钙，孕期钙的缺乏，会影响胎儿牙齿、骨骼的发育。

（2）人参、桂圆。孕妇多数阴血偏虚，食用人参会引起气盛阴耗，加重早孕发应、水肿和高血压等。桂圆辛温助阳，孕妇食用后易动血动胎。

（3）罐头食品、油条。罐头食品中含有添加剂和防腐剂，是导致畸胎和流产的危险因素；油条在制作过程中使用的明矾是一种含铝的无机物，铝可通过胎盘侵入胎儿大脑，影响胎儿智力的发育。

（4）寒凉生冷食物。孕妇产后身体气血亏虚，应多食用温补食物，以利气血恢复。若产后进食生冷或寒凉食物，会不利气血的充实，容易导致脾胃消化吸收功能障碍，并且不利于恶露的排出和瘀血的祛除。

（5）辛辣食品。如辣椒，容易伤津、耗气损血，加重气血虚弱，并容易导致便秘，进入乳汁后对婴儿也不利。

（6）含咖啡因的饮料和食品。孕妇大量饮用后，会出现恶心、呕吐、头痛、心跳加快等症状。咖啡因还会通过胎盘进入胎儿体内，影响胎儿发育。

（7）酸涩收敛食品。如乌梅、南瓜等，以免阻滞血行，不利恶露的排出。

（8）冰冷食品。如雪糕、冰淇淋、冰冻饮料等，不利于消化系统的恢复，还会给产妇的牙齿带来不良影响。

（9）过咸食品。过多的盐分会导致浮肿。

（10）麦乳精。麦乳精是以麦芽作为原料生产的，含有麦芽糖和麦芽酚，而麦芽对回奶十分有效，会影响乳汁的分泌。

产后营养问题更重要

许多人在产后都很注意营养，在产后吃大量的滋补品，这种做法并不科学。其实在产后 1～2 天最好吃些清淡易消化的食物，以后再逐渐增加含有丰富蛋白质、碳水化合物及适量脂肪的食物，如奶、蛋、鸡、鱼、瘦肉、排骨汤及豆制品等。此外还要注意补充维生素及矿物质，可多吃些新鲜水果和蔬菜等，为了防止便秘，也要吃些粗粮。

产妇每天需要的热量约为3000千卡，其中应包括蛋白质100～200克，相当于每公斤体重2千克，钙质2克，铁15毫克。如果产孕妇每日能吃主食500克，肉类或鱼类150～200克，鸡蛋3～6个，豆制品100克，豆浆或牛奶250～500克，新鲜蔬菜500克，每顿饭后吃水果1个（苹果、橘子、香蕉都可以），基本上就可满足哺乳期的营养需要。

产后可以用下面一些食谱来补充营养：

1. 火腿烧鸽蛋

材料：鸽蛋10个，火腿50克，鸡汤60毫升，花生油、味精、料酒、香菜、葱丝、生姜末、水淀粉各适量。

做法：将鸽蛋煮熟去壳，放入少许酱油，把鸽蛋放热油锅中煎炸，炸至金黄色时捞出；将火腿切成长条状，稍煮取出。铁锅烧热，加花生油，烧至八成熟时，加鸽蛋、火腿、料酒、葱丝、生姜末适量，略炒；加入鸡汤，将汤烧至将干，用水淀粉勾芡，加味精，放入香菜即可。

功效：补肾益气，帮助产妇清除子宫内瘀血，促进子宫复原。

2. 紫苏麻仁粥

材料：苏子10克，火麻仁15克，粳米100克。

做法：先将苏子、火麻仁捣烂，加水研磨，滤取汁，与粳米同煮成粥。

功效：润肠通便。适用于产妇体虚肠燥，大便干结难解者。

本草五验方，帮你留住青春的叶绿花香

《本草纲目》这部家喻户晓的中医名著，不仅是名医李时珍千辛万苦的呕心力作，其清水草木、天然养颜，更裨益当今无数爱美女性。下面，就向大家推荐五款本草养颜验方，帮你留住青春的叶绿花香。

薰衣草

紧张、匆忙、高压是职业女性的生活写照，不过，有薰衣草来帮忙，留住宁静的心境便不成问题。

抓一把薰衣草，用水煮过，洗澡时倒入，即使不泡澡闻着淡淡的香味就足以让你身心宁静。如果你怕薰衣草在浴缸里不好清理，可以事先将薰衣草用纱布或是毛巾包住，再来煮。这种薰衣草包还有一个妙用，就是可以在洗澡的时候，当作按摩袋，用来敷面或是针对皮肤需要保养的部位特别呵护。此外，你还可以在睡觉前将 1～2 滴薰衣草精油滴于枕头上，但是千万别滴多了，因为多了反而会影响睡眠。

玫瑰

玫瑰被誉为美容花茶中的皇后。《本草纲目》中有言：玫瑰花有行气、活血、化瘀、调和脏腑的作用，经常饮用可使气血顺畅运行，面色红润。

工作之余，可以取玫瑰花 15 克泡水，气虚者可加入大枣 3～5 枚，肾虚者可加入枸杞子 15 克。根据个人的口味，调入冰糖或蜂蜜，以减少玫瑰花的涩味，加强功效。此花性质温和，适宜天天饮用，不要与茶叶泡在一起喝，因为茶叶中有大量鞣酸，会影响玫瑰花舒肝解郁的功效。由于玫瑰花活血散瘀的作用比较强，在经期最好不要饮用。

橘子皮

《本草纲目》中说，橘子皮可通气、止咳、化痰，可以用来泡水喝。其实，橘子皮还是去角质的好材料。

将橘子皮洗净晒干后掰碎，再捣成碎末，加入一点酸奶，这就是含有橘子精油的去角质乳液。这种乳液可以去面部角质，温和又不刺激，而且能提亮肤色，委实不错。此外，柠檬皮、柚子皮也可以像橘子皮那样拿来用，捣烂加酸奶混合，然后敷在嘴唇上，轻轻打圈按摩，5分钟后清洗掉即可。

豆子面膜

《本草纲目》里说，黄豆有"容颜红白，永不憔悴"的作用。黄豆是豆中之王，可以榨成豆浆来喝，而豆渣可以用来做面膜或者体膜，这是宫廷面膜的配方。使用豆渣时，可以不加任何东西，也可以和少许蜂蜜调和在一起敷在脸上或者身上，不久之后肤色就会变白变嫩。长期坚持，皮肤就会完全改观，白胜雪，嫩如玉。

鱼皮冻、肉皮冻

《本草纲目》中有很多关于鱼的记载，比如鳜鱼"补虚劳，益脾胃"，黄花鱼"开胃益气，水有积食"。经常吃鱼肉，能使肌肉更加紧致，皮肤紧绷而富有弹性。所以，女性朋友可以经常给自己熬点鱼皮冻，对紧肤大有帮助。制作方法如下：将鱼皮、鱼骨、鱼鳔等洗净，加入花椒、大料、盐，加水熬煮成鱼皮冻，放入冰箱冷藏，成块后切成长条，然后拌上蒜汁、醋即可食用。

与鱼皮冻相类似，肉皮冻也具有紧肤的效果。制作方法如下：将300克猪皮刮洗干净，用热水焯过后切块；黑豆150克、红枣20颗（去核）用水洗净，放入煲内加水煲至七成熟，再加猪皮煲半小时，最后放入调味品即可食用。

爱自己，"好朋友"才会关爱你

女性拥有正常的生理周期才是年轻健康的标志。一般来说，月经量多是气虚，月经量少是血虚，月经总是提前或推后的女性一般都肾虚，痛经则是体内寒湿过重，而呵护"好朋友"的最好办法就是利用本草。

每个月总有那么几天，身体虚弱，心情烦躁，有时甚至还有难言的疼痛。千万不要责怪自己的"好朋友"，女性拥有正常的生理周期才是年轻健康的标志。女性一生大约要排卵 400 ～ 500 次，排卵期卵子没能受精，内分泌就会减少，促使子宫内膜脱落，引起出血，这样就形成了月经。

经期来临时，有些女性肌肤就会出现异常，这些问题主要是：

（1）由于荷尔蒙减少，月经前一周肌肤会变得粗糙，也容易过敏。油脂分泌也开始增多，容易长暗疮。有这种症状的要经常补充肌肤水分，不要吃太咸的食物，否则会出现水肿。

（2）月经期时，有些人皮肤会变得极为干燥，毛孔粗大。这时我们要注意保湿，并加强营养，多吃一些含铁质、蛋白质的食物。《本草纲目》记载："豆腐之法，始于汉淮南王刘安。"在熬贝类的鲜汤中放嫩豆腐、大葱、洋葱、鸡蛋调制的嫩豆腐酱汤，富含蛋白质和维生素。做法：加少许油炒熟蒜末，放入适量的开水，然后将沸水焯过的贝类放入锅中，水开后加豆腐及适量的盐，熄火前打入鸡蛋即可。

另外，从女性月经的情况可以看出她的身体状况，一般来说：

月经量多是气虚

有些女性在月经周期内，一天要换 5 次以上的卫生巾，而且每片都是湿透的，这就属于月经量过多，这类女性多半是气虚。

气是不断运动着的具有活力的精微物质，是构成人体的基本物质，聚合在一起便形成有机体，气散则形体灭亡。女性身体内的气若亏虚，防御作用减弱，则易于感受外邪，从而影响自己的健康和容颜。气虚的女性生下来的孩子也会面黄肌瘦、体弱多病。所以，月经量过多的女性一定要注意补气。

月经量少是血虚

月经量少的女性一般是血虚，也就是平常我们所说的贫血。血虚的女性，生下来的孩子也会体弱多病，因此女性平时一定要多吃菠菜，它可以有效治疗缺铁性贫血。

吃错会生病 吃对不吃药

月经总是提前或推后的女性一般都肾虚

一般来讲，正常的月经周期应该是 28 ～ 30 天，提前或推后一周被称为月经提前或月经推后。月经经常提前或推后的女性一般都肾虚，肾虚不但会导致机体精、血及微量元素的全面流失，使体质变得更加虚弱，还会加速机体细胞的衰老。这表现为机体的各个系统、各种功能，包括免疫功能的紊乱失调。如果不及时治疗，长此以往，身体就会出现真正的疾病：感冒、高血压、高血脂、糖尿病、贫血等。

痛经的女性多是体内寒湿太重

痛经的女性，一般来说是体内寒湿过重。对女性来说，姜是极好的保健食品，它可以帮助女性摆脱痛经的困扰。

用小刀把姜削成薄片，放在杯子里，尽量多放几片，越辣越好，加上几勺红糖，不要怕热量高，女人在月经期间可以大量吃糖而不用担心发胖。可以再加上一点红枣和桂圆，用沸水泡茶喝。如果不够烫，可以在微波炉里热一下，姜茶越滚烫越有效。

经期正是女性身体免疫力低下的时候，所以，经期的女性一定要注意保持清洁，禁止性生活，少吃冷食。进行一些柔和的运动，比如散步等，可以加快血液循环，利于经血的排出。

经期饮食巧调理，还你好心情

月经是每个女人都要遭遇的，经前不适的人群占到 80% 左右：腹痛、胸闷、烦躁、长痘痘……每个月月经造访前都有这么几天，各种讨厌的症状群起而攻，叫人怎么能不烦恼？

营养专家发现，经前不适与营养素的缺乏有关，只要补充相应的维生素，你就能轻松愉快地度过这段时间。

喜怒无常

有些女性每次月经前都会变得喜怒无常，容易哭泣，抑郁，情绪的变化连自己都不明白为什么会出现。

缺乏元素：维生素 B_6，研究表明，那些摄入了足够维生素 B_6 的女性，在经前也能够保持情绪的稳定，这是因为维生素 B_6 能帮助合成提升情绪的神经传递素，如多巴胺。还有一项研究表明，如果和镁制剂一起服用的话，维生素 B_6 还能缓解经前焦虑。

有这种症状的女性应多吃菜花、胡萝卜和香蕉。

胸部不适

有些女性一到临近经期，就发现自己的胸部变硬，乳房胀痛到一点都不能碰。其实这也是经前综合征的常见症状之一。

缺乏元素：维生素 E。摄入维生素 E 的女性，胸部不适会降低 11%。这种营养物质能减低前列腺素的产生，而前列腺素是一种能引发一系列经前疼痛的物质。维生素 E 也能缓解腹痛。

有这种症状的女性应多食用蛋黄、生菜、辣椒、牛奶、小麦面包、白菜和花生。

腹痛

有一部分女性在经前的一个星期就会感觉到断断续续的腹痛，当临近经期的 2 ~ 3 天，这种疼痛就变得更加剧烈。

缺乏元素：Ω–3 脂肪酸。腹痛是最为常见的经前问题，如果女性在每天的饮食中多摄入一些 Ω–3 脂肪酸就能缓解 40% 的腹痛。Ω–3 脂肪酸能减少女性体内一种荷尔蒙的分泌，而这种荷尔蒙可能在经前期加剧子宫收缩引起腹痛。Ω–3 脂肪酸还能缓解因经前综合征引起的焦虑。

有这种症状的女性应多食用深海鱼类，如三文鱼、金枪鱼。

失眠，睡眠质量不高

有些女性从经前一周就开始失眠，即使睡着了也很容易惊醒，觉得疲惫不堪，体力不支。

缺乏元素：色氨酸。因为荷尔蒙的变化，大约有 60% 的女性在经前一周都不容易入睡。不过色氨酸能有效提高睡眠质量，身体会利用色氨酸来产生一种化学复合胺，帮助你安然入睡。

有这种症状的女性应多食用火鸡肉、牛肉和山核桃。

痘痘

有一部分女性每个月都能准确地知道自己的来潮时间，因为在那之前，讨厌的痘痘总是准时出现在她们的脸上。

缺乏元素：锌。痘痘找麻烦是女人最烦恼的事，一项研究表明，不长痘痘的女人体内锌的含量明显比长痘痘的女人高。锌能阻碍一种酶的生长，这种酶能够导致发炎和感染。此外，锌还能减少皮肤油脂分泌，减少感染机会。所以要消灭小痘痘，给自己补点锌。

有这种症状的女性应多食用牛肉、小羊肉、虾和南瓜。

嗜吃甜食

有一部分女性总是会在经前一周发胖，因为她们在这个时候特别容易觉得饿，而且对甜食有强烈的渴望。

温暖女人冰河时期的食疗方

现在女性月经不调十分普遍，特殊的那几天总是感觉身体发冷，有痛经的女性，一般来说是体内寒湿过重，如果不治好痛经，生下来的孩子也会多病。

经期正是女性身体免疫力最低下的时候，各种生理值也同时减弱。所以，经期的女性一定要注意保持清洁，每日要清洗外阴，不过不适宜盆浴，应采用淋浴的方式；经期不适宜过性生活，因为子宫腔内膜剥落，会形成创伤面，性生活容易将细菌引入，使其进入子宫腔内，引发感染；要注意禁食生冷，因为生冷食物会给身体刺激，降低血液循环的速度，从而影响到子宫的收缩及经血的排出，这就容易引发起生理疼痛；经期女性也不适宜喝浓茶、咖啡。因为这类饮料中所含的咖啡因，容易刺激神经和心血管，也会对行经产生不利影响。

有人认为女性经期要静养，其实完全不活动并不利于行经。女性在经期最好能进行一些柔和的运动，比如散步等，适当的运动可以加快血液循环，以利于经血的排出。

另外，月经期间，由于盆腔充血，多数女性会感到轻微不适，如腰酸、小腿肚或下腹部发胀、乳房胀痛、大小便次数增多、腹泻、便秘等，这些都是正常生理现象，经期过后便会自动消失，一般无须治疗。然而，不要因为腰酸就去捶腰背，否则会使局部受到震动刺激，导致盆腔进一步充血、血流加速，致使经量增多，从而引起月经过多或经期过长。另外，妇女在月经期，全身和局部的抵抗力较低，子宫黏膜剥脱形成创面，宫颈口松弛，如果经常捶打刺激，既不利于创面的修复愈合，还易受感染而患上急慢性妇科疾病。

现在介绍几个经典的温暖食疗方，希望对大家有所帮助。

1. 山楂红糖饮

材料：生山楂肉 50 克，红糖 40 克。

做法：山楂水煎去渣，冲入红糖，热饮。

功效：活血调经，主治妇女经期错乱。

服用方法：非妊娠者多服几次，经血亦可自下。

2. 浓茶红糖饮

材料：茶叶、红糖各适量。

做法：煮浓茶一碗，去渣，放红糖溶化后饮。

功效：清热、调经，主治月经先期量多。

服用方法：每日 1 次。

3. 黑木耳红枣茶

材料：黑木耳 30 克，红枣 20 枚，黑木耳红枣共煮汤服之。

功效：补中益气，养血止血。主治气虚型月经出血过多。

服用方法：每日 1 次，连服。

4. 茴香酒

材料：小茴香、青皮各 15 克，黄酒 250 克。

做法：将小茴香、青皮洗净，入酒内浸泡 3 天，即可饮用。

功效：疏肝理气。主治经期先期先后不定、经色正常、无块行而不畅、乳房及小腹胀痛等症。

服用方法：每次 15 ~ 30 克，每日 2 次，如不耐酒者，可以醋代之。

5. 山楂红花酒

材料：山楂 30 克，红花 15 克，白酒 250 克。

做法：将上药入酒中浸泡 1 周。

功效：主治经来量少、紫黑有块、腹痛、血块排出后痛减。注意忌食生冷勿受寒凉。

服用方法：每次 30 ~ 45 克，每日 2 次，视酒量大小，不醉为度。

女人以肝为天，荞麦养肝最当先

不知道女性朋友们有没有这种经历，突然无缘无故地脸色发黄，心情郁闷，看谁都不顺眼，总想找茬吵架，结果最倒霉的就是老公了，常常被没头没脑地"打骂"一顿，弄得他莫名其妙。

其实这也没法子，谁不知道女人是以肝为天的。女人每个月都要来月经，也就是每月都要失去一部分血，流产生孩子要大量地流血，当了妈妈以后，需要哺乳，而乳汁也是由体内最优质血液的精华凝练而成的。女人的一生，都在大量地流失血液，所以，中医一直强调："女子以养血为本。"

在女人的身体里，肝脏就是血库，负责血液的贮藏、调节和分配。所以，女人一定要养护好自己的肝，这样才能让自己时刻保持美丽的面容，优雅的姿态，健康的身心，也可以让自己的爱人少受一点耳朵和皮肉之苦。

在这里为大家介绍一款"银杞菊花粥"，它可以养肝、补血、明目、润肤。其做法为：银耳、菊花各10克，糯米60克。同放锅内，加水适量煮粥，粥熟后调入适量蜂蜜服食。

还有，荞麦也是补肝的功臣。荞麦味甘，性微寒，在祛病方面有很老到的疗效，功能主要表现为下气利肠，清热解毒，《本草纲目》中记载："降气宽肠，磨积滞，消热肿风痛，除白浊白带，脾积泄泻。"可以把荞麦做成粥来调养肝。

利肝荞麦粥

材料：荞麦、鸡腿肉、马铃薯、胡萝卜、扁豆。

做法：把荞麦米洗净，沥干水分。鸡腿肉片成小块；马铃薯去皮切小块；胡萝卜切成片。锅中倒入适量的水，放入荞麦煮20分钟，捞出沥水。把所有的调味料（高汤4杯、低盐酱油10克、盐2克）倒入锅中煮开，放入荞麦米、鸡腿肉片和马铃薯、胡萝卜、扁豆一起煮20分钟。直到所有的材料煮变软，就可以盛出来了。

功效：疏肝利胆，补充肝血。

另外，还有养肝护肝五项基本法则，需要经常"肝郁"的你牢记：

（1）多饮水少饮酒。人体容易因空气干燥而缺水，多喝水可补充体液，增进血液循环，促进新陈代谢。多喝水还有利于消化吸收和排出废物，减少代谢产物和毒素对肝脏的损害。而少量饮酒有利于通经、活血、化瘀和肝脏阳气之升发。但不能贪杯过量，因为肝脏代谢酒精的能力是有限的，多饮必伤肝。

（2）服饰宽松。宽松衣带，披散头发，形体得以舒展，气血不致淤积。肝气血顺畅，身体必然强健。

（3）心情舒畅。由于肝喜疏恶郁，故生气发怒易导致肝脏气血瘀滞不畅而成疾。首先要学会制怒，尽力做到心平气和、乐观开朗，使肝火熄灭，肝气正常生发、顺调。

（4）饮食平衡。食物中的蛋白质、碳水化合物、脂肪、维生素、矿物质等要保持相应的比例；同时保持五味不偏；尽量少吃辛辣食品，多吃新鲜蔬菜、水果；不暴饮暴食或饥饱不均。

（5）适量运动。做适量的运动，如散步、踏青、打球、打太极拳等，既能使人体气血通畅，促进吐故纳新，强身健体，又可怡情养肝，达到护肝保健的目的。

食疗加经络，女人的最佳减肥法

闲暇之余，我们经常听到女人们这样的抱怨或谈论："你看人家小王，怎么吃都不胖""我怎么喝凉水都长肉啊"……

中医认为，那些怎么吃都不胖的人是火大，而那些吃很少就胖的人则是虚。其实，胖人分三种类型，第一类是从小就胖的，第二类是女性生过孩子后发福，第三类是中年之后的发福。

从小就胖

这种情况少部分是由于遗传因素所致，但更多的是小时候家长喂养方法不正确所致，属于小儿肥胖。对此，可以每天记下自己的食谱，如果发现自己吃得太多了，适当控制饮食。同时，配合一些健身操，效果更佳。例如，单脚蹲马步健身操，用左脚站立并重心落于左脚，右脚踮起脚后跟，然后稍微屈膝往前跨出，以右脚尖轻触地面。然后，慢慢将重心落到左脚的脚后跟，屈膝，随后双脚直立。屈膝3秒后，静止3秒，左右各做数回。

生孩子后发胖

很多女性生过孩子后为了给孩子喂奶，都会加大食量，导致发胖，同时由于生育时的损耗，很多女性都会落下肾虚、肾亏的毛病。所以，要想及时恢复体形的妈妈们，应该注意吃补血补肾的食物，尽量少吃或不吃水果，保证体内有足够热量，这样可以暖肾，又有助于燃烧脂肪，几个月下来，体重就会慢慢减轻。

中年发福

人到中年的发福分为"气虚"和"血虚"两种，气虚的人容易饿，血虚的人容易冷。气虚的胖人需要补气，应常用十几片黄芪泡水喝，晚饭少吃，用 10 粒桂圆、10 粒红枣（这个红枣是炒黑的枣）泡水喝，这样既不会因为晚上吃得少而感觉饿，又能补气血。血虚的胖人要多吃鳝鱼、黑米糊、海虾、牛肉等，气血补足了，胖人的赘肉就会慢慢消失了。

"过劳"人群的气血能量储存法

所谓"过劳"，其实就是体力透支，体力既然能够透支，那么就必然能够储存。气血也是如此，这和手机充电的原理一样，手机电池充电一次约两三个小时，可以使用两三天，使用时间是充电时间的数十倍。人体血气储存的机能也像手机电池的充电一样，只要掌握了人体造血机能的各项条件，很快就能使血气能量快速上升。反之，如果长期处于透支状态的人，其幼年时所储存的血气能量，可以支持其数十年的消耗。

血气能量是可以储存的，这是一个很重要的逻辑观念。用这样的逻辑能够说明有些人长期不正常的生活，每天只睡很短的时间，而没有立即的疾病症状，是因为他年轻时储存了较多的能量。但是，随着能量的继续透支，未来一场大病还是免不了的。

人体在利用储存血气能量时，有点像大楼停电时使用的备用能源系统。由于备用能源系统的储存量有限，而且力求能够用最长的时间。因此在使用备用能源系统时，通常只供应最重要的部分。例如大楼中的照明系统和消防系统等，耗电量大的空调系统则停止运行。

同样，当人体的血气不够，开始起用备用能源系统时，也仅供应必要的人体功能，消耗能量大的人体诊断维修系统就暂时停止能源的供应，当然也停止运行了。

由于使用备用能源时，诊断维修系统几乎停止运行，人体没有不舒服的疾病症状。许多人就误认为自己身体很好，从来不生病，可以任意透支体力。也有些人，平常忙起来不生病，一旦停下来休息，立刻浑身不舒服。就是平常都使用备用能源，休息下来，血气能量多了，诊断维修系统开始运行，人体就有不舒服的疾病症状。

有些人明明身体已经很糟了，还是不知道保养，不知道休息，认为工作上没有他不行，每天都要拖到半夜一、两点才上床。直到有一天拖垮了进了医院。

最近一项调查显示，66%的人有多梦、失眠、不易入睡等现象；经常腰酸背痛者为62%；记忆力明显衰退的占57%；脾气暴躁、焦虑者占48%。还有调查结果表明，慢性疲劳综合征在城市新兴行业人群中的发病率为10%~20%，在某些行业中更高达50%，如科技、新闻、广告等业从业者、公务员、演艺人员、出租车司机等，而这些都是"过劳死"的潜在人群。

其实，越是忙碌，越应该注意气血的储存，下面我们总结了一些快捷、有效的气血储存方法，供大家参考。

好好吃饭

民以食为天，可是过劳族们为了工作，却放任三餐在流浪。中医说：脾胃为后天之本，气血生化之源。所以要想气血充沛，必须要先把脾胃调养好才行，如果连饭都不吃，何谈调养脾胃呢？

这就要求我们平时注意饮食营养的搭配。多吃含蛋白质、脂肪和丰富的B族维生素食物。还有，如果说这个世界上还能找到不计利益、甘愿付出并全力帮忙的朋友，那么山药、薏米、芡实则当之无愧。

好好睡觉

现代的生活习惯和生活方式给人们的身体带来了很多负面影响，形成"四大病"：水果病、冰箱病、电视电脑病、熬夜病。可是别忘了，肝脏有一特点：卧则回血，坐立向外供血。

好好休息

"劳模"们忙得饭顾不上吃，觉没时间睡，更别说锻炼休息了，可是没有时间休息，就有时间生病。应当适当参加体育锻炼和文娱活动，积极休息。如果是心理疲劳，千万不要滥用镇静剂、安眠药等，应找出引起感情忧郁的原因，并求得解脱。病理性疲劳，应及时找医生检查和治疗。

养生之道的根本，就是经常留一分血气能量给自己。好好吃饭，好好睡觉，快乐生活，就能有一个健康的人生，真是再简单不过了。

用"五禽戏"来平衡气血生态最有效

形神兼养是中国传统养生学的一个基本特点。倘若说养心的关键重在一个"静"字，那么养形的要务则是"动"。华佗曾经这样说道："动摇则谷气得消，血脉流通，病不得生。"鉴此有了"五禽戏"。

关于"五禽戏"还有这样一个故事：

据说华佗年轻时去公宜山采药，爬到半山腰时发现了一个洞穴，他很好奇，正想进去，忽然听到里面有人在谈论医道，他就站在洞外听。他听得入了神，听着听着，听见那两个人谈起了华佗，这可把他吓坏了，他正要转身离开，忽然听见一个人叫道："华生既已来了，何不入内一叙？"华佗只好硬着头皮走进去，原来是两位白发长须的仙人。他们向华佗传授一套健身功法：模仿虎、鹿、熊、猿、鹤的姿态去运动，这就是著名的"五禽戏"。

当然这只是传说，"五禽戏"是华佗总结前人养生的经验，模仿虎、鹿、熊、猿、鹤五种动物的形态发明的。

从中医的角度看，虎、鹿、熊、猿、鹤五种动物分属于金、木、水、火、土五行，又对应于心肝脾肺肾五脏。模仿它们的姿态进行运动，正是间接地起到了锻炼脏腑的作用，还可以使全身的各个关节、肌肉都得到锻炼。

现代医学研究证明，五禽戏是一种行之有效的锻炼方式。它能锻炼和提高神经系统的功能，提高大脑的抑制功能和调节功能，有利于神经细胞的修复和再生。它能提高肺功能及心脏功能，改善心肌供氧量，提高心脏排血力，促进组织器官的正常发育。同时它还能增强肠胃的活动及分泌功能，促进消化吸收，为机体活动提供养料。

就五禽戏本身来说，它并不是一套简单的体操，而是一套高级的保健气功。华佗把肢体的运动和呼吸吐纳有机地结合到了一起，通过气功导引使体内逆乱的气血恢复正常状态，以促进健康。后代的太极、形意、八卦等健身术都与此有若干渊源。无疑，它在运动养生方面的历史作用是巨大的。

通过上面的论述，我们对五禽戏的功效有了一定的认识，但对于它的内容及具体操作方法我们是否了解呢？

五禽戏的内容主要包括虎戏、鹿戏、熊戏、猿戏、鸟戏。

虎戏

自然站式，俯身，两手按地，用力使身躯前耸并配合吸气。当前耸至极后稍停，然后身躯后缩并呼气，如此三次。继而两手先左后右向前挪动，同时两脚向后退移，以极力拉伸腰身，接着抬头面朝天，再低头向前平视。最后，如虎行般以四肢前爬七步，后退七步。

鹿戏

接上四肢着地势，吸气，头颈向左转、双目向右侧后视，当左转至极后稍停，呼气、头颈回转，当转至朝地时再吸气，并继续向右转，一如前法。如此左转三次，右转两次，最后回复如起势。然后，抬左腿向后挺伸，稍停后放下左腿，抬右腿如法挺伸。如此左腿后伸三次，右腿两次。

熊戏

仰卧式，两腿屈膝拱起，两脚离床面，两手抱膝下，头颈用力向上，使肩背离开床面，略停，先以左肩侧滚落床面，当左肩一触床面立即复头颈用力向上，肩离床面，略停后再以右肩侧滚落，复起。如此左右交替各七次，然后起身，两脚着床面成蹲式，两手分按同侧脚旁，接着如熊行走般，抬左脚和右手掌离床面。当左脚、右手掌回落后即抬起右脚和左手掌。如此左右交替，身躯亦随之左右摆动，片刻而止。

猿戏

择一牢固横竿，略高于自身，站立手指可触及高度，如猿攀物般以双手抓握横竿，使两脚悬空，作引体向上七次。接着先以左脚背勾住横竿、放下两手，头身随之向下倒悬，略停后换右脚如法勾竿倒悬，如此左右交替各七次。

鸟戏

自然站式。吸气时跷起左腿，两臂侧平举，扬起眉毛，鼓足气力，如鸟展翅欲飞状。呼气时，左腿回落地面，两臂回落腿侧。接着跷右腿如法操作。如此左右交替各七次，然后坐下。屈右腿，两手抱膝下，拉腿膝近胸，稍停后两手换抱左膝下如法操作，如此左右交替也七次。最后，两臂如鸟理翅般伸缩各七次。

吃错会生病　吃对不吃药

第二章

助阳增寿，男人要养好后天之本

均衡饮食："吃饱"更要"吃好"

平衡膳食是营养的基本原则，平衡膳食也称均衡膳食，即指膳食多样化，所含营养素种类齐全、数量充足，营养素之间比例适当，膳食所提供的热能和营养素与机体需要量保持平衡，从而提高各种营养素的吸收和利用，达到合理营养的目的。简单地说，平衡膳食就是保证全面、平衡、适当。

所谓"全面"，是指各种营养素摄入要全面，食不厌杂，这是构成平衡膳食的基础。人体所需的营养素有七大类，四十多个小类，单靠一种或少数几种食物不能提供人体所需的全部营养素。例如鸡蛋是一种营养比较全面的食品，含有丰富的优质蛋白质、卵磷脂、胆固醇、B族维生素等，但是含维生素C和膳食纤维极少，如果吃西红柿炒鸡蛋就能够补充这些不足，达到全面的营养。这就是平衡膳食的一个简单例子。因此要求人们的食谱尽可能广泛，每日摄取食物的种类应尽可能地多，要注意荤素、粗细、主副食物搭配，花、果、根、茎兼顾，这样才有利于全面营养。

所谓"平衡"，是指各种营养素摄入与人体需要之间相对平衡。男人肌肉骨骼强壮需要大量的蛋白质、钙，运动员需要大量的高能量食物，一些病人补入大量维生素C能减轻病情，促进康复。一日不同时辰、一年不同季节、不同生活工作节奏和对不同环境的适应需要，男人对饮食营养的需要也有差异。对男人来说，营养摄入过少，不能满足需要，可发生营养不良性疾病；摄入过多，既是浪费又使机体产生负担，产生营养过剩性疾病。家中配置一个体重秤，经常观察自己体重变化，作为调节摄入量的参考，是很有意义的。

所谓"适当"，是指摄入各种营养之间的配比要适当，在全面和平衡的基础上制定合理膳食搭配。人体元素组成及人体不同状况下对各种营养素需要量是有一定配比的，只有符合人体需要的搭配才有利于更好地吸收和利用，过多或过少都会影响人体的健康。比如老年人饮食适宜低盐、低糖、低脂，高优蛋白、高纤维素、高维生素。另外，适当服用调节性保健食品是必要的。

只有保证膳食均衡，合理营养，才能更好地促进身体健康。

男人要食之有道：饮食因体质而异

现在涉及一日三餐的问题，可谓"公说公有理、婆说婆有理"。有人说只要遵循"一、二、三、四、五；红、黄、绿、白、黑"的原则，就可以及早登上"健康快车"；又有人说，国人吃豆浆比喝牛奶好，吃虾比吃肉好。如此等等，莫衷一是。然而，不论公有理还是婆有理都不如自己的体质有理，只有根据自己的体质确定饮食，才是最科学的。

华先生刚到不惑之年，正是大展雄才的年纪，却不幸被直肠癌击中。虽然发现较早，及时施行了根治手术，保住生命了，但肛门"迁移"到了肚皮上，给生活带来了不便。他去请教一位老中医，老中医仔细察看了他的脉象与舌象，又详细地询问了他的饮食起居，尤其注意到他喜欢吃麻辣烫、火锅等，告诉他错就错在饮食选择有误。按照中医辨证学原理，华先生属于热体质，应该多吃凉性或平性食物，少与热性食品打交道，而麻辣烫等食物，恰恰大多属于热性食品，如辣椒、胡椒、姜、蒜等，以致热上加热，形成热毒，热毒长时间作用于机体，自然麻烦不断，甚至发生癌症临身的灾难。华先生恍然大悟，自己活了几十年了，对吃饭这门学问还没有入门，原来只凭口感好恶来选择食品是不科学的，按体质进餐才是获取健康的不二法门。

中医学把人体的体质分成4种主要类型，即热体、寒体、实体与虚体，基本上涵盖了所有的人群。而食物则有寒热温凉4性与甜酸苦辣咸5味，不同的性味进入人体后将产生不同的生理作用。如番茄、西瓜、苦瓜等性寒；红椒、桂圆、核桃等性热。怕冷的人应吃桂圆、核桃等；怕热的人宜吃番茄、苦瓜等。吃对了有营养，吃错了人反受其害。

总之，必须抓住两个要点：一个是人体体质和食物性味之间的平衡，只有贯彻"寒则热之，热则寒之，虚则补之，实则泻之"的原则才能达到平衡，否则就会失衡；二是食物与食物之间的平衡，如一种菜如何搭配才能符合某个个体的体质状态，大有讲究。

多吃这些食物对男人健康有帮助

有的食物"偏爱"女性，但也有的食物更适合男性，那么，男人多吃哪些食物更有助于健康呢？

（1）牡蛎。这种"爱的食物"的确有奇效。只要每天吃两个，就可以获得男性一天所需的抗氧化剂——锌，帮助保护前列腺和修复受损的细胞。除牡蛎外，其他贝壳类食物也是锌的好来源。

（2）香蕉。含钾丰富的香蕉也被称为"能量之源"，对于心脏、神经系统都有好处，还有降低血压的作用。香蕉还含有丰富的维生素 B_6，可以提高免疫系统的"工作效率"，促进血红细胞的形成。早餐和锻炼间歇，来根香蕉很不错。

（3）海鱼。肉要吃瘦的，但鱼一定要选越肥越好的深海鱼——三文鱼、金枪鱼等。这些鱼中的不饱和脂肪酸比河鱼多很多，可以帮助降低甘油三酯水平。挪威人每周至少吃4次三文鱼，所以很少得心血管疾病。

（4）花菜。十字花科蔬菜（西蓝花、花椰菜等）一直是蔬菜中的健康典范。花菜含有丰富的维生素 C，可以让你在工作时保持清醒的头脑；其中的胡萝卜素可以保护你疲惫的眼睛。

（5）鹰嘴豆。这种坚果含有大量的镁，以及男性必不可少的硒，可以保护前列腺免受伤害，还可降低胆固醇和防止血栓。

（6）谷物。麦片、糙米都不错，谷物里的纤维不产生热量，还能帮助消化、保护肠胃。

植物甾醇强化食品：这种物质对心血管有卓越的保护作用，存在于所有的蔬菜、水果中。现在，制造商们还开始把它添加到果汁、酸奶、巧克力等食品中，让你随时都能获益。

（7）大豆。大豆中富含的植物激素异黄酮不仅对女性好，对男性的前列腺同样有益。除了大豆外，豆腐、豆奶和豆制的干酪都是不错的选择。

（8）樱桃。别小看那一粒粒樱桃，里面装满了对人体有益的抗氧化剂，可以为你提供全天候的营养。有条件的话，确保自己每天都能吃上这种水果。

（9）黄绿色蔬菜。青椒、南瓜、胡萝卜等蔬菜之所以呈黄绿色，是因为里面富含胡萝卜素，可以帮助修复皮肤细胞。对于在"面子工程"上不拘小节的男性来说，这也不失为一种由内养外的好办法。

看看这些让男人望而生畏的食物

蔬果、牡蛎、坚果等食物可以催情，可是下面这几种食物则会败"性"。

（1）莲子。莲子虽然具有治脾久泻、梦遗滑精等功效，但莲子心具有清心降欲的作用，所以不能过多食用莲子心。

（2）冬瓜。又名枕瓜。它含纤维素、尼古酸等。其味甘，性凉，能降欲火、清心热。《本草经疏》说："冬瓜内禀阴土气，外受霜露之侵，故其味甘，气微寒而性冷。"

（3）菱角。又名水菱、沙角。其味甘，性寒，有养神强志之效，可平息男女之欲火。《食疗本草》指出："凡水中之果，此物最发冷气，人冷藏，损阳，令玉茎消衰。"

（4）芥蓝。又名玉蔓菁、苤蓝。它含纤维素、糖类等。其味甘，性辛，除有利水化痰、解毒祛风作用外，还有耗人真气的副作用。久食芥蓝，可抑制性激素的分泌。《本草求原》说它"甘辛、冷，耗气损血"。

（5）竹笋。系寒涩之品，且含有大量草酸，会影响人体对钙和锌的吸收和利用。如吃笋过多，会导致机体缺钙、缺锌，特别是缺锌，对性欲的影响极为显著。

（6）肥肉。红肉（牛肉、熏肉、香肠、午餐肉）所含的饱和脂肪和胆固醇让血管变窄，包括输送血液至性爱部位的血管，充血不充分，何况这些都是细小的血管，最容易堵塞。

（7）油炸食品。在植物油中加氢，可将油转化成固态，其所含脂肪即为反式脂肪。要论破坏度，反式脂肪比饱和脂肪有过之而无不及。薯条和油炸类食物、饼干、曲奇中都含有反式脂肪。

（8）精面粉。在全麦加工成精面包的过程中，锌元素会损失四分之三，而对于性欲的培养和生殖的健康，锌恰恰是至关重要的。人体中锌储量最高处也是在前列腺，一份高锌含量的饮食有助于防止前列腺增生。

（9）酒精。酒对性功能危害极大。长期大量酗酒者，会抑制雄性激素的代谢，使睾酮生成减少。男性表现为性欲减退、阳痿、射精障碍、睾丸萎缩、乳房女性化；女性则表现为性兴奋困难，性高潮次数、强度显著减少，甚至性高潮丧失，还可引起内分泌紊乱，导致月经不调，过早的闭经、绝经，乳房、外阴等性腺及器官萎缩，阴道分泌物减少，性交疼痛，对性生活淡漠，失去"性"趣。

（10）烟。男子吸烟，可造成阴茎血流循环不良，影响阴茎勃起，严重的可导致阳痿，并使精子变态。女子吸烟，不仅使卵子受损害而畸变，而且易发生宫外孕等异位妊娠，并且还会使女性激素分泌异常，而引起月经异常、无月经、性欲低下。

命门之火温暖，男性不育自愈

夫妇同居两年左右，因男方的原因不能使女方受孕，为男性不育症。男子不育的原因很多，中医认为男士不育多为肾虚、血瘀、温热、肝郁、血虚所致。所以，男性应多吃温补肾阳的食物，以温暖命门之火。以牛鞭为例，可准备牛鞭25克，阳起石25克，板栗35克，粳米100克。先将阳起石用水煎煮，去药留汤，再将牛鞭切碎、板栗剥壳、研粉，与粳米一起放入阳起石汤中煮成粥食用，此粥可滋阴养肝。

喜爱小酌的男性还可以尝试以下药酒：

材料：熟地、何首乌、黄精、苁蓉各50克，巴戟天、杜仲、续断、鹿角肢、菟丝子、枸杞子各30克，熟附子、仙灵脾、肉桂各15克，蛤蚧1对，狗鞭2条，麻雀（剥净）4只，米酒7市斤。

做法：将药浸泡入酒，50天后服，早晚各服15毫升，1剂可以连浸2次左右。

用法：服完1剂为1疗程，可以连服2～3个疗程。

另有汤剂一副：

组成：桑葚15克，菟丝子、枸杞子各20克，车前子、五味子、胡卢巴、蛇床子、焙附子、淫羊藿、覆盆子、韭菜子各10克。

用法：每日1剂，水煎，分2次服，连服10剂，然后每隔2天服用1剂。

锁阳，男人的"不老药"

提到锁阳，首先要说的应该是它的外形，锁阳的外形非常类似男性的阳根，其名称也是因此得来。依照中国人以像补像的观点，锁阳补肾壮阳的功效应该是毫无疑问了。

锁阳是一种神奇而名贵的天然野生植物，自古有"金锁阳、银人参"的美誉。它生于沙漠戈壁地带，自身无根系，寄生于蒺藜科植物白刺的根上，至今难以人工栽培，有沙漠"不老药"之称。锁阳富含多种活性成分和对人体有益的 17 种氨基酸、糖、有机酸类、黄酮类、柑橘类、甾体类、三花类、聚酯类、矿物质元素等，油性足，味道鲜美。

锁阳可以滋阴壮阳，对于中老年尿频和阳痿早泄、便秘、腰膝酸软、失眠、脱发有着非常神奇的功效，故为历代名医所珍重。锁阳的作用早在明代《本草纲目》就有"锁阳性温、补肾、润肠通便，用于骨蒸潮热、腰膝痿弱、筋骨无力、肠燥便秘"的记载。

现代研究发现：锁阳中的油酸及棕榈酸分别有抗肿瘤及抗炎作用。锁阳能够促进人体细胞再生和新陈代谢，增强免疫调节能力，具有抗胃溃疡、抑制血小板聚集、抗艾滋病病毒蛋白酶和抗癌等作用。锁阳生长之地，环境非常恶劣，但是生活在那里的人们的健康水平和平均寿命都大大高于其他地方，这就是锁阳的功劳。

锁阳的食用方法很多，可泡酒、煲汤、炖肉、做菜、泡茶、入药等。

1. 锁阳壮阳粥

材料：锁阳 10 克，精羊肉 100 克，大米 100 克。

做法：将羊肉洗净切细。先煎锁阳，去渣，后入羊肉与米同煮为粥，空腹食用。大便溏泻及早泄者慎用。

功效：温阳补肾。适用于平素体阳虚、腰膝酸软、肢冷畏寒、阳痿、老年便秘等症。

2. 锁阳酒

材料：锁阳 30 克，白酒 500 克。

做法：将锁阳洗净，切片，放入白酒瓶内浸泡，每日摇 1 次，7 日后即可饮用。

每次 5 ~ 10 毫升，每日 2 次。

功效：补肾助阳。用于肾虚火衰、阳痿、早泄、滑精、腰膝酸痛等症。

淫羊藿：一只公羊带来的启示

淫羊藿又名仙灵脾、三枝九叶草、弃杖草、千两金等，它的来历非常有趣。

传说，南北朝时医学家陶弘景出去采药，恰好遇到一位老羊倌对旁人说他家的羊吃了一种很奇怪的草以后，公羊的阴茎极易勃起，老是赶着母羊进行交配，一天十来次，还有一只公羊一天之内竟然击败了24个性对手，非常厉害。陶弘景听了就过去与老羊倌攀谈，得知那种奇怪的草生长在树林灌木丛中，叶青，状似杏叶，一根数茎，高达一两尺。陶弘景暗想：这很可能就是一味还没被发掘的补肾良药。后来，经过反复验证，果然证实这种野草有很强的补肾壮阳的作用，后将此药载入药典，命名"淫羊藿"。

淫羊藿可促进荷尔蒙分泌，提高男女性欲，有壮阳增进性功能的效果。《开宝本草》记载淫羊藿："味辛，寒，无毒。坚筋骨，消瘰疬，赤痈，下部有疮洗出虫。丈夫久服，令人有子。"《本草纲目》中论述淫羊藿："仙灵脾、千两金、放杖、刚前，皆言其功力也。"中医认为，淫羊藿味辛、味甘甜、性温，入肝、肾二经，可作为强精、强壮药用。有补肝肾、强筋骨、助阳益精、补肾壮阳、兴奋性机能、祛风寒湿、降血压、抗病毒的功效。主治阳痿、遗精、尿频、腰膝冷痛、腰膝痿弱、筋骨挛急、半身不遂、神经衰弱、健忘症、风湿痹痛、高血压等病，还可治疗健忘症。

现代病理研究认为，淫羊藿的功效主要分为：增强性机能、抗衰老、对机体免疫系统进行双向调节、调节心血管系统、镇咳祛痰平喘等。

淫羊藿性温，味辛，能补命门、助肾阳，是临床上治肾阳不足的常用药物。根据临床实践体会，本品性较温和，但感冒发烧、口干舌燥、皮肤干痒、大便干硬者不宜服用。

推荐食谱：

1.二仙粥

材料：淫羊藿9克，仙茅4克，粳米100克，冰糖20克。

做法：将淫羊藿、仙茅加水煎煮，先后煎、滤两次，将两次药液兑在一起，放入锅内，再加粳米、清水，武火烧混后，转为文火慢煮，待米烂后加入冰糖，几分钟后即成。

功效：温肾阳、补骨精、泻肾火。适用于肾阳不足而致阳痿、早泄、腰酸膝冷等症，但阴虚火旺者不宜食用。

2.淫羊藿山药面

材料：干面条适量，淫羊藿10克，山药20克，龙眼肉20克，料酒、酱油适量。

做法：将淫羊藿洗净，煎煮取汁，药汁加水、山药、龙眼肉煎煮20分钟后，下面条，面条熟后加料酒和酱油即可。

每日1次，连服1周。

功效：补肾益血，增强记忆，安神定志，养颜美肤。

从赵匡胤大赞羊肉泡馍说起

相传，赵匡胤早年贫困潦倒，流落于长安街头。一日，他饥寒交迫，求羊肉铺施舍一碗滚烫的羊肉汤泡馍，吃后精神百倍，饥寒全消。十年后，赵匡胤已是宋朝的开国皇帝。一次，他出巡长安，又来到这家羊肉铺，命店主做一碗羊肉汤泡馍。店主连忙让妻子烙饼掰碎，精心配好调料，浇上汤又煮了煮，还放上几大片羊肉端上。没想到皇帝吃后大加赞赏，当即给店主赏银百两。此事很快传遍长安，来吃这种羊肉汤泡馍的人越来越多。由于生意兴隆，店小二来不及给客人掰馍，于是改为客人自己掰馍，此法一直流传至今。

现在，羊肉仍然是我国人民食用的主要肉类之一，其肉质细嫩，脂肪及胆固醇的含量都比猪肉和牛肉低，并且具有丰富的营养价值。因此，它历来被人们当作冬季进补佳品。

《本草纲目》中记载，羊肉"性温，味甘；益气补虚"。中医认为，羊肉性温，味甘，具有补虚祛寒、温补气血、益肾补衰、开胃健脾、补益产妇、通乳治带、助元益精的功效。主治肾虚腰疼、阳痿精衰、病后虚寒、产妇产后火虚或腹痛、产后出血、产后无乳等症。

寒冬常食羊肉可益气补虚、祛寒暖身，增强血液循环，增加御寒能力；妇女产后无乳，可用羊肉和猪蹄一起炖吃，通乳效果很好；体弱者、儿童、遗尿者食羊肉颇有益。

羊肉又可保护胃壁，帮助消化，体虚胃寒者尤宜食用；羊肉含钙、铁较多，对防治肺结核、气管炎、哮喘、贫血等病症很有帮助；羊肉还有安心止惊和抗衰老作用。但羊肉属大热之品，故夏秋季节气候热燥，不宜多吃羊肉。另有发热、牙痛、口舌生疮、咳吐黄痰等上火症状的人也应该少吃羊肉，以免加重病情。还有些人不喜欢羊肉的膻味，所以吃羊肉时喜欢配食醋作为调味品，其实这种吃法是不科学的。羊肉与食醋搭配会削弱两者的食疗作用，并可产生对人体有害的物质。

夏季，有很多人喜欢一边吃着香喷喷的烤羊肉串，一边喝扎啤，感觉很爽，不过这种吃法对身体也不好，烧烤的羊肉很容易产生致癌物，还是少吃为妙。

萝卜羊肉汤

准备材料：萝卜300克，羊肉200克，豌豆100克，盐、胡椒、香菜各适量。

做法：羊肉洗净，切成小块，放入砂锅内，加水煮沸，除去表面泡沫。萝卜洗净切块，与豌豆一起放入羊肉汤中，大火浇开，改用小火煨。出锅前放入盐、胡椒适量，稍煨一下，再放香菜于汤内就成了。

功效：益气养血，补中强体。

甲鱼，滋阴补阳之上上品

甲鱼又称鳖，俗称水鱼、团鱼、脚鱼、圆鱼，《养鱼经》中称"神守"。其味鲜，性平无毒，营养丰富，是滋补良品，现在越来

吃错会生病 吃对不吃药

越多的人开始食用它以滋补身体。

自古以来，甲鱼就是备受人们喜爱的滋补食品，战国时代的伟大爱国诗人屈原在《招魂》中写下了这样的诗句："腼鳖炮羔，有柘浆些；酸鹄臇凫，煎鸿鸧些，露鸡臛蠵，历而不爽些。"大意是：文炖甲鱼，烧烤羔羊，调味有甘蔗的甜浆；醋烹天鹅，红烧野鸭，鸿雁灰鹤煎得酥黄，蒸凤鸡，焖肥龟，香味浓烈而又吃不伤。

《本草纲目》中记载甲鱼"性平，味寒；滋补肝肾、益气补虚"。中医认为，甲鱼可滋阴补肾、清热凉血、益气健胃，对骨蒸劳热、子宫下垂、痢疾、脱肛等有很好的防治作用。它还有防癌的功效。甲鱼的壳、血都有很大的药用价值，甲鱼背壳可散结消痞、滋阴壮阳，对骨蒸劳热、闭经等功效明显；其血可作为滋阴退热的良方。

甲鱼肉及其提取物能有效地预防和抑制肝癌、胃癌、急性淋巴性白血病，并用于防治因放疗、化疗引起的虚弱、贫血、白细胞减少等症。

甲鱼亦有较好的净血作用，常食者可降低血胆固醇，因而对高血压、冠心病患者有益。

甲鱼还能"补劳伤，壮阳气，大补阴之不足"。

食甲鱼对肺结核、贫血、体质虚弱等多种病患亦有一定的辅助疗效。

注意：凡脾胃虚弱、消化功能低下及便溏腹泻之人忌食甲鱼肉。孕妇及产后便秘的人也不宜食用。另外，食用甲鱼时不能同时吃苋菜、薄荷以及鸡蛋、鸭蛋、兔肉等。幼甲鱼有毒，不可食，严重者可致人死亡。

枸杞甲鱼肉

材料：甲鱼1只，枸杞60克。

做法：将甲鱼放入瓦锅，加入枸杞、水，用小火煮熟，加调料。吃甲鱼肉，每天吃两餐，连服一周。

功效：滋阴潜阳、补虚扶正，对神经衰弱很有疗效。

鳗鱼被誉为壮阳补肾的"鱼类软黄金"

鳗鱼又称鳗鲡，分为河鳗和海鳗。它肉质鲜美、细嫩，纤维质很少，营养价值高，属于高蛋白食用鱼类，有"水中人参""鱼类软黄金"的美誉。

世界上对鳗鱼最情有独钟的要数日本，还形成一种独特的吃鳗文化：每年7月鳗鱼节的时候，家家都要吃鳗鱼，就像中国端午节吃粽子一样。日本人认为：唯鳗鱼最"壮阳补肾"，不吃鳗鱼为"人生一大遗憾"。二战后日本人的身体素质明显提高，有专家研究认为，这跟吃鳗鱼很有关系。

《本草纲目》中记载鳗鱼"性平，味甘；强肾壮精、祛风杀虫"，鳗鱼壮阳补肾的功效在李时珍的论述中得到了证实。

现代研究表明，鳗鱼具有补虚养血、祛湿、抗结核等功效，是久病、虚弱、贫血、肺结核等病人的良好营养品。鳗鱼体内含有一种很稀有的西河洛克蛋白，具有良好的强精壮肾的功效，是年轻夫妇、中老年人的保健食品。

鳗鱼也是富含钙质的水产品，经常食用，能使血钙值有所增加，使身体强壮。

鳗鱼的肝脏含有丰富的维生素A，是夜盲人的优质食品，还具有滋阴润肺、补虚祛风、杀虫等作用。适用于防治肺结核、妇女劳损和白带过多等症。但是，患有慢性疾病和水产品过敏史的人应忌食。

清蒸鳗鱼

准备材料：河鳗300克，猪油（板油）50克，火腿肠50克，大葱5克，姜5克，料酒5克，盐3克，味精2克，胡椒粉3克。

做法：鳗鱼宰净，切段，放开水锅中氽一下，捞出，用清水洗净；猪油（板油）切丁；火腿切末。盘中放鳗鱼，放入猪板油丁、火腿末、葱、姜、料酒、盐、味精、胡椒粉，上笼用旺火蒸

20分钟取出，除去葱、姜即可。

功效：补虚养身。

虾是雄性力量的象征，带给肾阳亏者的福音

一直以来，虾被很多人认为是雄性力量的象征。虾主要分为淡水虾和海水虾。我们常见的膏虾、河虾、草虾、小龙虾等都是淡水虾；对虾、明虾、琵琶虾、龙虾等都是海水虾。虾的肉质肥嫩鲜美，老幼皆宜，备受青睐。

虾的补益与药用价值极高，中医认为，虾性温，味甘，入肝、肾二经，具有补肾、壮阳、通乳等作用。《本草纲目》中称"虾，性温，味甘，有补肾、壮阳和通乳的功效"。由此可见，虾为补肾壮阳的佳品，对肾虚阳痿、早泄遗精、腰膝酸软、四肢无力、产后缺乳、皮肤溃疡、疮痈肿毒等症有很好的防治作用。因此，凡是久病体虚、气短乏力、不思饮食的人，都可以将其作为滋补珍品，经常食用可以强身健体。虾皮也是儿童保健食品之一。

现代营养学家也一致认为，虾营养价值丰富，脂肪、微量元素（磷、锌、钙、铁等）和氨基酸含量甚多，还含有荷尔蒙，有助于补肾壮阳。在西方，也有人用白兰地酒浸虾以壮阳，鉴于此，便不难知道为何扶阳不可缺少虾了。但有一点需要注意：虾无疑对肾阳亏者有效，但阴虚阳亢者不宜多吃，急性炎症和皮肤疥癣及体质过敏者也应忌食。

吃虾时，要注意虾背上的虾线，这是虾未排泄完的废物，若吃到嘴里，会有泥腥味，影响食欲，所以应去掉；变质的虾不可食，色发红、身软、掉头的虾不新鲜，尽量不吃。虾皮补钙效果最佳，凡骨质疏松症患者、各种缺钙者特别是孕妇、老人及小孩更适宜经常食用虾皮。

吃虾时，还有很多禁忌：不要同时服用维生素，否则可能会危及生命；吃海虾后，1小时内不要食用冷饮、西瓜等食品；食用海虾时，最好不要饮用大量啤酒，否则会产生过多的尿酸，从而

引发痛风。

下面给大家推荐几款食谱：

1. 茄酱对虾

材料：对虾500克，番茄酱、黄油各适量，熟精制植物油、麻油各适量，白糖、味精各适量。

做法：先洗净对虾，然后将对虾的长须剪掉。把对虾排列在盘中，加调味料番茄酱、黄油、熟精制植物油、白糖、味精，然后放于微波炉高功率档加热，5分钟后取出，最后淋上麻油即可。

功效：滋阴壮阳、益气通乳。

2. 清蒸龙虾

材料：龙虾600克，香菜、黄酒、麻油各适量，芥末酱、盐、味精各适量。

做法：龙虾洗净去须、头、尾后切段。将龙虾段放在碗中，头、尾、须放上面，然后加黄酒、盐、少量味精隔水蒸。蒸好后，将龙虾段摆在盘中，洗净的香菜放在盘中两旁，最后淋上麻油即可。食用时可蘸芥末酱。

功效：养心补肾、滋阴壮阳。

珍贵的"水中人参"海参，真男人的好选择

海参又名刺参、海鼠、海瓜，是一种名贵海产动物，因补益作用类似人参而得名。海参肉质软嫩，营养丰富，是典型的高蛋白、低脂肪食物，是久负盛名的名馔佳肴，是海味"八珍"之一，与燕窝、鲍鱼、鱼翅齐名，在大雅之堂上往往扮演着"压台轴"的角色。

中国食用海参有着悠久的历史，有资料记载，早在两千多年前，秦始皇就已食用海参进补养生。明朝时海参进入皇家宫廷的御膳，开国皇帝朱元璋就是位喜食海参的人。

《本草纲目》中记载，海参"性温，味甘、咸；补肾益精、除湿壮阳、养血润燥、通便利尿"。中医认为，海参堪称补肾壮阳的佳品，经常食用海参，对男子肾虚引起的羸弱消瘦、梦遗阳痿、小便频数、

腰膝酸软、遗精、遗尿、性机能减退者，能起到较好的食疗效果。

　　海参的胆固醇含量很低，脂肪含量相对较少，是典型的高蛋白、低脂肪、低胆固醇食物，对高血压、冠心病、肝炎等病人及老年人堪称食疗佳品，常食可治病强身。海参含有硫酸软骨素，有助于人体生长发育，能够延缓肌肉衰老，增强机体的免疫力。海参中微量元素钒的含量居各种食物之首，可以参与血液中铁的输送，增强造血功能。美国的研究人员从海参中萃取出一种特殊物质——海参毒素，这种化合物能够有效抑制多种霉菌及某些人类癌细胞的生长和转移。经常食用海参，对再生障碍性贫血、糖尿病、胃溃疡等病症均有良效。

　　要提醒的是：患急性肠炎、菌痢、感冒、咳痰、气喘及大便溏薄、出血兼有瘀滞及湿邪阻滞的患者应忌食海参。另外，海参不宜与甘草、醋同食。

　　葱烧海参

　　材料：葱白100克，水发海参500克，植物油、酱油、黄酒、白糖、味精、淀粉各适量。

　　做法：将海参洗净，切成两条，下沸水锅中烫透沥干。把葱白切成4厘米长、1厘米宽的段。锅置火上烧热，加适量底油，下葱段煸炒出香味，烹入黄酒，加酱油、鲜汤、白糖、味精，放入焯过的海参，武火烧沸，除沫，转用文火烧至入味。见汤汁稠浓时，淋明油，翻炒均匀，出锅装盘上桌即可。

　　功效：滋肺补肾，益精壮阳。

男人的"肾之果"——板栗

　　板栗又称毛栗、栗子、瑰栗、风栗，为壳斗科木本植物栗子的种仁。它是我国的特产，素有"干果之王"的美誉；在国外，它还被称为"人参果"。它对人体有着很强的滋补功能，可与人参、黄芪、当归等媲美，故又被称之为"肾之果"。

　　每年八九月间，栗子成熟上市，入秋吃栗，已是民间习俗。

栗子甘温，有健脾养胃、补肾强筋的作用。祖国医学认为，栗子能养胃健脾，壮腰补肾，活血止血。历代著名中医都认为栗子味甘，性温，无毒，入脾、胃、肾三经，功能为补脾健肾、补肾强筋、活血止血，适用于脾胃虚寒引起的慢性腹泻，肾虚所致的腰膝酸软、腰肢不遂、小便频数以及金疮等症。唐代孙思邈说："栗，肾之果也，肾病宜食之。"《本草纲目》中指出："治肾虚、腰脚无力，以袋盛生栗悬干。每日吃十余颗，次吃猪肾粥助之，久必强健。"因而，肾虚者不妨多吃栗子。

栗子中含有丰富的不饱和脂肪酸和维生素、矿物质，能预防高血压、冠心病、动脉硬化、骨质疏松等疾病，是抗衰老、延年益寿的滋补佳品。栗子含有核黄素，常吃栗子对日久难愈的小儿口舌生疮和成人口腔溃疡有益。栗子是碳水化合物含量较高的干果品种，能供给人体较多的热能，并能帮助脂肪代谢，具有益气健脾、厚补胃肠的作用。栗子含有丰富的维生素 C，能够维持牙齿、骨骼等的正常功用，可以延缓人体衰老，是老年人理想的保健果品。

但是，栗子含糖分高，糖尿病患者应当少食或不食；脾胃虚弱、消化不良或患有风湿病的人也不宜食用。

板栗煲鸡汤

材料：鸡肉 100 克，生姜 5 克，枸杞 10 克，板栗 15～20 粒，精盐和鸡精少许。

做法：先将整鸡拆散，把鸡剁成寸块，选有骨肉 100 克，把鸡肉在开水中焯一下，然后放入汤锅内。把枸杞、板栗、生姜依次放入锅中，倒入高汤适量，大火将锅烧开后，文火再将汤煲一个小时。出锅时，把精盐、鸡精调入汤中。

功效：益气补血、补肝益精。

鹿龟双珍疗阳痿，男性雄风重寻回

阳痿是指阴茎不能勃起或举而不坚以致影响性生活的一种性功能障碍现象，严重影响生活质量。有"仙医"美誉的清代医学家傅青主认为阳痿是阴阳平衡失调的结果。导致阴阳失调的原因可能是突受惊恐刺激或感受湿热，也有可能是思虑忧郁、劳作心脾、饮食所伤等。

传统治疗阳痿的佳品是乌龟。取乌龟（约300克）1只，人参、鹿茸片10克，枸杞子15克。乌龟宰杀，去内脏，洗净，切成小块；人参、鹿茸、枸杞子洗净，和龟肉一同放入砂锅内，加料酒、姜片及清水适量，煮沸后改用小火隔水蒸至龟肉酥烂，调味后食用。此方温肾壮阳、补脾填精。

鹿血号称"得天地之阳最全"，是壮阳圣物，常饮新鲜鹿血不现实，可食用鹿肉，配合药材炖煮效果同样强劲：

材料：鹿肉200克，菟丝子、薏苡仁各15克，杜仲、淫羊藿各10克，生姜50克，葱白150克。

做法：鹿肉洗净，切成小块，备用。将全部药物装入纱布袋内，扎紧袋口，与鹿肉一起放入锅内，加水煮沸后，撇去浮沫，加入料酒、姜片，小火煨炖至鹿肉酥烂，捞出药袋，加盐、味精等调味品，稍煮片刻即可吃肉、喝汤。

另外，男性在治疗期间一定要戒疲劳、熬夜，宜适当进行轻微运动。饮食应以清淡为主。

遗精日久伤元气，煎汤备药保肾阴

遗精是性功能方面的一种病态。肾藏精，宜封固不宜外泄。发育成熟的男子，未经过性交，每月偶有1～2次梦中醒来有精液自行外泄，且无任何不适者，属正常生理现象，若遗精频繁则此病程日久，肾阴亏耗，会导致元气大伤。清代著名医学家徐灵胎认为遗精是精关不固、肾亏或肾虚，虚火扰动而致。凡劳心太过，郁怒伤肝，恣情纵欲，嗜食醉酒，均可影响肾之封藏而遗精。

有遗精病者要注意调摄心神，不要看黄色录像或黄色书刊，婚后应保持正常的性生活。还要注意个人卫生，保持性器官清洁卫生，有包茎、包皮过长者要及时手术治疗。

睡眠不实而多梦，频繁梦中遗精，失眠健忘，头昏耳鸣者，属心肾不交型遗精，可服用交通心肺的药物。取黄连、甘草各5克，当归、远志各10克，枣仁、生地、茯神、莲子肉各15克，煅龙骨、牡蛎各18克。水煎服，每日1剂。

梦中遗精，阴茎易勃起，性欲亢进，烦躁易怒是肝火亢盛型遗精，应清肝泻火。取丹皮、龙胆草、山栀、川楝子、黄芩、柴胡各10克，生地、白芍各15克，甘草6克。水煎服，每日1剂。

遗精频作，或尿时少量精液外流，小便赤热混浊，或尿涩不爽，口苦口渴，心烦少寐，是温热下注型遗精，治疗的重点在清热利湿。取茯苓、石韦、车前子、灯心草、石菖蒲、黄檗、苍术、龙胆草各10克，生牡蛎15克，甘草6克。水煎服，每日1剂。

利尿通闭是治疗前列腺增生的王道

男性如果出现尿频、尿线变细、尿流无力，终末仍旧滴沥等症状，千万不要掉以轻心，应及时去医院检查，你很有可能是患了前列腺增生。前列腺增生古称"癃闭"，是老年人常见病之一。明代医家岳甫嘉认为，前列腺增生虽病位在膀胱，却涉及肺脾肾。肾元虚亏，浊瘀阻塞或热结下焦，致膀胱气化不利才会导致前列腺增生。

患前列腺增生者要调节饮食，不要过食肥甘刺激之物，不过度饮酒，还要注意个人卫生，勤换内裤，以免皮肤和尿路感染，另外不要憋尿。

治疗此病要湿补脾肾，活血化瘀，利尿通闭。取黄芪20克，莪术15克，泽泻15克，肉苁蓉15克，熟地15克，当归15克，穿山甲12克，盐知母12克，盐黄檗12克，仙灵脾12克，木通9克，肉桂9克，地龙9克，水煎服，每日1剂，日服2次。

我国民间有吃什么补什么的说法。买猪肾1只，洗净、剖开，洗净切成小片，沸水中浸泡10分钟，去浮沫，再沸水煮开1分钟，调入白醋20克，再加入适量葱、姜，拌匀即食。此菜鲜香脆嫩，温肾利尿，尤其适合怕冷肢寒者食用。

日常小食物是消除疲劳的首选

对于中医来说，任何一种病都有很多方法来治，区别只是在作用大小而已。在养生祛病方面，传统医学有一个重要原则：药食相兼，针灸相配。从原则上说是这八个字，但方法却有无数种，或者可以说"战术"良多。预防疲劳综合征，不仅要注意劳逸结合，适当参加体育锻炼，睡眠时间要充足，减轻心理压力，而且最重要的是在饮食上也应多吃些碱性食物和富含维生素 C、B 族维生素的食物。

一般性的疲劳，我们可以通过一些食物来缓解。疲劳由于身体的环境已经出现偏酸的情况造成，适当补充一些碱性食物可以帮助消除疲劳，多食水果、蔬菜这类碱性食物能中和酸性环境，降低血液、肌肉的酸度，增加耐受力，消除疲劳。大脑正常工作需用多种维生素，维持人体的生长发育也不可缺少维生素。绿色带叶蔬菜（例如莴苣、野苣、菠菜等）、甜瓜和草莓中叶酸的含量最高。维生素 C 有助于保持认识活动（记忆和学习）的有效进行。维生素 C 含量多的蔬菜和水果有石榴、香芹、甜椒、猕猴桃、草莓和橙子等。所以每天保证要吃 1 ~ 2 个水果和约 500 克的蔬菜。

醋，帮你卸下肩上的疲劳感

醋具有独特的预防和消除疲劳的奇效。正常情况下，人体内环境是维持在一个中性或弱碱性状况中的。当劳动和工作时间长了或是休息不好时，会有大量乳酸产生，人就会产生疲劳感。醋中的醋酸进入人体参与代谢后，有利于乳酸进一步氧化，变为水和二氧化碳，水继续参与机体代谢或变成尿和汗水排出，二氧化碳则由肺呼出体外。

醋还能帮助肝脏排毒、解毒。夏季天气炎热，各种细菌、毒素易在体内聚集，使人容易感染胃肠道疾病。吃凉拌菜或熟菜时加入老陈醋，可以杀灭病菌，避免胃肠道疾病的发生。醋中的氨基酸、醋酸、乳酸、苹果酸等有利于肝脏自身排毒、解毒。所以，在感到疲劳的时候吃点醋，不仅可以增进食欲，还可以排毒、解毒，帮你赶走疲劳。

及时调整饮食，就能活得轻松

平时我们适量饮用矿泉水对于补充矿物质十分有效。矿泉水中或多或少都含有矿物盐（钙、钠、镁的含量各不相同），因此可以满足我们日常的营养需要。镁有助于体内物质的转化，钙能补充奶制品的不足，钠能避免身体脱水。含咖啡因的饮料如茶饮、咖啡等，能增加人体的呼吸频率和深度，促进肾上腺素分泌，兴奋神经系统，因而能增强抗疲劳能力。如果疲劳到了一定程度，可能就需要补充一些具有良好滋补作用的营养品如人参、银耳等，可以达到补气活血、改善神经系统、减轻疲劳的功效。适当的食用高蛋白食物，如豆腐、猪牛羊肉、家禽肉、鱼类等，可及时补充体内损失的热量：因为热量消耗过度也会使人疲劳，所以及时补充热量可很快消除疲劳感。

疲劳的上班族宜多吃馒头

在写字楼比较集中的区域，大概有90%以上的上班族是以外卖来解决午餐，其中有80%的人选择盒饭，有10%的人是自己带饭的，不过，这些人的主食几乎全部是米饭。其实对于疲劳的上班族来讲，馒头比米饭更适合。人体缺乏维生素 B_1 会感到乏力，缺乏维生素 B_2 会感到肌肉运动无力，耐力下降，也容易产生疲劳。而馒头中富含维生素 B_1、维生素 B_6、维生素 B_{12} 等 B 族维生素，是缓解压力、营养神经的天然解毒剂，也是消除疲劳必不可少的营养素，对慢性疲劳综合征的人尤其有益。

钙是天然的压力缓解剂，缺钙的人会精疲力竭、神经高度紧张，工作产生的疲劳无法获得缓解。而发酵的馒头中钙含量比大米中高得多。国外最新研究表明，多食用富含抗氧化物质的食物，对抗疲劳和缓解压力有显著作用。馒头中有比大米中多得多的硒、谷胱苷肽，它们具有抗过氧脂质的作用，阻断自由基对细胞的损伤，增强人体免疫能力，从而可以缓解心理和生理上的疲劳。

此外，馒头中脂肪和糖类含量比米饭更低，热量也比米饭低，前者只相当于后者的70%，所以爱美、希望保持身材的女士不必担心吃馒头会发胖。

五宜五忌，让男人拥有一颗"年轻"的心

随着年龄的增加，心脏也开始老化，那么男人怎样才能拥有一颗"年轻"的心呢？

（1）规律房事。性行为和慢跑一样都是不错的运动。每周3~4次性行为的男人10年后发生重大心脏病或中风的风险可以减半。

（2）定期献血。男人年过40岁，由于体力活动的减少和生活水平的提高，体内脂肪容易积存，许多人的血脂长期处于较高水平。定期献血可以降低血液的黏稠度，从而减轻动脉硬化的隐患。中年男子每年献血550毫升，患心脏病的风险将减低86%。

（3）多交几个朋友。朋友多意味着从社会上获得的支持也多。这种支持对于减轻在工作和生活中的心理压力十分有效。压力在很多时候就是心脏病的诱因，与那些没有朋友帮助必须独立支撑的人比较，朋友多的男人患心脏病的机会仅是前者的一半。

（4）多用大脑。善于思考的人可以减少动脉内脂肪的积聚，从而降低动脉硬化症的发生风险。动脉内壁的脂肪积聚是心脏病发生和突发的一个主要原因。

（5）经常下蹲。因为重力影响，下肢血液流回心脏缺少动力，只能缓缓流淌。如果经常下蹲，把双腿肌肉力量锻炼加大，就相当于为整个身体的血液循环加了一股动力。这样远离心脏部位的血流加快了，不仅为心脏减轻负担，甚至还可以使心肌的形态结

构发生变化，增强心脏功能，不再被高血压和心脏病骚扰。

除此之外，男人保养心脏还应在生活中注意以下五种禁忌：

（1）懒得运动。长期运动过少削弱了心肌的收缩能力。负责为心肌细胞提供营养的毛细血管也发生了变化，血管内径逐渐缩小，血压增高，易诱发心脏病。

（2）熬夜。心脏无法对午夜工作产生良好反应。研究人员发现，神经活动能加速心脏的跳动，而午夜的神经活动不像早上和下午那么活跃。这好像在冷天启动汽车一样，引擎还没有预热，就以最快的速度启动。

（3）化纤衣料。化纤内衣所造成的静电变化，会干扰心脏的兴奋电位，从而引起期前收缩。专家认为，这可能是由于化纤织物刺激皮肤，引起过敏反应，体内致敏物质增加所致。

（4）长时间开车。每天长时间开车，特别是在驾驶过程中不断改变车速，可能会导致路上空气中的有害微粒在肺部深处沉积，增加血液黏稠和发炎的风险，并改变心律。

（5）烟草。每天抽 6～9 支烟或 2 支雪茄的男人，其心脏病发作的概率比常人大一倍，即便是不把烟吸进肺里的人，其心脏病发作的风险也要增加 13%。

第三章
要想小儿安，常带三分饥和寒

宝宝千万选好"第一餐"

婴儿在一岁这个阶段生长发育特别迅速。连青春发育期也无法相比，所以婴儿期营养的补充比任何年龄段都更为重要。为此我们选择多种营养方案为婴儿有个良好的"第一餐"做好充足的准备。

热能

一般来说，年龄越小，代谢越旺盛。为了适应这种高代谢，就必须摄入大量热能，以维持生长发育的需要。6个月以下的小儿，每天每公斤体重需500千焦热能，7～12个月为420千焦。

蛋白质

一般来说，1岁以内的小儿，母乳喂养每日每公斤体重需供给蛋白质2～2.5克，牛奶喂养需供给3～4克，母乳、牛奶混合喂养需供给3克。用混合膳食的婴儿，动物蛋白质最好不少于蛋白质总量的一半。

脂肪

婴儿对脂肪的需求量也高于成人，每日每公斤体重新生儿约需7克，2～3个月婴儿约需6克，6个月后的婴儿约需4克，以后随年龄增长而逐渐减至3～3.5克。婴儿每日摄取脂肪的供给量约占总热量的 30%。

碳水化合物

最初 3 个月是靠乳糖来满足需要（乳糖含量：人乳为 6% ~ 7%，牛奶为 4% ~ 5%）。最初婴儿仅能消化乳糖、蔗糖、葡萄糖、果糖，对淀粉不易消化，故米、面类食物应在 3 ~ 4 个月后才开始添加。

钙和磷

足够的钙、磷能促进骨骼、牙齿的生长和坚硬度。婴儿体内的钙约占体重的 0.8%，至成年为 1.5%，婴儿每日约需钙 600 毫克、磷 400 毫克。钙与磷摄入的比例为 1 : 1.5 较为相宜，这关系到它们的利用程度。母乳这个比例较为适当，故母乳喂养的婴儿患营养不良与佝偻病者明显少于人工喂养。

铁

铁对婴儿营养极为重要，它是血红蛋白和肌红蛋白的重要成分，各组织的氧气运输亦离不开铁。婴儿生长发育快，对铁的需要和利用相应要多。胎儿在母体内最后 1 个月，肝内有较多的铁，但仅够出生后 3 ~ 4 个月的需要。周岁以内婴儿每日需铁 10 ~ 15 毫克，乳类所含的铁远远不能满足婴儿的需求。4 个月以后的婴儿应从食物中供给铁，如蛋黄糊、猪肝泥、什锦猪肉菜末、豆豉牛肉末等。

锌

锌虽为微量元素，但参与很多重要的生理功能，与蛋白质、核酸及 50 多种酶的合成有关。婴儿每日需锌 3 ~ 5 毫克，人乳中锌的含量高于牛乳，初乳含量尤高，鱼、肉、虾等动物性食物也含锌丰富，故一般不易发生锌缺乏。挑食的婴儿常可因锌缺乏而出现食欲减退，生长停滞。4 个月后添加的西红柿、鱼、虾肉泥、猪肉小馅饼等，均含丰富的锌。

维生素

维生素与婴儿生长发育关系极为密切，其中最主要的、需要从饮食中补充的有脂溶性维生素 A、维生素 D 和水溶性 B 族维生素、维生素 C 等。

水

水是人体最主要的成分，是不可缺少的营养素，人体内新陈代谢和体温调节都必须有水参加才能完成。婴儿生长发育迅速，代谢旺盛，活动量大，热能需要多，水的需要量也大，每日每公斤体重约需 100 ~ 150 毫升。

营养好了，孩子怎么还贫血

随着社会的不断发展，人们的生活水平日益提高。可是，仍有很多孩子被医生诊断为营养不良性贫血。究其原因，主要有以下两个方面：

食物搭配不合理

奶或奶制品吃得过多。孩子每日需铁约 6 ~ 12 毫克，以供造血之需。奶或奶制品吃得过多时，可使食欲降低，铁的摄入势必减少。常言道："巧妇难为无米之炊。"没有足够的铁作为造血原料，孩子怎能不贫血呢？

常吃高热量食品。有些孩子偏食、挑食，如常吃巧克力、奶油点心等一类高热量食品，容易缺乏饥饿感。由于进食量过少，必需营养素摄入就会减少。所以，常吃巧克力等高热量食品会导致贫血。

很少吃绿叶蔬菜。维生素 C 能促进机体对铁的吸收，而很多父母不注意给孩子搭配一定量的绿叶蔬菜，即使有蔬菜上桌，也不注意引导孩子多吃点蔬菜，以致维生素 C 供应不足，从而影响了铁的吸收。孩子缺乏维生素 C 时，体内叶酸和维生素 B_{12} 可代替维生素 C 参与核酸代谢。而叶酸和维生素 B_{12} 是细胞核中脱氧核糖核酸合成的必不可少的成分，若经常让叶酸和维生素 B_{12} 代替维生素 C 参与核酸代谢，就容易造成叶酸和维生素 B_{12} 缺乏，严重影响红细胞核的成熟，从而发生另一种大细胞贫血。

营养素摄入不足

婴幼儿身体发育较快，对各种营养素的需求较迫切，尤其是超重和身体长得快的孩子对营养素的需求更多。如果不适当地予以补充，发生营养性贫血也就不言而喻了。

可见，要想使孩子不发生营养性贫血，必须注意食物搭配，合理加工和烹调，如紫菜、海带、虾、芝麻、蘑菇、木耳、豆制品及猪肝等都含有丰富的铁质，可以经常调换着吃。特别要注意鼓励和引导孩子多吃点绿叶蔬菜，纠正孩子的不良饮食习惯，使各类营养素摄入平衡，孩子就不会发生营养不良性贫血了。

流食最能养孩子娇嫩的脏腑

很多年轻的父母不懂得如何喂养孩子，在孩子很小的时候就给他吃干硬的食物，要不就跟着大人一起吃饭。小孩子的肠胃脆弱而窄小，过早吃干食、硬食就很容易生病。其实流食，也就是稀、烂、软的食物最能养孩子娇嫩的脏腑。

刚出生不久的婴儿，因消化酶发育不完全，特别是淀粉酶很少，是不能吃大米、面粉、玉米、小米、红薯、马铃薯、芋头等含淀粉较多的食物的。但是以前的人们并没有充足的牛奶、奶粉给孩子喝，另外还有母亲缺乳或母乳不足时，都是给孩子喂米汤、面汤等流食，孩子一样长得好好的。

我们知道消化的目的是将食物磨碎，分解成小分子物质，顺利通过消化道的黏膜进入血液，而大分子的物质只能通过粪便排出。

西方营养学中有种叫"要素饮食"的方法，就是将各种营养食物打成粉状，进入消化道后，就是在人体没有消化液的情况下，也能直接吸收。由此看来，食物的消化吸收与食物的形态有很大关系，液体的、糊状的食物因分子结构小就可以直接通过消化道的黏膜上皮细胞进入血液循环来滋养人体。

想想喂养孩子的过程，其实也是这个道理。孩子出生时喝母乳、奶粉等液体的食物，不需要任何帮助就直接进入血液。6个月后，增添的稀饭、肉泥等同样在进入消化道后被顺利地吸收化生成血液。

越细碎的食物越能滋养孩子的脏腑，固护孩子体内的阴气，但是现在许多家长图省事，孩子才几个月，就大人吃什么，孩子也跟着吃什么。孩子牙齿都没长全，胃肠又虚弱，哪能将食物消化、磨碎，只能是通过粪便排出来。所以，很多孩子的喂养问题都出现在10个月后开始增添固体食物的时候：以前不爱生病的孩子容易生病了，以前胖乎乎的健康孩子变得消瘦了、气色也暗淡了，这就说明孩子的胃、肠还没发育到能消化固体食物的程度。这时候孩子必须回到吃流食的过程中去。

大一些的孩子，生病后胃口不好，消化、吸收功能减弱，家长也应给孩子吃一些有营养的、糊状的、稀烂的、切碎的食物，能很快帮助孩子恢复健康。

孩子一定要少吃桂圆和虾

现在的父母对孩子是宠爱有加，觉得什么食物对身体好就通通给孩子吃。有的小孩个子瘦小，家长以为桂圆补血，就天天给吃桂圆，孩子爱吃海鲜，就常常买虾。家长也不去了解孩子该不该吃，吃的分量又是多少。

桂圆产于南方。南方多热，七月的夏日更骄阳似火，桂圆在那时成熟，得火气，也必然增加人体火气，偶尔食用无妨，可天天吃它，体内必然火旺。《本草纲目》记载："虾，甘，温，有小毒。"

暂且不说古代医家的经验，单纯看虾，它的形状如同人体的脊柱，虾是水中动物，肾主水，所以吃虾能激发人体的肾气从经络外泄。肾脉沿脊柱循行，负责脊柱的营养供给。足少阴肾经本与督脉相通，食虾可抽提督脉之气，使其沿足少阴肾经外泄，所以古人用虾来壮阳。

因为人体本该储存的督脉与肾脉的精气被虾激发向外以供人体挥霍，所以人们吃了虾之后，往往会感觉仿佛生命更有了活力，但从长久的角度看，等于是提前预支了人体的精气，有害而无益，长期这样下去，会为身体埋下隐患。

桂圆和虾会直接导致孩子内热，所以孩子遇到风寒，或者皮肤的散热功能稍有障碍，身体里的大量内热便无处可泄，就会表现为高烧不退。

遇到这种情况的时候，家长就要给孩子喝骨头汤、青菜粥等常规食品，尽量不吃鱼、虾、桂圆、炒制与烤制食品。改变饮食习惯，平衡孩子的体质，一段时间后，孩子自然就不容易发烧了。

虾味道鲜美，孩子难免受到诱惑。健康的孩子，平时偶尔吃一些也无妨，但绝不能每天都给孩子吃，而且一次也不能让孩子吃得过多。容易发高烧的孩子，则不管何时何地，都要严格禁止食用虾。

给孩子喝牛奶三注意

牛奶可以补充孩子成长发育时所需的钙，于是很多父母每天都让孩子喝牛奶，然而牛奶该不该喝，又该注意哪些事项，恐怕很少有父母了解了。

能否喝牛奶的判断标准

身体寒湿较重、手指甲上的半月形比较少的，而且脾胃虚寒、容易发胀，大便溏不成形的，舌苔经常发白的孩子要少喝牛奶，

吃错会生病　吃对不吃药

特别是稀薄的鲜奶。

手指甲上半月形较多，平时吃蔬菜、水果不多，而吃荤食较多的孩子，父母应该给他们经常喝奶，能起到滋阴、润燥的作用。

牛奶不能冲得太浓

许多年轻父母喂养婴儿时，往往为了图省事，不严格按照说明按比例冲配牛奶，甚至有的家长还将干奶粉直接喂给孩子吃。殊不知，牛奶如果长期冲浓了，不仅会导致孩子发生便秘，更为严重的是此举还可能引起一种能威胁孩子生命的疾病——氮质血症，治疗起来相当麻烦，只有通过透析方法才能让非蛋白氮"排"出体外。因此，喂养婴儿时，切不可图一时省事，换来孩子终生的遗憾。

牛初乳绝不是高档营养品

牛初乳是母牛产犊后三天内的奶，一些父母认为喝牛初乳能防病，于是把牛初乳当成高档营养品给孩子吃，甚至代替母乳喂养婴儿。其实牛初乳能防的是牛的病。对于人，即使泡在牛初乳里也防不了病。拿牛初乳喂养婴儿，会造成婴儿营养不良，甚至可能喝出大头娃娃，所以父母不可以拿牛初乳给孩子喝。

保证孩子茁壮成长的饮食关键

幼儿时期的身体状况会直接影响到人的一生，所以，让孩子在发育阶段获得充分合理的营养是每个做父母的对孩子的责任。那么怎么才能让孩子全面健康地成长呢？

让孩子少吃寒凉食物

小孩子是纯阳之体，火力比较大，所以爱吃凉的东西。但是生冷之物会直接伤害脾胃，让孩子气血两亏，最后导致体内寒湿过重，影响健康。所以对于正处在生长发育阶段的孩子，父母一定不要让他贪凉，而应该让他们多吃一些性温平的食物。

给孩子吃应地应季的食物就会少生病

现在一年四季都能吃到反季节、跨区域的食物。父母要想让孩子保持健康，就要让孩子所吃的食物始终与所处的环境、季节保持一种平衡，因时、因地去选择不同属性的食物，这样才能让孩子不生病或少生病。

现在的孩子比以前更早面临学习的压力和更高的期望，10岁前的营养支持将决定孩子一生的头脑聪明，体力状况，所以父母一定要保障科学合理的饮食，不要让孩子错过一生中非常关键的脑力和体力成长时期。

孩子怎样吃饭最健康

（1）饮食要注意酸碱平衡。人体内存在自动调节酸碱平衡系统，只要饮食多样化，吃五谷杂粮，就能保持酸碱平衡。

（2）饭前喝汤好。小儿饭前喝少量的汤，好比运动前做活动，使消化器官活动起来，使消化腺分泌足量的消化液，能使小儿很好地进食，饭后也会感到舒服。

（3）吃好早餐。一日之计在于晨，早餐的好坏关系到小儿生长发育。如不注意，小儿在上学时就会发生迟钝、精力不足等保护性抑制，发生低血糖。食物摄入总量中早餐占30%，午餐占40%，晚餐占30%。

（4）午餐前不要饮纯果汁。果汁易于吸收，营养丰富，但午餐前40分钟不要让小儿饮果汁。因为饮过果汁后小儿在午餐时会少吃一些主食，而一日之内摄入量并无增加，失去的却是在正常午餐中所获取的营养。

（5）馒头营养好。面包的色香味都比较好，但它是用烘炉烤出来的，会使面粉中赖氨酸在高温中发生分解。而用蒸气蒸馒头则无此弊，蛋白质含量高，从营养价值来看，吃馒头比吃烤面包好。

（6）鲜鱼与豆腐合吃提高对钙的吸收。鱼最好和豆腐一起炖

吃错会生病 吃对不吃药

着吃，因为鱼体内含丰富维生素 D，豆腐则含有较多的钙，若单吃豆腐，人体对钙就不能充分吸收，若将其与鱼一起食用，借助鱼体内丰富的维生素 D，可使人体对钙的吸收提高 20 倍。

（7）不易喝过多饮料。可乐里的咖啡因对中枢神经系统有较强兴奋作用，也是小儿多动症病因之一，而汽水降低小儿胃液消化力杀菌力，影响正常食欲。

（8）喝豆浆注意事项。鸡蛋中黏液性蛋白容易和豆浆中胰蛋白酶结合，产生不被体内吸收的物质，使豆浆失去营养价值。红糖有机酸能够和豆浆中蛋白质结合产生变性沉淀物。

（9）谨防婴幼儿牛奶贫血症。孩子断奶后，不可全部依赖于牛奶喂养，忽视其他营养食物，应适当添加辅食，如菜泥、蛋、胡萝卜等。否则时间长了孩子易得牛奶贫血症。

（10）不吃汤泡饭。汤和饭混在一起吃，食物在小儿口腔不嚼烂就同汤一起咽进胃里去了。舌头上神经没受充分刺激，使食物不能很好消化吸收，日子长了小儿变瘦，也会引起胃病。

婴儿：母乳喂养，食品辅助

婴儿是指从出生至一周岁的孩子。这是孩子生长发育最快的一年，一年内体重可以达到出生时的两倍，因此需要在营养上满足其快速生长发育的需求。

母乳是婴儿唯一理想的均衡食物，而且独具免疫物质，有利于婴儿的健康成长。母乳喂养也有利于母子双方的亲近和身心健康。一般而言，婴儿获得母乳喂养至少 4 个月以上，最好能够维持一年。如果不能提供母乳，例如，孩子患先天性疾病，或者妈妈因病不能哺乳，这时候就应该为婴儿选择各种营养齐全的、经卫生部门许可出售的配方奶制品或其他同类产品，并严格根据产品使用说明喂养。

新妈妈们要谨记以下几点：一是在孕期就应做好哺乳的准备，做好乳房的保健，保证乳房的正常发育并保证营养。二是产后应尽早开奶，做到母婴同室。

坚持喂哺母乳一般可满足婴儿出生后 4 ~ 6 个月的营养需求，但为确保婴儿发育的需要与预防佝偻病的发生，应在出生一个月后，在哺乳的同时，补充安全量的维生素 A 及维生素 D（或鱼肝油），但应避免过量补充维生素。

在母乳喂养 4 ~ 6 个月至一岁断奶之间，有一个长达 4 ~ 6 个月的断奶过渡期。此时应在坚持母乳喂养的条件下，有步骤地补充为婴儿所接受的辅助食品，以满足其发育需求，保证婴儿的营养，顺利地进入幼儿阶段。过早或过迟补充辅助食品都会影响婴儿的生长发育，但任何辅助食品均应在优先充分喂哺母乳的前提下供给。

补充断奶过渡食品，应该由少量开始到适量，由一种到多种试用，密切注意婴儿食后的反应，并注意食物与食具的清洁卫生。在通常情况下，婴儿有可能对一些食物产生过敏反应或不耐受反应，例如，皮疹、腹泻等。因此每次开始供给孩子一种食物，都应从很少量开始，观察 3 天以上，然后才增加分量，或试用另一种食物。

辅助食物往往从谷类，尤以大米、面粉的糊或汤开始，以后逐步添加菜泥、果泥、奶及奶制品、蛋黄、肝末及极碎的肉泥等。这些食物应加入适量的食用油，但不必加入盐。

幼儿：不偏不挑，营养全面

婴儿断乳后进入幼儿阶段（1 ~ 2 岁），必须全靠摄取其他食物，以供全身对营养物质的需求。幼儿阶段机体处于生长发育高峰，饮食必须含有丰富的营养。

祖国医学对幼儿的食养卫生一贯非常重视，其幼儿食养的观点可归纳为以下两点：

第一，小儿脾常不足。脾胃为后天之本，生化之源。由于小儿发育迅速，所需水谷精气的供养相对地比成人更为迫切，但饮食的质和量则必须与各个时期的需求恰当地配合。若乳食不当，或过饥过饱，均会影响其脾胃功能，导致疾病的发生。

第二，小儿为纯阳和稚阴稚阳之体。纯阳之体是指小儿犹如春天的花木，欣欣向荣，代谢异常旺盛，对水谷精气等营养物质要求殷切，需要不断补充。另一方面小儿机体柔弱，脏腑娇嫩，阴阳二气尚属不足，对水液的代谢需要也较成人为高，故易于伤阴而有失液之虞，这就是小儿的稚阴稚阳的情况。在小儿的食养中必须充分注意这些生理特点，调母乳、节饮食、慎医药是小儿食养的总原则。

幼儿处在不断发育成长的旺盛时期，尤其婴幼儿全身各种器官都在相应的按比例快速生长，是整个小儿时期中最旺盛的增长阶段，因此对热量和各种营养素的需要量也格外大些。婴幼儿所需的主要营养素如下：

供给蛋白质的食物

孩子越小，所需蛋白质的比例就越大。富含优质蛋白质的食物，主要有如下几种，家长可根据经济情况，予以选用。

（1）牛奶。牛奶是婴幼儿除母乳以外的最好的富含蛋白质的食物。它不仅含有大量优质的蛋白质，而且脂肪也多，钙质也丰富，还含有维生素 A 和核黄素。这些营养素都很容易被婴幼儿吸收利用。因此，1～3 岁幼儿，除主食外，应以牛奶为基本食物。3 岁以后，只要经济条件许可，每天至少要喝 250 毫升牛奶。

（2）禽蛋。禽蛋的蛋白质营养价值最高，含有丰富的维生素 A 和脂肪，还含有较丰富的核黄素，是婴幼儿很好的食物。

（3）瘦肉。动物的瘦肉，除了富含蛋白质外，还含有铁、硫胺素和脂肪。

（4）肝脏。家畜、家禽的肝脏，都含有丰富的蛋白质、维生素 A、维生素 B_2（核黄素）、维生素 B_{12} 和铁。幼儿每周至少应食用肝脏 1～2 次。

（5）动物血。动物血富含蛋白质、铁及其他营养素。动物血价格便宜，如烹调得法，让幼儿爱吃，则再好不过。

（6）大豆及大豆制品。大豆的蛋白质含量高达38%，比瘦肉高2倍。大豆中的脂肪、铁及B族维生素含量也高。但大豆的蛋白质不易消化，要长时间细火慢炖，方可让1～3岁的小儿食用。但是，大豆制品，如豆腐、豆浆、豆干等，则较易消化。4～6岁的小儿，可吃大豆制品。

供应维生素C、胡萝卜和矿物质的蔬菜和水果

（1）深色蔬菜。胡萝卜、油菜、小白菜、芹菜、菠菜等深色蔬菜，胡萝卜素含量高，而且是婴幼儿维生素A的主要来源，并含有一定的钙和铁。因此，婴幼儿吃蔬菜，应以深色蔬菜为主。

（2）浅色蔬菜。萝卜、花菜、卷心菜、大白菜等浅色蔬菜，也含有一些维生素C和矿物质，但不如深色蔬菜丰富。

（3）水果。一般水果的营养成分与浅色蔬菜相近，但枣子、山楂、柑橘、柚子等水果，含维生素C极丰富。

经济条件许可时，应安排孩子吃水果。条件有限者，可用蔬菜代替水果。很多家庭以水果取代蔬菜，这是不对的。

以提供热能为主的谷类、油脂和糖

谷类供给幼儿所需热能的50%～60%，还可提供30%以上的蛋白质，谷类还是维生素B_1、烟酸的主要来源。谷类的维生素和无机盐主要分布在谷胚和麦皮之中，因此，应注意粗细搭配，少吃精米精面。吃糖不宜太多，要注意口腔卫生，以防龋齿。

调味品

调味品包括盐、酱油、醋、味精等，营养价值不高，但可促进小儿食欲。

但值得注意的是，不要使营养过剩而导致不良后果。现在人们生活水平普遍提高，又均为独生子女，多备受父母溺爱。面对市场上琳琅满目的食品，父母总是顺应幼儿的心意，要啥就买啥，

往往使幼儿过食、偏食及零食不离口，结果忽视了"食贵有节"而造成营养过剩。

营养过剩会造成两种不同的后果：一是养出个胖墩儿。肥胖不等于健康，如服了含性激素的小儿"保健品"，结果不仅使小孩易发胖，还可出现性早熟而引发后患；肥胖儿还会为成年后埋下糖尿病、高血压的祸根。二是摄入过多的食品，孩子不但没有发胖，反倒越多吃越瘦弱。这是由于食之过多，多而不化，伤害了娇嫩的脾胃，使消化吸收功能发生障碍，饮食的营养不能为机体所用，反而形成了营养不良的现象。因此，对小孩的饮食调理，既要富于营养，又要利于消化；既要满足机体生长发育的需要，又要防止营养过剩。

儿童：吃好早餐，少吃零食

儿童独立活动的能力逐步加强，可以接受成人的大部分饮食。在饮食上，这些孩子往往被家长当成大人对待。其实他们仍应得到多方面的关心和呵护。一般情况下，孩子应合理食用各类食物，平衡膳食。男孩子的食量应不低于父亲，女孩子应不低于母亲，应该让孩子吃饱和吃好每天的三顿饭，尤应把早餐吃好，食量宜相当于全日量的三分之一。孩子每年的体重约增加 2 ~ 2.5 千克，身高每年可增高 4 ~ 7.5 厘米。孩子们的身高在这一阶段的后期增长快些，故父母往往直觉地认为孩子的身体是瘦长形的。少数孩子饮食量大而运动量少，故应调节饮食和重视户外活动以避免发胖。

要引导孩子吃粗细搭配的多种食物，但富含蛋白质的食物如鱼、禽、蛋、肉应该丰富些，奶类及豆类应该充足些，并应避免偏食、挑食等不良习惯。应该引导孩子饮用清淡而充足的饮料，控制含糖饮料和糖果的摄入，养成少吃零食的习惯。吃过多的糖果和甜食易引起龋齿，应重视口腔卫生和牙齿的保健。

另外儿童调补须根据小儿体质和病症变化特点进行，儿童脏腑娇嫩，以肺、脾、肾三脏最为显著，如明代医家万密斋所说：

肺常不足，脾常不足，肾常虚。因此，补肺、补脾、补肾为调补最常用的方法，也是调补的重点所在。

脾为后天之本，主运化水谷精微，为气血生化之源。由于儿童脾常不足，运化功能相对薄弱，在使用药食调补时应以健脾益胃为准则，同时需量其脾胃运化能力而给予，不可操之过急，短期内大量施补，或过用滋腻之品，以致碍滞气机，反而损伤脾胃。值得一提的是儿童对食品的营养益气，相对质量比成人要高。与此同时，由于儿童"血气未充……肠胃脆薄，精神怯弱"，故供给儿童的饮食必须适应其肠胃的消化能力。又由于消化能力从初生到成年是逐渐增加的，所以儿童的饮食营养供给也应逐年阶段性地调整，否则即会给小儿造成偏食而缺乏营养的后患。

肾为先天之本，关系到人的禀赋体质与成长，各脏之阴取之于肾阴的滋养，各脏之阳依赖于肾阳的温养。对于先天不足的儿童，在调补时应着重补肾，以促进小儿生长发育及增强抗病能力，但也要注意防止温补太过而适得其反。

总之，儿童处于生长发育时期，尤其是患病后若及时予以调补，可促进其早日康复。反之，若不注意及时给予调补，迁延日久，必然造成营养缺乏，脏腑功能失调，生长发育迟缓。因此，审辨虚证，及时调补，并补之得当，需要高度重视。

白开水是孩子最好的饮品

如今，关于饮料的广告铺天盖地，再加上人们腰包渐鼓，喝饮料的孩子越来越多，年龄也越来越小。殊不知，人体内水分的来源主要靠喝水，而长期喝饮料会危害孩子的健康，影响孩子的正常发育。其实，白开水才是孩子最好的饮品。

白开水是孩子健康的保护神

纯净的白开水进入人体后，不仅最解渴，而且可立即发挥功能，促进食物的消化分解、气血精津的生成，起到调节体温、输送营养、洗涤清洁内部脏器的作用。尤其是 25℃左右的新鲜凉开水，表面张力、密度、黏滞度等都发生了很大的变化，其生物活性和细胞内水分子活性近似，最易透过细胞膜发挥作用，加快代谢，增加体内血红蛋白含量，提高机体免疫力，使孩子身体变得结实健美。

以饮料代水是大忌

元代名医朱丹溪说，人在十六岁之前血气旺盛，但是阴气不足，所以这个时候一定要注意补阴。白开水是最好的养阴圣品，但如今很多孩子却对白开水不怎么"感冒"，而是喜欢甜滋滋、酸溜溜的饮料，于是很多家长就用饮料浇灌自己心爱的幼苗。

不可否认，饮料中含有大量的水，而且还含有一些对身体有益的物质，与此同时，我们也不能否认，饮料中还含有大量脱水因子，这些脱水因子进入身体后，不仅让进入身体的水迅速排出，而且还会带走体内储备的水，这对孩子的健康来说是大忌。调查研究表明，经常喝饮料易造成儿童肥胖、营养不良、身体免疫力降低，易患多动综合征，某些特殊饮料还可导致儿童性早熟。

饮用多少水才好

水的需要量与人体的代谢和饮食成分相关，小孩的新陈代谢比成人旺盛，需水量也就相对要多。3 个月以内的婴儿肾脏浓缩尿的能力差，如摄入食盐过多时，就会承受尿排出，因此需水量就要增多。母乳中含盐量较低，但牛奶中含蛋白质和盐较多，故用牛乳喂养的孩子需要多喂一些水，来补充代谢的需要。总之孩子年龄越小，水的需要量就相对要多。

十岁之前孩子饮食五不要

孩子在十岁之前的饮食是非常重要的，它关乎孩子一生的健康，所以身为父母，一定要知道孩子成长过程中的一些饮食禁忌。

3 个月内不要咸

3 个月内的婴儿从母乳或牛奶中吸收的盐分已足够了。3 个月后随着生长发育，宝宝肾功能逐渐健全，盐的需要量逐渐增加了，此时可适当吃一点点。原则是 6 个月后每日可将食盐控制在 1 克以下。

1 岁以内不要蜜

周岁内小儿的肠道内正常菌群尚未完全建立，吃蜂蜜后易引起感染，出现恶心、呕吐、腹泻等症状。宝宝周岁后，肠道内正常菌群建立，肉毒杆菌孢子可被肠道内的有益菌双歧杆菌等抑制，故食蜂蜜无妨。

3 岁以内不要茶

3 岁以内的幼儿不宜饮茶。茶叶中含有大量鞣酸，会干扰人体对食物中蛋白质、矿物质及钙、锌、铁的吸收，导致婴幼儿缺乏蛋白质和矿物质而影响其正常生长发育。茶叶中的咖啡因是一种很强的兴奋剂，可能诱发少儿多动症。

5 岁以内不要补

5 岁以内是宝宝发育的关键期，补品中含有许多激素或类激素物质，可引起骨骺提前闭合，缩短骨骺生长期，造成个子矮小；激素能干扰孩子生长，导致性早熟。此外，年幼进补，还会引起牙龈出血、口渴、便秘、血压升高、腹胀等症状。

10 岁以内不要腌

10 岁以内的儿童不要吃腌制食品。一是腌制品（咸鱼、咸肉、咸菜等）含盐量太高，高盐饮食易诱发高血压；二是腌制品中含有大量的致癌物亚硝酸盐。研究资料表明：10 岁以前开始吃腌制品的孩子，成年后患癌的可能性比一般人高 3 倍，特别是咽喉癌的发病危险性高。

十三岁之前，五类运动最好别让孩子做

很多父母都觉得从小让孩子做运动会增强体质，孩子能茁壮成长，长大后也会少生病，这样的想法不错，但殊不知有些运动如果过早地让孩子从事，不仅不利于孩子身体健康，反而容易造成伤害。这类运动包括：

俯卧撑

十三岁之前，孩子身体发育以骨骼生长为主，还没有进入肌肉生长的高峰期。如果这个时候让他进行肌肉负重的力量锻炼，如引体向上、俯卧撑、仰卧起坐等，会让孩子局部肌肉过分强壮，影响身体各部分匀称发育，还会使肌肉过早受刺激变发达，给心脏等器官造成较重的负担，另外也可能使局部肌肉僵硬，失去正常弹性。

掰手腕

掰手腕时需要屏气，这样会使孩子胸腔内压力急剧上升，静脉血向心脏回流受阻，而后静脉内滞留的大量血液会猛烈地冲入心房，对心壁产生过强的刺激。长时间用一臂练习掰手腕，还可能造成孩子两侧肢体发育不均衡。

拔河

拔河可能会造成孩子"伤心""伤筋"。从生理学角度来讲，十三岁之前，孩子心脏正在发育中，自主神经对心脏调节功能尚不完善，当肢体负荷量增加时，主要是依靠提高心率来增加供血量。拔河需屏气用力，有时憋气长达十几秒钟，当由憋气突然变成开口呼气时，静脉血流会突然涌向心房，损伤孩子柔薄的心房壁。除此以外，拔河极易引起关节脱臼和软组织损伤，抑制骨骼的生长，严重的还会引起肢体变形，影响孩子体形健美。

倒立

尽管孩子的眼压调节功能较强，但如果经常进行倒立或每次倒立时间过长，会损害眼睛对眼压的调节。

兔子跳

在做兔子跳运动时，人体重心所承受的重量相当于自身体重的 3 倍，每跳一次膝盖骨所承受的冲击力相当于自身体重的 1/3，这样对骨化过程尚未完成的孩子来讲，很容易造成韧带和膝关节半月板损伤。

"蛮补"的效果无异于"拔苗助长"

现在的家长为了给孩子增加营养，经常是大补特补，恨不得把全天下所有的补品都拿过来。但是"补"的结果却不容乐观。

一位年轻的妈妈因为两岁的孩子经常生病，就用一枝东北人参炖鸡，想让孩子补一补。没想到，孩子吃下去三小时后就大哭大闹，还出现呕吐和出鼻血症状，送到医院才知道孩子是人参中毒，抢救了半天才捡回一条命。

一棵小树，因为它长不高就拼命给它施肥，那么它可能连小命都要受到威胁；一粒种子因为它不能很快发芽就不停地给它浇水，那么它可能因涝而亡；同样，一个孩子因为体弱、厌食、长不高等原因就给他进补，那么他原本健康的身体可能由此改写。

一些家长往往过于迷信补品保健强身、防病治病的作用，擅自给孩子服用滋补品，殊不知，小儿不宜都进补，很多时候，进补反而会让本来健康的孩子出现性早熟等问题。

乐乐今年七岁，是一个不爱吃饭的孩子。父母害怕长期下去孩子会营养不良，于是就给她服用增强食欲的保健品。有一天，乐乐起床后发现床上有血迹，吓得大哭起来，乐乐的父母也吓了一跳，赶紧带孩子去医院。医生告诉乐乐的父母，孩子可能是因为长期服用补药而导致了性早熟。

厌食、挑食、不爱吃饭，很多孩子都有这种情况，作为父母应该从饮食上去调教，而不是从"补"上下手。

中医所说的"补"是对"虚"而言的，对于身体健康的儿童来说，则没有进补的必要。

每个孩子都有自己的成长规律，"蛮补"的效果无异于"拔苗助长"。对处于生长期的儿童来说，只要吃得科学，补得合理，就有利于机体和智力的成长发育。但大部分家长还不知道儿童"蛮补"易生一系列儿童病症。

补钙过多易患低血压

缺钙的儿童应该在医生指导下合理补钙，不宜补得过多。因为医学研究认为，儿童过多补钙易患低血压，并使他们日后有患心脏病的危险。

补锌过多易出现锌中毒

儿童补锌必须有医生的检查指导，才能确保安全。因为补锌过量会造成锌中毒，其表现为食欲减退、上腹疼痛、精神不振，甚至于造成急性肾功能衰竭。

吃糖过多易生"儿童嗜糖精神烦躁症"

此症表现为情绪不稳定，爱哭闹，好发脾气，易冲动，睡眠差，常在梦中惊醒，注意力不集中，面色苍白，抵抗力降低，易患感冒、肺炎等病。此外还会引起腹泻腹胀、厌食、呕吐、消化不良、水肿、肥胖症、糖尿病、心血管疾病、龋齿等。

培养健康的饮食和生活习惯，提高孩子免疫力

每天孩子们都会接触到细菌病毒和其他微生物，孩子在接触这些微生物时是否会得病，很大程度上取决于他们的免疫力的强弱。为了孩子免受各种细菌和病毒的伤害，能够健康苗壮地成长，

做父母的就一定要提高孩子的免疫力。

父母可以通过培养孩子的健康习惯，来改善孩子的免疫系统。

多吃水果和蔬菜

胡萝卜、青豆、橘子、草莓等，都包含提高免疫力的植物营养素，如维生素 C 和胡萝卜素。植物营养素可以增加体内产生白细胞和干扰素的数量，前者与病菌感染作战，后者是一种覆盖在细胞表面阻止病毒进入的抗体。研究显示，植物营养素丰富的饮食，也可以保护孩子长大后不得慢性病，如癌症和心脏病。因此，设法让你的孩子每天吃 5 次水果和蔬菜。

增加睡眠时间

对成年人的研究显示，睡眠的剥夺会减少体内淋巴细胞的产生，这样，人会更容易生病。淋巴细胞是免疫系统攻击微生物和癌细胞的武器。对孩子来说，也是如此。孩子需要多少睡眠呢？专家建议，新生儿每天需要多达 18 小时的睡眠时间，初学走路的孩子需要 12 ~ 13 小时，学龄前儿童需要大约 10 小时。如果你的孩子在白天不能或者不愿意小睡，那么，晚上让他早点上床睡觉是一个好办法。

坚持母乳喂养

母乳中含有能提高免疫力的抗体和白细胞。母乳喂养可以防止孩子耳朵发炎、过敏、腹泻、肺炎、脑膜炎、尿道感染和婴儿猝死综合征。它还可以提高孩子的智力，并帮助孩子在长大后不会患胰岛素依赖型糖尿病、结肠炎以及某些类型的癌症。初乳是生育最初几天从乳房留出的淡黄色的"前乳汁"，它尤其富含防病的抗体。根据情况，建议你坚持母乳喂养孩子 1 年。如果不能，至少要在最初的 2 ~ 3 个月进行母乳喂养，以增强孩子在子宫内时获得的免疫力。

　　　　　吃错会生病　吃对不吃药

全家一起来运动

锻炼可以提高成年人体内产生淋巴细胞的数量。有规律的活动同样也能使你的孩子受益。为了使孩子养成终身锻炼的习惯，首先家长要做好榜样，与孩子一起运动，而不要只是催促他到外面去玩，自己每天懒洋洋地躺在沙发上。有趣的家庭活动包括骑自行车、徒步旅行、溜冰、篮球和羽毛球。

防止细菌传播

从技术上讲，与细菌战斗并不会提高免疫力，但这可以减少孩子免疫系统的压力。让孩子养成经常洗手的习惯，并且要用肥皂。你应该特别留意他饭前饭后、外面玩回来后、触摸宠物、擤鼻子、上厕所以及从幼儿园回家后的卫生情况。当你外出时，随身携带一次性毛巾，这样，可以很方便地帮他进行快速清洁。为了帮助孩子养成在家洗手的习惯，让他挑选自己喜欢的小手巾和肥皂。

另一个重要的对抗细菌的策略是：如果孩子确实生病了，立刻扔掉他的牙刷。一个孩子不可能得两次同样的感冒或流感，但是病毒可以从一个牙刷跳到另一个牙刷上，感染其他的家庭成员。如果是细菌感染，那么你的孩子就有可能再次感染与他第一次生病的同一种细菌。在这种情况下，扔掉牙刷既保护了你的孩子，也保护了家里的其他成员。

别忘了给大孩子补钙

钙的重要性已众所周知，但对10多岁的大孩子是否需要补钙、如何保证足够的钙摄入，人们却知之不多，或不够重视。

青少年期的年龄范围为11～18岁。这个时期正是人类生长发育的第二高峰期（第一高峰期为婴儿期），尤其在11～15岁阶段生长更快，每年体重可增加4～5公斤，身高增加6～8厘米。一般身高每增加1厘米，体内平均钙量要增加20克。因此，为了满足生长发育的需要，青少年对钙的需求比成人更多。

其次，人体的骨密度一般在 30 岁达到最高峰（称为骨峰值），以后随着年龄增大，骨内矿物质（主要是钙）会逐渐丢失，骨密度慢慢下降，最后出现骨质疏松。显然，骨峰值越高，老年时患骨质疏松症的危险性就越小，而骨峰值的高低主要取决于青少年时期摄入钙量是否丰富。可见，青少年的钙质补充是极为重要的，具有"历史"意义的。

钙质的补充主要应从膳食中得到，钙的食物来源以乳和乳制品为最好，乳制品不仅含钙量高（100 毫升牛奶约含钙 120 毫克），而且容易被人体吸收利用。同时，乳制品还提供优质蛋白质、丰富的维生素，可供生长发育所需。因此建议青少年每天应喝 1 瓶牛奶。

此外，绿叶蔬菜、大豆和豆制品、芝麻酱、小鱼、小虾、海带、紫菜中都含有丰富的钙。尤其是虾皮含钙量最高，100 克虾皮中含钙 2000 毫克，青少年应多选用这些食物以补充钙。有些食物则不宜多吃，如菠菜、笋、莴苣、茭白等因含草酸较多，易和钙结合形成不溶于水的草酸钙，影响钙的吸收。

维生素 D 可以促进肠道对钙的吸收，提高血浆钙的水平。补钙的同时适当补充含维生素 D 丰富的食物，可起到事半功倍的效果。维生素 D 也可由皮肤自行合成，皮肤形成维生素 D 的量与阳光的强度、皮肤暴露的面积和照射的时间成正比。因此青少年应多做户外活动，尤其在夏秋季，衣服穿得少，皮肤暴露面积大，可使体内蓄积较多的维生素 D，有利于钙质吸收。

青少年还需要有一定的运动负荷，运动可以刺激青少年骨骼生长，促进骨质形成，提高骨密度。

人体每次摄入钙低于或等于 50 毫克时，吸收最好，所以每天尽可能地拉长每次的补钙时间，以达到最好的吸收效果。另外，碳酸钙的最佳服用时间是饭后半小时。补钙后最好多晒太阳，使体内生成维生素 D，促进钙的吸收。补钙后不宜过多饮水，以免冲淡钙质。

补锌可不能胡乱补

锌对于青少年的生长发育尤为重要，缺锌引起生长缓慢，严重可为侏儒，第二性征不发育。青春期锌的营养作用正引起各方面重视，但是补锌也不能盲目补，要讲究科学。

锌是所有有机体必需的微量元素之一。自 1869 年发现锌与生物生长发育有关以后，大量研究证实，锌有重要的生理功能和营养作用。

营养性发育不良往往与缺锌有关。由于锌元素摄入不足时，脱氧核糖核酸（DNA）的含量减少，氨基酸合成蛋白质的速度减慢，氮的利用率降低，所以孩子的生长发育受到阻碍，体重不增，从而表现为个子矮小。

儿童和少年是生长发育的旺盛时期，对锌特别敏感。如果儿童缺锌，就会引起生长发育停滞，骨骼发育障碍，身体长不高，生殖器官发育不良，第二性特征不出现，女性则月经闭止或不来潮，智力发育差，甚至导致侏儒症。有人对一批 7 ~ 13 岁的矮小儿童做了头发中含锌量的测定，其中约有 8% 的儿童含锌量很低，这些儿童的身高和体重都不及其他正常儿童。他们往往胃口不好，纳呆，对食物的味道不敏感，如果适当给他们补充含锌的食物以后，他们对食物的味道和敏感性以及食欲都会有所改善，身高和体重值也会增加。

人体每天需要 15 毫克左右的锌。蔬菜中的黄豆、大白菜、萝卜、胡萝卜、小米、玉米、扁豆、土豆、南瓜、茄子、大葱、大蒜、甜菜和水果中的橙子、柠檬等均含锌量较多。此外，牡蛎是专门采锌的"高手"，它体内的含锌量比海水多三万五千倍。

但长期大量服用锌制剂可出现发热现象，而且会引起铜缺乏、电解质失调、脱水，并可影响铁和钙的吸收，导致缺铁性贫血。盲目补锌造成锌过量，会引起腹痛、恶心、呕吐等中毒反应。

为了正确合理地服用含锌药物或吃一些加锌强化食品，有关专家指出：

（1）儿童补锌，必须经检查确诊为缺锌后，才可服用锌制剂。小儿每日补锌量为 0.6 ~ 1.5 毫克 / 公斤体重。对缺铁性贫血和佝偻病患儿，在进行补铁、补钙治疗期间，如需补锌，则剂量不宜过大。

（2）牛奶不利于锌的吸收，故锌制品不宜与牛奶同服。

（3）母乳喂养的婴幼儿，一般不会缺锌，故不必补锌。

（4）对食欲不佳的儿童，应做血清铁和血清锌的测定，查明原因后，对症治疗。

（5）对经常吃瘦肉、鱼、蛋、肝、贝类、核桃、花生和西瓜等食物的儿童，平时只要注意饮食结构，也不用补锌。

（6）锌制剂不宜空腹服用，应在饭后吃。

总之，如青少年确诊为缺锌时，应在医生的指导下用药，切勿盲目滥用含锌药物。

给孩子喂药"三知道"

孩子生病了，如果能用饮食调理、按摩等物理方法时，尽量不要给孩子用药。但有时候孩子得了病不得不吃药时，那么父母就要知道一些用药的注意事项。

不能用糖给孩子解苦

孩子一般都怕药苦而拒绝服用，尤其是一些中药，父母为了让孩子顺利喝下，就在药里放点糖，或者喝完药后就让孩子喝糖水，其实，加糖后的药剂在降低了苦味的同时也降低了药效。这是因为，中药的化学成分一般都比较复杂，一些苦味的中药都具有特殊的疗效。糖特别是红糖中含有较多的铁、钙等元素，一旦与中药里的蛋白质和鞣质等成分结合后，就会引起化学反应，使药液中的一些有效成分凝固变性，这就从一定程度上影响了药效。

不可用果汁、牛奶、茶水送服药物

给孩子服西药时忌用果汁。这是因为果汁中含有酸性物质，能使药物提前分解，或使药衣提前溶化，不利于肠胃的吸收。而一些碱性药品更不能用果汁送服，因为二者中的酸碱中和会使药效大减。

此外，牛奶中含蛋白质、脂肪酸较多，可在药片周围形成一层薄膜将药物包裹起来，从而影响机体对药物的吸收。

茶叶中含有咖啡因、茶碱、鞣酸、硅酸等，如与药中成分发生反应，会使药物失效或产生不良后果。

不能给孩子服用成人药

有许多家长在孩子生病时，因离医院较远，为了阻止病情或是为了省事，就给孩子服用成人药。

7岁的小浩感冒了，小浩的爸爸便从家用小药箱里找出感冒胶囊让儿子服下，当晚，小浩开始出现胡言乱语、无故发笑、幻视、幻听等现象，精神异常兴奋。后经医生检查确认，小浩是因服用过量药物而引发药物中毒。

小儿体内各组织器官未完全发育好，生理功能尚未成熟，解毒功能也较差，家长切不可图方便、省钱，而将大人的药给孩子服用，否则，会产生严重的不良后果。

让孩子吃出一口健康的牙齿

大多数孩子都爱吃零食且不肯刷牙，那么，如何让孩子"吃"出一口健康的牙齿呢？

消除牙内细菌：吃橘子、猕猴桃、哈密瓜、木瓜、草莓

孩子口腔中可能滋生各种细菌，引发牙龈炎。以上水果中都含有丰富的维生素C，不仅可以消灭细菌，还会促进牙龈所需胶原蛋白的生成，使牙龈更健康。此外，西红柿、红薯以及红色、黄

色和橙色的柿子椒中也含有比较丰富的维生素 C，可以适当多吃。但是孩子在刷牙前半小时内，尽量不要吃橘子等较酸的食物。因为这些酸性物质会使牙齿外层的保护膜变得脆弱，暂时削弱牙齿的抵抗力，如果马上刷牙，容易损害牙齿。

清洁牙齿残留物：吃生胡萝卜、芹菜、花椰菜、豌豆

口感清脆的蔬菜可以作为孩子的"咀嚼食物"，它们可以清洁牙齿和牙龈，在咀嚼的同时，将牙缝里藏着的残余食物轻松去除掉。咀嚼的速度要放慢，而且要让每个牙齿都能参与。

改变口腔 pH 值：喝牛奶、酸奶，吃奶酪

面包、土豆和面条等淀粉类食物，糖分含量高，留在孩子的口腔中，容易形成某些细菌的温床，加速蛀牙的产生。而牛奶、酸奶或奶酪含有丰富的钙质、维生素 D，它们能使口腔中的 pH 值升高，酸性降低，这样就会大大降低蛀牙的概率。

强健牙釉质：吃芝麻、瓜子、南瓜子和坚果

坚果和植物种子中含有天然的脂肪，可以起到保护牙齿和抵抗细菌的作用，还能够强健牙釉质，让这种人体最坚硬的物质更加坚固，并且能有效预防蛀牙。

山药粥和蛋黄油能治孩子腹泻

孩子腹泻一般多是由于肠道感染引起的，在夏季多为细菌感染，在秋末冬初多为轮状病毒感染，大多与小儿肠胃消化功能不足加之喂养不当有关，因此调理脾胃功能可有效治疗孩子腹泻。

下面介绍两款家庭食疗法，对孩子腹泻很有效：

1. 山药粥

取山药 100 克洗净切薄片，小米 100 克洗净后加水适量，旺火煮开，然后文火慢煮至稀粥状，分次给孩子喂食即可。

2. 蛋黄油

将若干个鸡蛋煮熟，去蛋白取蛋黄，把蛋黄置于小锅内加热翻炒，蛋黄逐渐变焦，变黑，最后渗出蛋黄油，去渣后服用。2岁以下的孩子每次服5毫升，其他年龄孩子根据症状酌情加减。

健脾消积，掐断小儿腹泻的病根

婴儿期腹泻多为水样便或蛋花汤样便，有急性及慢性肠炎之分。婴儿腹泻病因很多，可为肠道内或肠道外感染、饮食不当及气候改变等引起，但重型腹泻多为肠道内感染引起。

如果孩子是急性腹泻，短期内禁食，减轻肠道负荷，适应于较重腹泻及有频繁呕吐者。禁食时间6～8小时，营养不良者禁食时间短些，禁食期间给予静脉输液。禁食后，给予部分母乳及米汤，米汤含有淀粉，易于消化吸收，可供给少量热量。然后给予脱脂奶。约7天左右过渡到全脂奶。再给予胡萝卜汤，因富有电解质及果胶，有利于大便成形。慢性腹泻：根据肠道功能逐渐增加营养素，特别是蛋白质供应。尽可能争取母乳喂养。除短期内用5%米汤、脱脂奶及稀释奶治疗外，争取蛋白奶喂养。

下面这款山楂神曲粥对于小儿健脾消积很有帮助，大家不妨一试：

材料：山楂30克，神曲15克，粳米100克，红糖6克。

做法：将山楂洗净，神曲捣碎，一起放入砂锅，加水煮半小时，去渣取汁备用。将粳米洗净，放入砂锅，加少量水煮沸，改文火加入药汁煮成粥，加入红糖即可食用。

功效：健脾胃，消食积，适用于消化不良、小儿腹泻。

警惕孩子成为"小胖墩"

随着生活水平的提高，现在的"小胖墩"也是越来越多了，小孩子胖嘟嘟的会很招人喜爱，可是年轻的爸爸妈妈一定要注意，一旦 6 个月以上的婴儿发生肥胖，那孩子今后的肥胖概率就会很大。而且，肥胖儿童大多伴有血压、血脂异常，高度肥胖的儿童还有患糖尿病的危险，此外，大约三分之一的儿童肥胖会延续到成年，从而造成心血管疾病早发。

那么是什么原因导致儿童肥胖呢？

饮食习惯

在城市，很多儿童从小就接触了各种各样的西式快餐：麦当劳、肯德基、必胜客……这些高热量、高脂肪的西式速食很容易导致儿童肥胖。

缺少运动

据统计，7 ～ 12 岁的小孩每天平均花两个小时看电视、半个小时用电脑、40 分钟看漫画，到了假日，看电视的时间更长达 3 小时 50 分钟，很少有户外活动或体能运动行为。这也是导致儿童肥胖的一个主要原因。

针对这些问题，专家给出了几个办法，既能让你的孩子营养均衡，又能"保持身材"。

喂奶要定时

在满月以后，尽量间隔 3 ～ 4 个小时，定时给宝宝喂奶。如果宝宝吵闹要吃东西，你就可以在奶中加些水，降低浓度，或者妈妈和宝宝分开睡，避免奶香"引诱"孩子。

添加辅食有讲究

待宝宝 4 个月以后再添加菜泥、米粉等辅食，如果孩子已经偏胖，就多加菜泥，少加米粉。从宝宝 6 个月开始，就应该用勺子一点点喂，训练孩子的咀嚼吞咽能力。这样可以帮助宝宝养成良好的饮食习惯，防止他将来偏食挑食。

宝宝也要活动

对于6个月以下的宝宝，爸爸妈妈可以帮他经常翻翻身，七八个月可以开始练习爬，宝宝微微出汗了，运动的效果便达到了。

总之，无论是在婴儿阶段还是孩子大一点以后，家长都要把握以下8条原则，以避免孩子肥胖：

（1）一日三餐，规律饮食，营养全面。

（2）拒绝煎炸食物和西式快餐。

（3）菜以蒸、煮为主，清淡、少油、少盐、不油腻。

（4）培养孩子细嚼慢咽的习惯。

（5）保证维生素和植物蛋白营养素的摄入，多吃新鲜蔬菜、低糖水果、豆制品等。

（6）晚餐不要吃得太迟和太饱，餐后应适当活动，不宜立即长时间看电视、看书或做作业。

（7）经常陪孩子一起锻炼，针对孩子的情况选择他感兴趣的运动。

（8）杜绝糖果、巧克力、薯片等高热量食物，包括一些含糖的口香糖，不要给孩子饮用碳酸饮料和一些所谓的果汁类饮料。

青春期饮食要诀

孩子进入青春期后，生长发育的速度会达一个高峰，而青春期发育的好坏，直接影响着以后的健康状况，那么为了使孩子青春期的身体发育良好，家长在饮食上应该注意些什么呢？

强调平衡膳食

食物中含有人体所需的各种营养成分，但每种食物的营养成分及其数量差别很大，一般来说，米、面等主食中含糖类较多，蔬菜、瓜果中各种维生素、无机盐较多，鱼、肉、蛋、牛奶、大豆含蛋白质和脂肪多一些。三餐热量的合理比例是：早餐约30%，午餐约40%，晚餐约30%。蛋白质、脂肪、碳水化合物的比例应分别占总热量的 12% ~ 14%、20% ~ 25%、55% ~ 60%。

蛋白质

每日膳食中蛋白质的供给量，青春期男性为 80 ~ 90 克，女性为 80 克。饮食中蛋白质主要来源于动物性食物、粮食和大豆。蛋白质也不是摄入越多越好，因为食物中多余的蛋白质都会转化为热能散失掉，或转变为脂肪贮存起来，大量氮转化为尿素排出体外，还会加重肾脏的负担。

碳水化合物

碳水化合物的主要功能是供给人热量。一个成年人每天需要的热量中有 20% 用于大脑。青春期孩子需要的热量比成年人更多，除满足能量消耗外，更重要的是用于脑组织的补充和修复。碳水化合物的主要来源就是米饭和面食。

脂肪

脂肪产热量要比碳水化合物、蛋白质高出一倍。脂肪能促进脂溶性维生素的吸收，供给人体需要的必需脂肪酸。一个人每天所需的脂肪量是因体重而异的，一般每公斤体重每天需要 1 克就够了。

矿物质

发育成长中的青少年矿物质需要量特别大。钙和磷是造骨成齿的主要原料。铁构成红细胞，缺少了就会造成贫血。含钙丰富的食物有豆类、蛋类、牛奶等。含磷丰富的食物有豆类、马铃薯、谷类等。含铁丰富的食物有动物性食品、豆类、菠菜等。动物性食物铁的吸收率高于植物性食物。

维生素

维生素有利于青少年身体发育，增强抵抗力，促进新陈代谢，帮助消化与吸收人体所需要的各种营养。人体所需要的维生素绝大部分来自于蔬菜和水果。

水

青少年身体的需水量要比成年人多7%左右。饮用足够的水，有益于消化，调节体温，滋润皮肤，排出废物，促进身体健康成长。

青少年的营养均衡搭配

青少年时期，特别是11～18岁阶段，正处于青春发育期，身高和体重都在迅速增长，对营养物质消耗大，需求多。这一阶段的孩子机体对能量和营养需要比成人高出25%～50%。青春期孩子的营养搭配应注意以下几方面：

（1）吃多种不同的食物。每天选择不同类型的食物，能确保获得所需要的蛋白质、维生素和矿物质。

（2）维持健康的体重。多余的体重能够增加高血压、心脏病、脑血管病、某些肿瘤和常见类型的糖尿病的发病风险。

（3）选择低脂肪、低饱和脂肪酸、低胆固醇膳食。脂肪含有的热量是相等重量蛋白质或碳水化合物热量的两倍多，能够增加心脏病和某些肿瘤的发病风险。

（4）选择包含足够的蔬菜、水果和谷物的膳食。这些食物能够提供维生素、矿物质、膳食纤维和碳水化合物。

（5）食用蔗糖要有节制。蔗糖，相对于它所提供的热量，所提供的营养物质很少，并且会导致蛀牙。

（6）食用盐和钠要有节制。过多摄入盐和钠，可增加高血压的发病风险。

青少年养好大脑，才能有好成绩

青少年处于生长发育的快速期，不仅身体迅速成长，而且智力也处在快速发育阶段，是获得科学文化和社会知识的黄金时期。

当今时代，科技和信息的发展很快，需要青少年掌握更多的知识与技能，需要得到更多的营养补充，获得足够能量，保证以充沛的体力和脑力去更好地学习。这个时候怎么能让大脑缺乏营养呢？只有把大脑"伺候"好，才能保证大脑有效工作。

脂类是构成脑细胞的主要成分

脑干重的50% ~ 60%是由脂类构成的，其中的40% ~ 50%是人体自身无法合成的多不饱和脂肪酸。如亚油酸、亚麻酸和花生四烯酸，因此必须由食物不断地供给，它们能促进脑神经发育和神经髓鞘的形成，并保证它们有良好的功能。

食品中富含大脑所需的脂类食物有大豆制品、蘑菇、核桃、芝麻、葵花子、松子仁、花生、植物油及动物脑、骨髓、蛋黄等。

蛋白质是脑细胞的物质基础

蛋白质占脑干重的30% ~ 50%，主持着大脑的兴奋剂和抑制过程，并在记忆、语言、思考、运动、神经传导等方面起着重要作用。

益智类食物中含蛋白质较多的有芝麻、芡粉、鸡心、木耳、瘦肉、鸡蛋、豆制品、鱼类、淡菜、绿豆、乳酪、火腿、羊肾等。

碳水化合物是脑活动的能量来源

碳水化合物在体内分解为葡萄糖后，即成为脑的重要能源。食物中主要的碳水化合物含量已可以基本满足机体的需要。糖质过多会使脑进入高度疲劳状态，诱发神经衰弱或抑郁症等。最佳食物有杂粮、糙米、红糖、糕点等。

钙是保证脑持续工作的物质

钙可保持血液呈弱碱性的正常状态，防治人陷入酸性易疲劳体质。充足的钙可促进骨和牙齿的发育并抑制神经的异常兴奋。钙严重不足可导致性情暴躁、多动、抗病力下降、注意力不集中、智力发育迟缓甚至弱智。最佳食物有牛奶、海带、骨汤、小鱼类、紫菜、野菜、豆制品、虾皮、果类等。

青少年正处在勤奋学习的时期，大部分时间是用脑力劳动，怎样才能使学习的效率高，收到的效果好呢？那就需要有一个好脑子。

人的脑子是世界上最复杂、最灵敏的一个器官，人每天要接受成千上万的各种各样刺激（信息），有些刺激对人是有害的，有些是对人有利的。人能准确地避开有害的，及时利用有利的来保卫自己，发展自己。不仅这样，人还能学习前人的经验，预见将来的发展规划自己的工作，进行发明创造。

常用脑的人，大脑的活动就比较频繁和紧张，活动的时间也比较长。如果脑的营养不足，人就会出现注意力不集中，想问题不深入。严重的时候，还会发生头昏脑涨，不能再继续学习和思考问题了。那么大脑究竟喜欢吃些什么，而什么才是对它最好的呢？

牛奶

牛奶是一种近乎完美的营养品。它含有丰富的蛋白质和钙，尤其是大脑所必需的氨基酸。牛奶中的钙最易被人吸收，是脑代谢不可缺少的重要物质。而且，它还含对神经细胞十分有益的维生素 B_1。另外，如果用脑过度而失眠时，睡前喝一杯热牛奶有助尽快入睡。

大蒜

大脑活动的能量来源主要依靠葡萄糖，要想使葡萄糖发挥应有的作用，就需要有足够量的维生素 B_1 的存在。大蒜本身并不含大量的维生素 B_1，但它能增强维生素 B_1 的作用，因为大蒜可以和维生素 B_1 产生一种叫"蒜胺"的物质，而蒜胺的作用要远比维生素 B_1 强得多。因此，适当吃些大蒜，可促进葡萄糖转变为大脑能量。

鸡蛋

鸡蛋中所含的蛋白质是天然食物中最优良的蛋白质之一，它富含人体所需要的氨基酸，而蛋黄除富含卵磷脂外，还含有丰富的钙、磷、铁以及维生素等，适于脑力工作者食用。

豆类及其制品

优质蛋白和 8 种必需氨基酸，这些物质都有助于增强脑血管的机能。另外，大豆还含有卵磷脂、丰富的维生素及其他矿物质，特别适合于脑力工作者。大豆脂肪中含有 85.5% 的不饱和脂肪酸，其中又以亚麻酸和亚油酸含量最多，它们具有降低人体胆固醇的作用，对中老年脑力劳动者预防和控制心脑血管疾病尤为有益。

核桃和芝麻

现代研究发现，这两种物质营养非常丰富，特别是不饱和脂肪酸含量很高。因此，常吃它们，可为大脑提供充足的亚油酸、亚麻酸等分子较小的不饱和脂肪酸，以排出血管中的杂质，提高脑的功能。另外，核桃中含有大量的维生素，对于治疗神经衰弱、失眠症，松弛脑神经的紧张状态，消除大脑疲劳效果很好。

水果

菠萝中富含维生素 C 和重要的微量元素锰，对提高人的记忆力有帮助；柠檬可提高人的接受能力；香蕉可向大脑提供重要的物质酪氨酸，而酪氨酸可使人精力充沛、注意力集中，并能提高人的创造能力。

深色绿叶菜

蛋白质食物的新陈代谢会产生一种名为类半胱氨酸的物质，这种物质本身对身体无害，但含量过高会引起认知障碍和心脏病。而且类半胱氨酸一旦氧化，会对动脉血管壁产生毒副作用。维生

素 B_6 或维生素 B_{12} 可以防止类半胱氨酸氧化，而深色绿叶菜中维生素含量最高。

鱼类

鱼肉脂肪中含有对神经系统具备保护作用的 $\Omega-3$ 脂肪酸，有助于健脑。研究表明，每周至少吃一顿鱼特别是三文鱼、沙丁鱼和青鱼的人，与很少吃鱼的人相比较，老年痴呆症的发病率要低很多。吃鱼还有助于加强神经细胞的活动，从而提高学习和记忆能力。

全麦制品和糙米

增强机体营养吸收能力的最佳途径是食用糙米。糙米中含有各种维生素，对于保持认知能力至关重要。其中维生素 B_6 对于降低类半胱氨酸水平最有作用。

生姜

常吃生姜能使人思路开阔，因为生姜中含有姜辣素和挥发油，能够使体内血液得到稀释，血液更加通畅，这样会给大脑提供更多的营养物质和氧气，从而有助于激发人的想象力和创造力。脑力工作者常吃姜也可提高工作效率。

不是每个孩子都适合泡脚

古有"养树需护根，养人需护脚"之说，大人们觉得用热水泡泡脚不仅舒服，还能疏通经络，消除疲劳，让人睡得甜香，精力充沛，于是想当然的也给孩子泡脚。

热水泡脚的确可以祛除孩子体内寒凉，同时孩子玩了一天，临睡前给其泡泡脚可以缓解劳累，促进孩子睡眠。但是不是每个孩子都适合泡脚？只有那些体质较差、经常出虚汗、爱生病的孩子才适合泡脚疗法，而健康的孩子是没有必要泡脚的，洗洗就可以了。

此外，家长在给体虚的孩子泡脚时，应注意以下几点：

泡脚的温度

给孩子泡脚时，要视孩子的具体耐热程度而定，但不能太热，如果常用过热的水给孩子泡脚，会使孩子足底韧带因受热而变形、松弛，不利于足弓发育，日久容易诱发扁平足。

泡脚的时间

很多人都认为晚上泡脚好，一是方便，二是利于孩子睡眠。但如果有充足的时间，可以根据孩子体质，选择不同的时间，比如脾胃虚弱的孩子，泡脚时间可以选在早上9点左右，因为这个时候是脾胃经当令的时间，这时候给孩子泡脚补脾胃的效果最好；肾精不足的孩子，泡脚时间可以选择肾经当令之时，即17点到19点。

饭后半小时不宜泡脚

吃完饭后，人体内大部分血液都流向消化道，如果饭后立即用热水泡脚，本该流向消化系统的血液转而流向下肢，日久会影响消化吸收而导致营养缺乏。因此，最好吃完饭过1小时后再洗脚。

第四章

中老年人饮食要注重固守精气神

固守精气神，是中老年健康长寿的秘诀

古人认为，天有三宝"日月星"，地有三宝"水火风"，人有三宝"精气神"。养生，主要养的就是人的"精气神"。古代养生家遵循正确的修炼方法，往往能够获得健康和高寿。中医有"精脱者死""气脱者死""失神者亦死"的说法，可见"精气神"三者，是人体生命存亡的关键所在。只要人能保持精足、气充、神全，自然会祛病延年。《灵枢·本藏篇》云："人之血气精神者，所以养生而周於性命者也。"（人体血气精神的相互为用，是奉养形体，维护生命的根本。）可见古人对这三方面的调护、摄养极为重视。

那么，精气神到底是什么呢？"精"就是食物的精华，说明养生首要在于良好的饮食，充沛的营养；"气"可以当作是外在之气，如"地气""清气"等，代表了人们生存的外在环境，气还可以当作是人体的元气；而神则代表了人的思想、心灵、精神和灵魂及其表现。

精气神，构成中国传统养生和生命学说的重要部分。那么，我们如何来养护我们的精气神呢？可以说方法有很多种，而食补则是其中极为重要的一环。

所谓"食补"，就是根据身体的需要，调整膳食结构，科学配餐。注重蛋白质、碳水化合物、脂肪、矿物质、维生素、水、膳食纤维等营养素的比例，粮食、果蔬和动物性食物的合理搭配。

"五谷宜为养，失豆则不良，五畜适为益，过则害非浅，五菜常为充，新鲜绿黄红，五果当为助，力求少而数，气味合则服，尤当忌偏独，饮食贵有节，切切勿使过。"这是中华民族对传统膳食结构的精辟论述。

此外，膳食应结合四时气候、环境等情况，做出适当的调整。

比如，夏季暑热兼湿，肌腠开泄，出汗亦多，因此，炎暑之季，宜食甘寒、利湿清暑、少油之品，如西瓜、冬瓜、白兰瓜等，常饮绿豆汤，并以灯芯、竹叶、石膏、酸梅、冰糖煎水代茶饮，取其清热、解暑利湿、养阴益气之功。盛夏季节，平素为阳虚体质，常服人参、鹿茸、附子等温补之品的人，也应减少服用或暂停服用。

还有，人到中年后感觉人生却好像进入了一个不断失去的过程，健康的退化、子女的成家、婚姻的冷漠、时代的变迁，这些使得中年人心情长期处于郁闷，感到灰色，也影响了健康。中年人要保住健康还要有个良好的心态。

释放忧郁

巴西医学家戈麦斯说："长期处于忧郁状态，会引起过多的肾上腺素和糖皮质激素的产生，它除了降低机体的抵抗力外，还会加速产生单胺氧化酶，加快衰老进程。"实践充分说明，忧郁是人生的一个隐形杀手，而消除这个杀手的最好方式，就是将长期积郁在胸的忧愤、抑郁释放出去。

培养信心

在人生的道路上，信心的重要性是不言而喻的。不但人生道路是如此，就是养生益寿也如此。芬兰的流行病学专家断言，长期对自我前途和未来持冷淡态度，是身体健康不良的预兆。长期持有这种绝望意识的人，其死亡率高于心脏病、癌症和其他病因造成的平均死亡率。绝望情绪与诱发冠心病和癌症关系密切。因此，培养信心是防治衰老、保持身体健康的前提。培养自信的方法很多，以下是专家们的部分建议，可供参考。

（1）树立一个明确的奋斗目标。

（2）不要逼迫自己产生信心。树立信心固然重要，但不能勉强自己一心一意要产生自己所需要的信心，那样会增加自己的心理负担和精神压力。

（3）不要向恐惧屈服，因为这是一种消极的心理现象，必须在进行重大行动之前加以克服，否则只会失败。

（4）不要认为自己什么都能干，因为一个人的能力是有限的。许多人之所以失败，没有信心重新奋斗，就是因为当初过于自信，选择目标不加分析。

（5）保持良好的感觉。

（6）从失败中吸取教训，有信心的人不仅不害怕它，反而会从失败中吸取教训，增强智慧，迈上一个新的台阶。

（7）对信念要持之以恒。对于别人的批评当然要虚心接受，认真对待，但对于恶意的攻击或嫉妒，则不必理会，千万不要因此而改变自己的信心与奋斗目标。

笑口常开

俗话说："笑一笑，十年少。"笑口常开，青春常在，这是有一定道理的。

笑可以治病，增进健康。哲学家卡拉肖夫认为："笑的时间是一段特殊的时间。"这段时间完全改变人和世界之间惯常的关系。笑能治愈气喘、偏头痛、背痛及某些性障碍；笑还可以增强心脏功能，降低血压，刺激消化和促进睡眠。法国心理学家认为，笑能够使人的机体返老还童。1分钟的笑，抵得上45分钟的松弛活动，能起到服用维生素的作用。

笑的时候，可使人机体产生一场真正的"生物化学暴风雨"。这场"暴风雨"能消除疲劳，改善血液循环。笑是肠道健康的保健操。女人常笑，可使其终生永葆青春，皮肤可保持弹性，不起皱纹。正因为笑可以治病，目前有些国家专门设立了"笑疗医院"，由幽默大师和医师共同承担对病人的"笑疗"，效果甚好。

有了好的心情才能应对所有的困难，才不会给自己造成更大的麻烦，中年人要保持活力的话不妨释放你的心情。

强壮中年人身体的六大宝

人到中年，机体便会开始滑坡，由盛而衰。要消除和减轻这种衰老则要关注养生保健的各个环节，除生活保健与运动锻炼外，饮食调理亦很重要，不但要做到饮食有节、营养均衡，还要重视"食补"环节。营养学家推荐中年时期需要适量补充的食物有下列几种：

坚果

坚果中的果实，如核桃仁、松子仁含有丰富的蛋白质及不饱和脂肪酸等，有益于增强体质及预防动脉粥样硬化，长期服食可延年益寿，中年人可将这些食品作为饭后茶点来吃。

藻类

紫菜、海带等藻类食物，含有藻胶酸、海带氨酸、钾、磷、钙、胡萝卜素和维生素 B_1、维生素 B_2、维生素 C、维生素 P 及多种氨基酸，具有软化血管，预防冠心病、脑动脉硬化、肿瘤和老年痴呆等作用。藻类食物中还含碘，可预防碘缺乏症，有利于能量代谢。

豆类

大豆含优质蛋白达 40% 以上，并且有多种人体必需的氨基酸，以精氨酸及赖氨酸为最，是人体合成蛋白质的重要原料。大豆含有丰富的维生素 E 和大豆皂苷，可防止氧化脂质生成，延缓衰老并降低血清胆固醇，防止动脉粥样硬化。大豆中的磷可补充脑的

　　　　吃错会生病　吃对不吃药

需要，铁、钙含量丰富，可防止贫血和骨质疏松。这些对中年人保持身体健康是十分必要的。一般而言，大豆及豆制品易于消化吸收，坚持每日适量进食有很大益处。

水果蔬菜

大枣、刺梨、苹果、香蕉、猕猴桃、柑橘、葡萄等水果含有丰富的维生素和有益微量元素，可增强机体免疫功能，改善物质代谢。冬瓜、黄瓜、南瓜、胡萝卜、番茄、大蒜、洋葱、油菜、芹菜、韭菜、扁豆、辣椒、生姜、芦笋、红薯等蔬菜也含有丰富的维生素、纤维素，有利于消化吸收和防止便秘。

菌类

如香菇、蘑菇、木耳、银耳等含有多种氨基酸，能够提高机体抗病毒、抗血栓形成及防止动脉硬化和抗癌的能力，菌类食物还有助于增强消化功能，对消化不良、食欲不振有所帮助。所以，经常买些菌类食物来吃，对中年人来说是必要的。

鱼类

鱼肉中含有丰富的氨基酸，可促进人体蛋白质、酶、激素的合成，构成机体活动和调节的物质基础。鱼还含有磷、硒、钙等人体必需的矿物质，可延缓衰老，防止发生骨质疏松。

因此，中年人要注意多吃鱼，每周至少吃 2 ~ 3 餐鱼类及其他水产品（如虾、蟹）为好。

适当补充维生素

中年，是人的机体衰退老化的开始，这一阶段的养生保健对于延缓衰老、保持较高的生命质量十分重要。除了坚持运动锻炼、纠正不良习惯、保证平衡膳食之外，人从中年开始，适当补充三大维生素是十分必要的。

补充维生素 C 预防白内障

白内障是老人常见的眼部疾患，严重时可致完全失明，引起阅读障碍，影响日常生活。专家认为，白内障的形成是由于晶体的氧化所致，维生素 C 可抑制这种氧化作用，每日服用维生素 C 三片（每片 100 毫克）就可起到保护效果。除此之外，服用维生素 C 对于保护肝脏、预防胃癌还有积极作用。

补充维生素 D 预防骨质疏松

骨质疏松是中年人的常见疾病，特别是那些缺乏运动锻炼，终日限于办公室中的职业女性更是多见。过去，许多人只是强调补钙对于预防骨质疏松的重要性，忽视维生素 D 的作用，结果钙吸收并不尽如人意。

补充维生素 E 抗衰老、防癌症

维生素 E 是一种优秀的抗氧化剂。一是有助于延缓衰老，增强机体免疫力，帮助人体清除积累的自由基，使皮肤更细腻、更富有弹性。二是有助于推迟女性更年期的到来，改善性欲，提高夫妻生活质量。三是在预防癌症中发挥着重要作用，这主要是通过对抗自由基的致突变作用和完善机体免疫监控功能而实现的。另外，维生素 E 在防治心血管脑病、糖尿病等方面也功不可没。维生素 E 的补充应是每日 50 ~ 100 毫克。当然，服用大量维生素 E 也并非多多益善，应根据具体情况具体对待。另外，各种维生素尽管抗氧化补益作用好，也不宜高浓度超量服用，不然会弄巧成拙，影响健康。

适合中年人的八大钻石级食物

人到中年，需要在饮食上引起重视，切忌肥甘厚腻，暴饮暴食。这时应适当地控制体重，多吃植物性食品，针对自己的身体状况，挑选一些适合自己的食品。在补充全面营养素的同时，利用食品的偏性来调整机体的功能。

柿子预防心脏病

柿子含有大量纤维素、矿物质和苯酚（一种抗氧化剂），这些都是阻止动脉硬化的要素。柿子的纤维含量比苹果多一倍，苯酚和钾、镁、钙、铁、锰等元素的含量均比苹果高出许多，只有铜、锌含量略低于苹果。因此，人到中年多吃点柿子，对预防心脏病大有裨益。

生吃番茄抗血栓

番茄抗血栓的作用显著，对于预防脑梗死和心肌梗死等疾病有很高的价值。每天晨起正值体内水分不足之际，血液容易凝结，这时正是生吃番茄的好时机。为最大限度地发挥番茄的这一作用，以生吃最佳。

常喝骨汤延衰老

随着年龄的增长，人体骨髓内造血细胞的功能逐渐衰退，此时人们就需要从食物中摄取造血物质，来增强骨髓制造血细胞的能力，而富含造血物质的食物首推各种脊椎动物的骨头。只要持之以恒，常喝骨头汤可延缓人的衰老速度。

喝葡萄酒防治胃病

葡萄酒的杀菌能力相当强，可杀死引起胃病的螺旋杆菌。因为葡萄酒在酿制过程中产生了一种被称为"多酚"的物质，正是这种物质起到了杀菌的作用，给胃在无形之中增添了"保护膜"。

黑木耳防治尿道结石

尿道结石症患者，若能坚持每天吃黑木耳，会缓解疼痛感。其中的奥妙在于：黑木耳含发酵素与植物碱，可刺激腺体分泌，润滑尿道，促进结石排出。

草莓医治失眠症

医治失眠的方法除了依赖药物，多吃草莓也有医治失眠的神奇功效。这种功效主要得益于草莓所含丰富的钾、镁两种元素，钾有镇静功能，镁有安抚机体的作用，两者结合就可达到安眠的功效。

南瓜子防治前列腺病

前列腺肥大是 50 岁以上男性的一大苦恼。经常食用南瓜子可使前列腺肥大第二期症状恢复到初期，并且明显改善第三期病情。因为南瓜子中的活性成分可消除前列腺初期的肿胀，同时还有预防前列腺癌的作用。

鱼肉预防糖尿病

鱼肉中含有丰富的 $\Omega-3$ 脂肪酸，可增强人体对糖的分解、利用能力，维持糖代谢的正常状态，鳗鱼、墨鱼、金枪鱼等皆为预防糖尿病的佳品。

中年人患病后要讲究饮水

当中年人患了某种疾病的时候，需要喝多少水，怎样选择饮水时间是非常重要的，而且不同的疾病讲究不同的饮水方式。

（1）冠心病、高血压病人。除正常饮水外，临睡前和清晨空腹各饮水 200 毫升左右，这样可稀释血液，降低血液的黏稠度，减少发病。

（2）胆结石、痛风、肾结石病人。需要大量饮水，最好保持每天饮水 2000 ~ 3000 毫升以上。对痛风病人来说，这样可以降低尿酸的浓度，增加尿酸的排出；对胆结石、肾结石病人，可增加结石排出的机会。

（3）心肾功能不全病人。要记录出入水量，根据病情适当控制进水，千万不要随意饮水，以免增加心、肾负担，加重病情。

（4）长期便秘病人。清晨空腹时，喝温淡盐水260～450毫升，可促进胃肠蠕动，有利于排便顺畅。

（5）糖尿病病人。会出现多饮、多尿症状，此时，不应限制水分，否则会加重体内水电解质代谢紊乱，使血液中渗透压增高，甚至导致高渗性昏迷。对糖尿病病人要进行综合治疗，血糖下降后，病人自然也就不会多饮、口渴了。

是否人到中年就一定要补肾

随着年龄的增长，加上现代人生活节奏快，工作压力普遍比较大等因素，再加上诸多广告所宣传的"十男九虚""疲劳就是肾虚""肾虚就要补肾"，使得不少疲于生计的中年人总觉得自己"虚"。因此有许多人买补药吃。那么，人到中年就一定得补肾吗？

肾虚一般会表现出与肾相关的机能减退。比如脑子反应慢、性功能低下、容易骨折、贫血、憋不住尿、腰腿发软等。虽然这些症状在中年人中比较常见，但中年人出现上述症状的原因多是因心理压力过大造成的，而并非真正意义上的肾虚。因此这些患者是不需补肾治疗的。

其实很多人根本就没必要去补肾，因为疲劳、年龄都不是界定补肾的标准。如果本来不需要补肾的人吃了补肾药，不但对身体无益，还会破坏人体内各脏器的阴阳平衡，加重病情。而且肾虚也有"肾阴虚"和"肾阳虚"之分。如果该补"阴虚"的时候补了"阳虚"，也会使病情加重。

因此，中年人不一定要补肾，而是要注意保护肾气。适宜的运动能改善体质，强壮筋骨，从而使肾气得到巩固；性生活要适度，不可放纵；充足的睡眠也是恢复肾气的重要保障。

中医常讲"药补不如食补"，我们常吃的食品中就有补肾的功能，比如猪腰花、牡蛎、核桃等。猪腰花和牡蛎含有大量的锌，对补肾很有好处。当然，如果怀疑自己肾虚，为保险起见，最好找医生确诊后再对症治疗。

营养素助中年人防衰老

大脑的衰退，主要表现为智力减退、记忆力下降、思维紊乱和反应迟钝等。通过饮食调整可以推迟大脑衰老的进程。饮食调整的关键是营养素的摄入要平衡，要多吃新鲜蔬菜、水果，多吃植物性蛋白、含钙食品，适量补充维生素 E，少吃肉、少吃糖等。下列营养素都具有健脑作用，而且都可以通过饮食得到补充。

维生素 C

维生素 C 在促进脑细胞结构的坚固，防止脑细胞结构松弛与紧缩方面起着相当大的作用，并能防止输送养料的神经细管堵塞、变细、弛缓。摄取足量的维生素 C 能使神经细管通透性好转，使大脑及时顺利地得到营养补充，从而使脑力好转，智力提高。猕猴桃、鲜枣、草莓、金橘、辣椒、青蒜、小白菜、菠菜等食物中含维生素 C 较丰富。

钙

钙可抑制脑神经的异常兴奋，保持脑的正常状态。摄入充足的钙还能减轻精神疲劳。海带、芝麻、牛奶及其制品、大豆及其制品、金针菜、野菜、茶叶、大黄鱼、虾等食物中含钙丰富。

蛋白质

蛋白质是脑细胞的主要成分之一，约占脑重量的 35%，仅次于脂质。蛋白质在脑神经的兴奋与抑制方面起重要作用。蛋白质中的氨基酸被脑使用 3 小时就要更新，所以要经常从饮食中摄取蛋白质。优质蛋白质食品有鱼、禽、蛋、大豆及其制品、花生、

吃错会生病 吃对不吃药

核桃、芝麻等。

B 族维生素

B 族维生素在脑内帮助蛋白质代谢。维生素 B_1 可防酸性体质，保障脑的正常功能，防精神疲劳和倦怠，防多发性神经炎和急性出血性脑灰质炎；维生素 B_2 是增进脑记忆功能不可缺少的物质。小米、玉米、大豆等谷类、豆类食物和黄色蔬菜、水果中 B 族维生素含量较丰富。

维生素 E

维生素 E 是强抗氧化剂，维生素 E 供应不足会引起各种智能障碍或情绪障碍。小麦胚芽、大豆油、芝麻油、玉米油、豌豆、红薯、禽蛋、黄油等含维生素 E 较丰富。

此外，中年人谨防衰老还要注意下面六个方面：

一戒懒惰。人到中年，不知不觉感到两腿沉重，身心疲劳，因而不爱运动，这说明"衰老"已悄悄降临。因此，人到中年力戒懒，应经常参加一些力所能及的体育活动，如慢跑、散步、打拳、做操、游泳等。

二戒过劳。人到中年肩挑工作、家务两副重担。如若生活、学习、工作等安排不妥，则身体各组织器官得不到适当休息，时间久了就会积劳成疾，诱发睡眠不好、饮食不振、体重减轻，甚至血压升高、心肌缺氧而诱发心脏病。

三戒烟。人到中年，由于懒或劳累使人易想吸烟，但吸烟这种不良生活方式是威胁中年人健康和生命的元凶。尤其是大量吸烟，患慢性病的危险迅速增加。所以人到中年应力求戒烟或少吸烟。

四戒发怒。人到中年家庭琐事多、工作任务重，情绪易波动，特别易动"肝火"。人在发怒时，情绪剧变，交感神经极度兴奋，肾上腺素分泌增加，心跳加剧，血压升高，体内血液循环需重新调配，各器官的正常生理功能受到干扰，容易诱发胃肠溃疡、高血压、冠心病等。故中年人要善于控制自己的情绪。

五戒纵欲。人到中年，夫妻情深意浓，往往此时易引起冲动多欲，这对健康极为不利，易感到头晕眼花、腰膝酸软，甚至危及生命。故只可有情，不可纵欲。

六戒多食。多食会增加体重，导致肥胖。而肥胖者往往有"四高"，即高血糖、高血压、高三酰甘油、高胆固醇，这"四高"又与动脉粥样硬化的形成有密切关系，动脉粥样硬化是造成心脏血管疾病的祸根。同时，每餐食过饱还会使血液过多地集中于胃肠而诱发其他疾病。为了健康，人到中年必戒多食。

据医学专家多年的研究成果证实，英年早逝者有91%属后天自身因素造成。世界卫生组织指出：人的健康长寿，60%取决于自己，如果你有了强烈的自我保健意识，防病重于治病，那么健康长寿并非神话。

从压力中突围，食物是"先锋"

男人是社会和家庭的顶梁柱，尤其是中年男性，承受着来自各方面的压力，身体和心理上的过度操劳，日益透支体力，免疫系统遭到极大的破坏，也给了疾病可乘之机。成功男人的背后必定有一个贤淑女人，健康男人的背后也必定有一个合理的饮食结构。

人们常说，"有压力才有动力"，适当的压力对人体是有好处的。但是长期处于压力之中，会给健康带来隐患，如果我们长期承受超负荷的压力，就会耗尽恢复元气的能力。在较大的压力下，人们会感到疲劳、乏力，紧接着会出现失眠、头痛等症状。这种状态持续下去，会导致内分泌系统紊乱、身体机能失调，甚至诱发疾病。

如果我们很匆忙并处于压力之下时，快餐是首选，健康也首遭损害。要想从压力中突围，必须要有健康的饮食，多吃纤维性、少吃油腻的食品。纤维能够降低胆固醇及防止胆固醇停留在肠胃中。麦类制面包、豆类食品、谷类等食品不仅富含纤维，而且富含维生素及其他营养素，多吃对人体有益。肉类、乳类、猪油、巧克力、蛋糕（饱和脂肪）、葵花油、玉米油、色拉油、核桃及油质鱼（非饱和脂肪）等脂肪类食物不宜多吃，以免招致肥胖症、心脏病等。在遇到不顺心的事、性情急躁、脾气不好时，选择含钙丰富的食物，具有安定情绪的效果，像牛奶、乳酸等乳制品以及鱼干等，都含有丰富的钙质，吃后有较明显的疗效。

但食物的摄入量有一定的限制，过犹不及，过多摄入不仅不会起到缓解压力的作用，甚至还会破坏人体的健康。公认的影响情绪的四大食品有：

糖

高糖分虽然可以使人在短时间内拥有充沛的精力，但长期下来，高糖分会使体重增加及造成蛀牙。此外，高糖分也会使肾上腺过度分泌而降低身体抵抗力，造成情绪不安、易怒等症状。

咖啡因

咖啡、可乐均含有咖啡因，会刺激肾上腺素使血压增高、刺激心脏及产生压力反应。

盐

每人每天只需要 1 克盐，但我们往往吃多了含盐量高的食品，以致无形中摄入过多的盐分。食用太多盐将会导致高血压、脑卒中或心脏病。

酒

短期内，酒可使人放松，但长期过量饮用会导致食欲不振、紧张、头痛，影响和破坏肝、胆功能。

此外，速食、冷冻食品均含有高单位脂肪及盐分，应尽量避免或少量食用。要知道，我们的身体精神状态与饮食有着密切的关系。所以，当我们受到压力时，应当特别注意饮食。健康的饮食总能进一步减轻我们所承受的压力。缓解压力，让我们从改掉不良饮食习惯做起吧！

老人更应"以食为天"

随着年龄的增长，老人的基础代谢水平逐渐下降，过量饮食很容易增加心脏负担。因此老人要特别注意适量饮食，尤其要注意对富含脂肪的食物的摄入，这有利于避免高血脂等心血管疾病。

适量饮食还得注意营养的搭配。

第一是多吃粗粮，以保证膳食纤维的供给。

第二是多吃鱼肉、豆制品，以保证蛋白质的及时补充，切不要误以为老年人蛋白质越少越好，素食习惯对健康不利。

第三是饭菜要咸淡适中。过咸容易引发高血压、心脏病，过甜会引发糖尿病，都不利健康。

第四是进补要适当。目前，市场上涌现出令人眼花缭乱的营养品、保健品，老年人是其重点推销对象。同时大多数保健品的有效成分均可由普通食物中得到一定的补充，而且各种保健品均有一定的适用范围，并非适合所有的老年人。

有些老年人爱喝酒，要知道喝酒会加重心脏负担，诱发心肌梗死，不如多喝牛奶、酸奶或者豆浆，不仅可以补钙，还对老人的便秘、高血压有辅助治疗作用，这才是老人健康的法宝。

老人的膳食有三个需要注意的地方。年纪大了，胃肠功能会逐渐减弱，对各种油腻食物很难享用。带馅食品非常适合老人食用。比如猪肉、鱼肉、鸡蛋、韭菜，配上葱、姜、盐等调味品，搭配做成水饺等带馅食品，既富含多种营养成分，又利于消化吸收，老人吃这种食物，很容易补充营养。

虾皮虽小，却对老年人的健康有好处。一是肉质松软，易消化。二是营养丰富，它含蛋白质、维生素、微量元素，尤其是富含的钙，对老人因缺钙引起的骨质疏松症有帮助。

吃错会生病 吃对不吃药

老人吃水果，首先不要一次吃太多，可采用"少食多餐"的办法，否则会加重肠胃负担。其次根据自己的身体状况选择合适的水果。比如，便秘的老人可以多吃桃子、香蕉、橘子，这些水果有缓下的作用；有心脏病的老人就不宜吃水量较多的水果，例如西瓜、椰子；有糖尿病的老人，梨、苹果、香蕉等含糖量多的水果就不适合了。

用好老年人的"膳食金字塔"

世界上好多国家都有居民"膳食金字塔"来指导人们的膳食。其实老年人也有适合自己的膳食金字塔。20多年来，营养学家们不断更新知识。近年来，美国托福大学研究人员对70岁以上老年人的膳食"金字塔"做了修订和补充。

原有金字塔的底部由占份额最大的谷物组成，包括玉米、米饭、面包和面条等。现今，金字塔的基底部以8个份额的水、果汁或汤组成，与谷类粮食仅占6个份额的上一层相比，水分占的位置更为重要。因为老年人的生理特点是即使口渴对水分的要求也不如年轻人那样明显，时常有体内缺水的危险。新的金字塔强调老年人应多饮水，以防止大便秘结和机体缺少水分。

充足的特殊营养物质。老年人活动量与食入量日渐减少，为了保持老年人机体的体重和健康状态，金字塔严格要求每日必须提供充足的特殊营养物质，例如抗氧化物质以防止伴随老年产生的自由基损害；提供足够的维生素D和钙质来保护骨骼的健壮；提供丰富的叶酸来维护脑力活动的充沛并减少脑卒中和心脏病的发生。金字塔还提醒老年人要注意摄入营养密度高的食物，主要指蔬菜、水果，如菠菜、橘子、黄色的红薯和南瓜、色泽鲜艳的水果等。水果往往含有大量的维生素A、维生素C和叶酸，如草莓、杞果等。

高纤维素的摄入。在新的金字塔中，几乎每层都尽可能加入纤维素的象征性标志。多吃全谷类粗粮，选择糙米而不是精米，多吃胡萝卜、橘子而不仅是喝胡萝卜汁和橘子汁，每周至少两次吃豆荚类食物，用大豆、扁豆来代替肉类食品。由于老年人大多数存在肠功能逐日衰退的问题，这些高纤维食物同时含有较低的胆固醇，从而减少了老年人患心血管疾病和癌症的危险性。

某些营养素需要额外补充。新的金字塔尖部竖起一面小旗以示提醒。由于老年人机体代谢功能的减弱而影响了部分老年人所必须营养物质的摄入和吸收，因此老年人额外补充一些机体需要的营养素是必不可少的。比如钙和维生素 D 的补充对防止骨质疏松是必要的。补充维生素 B_{12} 能帮助机体维持正常神经功能以及减少痴呆的发生。有 1/3 的老年人会逐渐出现萎缩性胃炎和胃酸、胃蛋白酶的分泌减少，并由此导致对食物中维生素 B_{12} 吸收减少，而纯维生素 B_{12} 补充剂则能很好被吸收。但大多营养学家都认为维生素的补充不能取代健康食物的选择，如每日一杯牛奶是钙、钾和维生素 B_{12} 最好的来源。

和传统金字塔相同的是，塔的顶尖部分是份额最小并提倡限制的脂肪、油类和甜食的摄入，如蛋糕、饼干、快餐和各种小吃。这些食品热卡高但营养物质少，老年人不宜多吃。蛋白质的供给要注意相互搭配，如谷类、豆类、瘦肉、蛋禽的相互搭配以减少饱和脂肪和胆固醇的摄入，从而做到平衡膳食。

最简单的植物、动物食物是最佳的长寿佳品

人人都想长寿，所以从古代就开始研究长寿秘方。可以说，我国医学典籍在这方面的知识和药方是非常丰富的。所谓的长寿食品，其作用、机制以及实际效果尚有待全面的科学验证，但它们都是含有丰富营养素的有益健康的食品，这是确定无疑的。现挑些精华介绍如下：

有益老年健康的植物类食物

常见的有枸杞子、黑豆、菱角、大枣、猕猴桃、胡麻仁、胡

桃、葡萄、莲子等。古代医药书中还记载着很多植物类食物具有延年益寿的功效，如芡实、高粱米、山药、刺五加、桂圆、桑葚子、柏子仁等。一般说古代中医和民间所认为的长寿植物类食物都具有补气益血、调补内脏的功效，从现代药理研究来说，这类食物大都具有降低血糖、降低血脂、降低血压以及保护心血管，增加免疫功能，调节内分泌和抗肿瘤等作用。

有利老年健康的动物类食物

常见的有蜂蜜、花粉、龟、鳖等。古今中外还有很多医术和民间流传着某些动物类食品也具有一定的延年益寿的功效，如鹿茸、人乳、酸牛奶、马奶酒、蚂蚁、牡蛎等。一般来说，中医和民间所认为的长寿动物类食品都具有益肾填精、补养气血的功效。从现代医学研究来说，大都具有增强抗病能力，强壮机体，降低血糖，调节内分泌，促进细胞再生以及抗肿瘤等功效。当然，有的食物的抗衰老作用尚未被现代医学研究所证实。

老年人不要盲目补铁，小心中毒

老年人常因各种原因导致贫血，但有的人误认为贫血都是缺铁引起的，因此，盲目服用补铁药物，大量食用含铁丰富的食物或各种补铁保健品。其实这样做是不正确的，因为日常的合理膳食完全可以满足人体对铁的需要，如果不是因为缺铁导致的贫血，不要盲目补铁。

如误服大量硫酸亚铁，或食用铁器煮的海棠、山里红等酸性食品，可能导致急性铁负荷过重；如长期给非缺铁性贫血患者补充铁剂或高铁饮食，则会出现慢性铁负荷过重。即便是缺铁性贫血患者，补铁也要适可而止，并不是补得越多越好，否则会引起恶心、呕吐、腹泻、昏迷等急性铁中毒症状，严重者会致人休克、死亡。

虽然贫血患者中缺铁性贫血者占多数，但除此以外，还有巨幼细胞贫血、溶血性贫血、再生障碍性贫血等，如果不论贫血原因就盲目补铁，不仅不利于病情改善，反而危害身体健康。

据了解，成年人一般每日从食物中摄取铁量为 10～15 毫克。老年人因消化功能减退，可能会影响对食物中铁元素的吸收。另外，患有各种消化道疾病，如十二指肠溃疡、慢性胃炎、肠道肿瘤等疾病，同样易使铁的吸收减少，进而出现缺铁性贫血症状。不过，对于非缺铁因素引起的贫血，没有必要大量补铁。

人体内铁的代谢处于平衡状态，从食物中摄取的铁与丢失的铁保持动态平衡。成人需要的铁，约 95% 来自衰老的红细胞释放出的血红素铁，仅 5% 来自于食物，每天从食物中摄取的铁，足够补偿所丧失的少量的铁。

由此可见，老年人发生贫血，先要查清引起贫血的病因，然后对症施治，不可盲目补铁。正常情况下，用食物补铁是最安全有效的，当患有营养不良性缺铁性贫血时，除按医师指导用药外，多食用含铁高的食物是最好的"补血"佳品，比如血豆腐、豆制品等。

饮食保健，预防中老年人疾病

人到中年，人体各系统功能逐渐由盛而衰。中医认为，年四十阴气自半，年五十耳目不聪。中年人的新陈代谢减慢，体重增加，免疫功能降低，记忆力减退，如不注意合理调配饮食，科学安排膳食营养，势必会加速衰老，致患肥胖症、糖尿病、冠心病、高血压、中风甚至癌症。

为了降低中年人上述疾病的发病率，国内外很多专家对中年人的膳食构成进行了研究，提出了一些具体要求。

控制总热能，避免肥胖

中年人脂肪组织逐渐增加，肌肉与运动组织相应减少，所以中年人的饮食应做到摄取的热能与消耗应大致相等。资料表明，从事轻体力劳动的干部、知识分子或技术工人，从事站立时间较长的轻体力劳动的教师、营业员，他们所消耗的热能，加上每日步行、睡眠、娱乐及其他家庭活动等，采用下面的食谱，就可做到摄取与消耗大致相当。每日早餐：豆浆1碗，馒头100克；午、晚餐：共吃馒头（或米饭）400克，肉类100克，油25毫升，蔬菜250克。

要进低脂肪、低胆固醇饮食

冠心病的发病原因虽很复杂，但饮食中过量摄入饱和脂肪酸则是不可忽视的重要因素。饱和脂肪酸在猪油、肥肉、动物内脏中含量较高，摄入过多会使血浆中的甘油三酯与胆固醇增加，导致动脉硬化、冠心病。中年人每日摄取脂肪的热能，以占每天摄取总热能的20%～25%较为合适。每日吃肉类100克，恰好相当于这个水平。为了增进饭菜滋味，可多用含不饱和脂肪酸的植物油。不饱和脂肪酸可促进胆固醇的分解代谢，防治动脉硬化和冠心病。

摄取适量的蛋白质

蛋白质是生命的物质基础，是构成人体组织的重要成分。人体中与生命活动有关的活性物质，如与代谢有关的酶、抵抗疾病的抗体、与生理功能有关的激素，都是蛋白质的衍生物。此外，它还参与体内酸碱的调节、体液的平衡、遗传信息的传递等。中年人每天需摄入70～100克，其中优质蛋白质不得少于1/3。含蛋白质丰富的食物有牛奶、禽蛋、瘦肉、豆类与豆制品。

控制糖的食用量

吃糖过多不仅容易肥胖，而且由于中年人的胰腺功能减退，甜食吃得过多，会增加胰腺负担。特别是蔗糖、果糖在体内比葡萄糖更容易转变成脂肪，因而应严加控制。

少食盐

每天进盐量不宜超过 8 克，以防治脾胃疾病和高血压。

多吃新鲜蔬菜、水果和粗粮

这对于预防贫血，增加血管韧性，降低胆固醇，都有一定作用。另外，要吃低盐膳食，以免引起脑血管疾病和高血压等。

多吃含钙质丰富的食物

如牛奶、海带、豆制品等，对预防骨质疏松，预防贫血和降低胆固醇等都有作用。中年人膳食的合理安排，对于消化器官的保健和人体健康尤其是减少疾病的发生都有十分重要的意义。因此，中年人的合理膳食与健康长寿有极大的关系。

老年人日常生活中一定要注意以上七点，才能保持一个健康的身体。还有老年人随着年龄的增长，常常会出现耳鸣、听力下降的现象，尤其是耳鸣，使老年人的生活备受滋扰，容易引起头痛、失眠、健忘、脾气暴躁等不适症状。

耳鸣是一种在没有外界声、电刺激条件下，人耳主观感受到的声音，是发生于听觉系统的一种错觉，其声响有高有低、音调多样，或如蝉鸣，或如风声，或如流水声夹杂蟋蟀的叫声。耳鸣可为阵发，亦可为持续性，有的耳鸣伴有耳聋，也有的单有耳鸣而不耳聋。中医认为，老年人耳鸣、听力下降主要是由于老年人肝肾亏虚造成的。

我们经常说"年老气虚"，其实这里主要就是说肾气虚。为什么肾虚与耳鸣、听力下降有关系呢？

首先，肾为人体的先天之本，肾阴肾阳是全身各个器官的阴阳之本，所以，若肾气虚了，全身器官的能源供应就跟不上了，自然器官的功能就下降了。因此，补肾就是增加全身器官的"能源"，肾气充足了，力量强大了，耳朵就能多获得一些气血，供维护其功能之用。

其次，中医认为，我们身体上的五官九窍都和不同的脏腑有着密切的联系，而耳朵和肾的形状十分相似，因此，"肾主耳"，耳为肾之外窍。老年人肾中的精气随着年龄的增长也正在逐渐衰弱，耳朵得不到足够的精气来濡养，自然会出现耳鸣、听力下降。

因此，要治疗老年人耳鸣、听力下降，根源就在于补肾，涌泉、太溪都是补肾的重穴，只要每天在家里按揉两侧太溪、涌泉穴 3 ~ 5 分钟，一周之后，耳朵就没事了。

另外，我们也可尝试一下中医传统的自我按摩方法"鸣天鼓"。此法简单易学，是一种以手叩击风池穴的方法，对年老肾亏引起的耳聋、耳鸣、健忘、头晕、思维能力下降等有一定的疗效。

唐代"药王"孙思邈的养生铭中就明确提到"亥寝鸣天鼓，寅兴嗽玉津"。孙思邈活了 100 多岁，百余岁时仍视听不衰，神采甚茂，是历史上有名的健康长寿老人，可见其养生得法。他发明的养生十三法中有一法名"耳常鼓"：双手掩耳，将耳朵反摺，双手食指按住中指，以食指用力弹后脑风池穴，咚咚有声。

具体的操作方法是：双肘支在桌子上，闭目低头，用两掌心紧贴双耳，十指放于后脑，食指抬起，搭放于中指之上，两食指同时用力，从中指上滑下弹击脑后枕骨的凹陷处（风池穴），此时会发出"咚、咚"的声音，犹如鸣鼓一样。

鸣天鼓每天可做 3 次，每次可做 60 下左右，动作的轻重程度视耳鸣、耳聋的情况而定，如听力较差，动作可适当重一点，反之则轻些。此法动作简单，易学易行，可作为老年人日常护耳的保健方法。

老年人健康饮食"十要"

人到老年，体内会发生一系列的变化，各种内脏器官的机能下降，免疫力也随之降低，此时健康合理的饮食至关重要。

因为老年人消化功能降低，心血管系统及其他器官都有不同程度的变化，因此对老年人的饮食应有特殊的要求。为保持身体健康，应注意以下十个方面：

饭菜要香

老年人味觉、食欲较差，吃东西常觉得缺滋少味。因此，为老年人做饭菜要注意色、香、味。

质量要好

老年人体内代谢以分解代谢为主，需用较多的蛋白质来补偿组织蛋白的消耗。如多吃些鸡肉、鱼肉、兔肉、羊肉、牛肉、瘦猪肉以及豆类制品，这些食品所含蛋白质均属优质蛋白，营养丰富，容易消化。

数量要少

研究表明，过分饱食对健康有害，老年人每餐应以八九分饱为宜，尤其是晚餐。

蔬菜要多

新鲜蔬菜是老年人健康的朋友，它不仅含有丰富的维生素 C 和矿物质，还有较多的纤维素，对保护心血管和防癌防便秘有重要作用，每天的蔬菜摄入量应不少于 250 克。

食物要杂

蛋白质、脂肪、糖、维生素、矿物质和水是人体所必需的六大营养素，这些营养素广泛存在于各种食物中。为平衡吸收营养，保持身体健康，各种食物都要吃一点，如有可能，每天的主副食品应保持十种左右。

菜肴要淡

有些老年人口重，殊不知，盐吃多了会给心脏、肾脏增加负担，易引起血压增高。为了健康，老年人一般每天吃盐应以 6 ~ 8

克为宜。

饭菜要烂

老年人牙齿常有松动和脱落，咀嚼肌变弱，消化液和消化酶分泌量减少，胃肠消化功能降低。因此，饭菜要做得软一些、烂一些。

水果要吃

各种水果含有丰富的水溶性维生素和金属微量元素，这些营养成分对于维持体液的酸碱度平衡有很大的作用。为保持健康，每餐饭后应吃些水果。

饮食要热

老年人对寒冷的抵抗力差，如吃冷食可引起胃壁血管收缩，供血减少，并反射性引起其他内脏血循环量减少，不利健康。因此，老年人的饮食应稍热一些，以适口进食为宜。

吃时要慢

有些老年人习惯于吃快食，不完全咀嚼便吞咽下去，久而久之对健康不利。应细嚼慢咽，以减轻胃肠负担促进消化。另外，吃得慢些也容易产生饱腹感，防止进食过多，影响身体健康。

对老年人来说，睡眠跟饮食同样重要。充足高效的睡眠，对老年人的健康更为重要。养生专家提醒老年朋友，睡眠要注意以下十忌。

（1）忌高枕软床。高枕和软床可导致腰背肌持续性的紧张，增加椎间盘的压力，对于已有不同程度腰椎退行性变的老人十分不利。

（2）忌无枕直腿。低枕或无枕，使脊柱过伸而影响脊柱的生理平衡。老年人也不宜将双下肢呈伸直状，最好是将小枕放于膝下处以放松腰背肌。

（3）忌迎风睡。人在睡眠时生理机能较低，抵抗力较弱，当风而吹易生病；也易使腰背部肌肉受凉而痉挛，而诱发腰痛。

（4）忌睡眠时间不足。生理学家认为，60～70岁老人每天睡眠时间为9～10小时，80～90岁老人每天睡眠为11～12小时。

（5）忌睡前剧烈运动。运动最好在睡前6小时完成。

（6）忌仰卧位睡姿。仰卧，舌根往后坠会影响呼吸，易发生鼾声，若手放在胸部会压迫心肺，导致噩梦。

（7）忌睡前思绪万千。睡前必须静心思睡，不可忧虑烦事，否则会导致失眠。

（8）忌饮酒饱食。睡前饮食过多，胃肠撑胀，消化障碍，影响睡眠。

（9）忌张口呼吸。张口呼吸，空气未经鼻腔"过滤"处理，冷空气及含有污物的气体直接刺激咽喉，容易引起咽干咳嗽、发生感染。

（10）忌睡中忍便。憋尿忍便对人体有害，也影响睡眠。睡前排空大小便，减少粪的刺激，有预防疾病、延年益寿的作用。

另外，值得注意的是，老人的睡眠环境要安静、室温适宜，空气流通，避免强光照射，并养成早睡早起、按时歇息、起床的好习惯，不干扰睡眠生物钟。

老年人饮茶要"浓淡"适宜

由于茶有提神醒脑、促进消化、有益健康的作用，所以许多人尤其是老年人都喜欢喝茶。然而，如果饮茶过浓，就会伤害身体。老年人经常性地大量饮用浓茶容易出现下列身体不适状态：

造成胃液稀释，不能正常消化。一个人每天正常分泌胃液是1.5～2.5升，这些胃液能够对一个人每天所摄取的食物进行合理消化。但大量饮用浓茶后就会稀释胃液，降低胃液的浓度，使胃液不能正常消化食物，从而产生消化不良、腹胀、腹痛等症，有的甚至还会引起十二指肠溃疡。

阻碍人体对铁的吸收。茶叶中含有鞣酸，红茶约含5%，绿茶约含10%。当人体大量饮用浓茶后，鞣酸与铁质的结合就会更加活跃，给人体对铁的吸收带来障碍和影响，使人体表现为缺铁性贫血。

易产生便秘症。茶叶中的鞣酸不但能与铁质结合，还能与食物中的蛋白质结合生成一种块状的、不易消化吸收的鞣酸蛋白，导致便秘症的产生。对于患有便秘症的老年人就会使便秘更加严重。

导致血压升高和心力衰竭。浓茶中的咖啡因，能致使人体心跳加快，从而使血压升高；同时，浓茶液大量进入血管，能加重心脏负担，产生胸闷、心悸等不适症状，加重心力衰竭程度。

凡事有度。饮淡茶可以养生，饮浓茶则有损健康。为了延年益寿安度晚年，老年人饮茶应弃"浓"择"淡"。

高维生素C食物——抗击中老年白内障的首选

白内障是眼球内的晶状体由于受到某种原因的影响而发生混浊，透明度降低，或者变得完全不透明的一种眼病。45岁以上的中老年人是白内障的高发人群。白内障有很多种，最多见的是老年性白内障，此外还有先天性、外伤性、并发性、中毒性、电光性、辐射性白内障等。在白内障的发展过程中，饮食具有非常重要的作用，倘若能科学安排饮食，可有效减缓或防止白内障的发展。

高维生素C的食物是首选，维生素C有利于减弱光线和氧对晶状体的损害，从而可以防止白内障的发生和发展。白内障患者应适当多进食一些高维生素C的食物，如西红柿、大枣、刺梨，以及新鲜绿色蔬菜等等。人体内含锌量不足，就容易导致白内障的形成，因而白内障患者要多摄取锌，多吃青鱼、沙丁鱼、瘦肉、花生、核桃、牡蛎等含锌丰富的食物。同时，缺硒也是白内障的高发因素，预防白内障应适当多吃一些富含硒的食物，如芦笋、蘑菇、谷物、鱼、虾等。茶叶中含有的一种鞣酸物质具有抗氧化反应作用，故经常饮茶可防止白内障的发生。

以下两款养生药膳，对于白内障的防治极有疗效，大家可以选用：

1. 枸杞龙眼

材料：枸杞子 20 克，龙眼肉 20 枚。

做法：将枸杞子和龙眼肉一起加水煎煮服食，连续服用有效。

功效：能益精养血，滋补明目。

2. 猪肝枸杞

材料：猪肝 150 克，鲜枸杞叶 100 克。

做法：先将猪肝洗净切条，同枸杞叶共煎煮。饮汤吃肝，日服 2 次。

功效：猪肝富含铁、蛋白质、维生素 A 等，能益目明目。

食疗有法宝，老年痴呆症"束手就擒"

老年痴呆症与脑萎缩密切相关。人到老年，全身各系统器官都有不同程度的退化性萎缩改变，大脑尤其明显。80 岁老人脑重与青壮年相比可减少 6.6% ~ 11%。老年性痴呆的症状主要表现为：最初多从健忘开始，严重的记忆力减退是其主要症状，如迷路、不识家人、不能进行简单计算等智力下降现象。然后出现精神症状和性格改变，如自私、性情暴躁、吵吵闹闹、打骂别人、毁弃衣物等反常行为，最后发展到缄默、痴呆、生活不能自理，以致卧床不起。

针对老年痴呆症患者，要让他们多进食含维生素 C、维生素 E、胡萝卜素和富含微量元素硒的抗氧化食品，含维生素 C 较多的食物如柑橘、柚子、鲜枣、香瓜、西蓝花、草莓等，含维生素 E 较多的食品如麦芽制品、葵花子油、甜杏仁等，含有胡萝卜素的食物如胡萝卜、甘蓝、菠菜等，含硒较多的食物如洋葱、卷心菜、海鲜等。又如鲜豌豆、豇豆、紫苜蓿嫩芽等，都含有较多的过氧

吃错会生病 吃对不吃药

化物酶，也能对抗自由基。此外，一些发酵食物如发面馒头、酿造醋中均含氧化酶较多，也有益于延缓脑衰老。

老年痴呆症患者还要多进食能合成胆碱的食物，从而加强神经细胞功能，有益于老年痴呆症的防治，故宜多食豆制品。人体缺铜可引起贫血、皮肤毛发异常（如白癜风）、骨质疏松，也可引起脑萎缩。故缺铜者宜适当补充含铜丰富的食物，如坚果类、叶菜类、甲壳类水产品。如病人胆固醇不高，也可进食动物肝、肾等肉食品。同时多补充维生素 B_{12} 和叶酸，多吃豆类、奶类和蔬菜，增强免疫球蛋白生成率和抗病毒能力，避免对神经细胞的损伤，缓解病情。

患有老年痴呆症的患者应忌甜食过量，因过量的甜食会降低食欲，损害胃口，从而减少对蛋白质和多种维生素的摄入，进而导致机体营养不良，影响大脑细胞的营养与生存；忌食含铝食品，比如油条等加铝的膨化食品；忌嗜酒，少量的乙醇利于老年痴呆症的防治，但嗜酒就极大损害了身体，加快脑萎缩。

下面为这类患者推荐一些保健作用比较好的食物：

核桃：含丰富的不饱和脂肪酸——亚油酸，吸收后成为脑细胞组成物质。

芝麻：补肾益脑、养阴润燥，对肝肾精气不足、肠燥便秘者最宜。

莲子：养心安神，益智健脑，补脾健胃，益肾固精。

花生：常食可延缓脑功能衰退，抑制血小板凝聚，防止血栓形成，降低胆固醇，预防动脉硬化。

大枣：养血安神，补养心脾，对气血两虚的痴呆病人较为适宜。

桑葚：补肾益肝，养心健脾，对肝肾亏损、心脾两虚的痴呆病人尤为适宜。

松子：补肾益肝，滋阴润肺，对肠燥便秘、干咳少痰的早老性痴呆病人尤为适宜

山楂：活血化瘀，富含维生素 C，适于早老性痴呆并高血脂、

糖尿病、痰浊充塞、气滞血瘀患者。

鱼：痴呆病人脑部的 DHA 不饱和脂肪酸水平偏低，而鱼肉中这种脂肪酸含量较高。此外，桂圆、荔枝、葡萄、木耳、山药、蘑菇、海参等，对痴呆症患者均有益。

除了饮食外，防治老年痴呆症，老年人可以试试"九个一分钟"养生法。

（1）手指梳头一分钟。用双手手指由前额至后脑勺，依次梳理，增强头部的血液循环，增加脑部血流量，可防脑血管疾病，且可使发黑又有光泽。

（2）轻揉耳轮一分钟。用双手手指轻揉左右耳轮至发热舒适。这是因为耳朵布满了穴位，这些穴位通向全身。这样做可使经络疏通，尤其对耳鸣、目眩、健忘等症，有防治之功效。

（3）转动眼睛一分钟。眼球可顺时针和逆时针运转，能锻炼眼肌，提神醒目。

（4）叩齿卷舌一分钟。轻叩牙齿和卷舌，可使牙根和牙龈活血并健齿。卷舌可使舌活动自如且增加其灵敏度。

（5）伸屈四肢一分钟。通过伸屈运动，使血液迅速回流到全身，供给心脑系统足够的氧和血，可防急慢性心、脑血管疾病，增强四肢关节的灵活性。

（6）轻摩肚脐一分钟。用双手掌心交替轻摩肚脐，因肚脐上下是神阙、关元、气海、丹田、中脘等各穴位所在位置，尤其是神阙能预防和治疗中风。轻摩也有提神补气之功效。

（7）收腹提肛一分钟。反复收缩，使肛门上提，可增强肛门括约肌收缩力，促使血液循环，预防痔疮的发生。

（8）蹬摩脚心一分钟。仰卧以双足跟交替蹬摩脚心，使脚心感到温热。蹬摩脚心后可促使全身血液循环，有活经络、健脾胃、安心神等功效。

（9）左右翻身一分钟。在床上轻轻翻身，活动脊柱大关节和腰部肌肉。

吃错会生病 吃对不吃药

老人精气少了，骨质就疏松了

为什么人老之后就容易骨质疏松？《黄帝内经》中说，五脏之中，肾主藏精，主骨生髓。肾精可以生化成骨髓，而骨髓是濡养我们骨骼重要的物质基础，人过了五六十岁，肾气开始减弱，肾精不足，骨头中的骨髓就相对减弱，进入一种空虚的状态；骨髓空虚了，周围的骨质就得不到足够的养分，就退化了，疏松了。

尽管骨质疏松是人体一种正常的生理过程，但它并不是不可避免的。如果我们从少年开始，特别是在进入骨骼发育并逐渐定型的成人阶段，每天保证足够的身体锻炼，并坚持饮用至少1200克的牛奶或食用富含钙质的乳制品，那么当我们步入老年后，骨质疏松大多是能够预防的。

当然，对于那些已经出现骨质疏松的老年人，也并非不能挽救，从以下几个方面进行调理，骨质疏松症是完全可以缓解乃至根治的：

多喝骨头汤，注重养肾

平时多喝点骨头汤，最好是牛骨汤，因牛骨中含大量的类黏朊。熬汤时，要把骨头砸碎，以一份骨头五份水的比例用文火煮，大约煮1～2小时，使骨中的类黏朊和骨胶原的髓液溶解在汤中。另外，还可以多吃一些坚果，像核桃仁、花生仁、腰果，这些果子都是果实，植物为了延续后代，把所有精华都集中到那儿了，有很强的补肾作用。"肾主骨生髓，脑为髓之海"，肾精充盈了，骨髓、脑了就得到补充了。

多参加体育活动，以走路为主

随着年龄的增长，运动减少也是老年人易患骨质疏松症的重要原因。进行适当的锻炼，肌肉对骨组织会产生一种机械应力的影响，肌肉发达则骨骼粗壮。因此，在青壮年期，应尽量参加多种体育活动。到了老年，最好的锻炼是每天走路，走到什么程度呢？走到身上微微有汗，气血开始运动起来就行了，这时内在的废弃物已经排出，这就达到目的了，不要大汗淋漓。

补钙要科学

骨量的维持在很大程度上与营养及合理摄入的矿物盐密不可分。养成合理饮食的良好习惯，多吃含钙食物，对骨的发育和骨峰值十分重要。对于饮食钙低者，应给予补钙。

一般来说，口服是大家主要的补钙方式，但每次服用的量不要过多，可分多次服用。依据我国营养学会的推荐标准，成年人每日补钙要达到 800 毫克，50 岁以上的人最好能达到 1000 毫克。最佳服用时间是饭后半小时，晚上服用效果更佳。

最后需指出，骨质疏松的治疗不是任何一种药物或方法单独使用就能达到明显疗效的，它需要根据患者具体情况综合用药，并结合体育运动，防止跌伤。更重要的是，应该积极地预防骨质疏松的发生。

第七篇

糖尿病怎么吃

——适用于糖尿病患者的保健法

第一章

认识糖尿病——糖尿病患者
要知道的饮食原则

糖尿病为何是一种高发疾病

糖尿病的致病因素有很多种，了解这些常见的致病因素，改变目前自身的身体状况，从而达到远离糖尿病的目的。糖尿病的致病因素首先是遗传因素。举世公认，糖尿病是遗传性疾病，遗传学研究表明，糖尿病发病率在血统亲属中与非血统亲属中有显著差异，前者较后者高出 5 倍。在糖尿病 I 型的病因中遗传因素的重要性为 50%，而在糖尿病 II 型中其重要性达 90% 以上，因此引起糖尿病 II 型的遗传因素明显高于糖尿病 I 型。

其次还有精神因素。近十年来，中外学者确认了精神因素在糖尿病发生、发展中的作用，认为伴随着精神的紧张、情绪的激动及各种应激状态，会引起升高血糖激素的大量分泌，如生长激素、去甲肾上腺素、胰升糖素及肾上腺皮质激素等。

肥胖因素是一个很常见的致病因素。目前认为肥胖是糖尿病的一个重要诱发因素，有 60% ~ 80% 的成年糖尿病患者在发病前均为肥胖者，肥胖的程度与糖尿病的发病率呈正比。有基础研究材料表明：随着年龄增长，体力活动逐渐减少时，人体肌肉与脂肪的比例也在改变。自 25 岁至 75 岁，肌肉组织逐渐减少，由占体重的 47% 减少到 36%，而脂肪由 20% 增加到 36%，此系老年人，特别是肥胖多脂肪的老年人中糖尿病明显增多的主要原因之一。

　　长期摄食过多很容易诱发糖尿病。饮食过多而不节制，营养过剩，使原已潜在有功能低下的胰岛素 B 细胞负担过重，而诱发糖尿病。现在国内外亦形成了"生活越富裕，身体越丰满，糖尿病越增多"的概念。因此糖尿病也被叫作"富贵病"。

　　还有人提出感染也是致病因素。幼年型糖尿病与病毒感染有显著关系，感染本身不会诱发糖尿病，仅可以使隐形糖尿病得以外显。

　　有关专家发现妊娠次数与糖尿病的发病有关，多次妊娠易使遗传因素转弱诱发糖尿病。

　　此外，科学认为糖尿病是由几种基因受损所造成的：1 型糖尿病——人类第六对染色体短臂上的 HLA–D 基因损伤；2 型糖尿病——胰岛素基因、胰岛素受体基因、葡萄糖溶酶基因和线粒体基因损伤。总之，不管哪种类型的糖尿病，也不论是因为遗传易感而发病，还是环境因素、病毒感染发病，归根结底都是基因受损所致。换言之糖尿病是一种基因病。

警惕糖尿病的早期信号

　　李时珍提醒人们，要尽早地发现自己身体的不适，才能尽早对症治疗。下面我们来看看糖尿病的早期信号。

　　糖尿病发病前有早期信号，如果发现自身有这些疾病的信号要提高警惕，改变不良的生活习惯，这也能帮助你早日发现也好早些时间治疗。

　　糖尿病可引起白内障，导致视力下降，进展较快，有时也会引起急性视网膜病变，引起急性视力下降。

　　研究证明，糖尿病有明显的遗传倾向，如果父母有一人患病，其子女的发病率比正常人高 3 ~ 4 倍。

　　糖尿病引起的皮肤瘙痒，往往使人难以入睡，特别是女性阴部的瘙痒更为严重。

糖尿病可引起末梢神经炎，出现手足麻木、疼痛以及烧灼感等，也有的人会产生走路如踩棉花的感觉。在糖尿病的晚期末梢神经炎的发病率就更高。

糖尿病引起尿路感染，通常有两个特点：（1）菌尿起源于肾脏，而一般的尿路感染多起源于下尿道。（2）尽管给予适宜的抗感染治疗，但急性肾盂肾炎发热期仍比一般的尿路感染发热期延长。

糖尿病伴发胆囊炎的发病率甚高，而且可能伴有胆石症，有时胆囊会发生坏疽及穿孔。

男性糖尿病患者出现排尿困难者约为 21.7%。因此，中老年人若发生排尿困难，除前列腺肥大外，应考虑糖尿病的可能。

糖尿病可引起内脏神经病变，造成胃肠道的功能失调，从而出现顽固性的腹泻与便秘，其腹泻使用抗生素治疗无效。

糖尿病可引起神经病变和血管病变，从而导致男性性功能障碍，以阳痿最多见，据统计，糖尿病病人发生阳痿者达 60%以上。

女性腰围与臀围之比大于 0.7 ~ 0.85（不论体重多少），糖耐量试验异常者达 60%。有人认为，这种体形可作为诊断糖尿病的一项重要指标。

糖尿病人容易发生脑梗死，在脑梗死病人中，有 10% ~ 13%是由糖尿病引起的。因此，脑梗死病人应常规化验血糖。

健康自测：你已经被糖尿病盯上了吗

20 世纪 60 年代，如果医院发现了一个糖尿病患者，医生很可能把他作为此病的研究对象，但是现在，糖尿病患者大有让医院"人满为患"的趋势，这说明糖尿病已经成为人类的高发病之一。那么，怎样知道自己是否已经被糖尿病盯上了呢？下面我们来看一个测试：

下列几种糖尿病的易患因素，如超过 2 种符合的情况，就应每年至少监测 1 次血糖，以警惕糖尿病的发生：

年龄超过 40 岁；肥胖；与糖尿病患者有血缘关系；工作繁重，精神压力大；患有高血压、高血脂、冠心病、痛风；女性分娩时婴儿体重大于 4 公斤，或曾反复流产；低出生体重儿。

如果身体有下列情况，当几种情况同时出现时，就应到医院多次检查空腹及餐后 2 小时血糖，以确定是否患有糖尿病：

食欲增强，体重反而下降，全身无力；长疮长疖，反复发作，久治难愈；皮肤瘙痒或会阴部瘙痒，排除其他病因者；反复尿路感染，抗感染疗效不佳；顽固性腹泻，经久不愈；40 岁以上便发生白内障、冠心病、心肌梗死、脑梗死；不明原因的双下肢发麻灼痛。

控制饮食，不让糖尿病"发难"

要想不让糖尿病影响我们的生活，同时远离其引发的并发症危害，就要十分注重饮食的作用。血糖与进食量的大小和食物种类密切相关，故而控制饮食是糖尿病治疗的首要原则。

定时定量

糖尿病患者要根据自身体质和工作性质选择适合的饮食。轻体力劳动者每千克体重每日消耗 30 ~ 35 千卡路里热量；中等体力劳动者每千克体重每天消耗 35 ~ 40 千卡路里热量；重体力劳动者每千克体重每天需 40 千卡路里热量。如体重有较大幅度改变，应总结阶段经验，制订出下一阶段饮食方案。

调整三大营养素的比例

目前美国糖尿病协会（ADA）主张糖尿病病人饮食中碳水化合物应占总营养成分的 55% ~ 60%，蛋白质摄入量不应超过每日总营养成分的 15%，以每日每千克体重 0.8 ~ 1.2 克为宜。每日脂肪摄入总量不能超过总营养成分的 30%，以每日每千克体重 0.6 ~ 1 克为好，如肥胖病人尤其有血脂过高或有动脉硬化者，脂肪摄入量应视具体情况进行调整。

少吃甜食和油腻食品

糖尿病的主要病因是高血糖，因此患者饮食应以优质蛋白质即植物蛋白和粗纤维食物（蔬菜）为主，严格控制糖的摄入量，少吃含糖食物，如餐后甜品、蛋糕、哈密瓜、香蕉这样的甜水果都要少吃，而适宜选择一些含糖量少、水分多的水果，如苹果、杏子、不太甜的西瓜、橙子等。

饮酒会引起并发症

酒是糖尿病患者的禁食之品，长期饮酒会恶化糖尿病病情。酒中所含的酒精在体内会产生大量热量，而长期饮酒对肝脏也不利，并容易使血中甘油三酯（三酰甘油）升高。酒还可能与磺脲类药物相忌，使患者出现心慌、气短、面颊潮红等不良反应；对使用胰岛素的患者，空腹饮酒会引起低血糖。

吸烟会使血糖上升

吸烟能刺激肾上腺释放更多的肾上腺素，使血管收缩，并抑制胰岛素的分泌，使血糖上升。情绪波动吸烟是火上浇油，促进血管收缩，肾上腺素分泌增加、血糖上升。

食用含淀粉的食物会使血糖升高

淀粉能使血糖升高，因此糖尿病患者忌吃土豆、红薯、藕粉、栗子、粉条等淀粉含量高的食物。

食用高蛋白食物会引起酸中毒

因蛋白质中的氨基酸可在体内生成酮体而加重中毒，酸中毒对于糖尿病患者是相当危险的。因此，高蛋白饮食如乌鸡、螺蛳、牛奶、牛肉等对于糖尿病患者来说均不宜食用。

饮热茶会使降糖疗效降低

糖尿病病人可饮冷茶而不宜饮热茶。因为茶叶中含有能抑制胰岛素合成的物质，同时也含有能除去血液中过多糖分的多糖类物质。倘若用开水或温开水泡茶，就使茶叶中的多糖类物质受到严重破坏而降低疗效。因此，糖尿病患者饮茶时，最好是用冷开水浸泡。

力降血糖，但要严防"低血糖"

糖尿病患者在治疗过程中容易引起低血糖症，轻微低血糖症的状况包括嘴巴麻痹、皮肤湿冷、胸部有颤动的感觉，还伴有饥饿感，这些症状只需服用现成的糖类即可缓解。当血糖水平降得过低或下降速度过快，就可导致低血糖反应。低血糖反应常见于用胰岛素治疗或采用口服磺脲类降糖药的糖尿病患者。常见的引发低血糖反应的原因包括胰岛素使用过量、胰岛素注射时间错误、饮食摄入量不足、未能按时进餐、运动量增加但未及时调整饮食或胰岛素用量、空腹运动、空腹饮酒和滥用口服降糖药等。严重的低血糖或低血糖昏迷者若不给予及时抢救，延误6小时以上会造成患者大脑严重损伤，甚至死亡。

低血糖反应的症状大致包括头晕、头痛、打冷战、心慌、手抖、过度饥饿感、出汗、面色苍白、行为改变或异常（如烦躁、哭喊、易怒、富有攻击性）、口唇麻木、针刺感、全身乏力、视物模糊等。严重者可能出现神志不清、全身抽搐、昏睡、昏迷，这时如不及时纠正，将进一步损害心、脑、肾等主要脏器，危及生命，故应引起糖尿病人的高度重视。

一旦出现上述这些症状，就表明血糖水平可能过低，须立即进行治疗。立即吃"糖"，快速增高血糖水平，是应对低血糖反应的主要措施。可采用普通饮料（雪碧、可乐、果汁等）、糖果（水果糖、奶糖、巧克力糖）、糖水（温开水冲白糖或葡萄糖 25 ～ 50

克）、口服葡萄糖片、蜂蜜或果酱等。应注意对不同的患者采取不同的措施：

（1）如果患者神志相对清楚，低血糖症状较轻，可通过立即口服糖类食品来升高血糖。如果是低血糖反应重者，还需要增加口服碳水化合物的量，如馒头（或面包）25 克或水果 1 个。

（2）为防止低血糖反应反复出现，注射长效胰岛素者要注意加食牛奶或鸡蛋等吸收较慢的富含蛋白质的食品。

（3）如果患者已出现神志障碍的症状，但尚有吞咽能力，可将白糖或葡萄糖放入其口颊和牙齿之间，使之溶化后咽下。

（4）应避免喂食陷入昏迷的糖尿病患者，以免由于喂食不当而引起吸入性肺炎或肺不张。

一般来说，低血糖患者在服糖 5 分钟后就可升高血糖，使症状得到缓解。如果 5 分钟后依然维持低血糖症状，应立即吃更多的糖。如果 10 分钟内仍然无改善，应立即送医院抢救。在改善了低血糖症状之后，还要在下一餐前吃少量含复合碳水化合物的点心或水果、牛奶等，以预防低血糖的再次发生。

食材相配，不为糖尿病"开门"

糖尿病的发生很大程度上是由于人们饮食上的不良习惯。糖尿病的治疗也以饮食治疗最为重要。合理的饮食搭配，能有效预防糖尿病和缓解糖尿病症状，把好身体健康这道大门。

预防

俗话说"请神容易送神难"，糖尿病这个"沉默的杀手"往往有来无回，目前的医疗手段只能缓解，无法拔出病根。糖尿病滋生的病根在于饮食，人们要想远离糖尿病，必须建立合理的膳食结构，从根上保证身体的健康。比如不暴饮暴食，生活有规律，吃饭要细嚼慢咽，多吃蔬菜，尽可能不在短时间内吃含葡萄糖、蔗糖量大的食品，这样可以防止血糖在短时间内快速上升，对保护胰腺功能有帮助。更不要吃过量的抗生素，以免诱发糖尿病。

食疗

糖尿病患者要控制食糖，并非完全不食糖，关键要选用血糖生成指数比较低的食物，同时要供给充足的膳食纤维，即多吃含糖量低的水果与蔬菜，如没有出现肾功能异常，可适当食用一些肉、鱼、虾、豆制品等。要控制脂肪摄入量，每日 10 ~ 20 克，还要注意限制盐的摄取，每日不要超过 6 克，通过摄取蔬菜，来保证充足的维生素和矿物质的供应。糖尿病患者也不宜饮酒，还应合理安排每日三餐，定时定量，早、中、晚餐能量按 25%、40%、35%的比例分配。每日总热量按每千克体重为 25 ~ 40 千卡热量计算，糖类约占 60%，蛋白质占 15%，脂肪占 25%。

下面为大家推荐几个降血糖的食谱：

1. 苦瓜烧豆腐

材料：苦瓜 150 克，水豆腐 100 克。植物油、食盐适量。

做法：苦瓜去子切薄片，入锅炒至八成熟，加入豆腐、食盐，烧至熟透食用。

功效：豆腐有清热、利尿、降糖之功。

2. 香菇烧豆腐

材料：嫩豆腐 250 克，香菇 100 克，盐、酱油、味精、香油各适量。

做法：豆腐洗净切成小块。在砂锅内放入豆腐、香菇、盐和清水。中火煮沸改文火炖 15 分钟，加入酱油、味精，淋上香油即可食用。适量服食，不宜过热。

功效：清热益胃，活血益气。豆腐味甘性凉，益气和中，生津润燥，清热解毒；香菇有益气活血，理气化痰之功。此方对烦热、消谷善饥兼见瘀血型糖尿病患者尤为适宜。

3. 玉竹猪心方

材料：玉竹 20 克，猪心 500 克，罐头荸荠 50 克。玉竹洗净切片，加水煎煮二次，去渣合并二次煎液，浓缩至 20 毫升。猪心切薄片，放在碗内用精盐、水淀粉抓一抓。韭黄择洗干净切成寸段。荸荠切片，葱、姜、蒜分别切成细末。料酒、酱油、白糖、味精、精盐各 15 克，与胡椒粉、鸡汤、水淀粉、玉竹液浓缩汁调匀，兑成芡汁，备用。

做法：取锅置旺火上，倒入植物油烧热，下入猪心滑透，倒在漏勺中控油。锅内留少许油，重新上火烧热，先放蒜末，再放葱、姜末炸出香味，然后放入荸荠片煸透，倒入猪心，继而烹入对好的芡汁，撒上韭黄段，翻炒均匀，淋醋、香油少许，离火盛装盘内。

功效：养阴生津，对因糖尿病胃阴不足所致的多食易饥，形体消瘦，小便量多，大便干结等有良好的作用。

4. 菠菜根汤

材料：鲜菠菜根 60 ~ 120 克，干鸡内金 15 克。

做法：水煎服。每日 1 剂，2 ~ 3 次分服。

功效：敛阴润燥、止渴。适用于糖尿病、消渴饮水无度。

5. 豌豆方

材料：豌豆适量。

做法：每日取适量豌豆煮食，长期坚持，可见疗效。

功效：和中生津、止渴下气，适用于糖尿病。

6. 田螺水

材料：田螺数百只。

做法：将田螺养于清水中，以吐出泥污，换置清水中浸一夜，取其水煮沸，每日饮其水，或煮熟饮汁亦可。

功效：清热利水、除烦止渴。适用于糖尿病消渴饮水、日夜不止。

7. 茶鲫鱼

材料：鲫鱼 500 克，绿茶适量。

做法：将鲫鱼剖杀，去鳃及内脏，留鳞，洗净，鱼腹内填满绿茶，上笼蒸熟，不加任何调料，淡食。每日1剂。

功效：健脾益气、清热利尿。适用于糖尿病消渴、饮水不止等。

8.山药粥

材料：生山药60克，粳米60克，酥油适量。

做法：粳米加水如常法煮粥。山药去皮为糊后用酥油炒，令凝，用匙揉碎，放入粥内拌匀，可作早点食用。

功效：润肺健脾，益气固精。适用于脾肾气虚，腰酸乏力、大便溏泄、多食易饥者。

9.葛根粉粥

材料：葛根30克，粳米50克。

做法：将葛根切片，水磨澄取淀粉，粳米浸泡一宿，与葛根粉同入砂锅内，加水500毫升，文火煮至粥稠服用。

功效：清热除烦，生津止渴。现代药理研究证明葛根有降低血糖作用，并能扩张心脑血管，具有温和的降血压作用。

除了上面的食疗方外，以下几个食疗方也对糖尿病有不错的效果：

（1）醋泡黄豆。将生黄豆浸泡在醋中，三天后开始食用。可由醋中捞起直接食用，也可捞起后风干食用。风干后便于保存，注意防止发霉。每日早晚饭前各服30粒。

（2）消渴速溶饮。鲜冬瓜皮和西瓜皮各1000克，白糖适量，瓜蒌根250克。瓜皮切薄片，瓜蒌根捣碎水泡，放锅内水适量煮1小时，捞去渣再以小火继续加煎煮浓缩，至稠黏停火，待温，加白糖粉，把煎液吸净、拌匀、晒干、压碎，每次10克，以沸水冲化，频饮代茶。适用于各型糖尿病。

（3）消渴茶。麦冬、玉竹各15克，黄芪、通草各100克，茯苓、干姜、葛根、桑白皮各50克，牛蒡根150克，干生地、枸杞根、银花藤、薏苡仁各30克，菝葜24克，共研末制成药饼，每个15克，每取一个放火上令香熟勿焦，研末代茶饮。

（4）枸杞子蒸鸡。枸杞子15克，母鸡1只加料酒、姜、葱、调料，共煮熟，食枸杞子、鸡肉，饮汤。适用于糖尿病肾气虚弱者。

（5）苦瓜焖鸡翅。苦瓜250克，鸡翅膀1对，姜汁、黄酒、调料、植物油适量，先炒鸡翅膀，后入苦瓜、调料，熟后食肉饮汤。

（6）玉米粉粥。粳米50～100克，加水煮至米开花后，调入玉米粉30克（新鲜玉米粉），稍煮片刻服用。适用于各种糖尿病人。玉米含蛋白质、脂肪、糖类、维生素和矿物质，玉米油是一种富含多不饱和脂肪酸的油脂，是一种胆固醇吸收抑制剂。

糖尿病患者日常饮食安排

《本草纲目》中记载了许多用饮食来调整身体的良方，可见李时珍特别推崇食疗。糖尿病患者的饮食调养是糖尿病治疗过程中很重要的一个方面，合理安排饮食，避免摄入过多的糖分能有效地控制糖尿病的发生。

对于每一位糖尿病病友，无论Ⅰ型还是Ⅱ型，饮食控制永远都是治疗的基础。对于接受胰岛素治疗的糖尿病患者更是要求强调饮食、运动及胰岛素治疗三者的和谐与平衡。那么，怎样的饮食才算是健康饮食呢？糖尿病病人固然不能像健康人那样无所顾忌地饮食，但也绝对不只是少吃或不吃。不管怎样，饮食应该是每个人生活中的重要部分，健康人和病人都有权利享受饮食给生活带来的乐趣和滋味。糖尿病病人要享受健康饮食，是一件很不容易的事，这需要病人们掌握许多有关糖尿病饮食的知识，这也是许多病友很难做到的原因。

为了能正确地享受健康饮食，每一位病人都应该请教专门的营养师，在那里您能得到关于健康饮食的详细指导。

糖尿病饮食治疗绝对不只是少吃、不吃！饮食治疗的意义在于：保持健康的体重；维持营养平衡；控制血糖。

糖尿病饮食疗法的原则是"在规定的热量范围内，达到营养平衡的饮食。"为保证营养平衡，糖尿病人应在规定热量范围内做到主食粗细搭配，副食荤素搭配，不挑食，不偏食。

有些病人以为吃粮食血糖就会升高，不吃粮食就能控制糖尿病，这种认识是不正确的。粮食是必需的，糖尿病病人的饮食应该是有足够热量的均衡饮食，应根据病人的标准体重和劳动强度，制定其每日所需的总热量。总热量中的50%～55%应来自碳水化合物，主要由粮食来提供；15%～20%的热量应由蛋白质提供；其余25%～30%的热量应由脂肪提供，脂肪包括烹调油。如果不吃或很少吃粮食，其热量供应靠蛋白质和脂肪，长此以往，病人的动脉硬化、脑血栓、脑梗死、心肌梗死及下肢血管狭窄或闭塞的发生机会就会大大增加。

目前市场上出现了"无糖"的食物，一般是指这些食品中没有加进蔗糖，而是采用甜味剂制成的。美国纽特健康糖是天门冬氨酸和苯丙氨酸组成的双肽糖，是较好的甜味剂。吃甜味剂与麦粉制作的各种食品时，麦粉或米粉等这些粮食应该计算在规定的主食量中，也是不能随意吃的，多吃后血糖是会增高的。

既然甜食不敢多吃，食用肉类等食品过多，也会使病人血脂升高，增加冠心病的发生机会，肉类食品提供的热量较高，病人容易发胖。因此，肉类食品的摄取量应计算在蛋白质和脂肪的分配量中。

糖尿病病人宜少量多餐。每天多吃几顿饭，每顿少吃一点，可以减少餐后高血糖，有助于血糖的平稳控制。

此外，糖尿病病人的饮食宜低盐、低脂，多吃新鲜蔬菜。对能否进食水果的问题，糖尿病病人的饮食是控制总热量的均衡饮食。根据食品所含热量，我们制定了食品交换份，每份90千卡。例如25克大米是1份，200克的苹果也是1份。假如某病人每日需热量1800千卡，就是20份。粮食占10份，吃1份苹果就少吃25克大米。吃水果也应计算在总热量内，并且不要和饭同时吃，而是作为两餐之间的加餐，这样安排比较恰当。食品交换份的办法，病人需要掌握。

糖尿病患者宣言：不做水果绝缘人

李时珍在《本草纲目》里一再强调人吃东西关键要吃对，吃得合适了不仅不生病，还会有强身健体的作用。然而，很多糖尿病患者出于忌口的原因，始终与水果保持距离。其实糖尿病病人可以吃水果，关键是根据病情科学合理地选用。

水果中的糖类包括果糖和葡萄糖及蔗糖。这些糖都属于单糖，食后血糖很快上升。其中果糖在代谢过程中不需要胰岛素的参与，所以糖尿病患者可以在营养师的指导下，根据病情选用部分水果。

不是所有的糖尿病患者都能吃甜的水果，只有病情稳定，血糖基本控制的患者才可以吃。一般说来，空腹血糖7.8毫摩尔/升以下（140毫克/分升），餐后2小时血糖在10毫摩尔/升（180毫克/分升）以下，以及糖化血红蛋白75%以下，病情稳定，不常出现高血糖或低血糖的患者，可以在营养师的指导下选用含糖量低、味道酸甜的水果。对于一些血糖高、病情不稳定的患者只能选用含糖量在5%以下的蔬菜、水果，像草莓、西红柿、黄瓜等。

糖尿病患者选择水果的依据主要是根据水果中含糖量及淀粉的含量，以及各种不同水果的血糖指数而定。

推荐选用每100克水果中含糖量少于10克的水果，包括青瓜、西瓜、橙子、柚子、柠檬、桃子、李子、杏、枇杷、菠萝、草莓、樱桃等。此类水果每100克可提供20～40千卡的能量。

每100克水果中含糖量为11～20克的水果要慎重选用，包括香蕉、石榴、甜瓜、橘子、苹果、梨、荔枝、杞果等。此类水果每100克可提供50～90千卡能量。

每100克水果中含糖量高于20克的水果不宜选用，包括红枣、红果，特别是干枣、蜜枣、柿饼、葡萄干、杏干、桂圆等干果，以及果脯应禁止食用。含糖量特别高的新鲜水果，如苹果、柿子、莱阳梨、肥城桃、哈密瓜、玫瑰香葡萄、冬枣、黄桃等也不宜食用。此类水果每 100 克提供的能量超过 100 千卡。

水果是糖尿病食谱的一部分。每 100 克新鲜水果产生的能量为 20 ~ 100 千卡。严格地讲，每天每个患者适宜吃多少水果都应该由营养师进行计算。但是一般情况下，血糖控制稳定的患者，每天可以吃 150 克左右含糖量低的新鲜水果。如果每天吃新鲜水果的量达到 200 ~ 250 克，就要从全天的主食中减掉 25 克（半两），以免全天总能量超标。

吃水果的时间最好选在两餐之间，饥饿时或者体力活动之后，作为能量和营养素补充。通常可选在上午 9 点半左右，下午 3 点半左右，或者晚饭后 1 小时或睡前 1 小时。不提倡餐前或饭后立即吃水果，避免一次性摄入过多的碳水化合物，致使餐后血糖过高，加重胰腺的负担。

每个人的具体情况不同，每种水果对血糖的作用也不一样。家中有血糖仪的患者如果在吃水果之前，以及吃水果后 2 小时测一下血糖或尿糖，对了解自己能否吃此种水果，吃得是否过量，是很有帮助的。

糖尿病患者的饮食禁忌

除了药物治疗和饮食控制之外，糖尿病患者一定要牢记以下饮食禁忌，以免前功尽弃。

（1）减少食盐的摄入。人体不能缺食盐，否则会出现乏力、头痛、厌食、恶心、嗜睡甚至昏迷。但并不是食盐越多越好，过多的食盐对身体有害，如导致高血压或对抗治疗高血压药物疗效，发生水肿，甚至心、肾功能衰竭。食盐摄入过多还可能增强食欲，不利于糖尿病的饮食控制。对于糖尿病患者来说，其本身患高血压的机会比正常人高两倍。因此限制食盐摄入就非常必要了。

（2）减少精制糖的摄入，不用蔗糖烹调食物，在茶、咖啡等饮料中不加蔗糖，不喝富含蔗糖的饮料，买一些无糖罐头或人工甜味剂制品代替糖制品。

（3）禁用含碳水化合物过高的甜食，如葡萄糖、蔗糖、麦芽糖、蜂蜜、甜点心、红糖、冰糖、冰淇淋、糖果、甜饼干、糕点、蜜饯、杏仁茶等含纯糖食品。

（4）糖尿病患者应少吃动物内脏、鱼子、肥肉、猪油、牛油、羊油等。少吃油炸食物，因高温可破坏不饱和脂肪酸。

（5）糖尿病病人不宜多吃水果。水果中含有较多的果糖和葡萄糖，而且能被机体迅速吸收，引起血糖增高。香蕉、葡萄、柿子、橘子等最好不吃。

（6）糖尿病患者不可饮酒。酒精对机体代谢的影响是多方面的。对于糖尿病患者来说，饮酒的后果是十分严重的。在执行糖尿病饮食控制的患者中，非饮酒者60%可见血糖控制改善，而饮酒者只能达到40%，在不实行饮食治疗的患者中，病情大多会发生恶化，如果再加上饮酒则后果更为严重。饮酒对糖尿病患者的影响是多方面的，主要表现在①发生高脂血症；②糖尿病难于控制；③引起营养不良；④发生低血糖；⑤低血糖的症状有时与醉酒的症状相似，容易混淆，从而耽误了低血糖的抢救；⑥引起糖尿病症状性酮症酸中毒；⑦长期饮酒可引起酒精性肝炎，肝硬化及多种脏器损伤，并产生酒精依赖性、成瘾性；⑧使某些降糖、降脂或降压药的作用降低。

运动疗法——治疗糖尿病的一把双刃剑

运动疗法对于糖尿病病人来说，是把双刃剑。如果运动不当，可能导致血糖进一步升高。糖尿病患者的眼睛容易并发视网膜疾病，因此过度运动还可能导致病人眼底出血，从而加剧对眼睛的伤害。

但是，糖尿病患者做适量的运动，还是有好处的。运动可以使人心情舒畅，增强心肺功能，减少高血压及冠状动脉疾病，从而降低心血管疾病的发生；运动可保持理想的体重，以减少对胰岛素的抗拒性；促进肌肉和组织对糖的利用，从而减少尿糖、降低血糖，避免或延迟各种并发症。

那么，糖尿病病人究竟应该如何运动呢？

首先，运动前要做好充分的准备工作。

（1）首先作一次全面的体格检查，检查内容包括：血糖、糖化血红蛋白、血压、心电图、心肝肾肺功能、眼底、神经系统、周围血管等。评估实际生活中的活动量情况，如让患者带着计步器测定，活动量过少者为每日 2000 步以内，活动量中等者为每日 2000 ~ 10000 步，活动量较大者为每日 >10000 步。如果让每日活动量在 2000 步以下的糖尿病患者突然增加至每日 10000 步是不合适的。

（2）选择合适的运动鞋、棉袜和运动装。

（3）寻找合适的运动伙伴，让他们了解病情，了解出现意外要如何处理。

（4）天气不好、身体不适时要停止运动。

（5）随身携带糖尿病救助卡，并带一些糖果、饼干等小食品，以预防低血糖的发生。

糖尿病病人有其特殊情况，因此在运动锻炼中除遵循正常人的循序渐进、持之以恒及因人而异选择运动量、运动项目外，还有以下几点是应当提请注意的：

（1）尽可能在饭后 1 ~ 2 小时参加运动，这时血糖较高，不会发生低血糖。

（2）避免在胰岛素或口服降糖药作用最强时进行运动，注意降糖药放在餐前 30 分钟左右服用，这样病人在饭后 1 ~ 2 小时参加运动是比较安全的。

（3）不宜在空腹情况下运动，有晨练习惯的病人运动前要进点食，如喝一杯牛奶加几块饼干，并随身带几块糖果。

（4）避免在恶劣气候条件下户外运动。户外特别是野外运动后，要检查脚和手，及时发现外伤，预防感染。

（5）若运动中出现不适，例如饥饿感、出冷汗心悸、心跳加快，应考虑低血糖反应，及时补糖；如果出现胸闷、胸痛或腿痛，应立即停止运动，并尽可能到附近医院就诊、检查。

标本兼治——中医治疗糖尿病的自然疗法

中医治疗糖尿病是以整体观念、辨证论治为主，采用益气养阴、清热活血等治疗原则，调整人体内环境，改善患者代谢状况。中药降血糖短期效果较西药弱，但作用缓和而持久，且由于许多中药具有双向调节作用，一般不会引起低血糖。传统中医治疗糖尿病是根据临床症状进行治疗。随着现代医学诊断技术的发展，现时治疗糖尿病已将现代医学检查项目包含在内，做到中医辨证和西医辨病相结合。临床一般将患者分为阴虚型、气阴两虚型和阴阳两虚型三型分型论治：

（1）阴虚燥热型（多见于糖尿病的早期）。临床表现：烦渴多饮、随饮随喝；咽干舌燥、多食善饥；溲赤便秘；舌红少津苔黄、脉滑数或弦数。主要采用养阴清热方法。一般选用一贯煎加味治疗（主要中药有生地、沙参、枸杞子、麦冬、川楝子等）。

（2）气阴两虚型（多见于糖尿病的中期）。临床表现：乏力气短；自汗、动则加重；口干舌燥；多饮多尿；五心烦热；大便秘结；腰膝酸软；舌淡或红暗、舌边有齿痕、苔薄白少津或少苔、脉细弱。主要采用益气养阴方法。一般选用生脉散加味治疗（主要中药有太子参、麦冬、五味子、生地、苍术等）。

（3）阴阳两虚型（多见于糖尿病病程较长者）。临床表现：乏力自汗；形寒肢冷、腰膝酸软、耳轮焦干；多饮多尿、混浊如膏；或浮肿少尿，或五更泻、阳痿早泄；舌淡苔白、脉沉细无力。主要采用温阳育阴方法。一般选用金匮肾气丸治疗（主要中药有肉桂、附子、生地、茯苓、山萸肉等）。

第二章

小小食物神通广大，抗击血糖的
食物就在身边

白菜——低糖蔬菜，具有降血糖的功效

大白菜是冬季上市最主要的蔬菜种类，有"菜中之王"的美称。由于大白菜营养丰富，味道清鲜适口，做法多种，又耐贮藏，所以是人们常年食用的蔬菜。

但是，冬天是人们吃大白菜最多的时候，这是为什么呢？因为冬季天气寒冷，人们都会穿得很厚，很多时间待在温暖的室内，人体的阳气处于潜藏的状态，需要食用一些滋阴潜阳理气之类的食物，于是大白菜就成了这个季节的宠儿。

大白菜的营养价值很高，对人体有很好的保健作用。《本草纲目》中说大白菜"甘渴无毒，利肠胃"。祖国医学认为，大白菜味甘，性平，有养胃利水、解热除烦之功效，可用于治感冒、发烧口渴、支气管炎、咳嗽、食积、便秘、小便不利、冻疮、溃疡出血、酒毒、热疮。由于其含热量低，还是肥胖病及糖尿病患者很好的辅助食品；此外，常吃大白菜还能防癌。

大白菜还是一款美容佳蔬，它含有丰富的纤维素，不仅可以促进肠蠕动，帮助消化，防止大便干燥，还可用来防治结肠癌。特别值得推崇的是，大白菜中维生素 E 的含量比较丰富，可防治黄褐斑、老年斑，是一种经济健康的美容美颜蔬菜。因为，维生

素 E 是脂质抗氧化剂，能够抑制过氧化脂质的形成。皮肤出现色素沉着，老年斑就是由于过氧化脂质增多造成的。所以，常吃大白菜，能防止过氧化脂质引起的皮肤色素沉着，抗皮肤衰老，减缓老年斑的出现。

俗话说"萝卜白菜，各有所爱"，这句话是有来源的。在凉拌白菜和炖白菜的时候最好不要放萝卜，因为那样可能会产生一些相互破坏营养成分的不利影响。

北方的冬天，人们经常把大白菜腌制成酸菜，但是，酸菜不宜常吃，特别是大白菜在腌制 9 天时，是亚硝酸盐含量最高的时候，吃了容易使人中毒，因此腌制白菜至少要 15 天以后再食用。

有的人食用大白菜还喜欢炖着吃，而实际上各种蔬菜都是急火快炒较有营养，炖的过程中各种营养素尤其是维生素 C 的含量会损失较多。

另外，有慢性胃炎和溃疡病的人，大白菜要少吃一些。

推荐食谱：

1. 栗子炖白菜

材料：生栗子 200 克，白菜 200 克，鸭汤、盐、味精各适量。

做法：栗子去壳，切成两半，用鸭汤煨至熟透，白菜切条放入，加入盐、味精少许，白菜熟后勾芡即可。

功效：健脾补肾、补阴润燥。

2. 海米白菜汤

材料：白菜心 250 克，海米 30 克，高汤 500 克，火腿 6 克，水发冬菇 2 个，精盐 3 克，味精 2 克，鸡油 6 克。

做法：将白菜心切成长条，用沸水稍烫，捞出控净水，海米用温水泡片刻，火腿切成长条片，把冬菇择洗净，挤干水后，切两半。汤勺内加高汤、火腿、冬菇、海米、白菜条、精盐烧开，撇去浮沫，待白菜烂时加味精，淋上鸡油即成。

功效：排毒养颜、预防感冒。

卷心菜——调节糖代谢，预防心脏病等并发症

卷心菜，也叫包心菜、甘蓝、蓝菜等，《本草纲目》中记载："卷心菜补骨髓，利五脏六腑，利关节，通经络，中结气，明耳目，健人，少睡，益心力，壮筋骨。"中医认为，卷心菜性平，味甘，可入脾经、胃经，有健脾养胃、行气止痛之功，适用于治疗脾胃不和、脘腹胀满或拘急疼痛等症。德国人认为，卷心菜是菜中之王，能治百病。

卷心菜是一种天然的防癌食品，能抑制体内致癌物的形成。还能清除体内产生的过氧化物，保护正常细胞不被致癌物侵袭。从卷心菜中提取到的萝卜硫素，是能活化人体组织的一种活化酶，能够抑制癌细胞的生长繁殖，对治疗乳腺癌和胃癌特别有效。

卷心菜还含有抗溃疡因子，能促进上皮黏膜组织的新陈代谢，加速创面愈合，对胃和十二指肠溃疡有较好的辅助治疗作用。它还含有植物杀毒素，有抗微生物功能，可预防、治疗咽喉疼痛及尿路感染。

但是，卷心菜含少量的致甲状腺肿物质，会干扰甲状腺对碘的利用，如果你生活在缺碘地区，那么最好不吃或少吃卷心菜。

那么，怎样来挑选卷心菜呢？一般来讲，优质卷心菜相当坚硬结实，放在手上很有分量，外面的叶片为绿色并且有光泽。但是，春季的新鲜卷心菜一般包得有一些松散，要选择水灵且柔软的那种。

羊肉卷心菜汤

材料：羊肉、卷心菜、调味品各适量。

做法：羊肉洗净后切成小块，放入锅中。用清水将羊肉煮熟，然后放入洗净且切碎的卷心菜稍煮，加入调料即可。每日一次，可佐餐食用。

功效：温中暖胃，适合脾肾阳虚所致的脘腹冷痛且胀满不适、

食欲缺乏、食少等症。

芹菜——防止餐后血糖值迅速上升

芹菜是一种能过滤体内废物的排毒蔬菜。《本草纲目》中这样说芹菜："旱芹，其性滑利"。意思就是芹菜能清肝利水，可帮助有毒物质通过尿液排出体外。

芹菜中含有丰富的纤维，可以像提纯装置一样，过滤体内的废物。经常食用芹菜可以刺激身体排毒，预防由于身体毒素累积所造成的疾病。不仅如此，芹菜的食疗功效也让人吃惊。

降压：医生常告诉高血压病人要多吃芹菜，就是因为芹菜有良好的降压效果。而且芹菜生吃比熟吃降血压的效果更好。

镇静安神：从芹菜子中分离出的一种碱性成分，对动物有镇静作用，对人体起安定作用。

防癌、抗癌：芹菜是高纤维食物，它经肠内消化作用产生一种木质素或肠内脂的物质，这类物质是一种抗氧化剂，高浓度时可抑制肠内细菌产生的致癌物质。它还可以加快粪便在肠内的运转时间，减少致癌物与结肠黏膜的接触，从而达到预防结肠癌的目的。

养血补虚：芹菜含铁量较高，能补充妇女经血的损失，经常食用能避免皮肤苍白、干燥、面色无华，而且可使目光有神、头发黑亮。

大多数人食用芹菜都去其叶，其实芹菜叶营养价值比芹菜茎高，芹菜叶的抗坏血酸含量远大于芹菜茎，且抗癌功效更为显著。芹菜不能和苋菜、鳖同时食用，若食之会中毒。一旦中毒，可用绿豆解毒。

1. 芹菜粥

材料：芹菜 40 克，粳米 50 克。

做法：把芹菜洗净去根备用。倒入花生油烧热，爆葱，添米、水、盐，煮成粥，再加入芹菜稍煮，调味精即可。

功效：清热利水，可作为高血压、水肿患者的辅助食疗品。

2.芹菜拌干丝

材料：芹菜250克，豆干300克。

做法：芹菜洗净切去根头，切段；豆干切细丝，备用。下锅煸炒姜、葱，加精盐，倒入豆干丝再炒5分钟，再加入芹菜翻炒，味精调水倒入，炒熟起锅即成。

如果你实在难以接受芹菜的味道，那还有如下方法来帮你利用它的美容价值。将芹菜的根和叶粉碎，加两杯水煮15～20分钟，过滤后备用。早晚各擦一次脸和手，有很好的润肤效果。

功效：降压平肝，通便。

韭菜——改善糖尿病症状，防治并发症

韭菜也叫起阳菜、壮阳菜，是我国传统蔬菜，它颜色碧绿、味道浓郁，自古就享有"春菜第一美食"的美称。这是因为，春天气候渐暖，人体内的阳气开始生发，需要保护阳气，而韭菜性温，可祛阴散寒，是养阳的佳蔬良药，所以春天一定要多吃韭菜。

韭菜的味道以春天时最美，自古以来，赞扬春韭者不计其数。"夜雨剪春韭，新炊间黄粱。"这是唐朝大诗人杜甫的名句。《山家清供》载，六朝的周颙，清贫寡欲，终年常蔬食。文惠太子问他蔬食何味最胜？他答曰："春初早韭，秋末晚菘。"《本草纲目》也记载"正月葱，二月韭"。就是说，农历二月生长的韭菜最适合人体健康。

按照中医"四季侧重"的养生原则，春季补五脏应以养肝为先，而它正是温补肝肾的首选食物。可如果到了夏季就不宜过多食用韭菜，因为这个时期韭菜已老化，纤维多而粗糙，不易被吸收，多食易引起腹胀、腹泻。

韭菜性温，味甘、辛，具有补肾壮阳、温中开胃、散瘀活血之功效。可以治疗跌打损伤、噎嗝、反胃、肠炎、吐血、鼻出血、胸痛、阳痿、早泄、遗精、多尿等症。

韭菜有扩张血管，降低血脂，从而有效预防心肌梗死的作用。

韭菜中含膳食纤维较多，有预防便秘和肠癌的作用；所含 α-胡萝卜素、β-胡萝卜素可预防上皮细胞癌变；所含维生素 C 和维生素 E 均能抗氧化，帮助清除氧自由基，既可提高人体的免疫功能，又可增强人体的性功能，并有抗衰老的作用。

此外，春天人体肝气易偏旺，从而影响到脾胃消化吸收功能，此时多吃韭菜可增强人体的脾胃之气，对肝功能也有益处。《诗经·国风·豳风》："四之日其蚤，献羔祭韭。"说明在几千多年前，我国已经有了韭菜，它还是祭品，在菜蔬中地位很高。《礼记》也说，庶人春荐韭，配以"卵"，大概是用鸡蛋炒韭黄祭祖宗之意。

需要注意的是，韭菜不要与白酒、蜂蜜、牛肉、菠菜同食。

虾仁韭菜

材料：虾仁 30 克，韭菜 250 克，鸡蛋 1 个，食盐、酱油、淀粉、植物油、麻油各适量。

做法：先将虾仁洗净水发涨，约 20 分钟后捞出淋干水分待用。韭菜择洗干净，切 3 厘米长段备用；鸡蛋打破盛入碗内，搅拌均匀加入淀粉、麻油调成蛋糊，把虾仁倒入拌匀待用；炒锅烧热倒入植物油，待油热后下虾仁翻炒，蛋糊凝住虾仁后放入韭菜同炒，待韭菜炒熟，放食盐、淋麻油，搅拌均匀起锅即可。

功效：补肾阳、固肾气、通乳汁。

菠菜——含类似胰岛素样物质，使血糖保持稳定

菠菜又名菠菱、赤根菜、鹦鹉菜等，其根红叶绿，鲜嫩异常，十分可口。在古代，中国人称菠菜为"红嘴绿鹦哥"。现在是我国各地普遍食用的一种蔬菜，一年四季均有，但以春季为佳。

菠菜含大量维生素 A、B 族维生素、维生素 C，尤其含有造血不可缺少的元素——铁，以及蛋白质、钙、叶酸、草酸和纤维等营养元素。

中医认为菠菜性甘凉，具有养血、止血、敛阴、润燥的功效。

吃错会生病 吃对不吃药

菠菜中含有丰富的铁，维生素 C 能够提高铁的吸收率，并促进铁与造血的叶酸共同作用，有效地预防贫血症。

菠菜中含有一种类胰岛素样物质，其作用与胰岛素非常相似，能使血糖保持稳定。

菠菜含有丰富的胡萝卜素、维生素 A、维生素 B₂ 等，能够保护视力，防止口角炎、夜盲等维生素缺乏症。

菠菜中含有大量的抗氧化剂，具有抗衰老、促进细胞增殖、激活大脑功能、增强青春活力的作用。

宜食者：一般人都可食用，特别适宜贫血和电脑工作者。糖尿病人（尤其 2 型糖尿病之人）经常吃些菠菜有利于血糖保持稳定。

忌食者：脾胃虚寒、腹泻、便溏者应少食，肾炎和肾结石患者不宜食。

生煸菠菜

材料：菠菜 500 克，植物油、精盐、白糖、味精皆适量。

做法：把菠菜择好洗净，切成 3 厘米的长段。炒锅上火，倒入植物油烧热，烧至八成热时放入菠菜段翻几下，菜软近熟，添加精盐、白糖、味精，淋上植物油，翻炒两下即可。

功效：养血润燥，润肠通便；对慢性胃炎、贫血、习惯性便秘、痔疮、肛裂有疗效。

绿豆芽——补充蛋白质，减少消化系统对糖分的吸收

绿豆芽清爽可口，是不少人非常青睐的食物，但是很多人只知道绿豆芽好吃，却不知道绿豆芽的营养非常丰富。

我国栽培制作绿豆芽已有近千年的历史。《本草纲目》说它"解酒毒热毒，利三焦"。绿豆芽性凉、味甘，不仅能清暑热、通经脉、解诸毒，还能调五脏、美肌肤、利湿热，适用于湿热瘀滞、食少体倦、热病烦渴、大便秘结、小便不利、目赤肿痛、口鼻生疮等患者。

体质属痰火湿热的人，平日面泛油光，胸闷口苦，头昏，便

秘，足肿汗黄，血压偏高或血脂偏高，而且多嗜烟、酒、肥腻者，应该常吃绿豆芽，因为它可以清肠胃，解热毒。

绿豆芽的维生素 C 含量很高。据说，第二次世界大战中，美国海军就是因为无意中吃了受潮发芽的绿豆，竟治愈了困扰全军多日的坏血病，这就是豆芽中维生素 C 的功劳。此外，绿豆芽可清肠排毒，是便秘患者的健康蔬菜。它还可以用来治疗口腔溃疡。而且绿豆芽所含的热量很低，经常食用，还能起到减肥的目的。

但是，绿豆芽所含的膳食纤维较粗，不易消化，且性偏寒，所以脾胃虚寒之人不宜久食。在吃绿豆芽的时候不要吃猪肝。

1. 炝绿豆芽

材料：绿豆芽 1000 克，精盐 25 克，花椒油 25 克，葱丝 5 克，姜 3 片，香菜 2 棵，醋 15 克。

做法：将绿豆芽择好，用清水漂洗干净，放入开水氽一下，捞出控干，盛入盘里。将盐、醋撒在豆芽菜上拌匀，最后放上葱、姜、香菜段，浇上花椒油即可食用。

功效：清热解毒。

2. 凉拌绿豆芽

材料：绿豆芽 400 克，糖、醋少许。

做法：将绿豆芽洗净，用沸水焯 30 秒，沥干水分，加入糖、醋拌匀，即可食用。

功效：清热、利尿、排毒。

苦瓜——植物胰岛素

盛夏时节，烈日炎炎，用苦瓜做菜佐食，能消暑涤热，让人胃口大开，备受人们欢迎。苦瓜因外皮有瘤状突出，又有"葡萄酒"之称。因苦瓜从不把苦味渗入别的配料，所以又有"君子菜"的美名。

苦瓜营养丰富，有清热解毒的功效。苦瓜还可促使人体免疫系统抵抗癌细胞，经常食用，可以增强人体免疫功能。

历代医学都认为苦瓜有清暑涤热，明目解毒的作用。李时珍认为："苦瓜气味苦、性寒、无毒，具有除邪热，解劳乏，清心明目，益气壮阳的功效。"苦瓜还具有降血糖的作用，因此它是糖尿病患者的理想食品。

夏季吃苦瓜可以清热解暑同时又可补益元气，可贵的是苦瓜还有补肾壮阳的功效，这对于男人来说是更好的选择，当然女人同样也需要补肾。

但是，尽管夏天天气炎热，人们也不可吃太多苦味食物，并且最好搭配辛味的食物（如辣椒、胡椒、葱、蒜），这样可避免苦味入心，有助于补益肺气。另外，脾胃虚寒及腹痛、腹泻的人最好少吃苦瓜。

苦瓜粥

材料：苦瓜 100 克，玉米 50 克，冰糖适量。

做法：先把玉米淘净，再将苦瓜洗净，剖开去籽和瓤，切成片。将玉米和苦瓜一起放入锅中加适量水煮粥，粥快好时，放入冰糖搅拌均匀即可。

功效：清热祛暑、降糖降脂。

丝瓜——对燥热伤肺、胃燥伤津型的糖尿病患者有益

丝瓜又名天丝瓜、天罗、蛮瓜、天吊瓜等，是葫芦科一年生草本植物丝瓜的鲜嫩果实，也是人们常吃的蔬菜之一。它有两副模样：普通型的呈细长圆筒形、长棒形，密生茸毛，无棱，嫩时瓜果清脆；棱角型的瓜形体大、短粗，无茸毛，有棱角，嫩时软脆，适于炒食。丝瓜的药用价值很高，全身都可入药。

丝瓜含有人体所需的水分、维生素、蛋白质、脂肪、钙、铁、磷以及干扰素的诱生剂、糖、核酸等营养成分，所含的矿物质、木糖胶等物质对人体也非常有益，其营养成分含量在瓜类中名列前茅。

中医认为丝瓜性凉，味甘，具有清热化痰、凉血解毒、安胎

通乳的功效。可治疗热病烦渴、痰喘咳嗽、肠风痔漏、血淋、疔疮、乳汁不足、痈肿等病症。

因为丝瓜中维生素 C 较多，所以常食可防治坏血病；又因为其维生素 B_1 含量较多，所以可以促进小儿大脑发育和保持中老年人大脑健康。

丝瓜是增白、祛皱的天然美容品，据医学家实验证明，长期食用丝瓜或用丝瓜液擦脸，可以让肌肤柔嫩、光滑，并可预防和消除痤疮和黑色素沉着。丝瓜中含有丰富的维生素、矿物质、植物黏液和木糖胶，因此许多精华液中都加入了丝瓜水提取物，在日本化妆品市场，这类精华液是许多女性的美容必备品。

宜食者：身热烦渴、痰喘咳嗽、肠风痔漏，妇女月经不调和产后乳汁不足等病症的人适宜食用；儿童和老年人也适宜食用。

忌食者：脾胃虚寒、腹泻者忌食丝瓜。

蜂蜜丝瓜花茶

材料：鲜丝瓜花 10 克，蜂蜜适量。

做法：将鲜丝瓜花洗净、晾干，放在茶盅里，拿开水冲泡，闷 20 分钟后，倒进蜂蜜，搅拌均匀即可。

功效：清热生津、补虚止喘；对支气管哮喘、咽喉炎、肺结核有疗效。

黄豆芽——辅助降血糖，防治心血管并发症

黄豆芽又名大豆芽、清水豆芽，我国的豆芽菜是当今世界上最"天然""健康"的食物之一，特别是金灿灿的"如意菜"——黄豆芽。黄豆在发芽过程中有更多的营养元素被释放出来，更利于人体吸收，营养更胜黄豆一筹。

黄豆芽含有丰富的营养成分，富含维生素 A、维生素 B_2、维生素 C、维生素 E、胡萝卜素、叶酸等维生素类营养素，还有钙、铁、磷、镁、锌、硒等多种矿物质元素。

黄豆芽能营养毛发，使头发保持乌黑发亮，对面部雀斑有较

好的淡化作用。黄豆芽中富含纤维素，是便秘患者的健康蔬菜，有预防消化道癌症（食管癌、胃癌、直肠癌）的作用。同时它又含有丰富的维生素 B_2，可防治维生素 B_2 缺乏症。其中还含有丰富的蛋白质和维生素 C，具有保护肌肉、皮肤和血管，消除紧张综合征的作用。还含有一种干扰素诱生剂，能诱发干扰素，增强体内抗病毒、抗癌肿的能力。常吃黄豆芽对青少年生长发育、预防贫血也大有益处。

宜食者：普通人群都可食用。

忌食者：黄豆芽性寒，慢性腹泻及脾胃虚寒者忌食。

黄豆芽蘑菇汤

材料：黄豆芽 250 克，鲜蘑菇 50 克，猪油、精盐、味精各适量。

做法：将黄豆芽放入清水中去壳，用水冲洗干净，待用。把蘑菇放入水中加精盐浸泡半小时，换水洗净，切成丝，待用。将煮锅洗净，置于火上，煮沸后放入猪油、豆芽、蘑菇丝，到沸点时，点入精盐、味精调味，再煮 3 ~ 5 分钟，起锅，温食。

功效：清热利湿，消水肿，清积热。孕妇常食可治高血压、妊娠水肿等症。

黄瓜——防治糖尿病合并高脂血症

说起黄瓜，我们都再熟悉不过，其实，它本来是叫胡瓜的，那为什么改成黄瓜了呢？这里面还有一个故事。

据说，后赵王朝的建立者石勒是入塞的羯族人，也就是百姓口中的"胡人"。他登基做皇帝后，对这个词很恼火，于是制定了一条法令：无论说话写文章，一律严禁出现"胡"字，违者问斩。法令听起来严酷无比，不过也只是石勒用来警醒人民的，真的遇到了犯忌的人，倒不一定真的会问斩。某次，石勒召见地方官员，襄国郡守樊坦就无意间犯了忌讳。他急忙叩头请罪，石勒也并没有多加指责，不过等到召见后例行"御赐午膳"时，石勒指着一盘胡瓜问樊坦："卿知此物何名？"樊坦看出这是石勒故意整他，便恭恭敬敬地回答道："紫案佳肴，银杯绿茶，金樽甘露，玉盘黄瓜。"石勒听后，龙颜大悦。自此，胡瓜就有了新名字——黄瓜。

《本草纲目》中说黄瓜有清热、解渴、利水、消肿的功效。也就是说，黄瓜对肺、胃、心、肝及排泄系统都非常有益，能使人的身体各器官保持通畅，避免堆积过多的体内垃圾，生吃能起到排毒清肠的作用，还能化解口渴、烦躁等症。

黄瓜是难得的排毒养颜食品。黄瓜能美白肌肤，保持肌肤弹性，抑制黑色素的形成。经常食用它或贴在皮肤上可有效地对抗皮肤老化，减少皱纹的产生。而黄瓜所含有的黄瓜酸能促进人体的新陈代谢，排出体内毒素。

黄瓜就像是人身体内的"清道夫"，认认真真地打扫着人的内环境，保持着它的清洁和健康。

不过需要注意的是，黄瓜性凉，患有慢性支气管炎、结肠炎、胃溃疡的人宜少食为妥。如果要食用，也应先炒熟，而要避免生食。

香干炒黄瓜

材料：黄瓜 500 克，豆腐干 100 克。

做法：将黄瓜和豆腐干洗净切片，放置一边备用。锅置火上，烧热油后，下入葱末炝锅，放入黄瓜煸炒片刻后再下豆腐干，烹入料酒，加入味精、盐，淋上香油，颠炒几下即可出锅。

功效：清热、降糖。

第八篇

高处不胜寒

——高血压、高脂血症患者的饮食与中医调药

第一章
血压高莫惊慌，食物让高血压"低头"

是谁引爆了高血压的"导火索"

虽然高血压这颗炸弹潜伏在人们身边，但如果你足够谨慎，那么就可以与它相安无事。就怕有些健康意识淡薄的人，对这种病症抱一种无所谓的态度，仗着自己年轻，天不怕地不怕，这是最致命的。

虽然高血压病的发病原因还不是很明确，但是一些因素可以导致高血压的发病，下面我们还是一起来看一下，到底是谁引爆了高血压的"导火索"：

肥胖

肥胖与高血压有高度的相关性。有关资料显示，超重、肥胖者高血压患病率较体重正常者要高 2 ～ 3 倍。肥胖者体内血容量增高，心排出量高，肾上腺素活性增高，可导致血压升高。在高血压人群中 30% 以上属超重肥胖。

遗传

调查发现，高血压是多基因遗传，在同一个家庭高血压患者会集中出现。双亲若一方有高血压，则其子女的高血压患病率要比双亲均无高血压的高出 1.5 倍；双亲均有高血压者，其子女高血压患病率要高 2 ～ 3 倍。遗传性高血压患者有两种类型的基因遗传：（1）具有高血压的主基因，随着年龄增长必定发生高血压。（2）具有高血压副基因，这些人如无其他诱发高血压的因素参与则不发病，但目前如何从形态、生化或功能方面检测出这些遗传素质还是很困难的。

性格因素

已发现高血压与性格及心理状态密切相关。急躁、易怒、爱激动可使人体的肾上腺素、去甲肾上腺素、多巴胺和胰岛素分泌明显高于正常人。这些物质能引起神经系统兴奋，心跳加快，血管收缩，血压升高，时间长了就易患高血压。

神经、精神因素

如一个人长期处于精神紧张状态或常遭受精神刺激，易引起高血压。比如那些长期从事紧张度高的职业，如司机、售票员高血压的患病率达 11.3%，其次是电话员、会计、统计人员，患病率达 10.2%。这说明高血压在从事注意力高度集中、精神紧张又缺少体力活动者中易发生。

膳食影响

食盐摄入过多也是高血压最常见、最重要的原因之一。钠摄入过多可造成水分在体内潴留，增加血容量。钠还能增加交感神经的紧张度，促使血管收缩压上升。高血压病人每日盐摄入量应低于 6 克。世界卫生组织建议每日食盐摄入量应当控制在 5～6 克以下，大约相当于一个 3 口之家每月食用 500 克盐左右。此外饮酒过量，长期喝咖啡，膳食中缺少钙，饱和脂肪酸摄入过多，不饱和脂肪酸与饱和脂肪酸比值降低等均可使血压升高。

吸烟

烟草中尼古丁可使人体血管活性物质增多，诱发血管痉挛，导致血压升高。

健康自测：你的血压"高"吗

高血压是指收缩压和（或）舒张压持续升高，一般要在数周之内非同日两次测血压均增高，方可诊断为高血压。血压处于临界水平，则需3～6个月的时间来肯定测定值，如果血压明显升高或病人已有心、脑、肾等脏器并发症，观察时间可缩短。1999年2月，世界卫生组织规定，血压增高达到140/90毫米汞柱，方可诊断为高血压。血压在130～139/85～89毫米汞柱为血压的"正常高值"。

自测血压的方案目前虽不统一，但根据临床上高血压病人的情况，可采取下列方法：

（1）血压计的选择：可根据需要选购小巧、携带方便、操作简单、读数准确、使用方法容易掌握的血压计。

（2）自测血压的部位：最好在上臂肱动脉处。手腕部位因明显低于心脏水平，测量数据可能相对偏低；手指部位的动脉压力波形提前受到反射波叠加，测量数据相对偏高并且变异较大，因此在手腕和手指部位进行自测血压有待继续研究。

（3）测血压的体位：平卧或坐位，使上臂与心脏保持在同一水平。

（4）自测血压的方法：可根据病人的需要，血压平稳时每周测1～2次，血压波动时至少每天1～2次；最好是在晨起7：00～8：00点和下午19：00～20：00点测量，每次测量3次取平均值记录。

（5）家庭用的血压计特别是电子血压计，读数可能会有偏差。建议与医院的水银柱血压计校对。

高血压患者的健康套餐

高血压是一种以血压持续升高为主的全身慢性疾病，与长期精神紧张，缺少体力活动，遗传等因素有关。患者除血压升高外，

吃错会生病 吃对不吃药

还伴有头痛、头昏、眼花等症状。饮食是控制高血压的最有效也最治本的办法，高血压患者在饮食上应该注意以下几点：

无盐饮食

在食品包装上避免含有"盐""苏打""钠"或带有"Na"标志的食品。

脂肪限量

限制脂肪，减少动物脂肪的摄取，并减少摄取含丰富胆固醇的食物，如蛋黄、肥肉、动物内脏、鱼子及带鱼等。应多摄入不饱和脂肪，常吃新鲜水果、蔬菜。

谨防低钾、低钙、低镁

低钾、低钙、低镁也是高血压发病因素之一。新鲜食物含钾高，所以应多进食新鲜蔬菜和水果，少吃腌制食品等。如果在高钠饮食中加入钙，多吃一些含钙的食物，那么血压会降低。多吃含镁的食物，如坚果、大豆、豌豆、谷物、海鲜、深绿色蔬菜和牛奶，也可降低血压。

清淡饮食

饮食清淡有利于降低血压。有利于治疗的食物有豆类、胡萝卜、芹菜、海带、紫菜、冬瓜、银耳、食用菌、花生、芝麻、核桃、香蕉等。少食一些高脂肪、高胆固醇的食品，如蛋黄、奶油、猪肝、猪脑等。

对症开方：不同类型高血压的食疗法

李时珍认为，对待疾病，要辩证饮食。这句话放在这里，其意为：同为高血压，也有不同的类型，因此，当高血压患者选用食疗方的时候，一定要先认清自己的身体情况，下面介绍几则简易食疗方供高血压患者选用。

一、肝阳上亢型

表现为：眩晕、头胀痛、耳鸣、易怒、面红、目赤、口唇舌红，苔黄，脉弦数。

（1）绿豆粥：绿豆 50 克，白米 50 克。先煮绿豆，放入少许碱、矾，至熟，再入米煮成粥，加糖食，可常用。

（2）海蜇拌菠菜：菠菜根 100 克，海蜇皮 100 克，香油、盐、味精适量。先将海蜇洗净切丝，再用开水烫过，然后将用开水焯过的菠菜根与海蜇加调料同拌，即可食用。每日 1 次。

（3）海蜇荸荠汤：海蜇头 60 克（漂洗去咸味），荸荠 60 克，共煮汤服。每日 1 次。

二、肝肾阴虚型

表现为：眩晕、耳鸣、健忘、失眠多梦、腰酸腿软，舌质红，苔白，脉弦细数。

（1）海参粥：海参 20 克，白米 60 克，煮粥调味食用。

（2）淡菜皮蛋粥：淡菜 30 克，皮蛋 1 个，粳米 60 克，共煲粥调味服食。

（3）发菜蚝豉粥：发菜 3 克，蚝豉 60 克，瘦猪肉 50 克，大米 60 克，煲粥调味服食。

（4）淡菜紫菜汤：淡菜 50 克，紫菜 6 克，先将淡菜加水煮软煮熟，再加紫菜，稍煮片刻，调味服食。

三、阳气虚弱型

表现为：眩晕、耳鸣、心悸、腰膝酸软，畏寒肢冷、便溏、小便清长，舌质淡红，苔白，脉沉细。

（1）杜仲炖猪腰：猪腰 2 个，杜仲 30 克，一同炖熟调味食用。

（2）桂心粥：白米 100 克，桂心末 7 克，先用白米煮粥，粥半熟入桂心末，再文火煲片刻，熟时趁热食用。

（3）韭菜煮蛤蜊肉：韭菜 100 克，蛤蜊肉 150 克，加水适量煮熟，调味服食。

四、瘀血阻络型

表现为：眩晕、健忘、失眠、心悸，面或唇色紫黯，舌有紫斑或瘀点，脉弦涩或细涩。

（1）桃仁莲藕汤：桃仁 10 克，莲藕 250 克，将莲藕洗净切成小块，加清水适量煮汤，调味饮汤食莲藕。

（2）醋煲青蟹：青蟹 250 克，醋 50 克，煮熟，加糖调味服，每日 1 次。

山楂、芹菜、玉米中的降压密码

高血压是由多种发病因素综合影响的结果。主要与情绪激动、饮食变化、生活规律改变、肥胖、运动量减少等有关。其中膳食营养因素在高血压发病中起着重要的作用，比如：饮食中的动物脂肪，胆固醇含量较高，钠盐过多，钾、钙过少，蛋白质质量较差，饮酒过多等。尽管原发性高血压不能治愈，但它能通过饮食被有效控制。合理的饮食结构有助于保持血压平稳。合理的饮食原则是低盐、低脂饮食，适当吃些高纤维素，多吃水果、蔬菜和谷物。

根据《本草纲目》的记载，山楂、芹菜、玉米等都是不错的降压药。下面为高血压患者提供一些食疗方：

（1）山楂 30 ~ 40 克，粳米 100 克，砂糖 10 克。先将山楂入砂锅煎取浓汁，去渣，然后加入粳米、砂糖煮粥。可在两餐之间当点心服食，不宜空腹食，以 7 ~ 10 天为一疗程。健脾胃，消食积，散瘀血。适用于高血压、冠心病、心绞痛、高脂血症。

（2）鲜芹菜半斤，洗净，以沸开水烫约 2 分钟，切细捣烂，绞汁加蜂蜜适量服用，每次服 1 小杯，一日服 2 次。可使血压下降。

（3）桃仁 10 ~ 15 克，粳米 50 ~ 100 克。先将桃仁捣烂如泥，加水研汁去渣，同粳米煮为稀粥。每日 1 次，5 ~ 7 天为一疗程。活血通经，祛痰止痛。适用于高血压、冠心病、心绞痛等。

（4）芹菜红枣汤：鲜芹菜 250 克，红枣 4 个。芹菜洗净，切碎加红枣，水适量煮汤分次饮用。或芹菜 30 克，杭菊花 12 克，共煎汤，代茶饮。或者鲜芹菜 250 ~ 500 克，洗净榨汁，饮服。每日分次饮用。

（5）玉米须冰红茶：玉米须 100 克，冰糖适量。将玉米须加水适量煎水，去渣，加冰糖，再煎片刻至冰糖溶解，代茶饮。每天 1 剂，连服用数天。

治标又治本，降低血压先拯救肝脏

作为一种世界性的常见疾病，高血压严重地危害着人类的健康，此病在各国的患病率高达 10% ~ 20%，甚至会导致脑血管、心脏、肾脏的病变。现在我国高血压患者大约有 1 亿多，基本上都在服用着降压药。其实，高血压最可怕的是它带来的隐患，比如，心、脑、肾最容易受到波及，当然危害性最大的还是心脑血管病了。所以，得了高血压之后，最重要的是从日常生活入手，防止疾病的进一步发展，控制好血压。这样的话，即使血压没有降到正常值，身体的各个器官也会适应这种状态，重新达到一种新的平衡，人一样能够健康地生活。

高血压一般分肝阳上亢和肝肾阴虚两种类型。肝阳上亢的人经常脸色发红，脾气也相对比较暴躁，特别容易着急，这种人血压的波动比较大。肝肾阴虚的人经常会觉得口渴、腰酸腿软、头晕耳鸣等，一般血压波动不大。但是，不管什么类型的高血压患者，都要好好地利用我们人体自身快速降血压的三个关键部位——太冲、太溪和曲池。因为，不管是什么类型，肝阳上亢或者肝肾阴虚，都是肝肾两脏的问题，前者以实证为主，后者主要是肝肾阴虚。

肝五行属木，主藏血，性升发，肾属水，水生木，肝木如果没有肾水的滋润，它就生发太过，血管的压力会加大，血压就会升高；如果肾水充足的话，就可以以柔克刚，把肝的那份"刚性"给中和一下，血管也会变得相对柔韧，血管弹性变好了，就能大大减少心脑血管发病的概率。

太冲穴可以疏肝理气，平肝降逆，不让肝气生发太过；肾经上的太溪穴补肾阴就是给"肝木"浇水；大肠经上的曲池穴可以"扑灭"火气，降压效果最好。如果坚持每天按揉这3个穴位3～5分钟，每次不低于200下，两个月就会有效果。

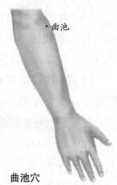

·曲池

曲池穴

另外，用中药泡脚也是比较简易有效的降压方法：取钩藤30克剪碎，放到盆里煮，不要大火，10分钟以后端下，稍微凉一点的时候加一点冰片，然后把双脚放进去，泡20分钟。长期坚持，就会有明显的降血压作用。

在饮食上，高血压患者一定要戒掉一切寒凉的食物，多吃补肾补肝的食品。平时保持心情舒畅、豁达，也能让心经、心包经畅通，有助于血压的控制。总之，高血压是需要从日常生活入手精心调养的病，患者本人一定要注意防治结合。

降服高血压的"擒拿手"

抗击疾病，其实很像是一场武林高手之间的对决。疾病如何向你发难，你就要相应地将其巧妙化解，然后再痛击其要害，将疾病制服。那么，如何对付高血压这种敌人，应该如何出招呢？都不用，你只要学几招"小擒拿手"——按摩手法，就可以将它轻松搞定。

（1）推头：用两手大小鱼际按住头部两侧揉动，由太阳穴（外眼角向后约一寸处的凹陷中）揉到风池穴（在枕骨隆凸直下凹陷处与乳突间），然后改用两手拇指揉风池穴，以达到酸胀感为度。

（2）干梳头：取坐式，双手十指从前发际梳至后发际，次数不限，但至少10遍。

（3）抹前额：取坐式，双手食指弯曲，用食指的侧面，从两眉间印堂穴（两眉内端连线中点，正对鼻尖处）沿眉外抹到太阳穴外，至少10遍。

（4）按揉四肢：用右手从左肩部按揉至左手背，从上向下按揉大腿两侧肌肉，向小腿推按，重复操作4次。然后用同样的操作方法，按揉右腿4次。

（5）揉腹：将掌心放在肚脐上，另一手掌重叠按压，先按顺时针方向缓慢平稳地按揉腹部3分钟，然后逆时针方向揉腹3分钟。也可适当延长揉腹时间，以腹部暖热微鸣为佳。

（6）搓手心：站、坐位均可，双手掌心相贴，用力搓动，至掌心发热为度。

（7）顺气：双手平放在胸上，掌心贴胸部，用鼻深吸一口气，接着用口呼气，双手慢慢向下抚到小腹部，反复做10遍。

（8）按腰：两掌手指并拢，并按腰背脊柱两侧，从上往下挤压至臀部尾骨处，反复做20遍。

（9）捏手掌心：血压急剧上升时，捏手掌心可作为紧急降压措施。其做法：先从右手开始，用左手的大拇指按右手掌心，并从手掌心一直向上按到指尖，从手掌各个部位起至每根指尖。然后再照样按左手掌。

（10）按摩涌泉穴（足底中，足趾弯曲时足凹陷中）：晚上睡前，端坐，用两手拇指分别按摩两足底中心的涌泉穴，或者用左足跟搓右足的涌泉穴，用右足跟搓左足的涌泉穴，各按摩100次，按摩时只能搓向足趾方向，不可回搓。

以上数种按摩方法，患者只要选择运用，持之以恒就会起到防治高血压的作用。

适度运动，彻底摆脱高血压

得了高血压还敢做运动？相信好多人都会觉得有点不靠谱。的确，血压超过220/110毫米汞柱的患者，应该绝对禁止运动。严重高血压性心脏病患者，也不可以触碰运动这根"高压线"的。但是并非所有的高血压患者都与运动绝缘了，若通过服用降压药后血压下降了，他们是可以考虑轻度活动的。

散步

散步被认为是最方便且有益的健身活动之一，对各类高血压病人来说都比较适合。适当步行可使血脂胆固醇、p-脂蛋白、甘油三酯下降，改善血管舒缩功能，还可以调节中枢神经的紧张度。平时可以到室外散散步，以时走时立为好，时间以 20～30 分钟为佳，可适当多走上坡路，全身放松。这样既能调节情绪，又能得到适当的锻炼。

慢跑

慢跑可通过持续有节奏的呼吸运动，吸入充足的氧气。还可缓解神经紧张，提高心脏的耐受性，有助于高血压的治疗。一般病人在定量步行 2～3 公里无不良反应时，可采用慢跑锻炼。不过，高血压病人宜采用间歇训练法，即每慢跑 30 秒钟左右，休息 1～2 分钟，反复进行 10 多次。也可以和其他保健体操穿插进行，效果会更好。时间不宜超过 1 小时，最好以达到轻度疲劳感为度。运动过程中自测心率每 10 秒钟 21 次左右为极限。

太极拳

太极拳动作柔和，姿势放松，肌肉松弛，外周血管阻力下降，从而使血压下降。由于打太极拳时用意念引导动作，思想集中，心安神定，也有助于调节大脑的功能。对于太极拳的选用，患者可根据自己的情况而定，如杨式、简化二十四式太极拳等运动量不太大，比较合适，而陈式太极拳运动量较大，要慎行。如果患者没有学过太极拳或记忆力较差，也可以选一些太极拳中个别动作重复练，如左右倒卷肱、云手、左右揽雀尾等，对安定心神效果良好。

游泳

水对皮肤有冷刺激,刚入水可使皮肤血管先收缩后舒张,一段时间后血管又收缩。这样的收缩和舒张可以改善血管的功能,促进血液的再分布。同时,游泳时身体取水平位,减轻了心脏的负担,对治疗高血压有一定的帮助。因此,患者在天气温暖时,可以去游泳,但同样要掌握好运动量,游泳前有充分的热身活动,泳姿一定要舒适自如,同时禁作长距离游泳或进行游泳比赛,也不要远离岸边去水深处,以免发生危险。

自我推拿

自我推拿具有简便易学、安全有效的特点,对中老年高血压患者更为适宜。患者可选用干沐浴法,即用手反复摩擦皮肤,有促进血液循环、畅通经络的功效。也可取坐位,用中指端放在百会穴,两拇指端分别按在率谷穴(耳尖直上二横指处),双手同时作前后的揉动,用力要均匀,不宜过强或过弱,有平肝潜阳的作用。

当然,患者也可以根据自己的爱好,选一些运动量小、情绪变化不大的体育运动项目,如交谊舞、保健操、门球等。但不管是何种运动项目,都要注意掌握运动量不要太强。

总的来说,体疗比较适合于原发性高血压的早期患者;中晚期病人也可以进行,但要严格掌握好运动量,有严重心律不齐、心动过速、心绞痛等症状的患者,就不适合进行体疗了。对于体疗的安排,患者可根据自己的情况来定,如把运动量大的项目与运动量小的项目穿插起来进行。体疗宜循序渐进、持之以恒,不能急于求成。只要坚持锻炼,选用的方法适当,对高血压一定会有帮助的。

高血压患者进行健身锻炼时应注意:

(1)在健身项目的前期阶段(数周)应避免举起练习。

(2)在运动中注意调整呼吸,避免运动时屏息。

(3)避免过量运动。

第二章
化敌为友，食疗让你远离高脂血症

健康自测：简易自查高脂血症

高脂血症本来是中老年人的常见病，但是由于人们越来越不注意饮食，因此，高脂血症也开始威胁年轻人的健康。血脂增高，特别是血胆固醇增高，既是动脉硬化性心、脑血管病的主要原因之一，又与缺血性心脏病的发生率有明显关系，应引起重视。而人体内的胆固醇与中性脂肪需通过血液检查才能查出。以下方法可供自我判断。

（1）胆固醇过高时，皮肤上会鼓起小黄色斑块。多长在眼皮、胳膊肘、大腿、脚后跟等部位。

（2）中性脂肪过高时，皮肤内会出现许多小指头大小的柔软小痘状物，皮色正常，主要长在背、胸、腕、臂等部位，不痛不痒。

（3）手指叉处如果变成黄色，表示体内的胆固醇和中性脂肪都过高。

（4）肥胖者胆固醇积于肝脏内会引起肝大，在深呼吸时可触到肝脏下缘。

（5）睑黄疣是中年妇女血脂增高的信号。睑黄疣为淡黄色小皮疹，多发生在眼睑上，初起如米粒大，微微高出皮肤，与正常皮肤截然分开，边界不规则，甚至可布满整个眼睑。

高脂血症患者也要大胆地吃

在《本草纲目》里，虽然李时珍也记载了饮食的注意事项，但他从来没有要求哪种疾病的患者这不能吃，那也不能吃。而现代人呢，尤其是高脂血症的患者，往往被医生告知，不能吃的东西多，能吃的东西少。因此经常为吃而"提心吊胆"，生怕吃得不合适了，"铸成健康大错"。其实高脂血症患者大可不必如此紧张。

高脂血症是指血浆脂质的一种或多种成分的浓度高于正常。一般成人的血脂正常值是：胆固醇不超过 250 毫升，三酰甘油不超过 150 毫克。

合理的饮食是治疗高脂血症的有效和必要的措施。由于目前使用的降脂药物均有一定的副作用，所以只有在饮食治疗无效时，才考虑药物治疗。若是单纯高胆固醇，则应限制胆固醇的摄入，每天摄入胆固醇应低于 200 毫克。一只鸡蛋即含胆固醇约 250 ~ 300 毫克，故蛋黄、动物内脏等，皆应控制食用。动物油的摄入也应减少。若是单纯高甘油三酯，则应限制食物的总量，尤其是要限制糖类食物的摄入，并适当限制动物脂肪和胆固醇的摄入。如果胆固醇与甘油三酯一并增高的，则应将以上的原则结合起来考虑。

那么，高脂血症在饮食上应该注意哪几点呢？

（1）控制饭量。过量的碳水化合物会转化为脂肪，所以每餐的主食应定量食用。

（2）控制脂肪的摄入量。少吃高脂肪食物，如动物油、肉类等。

（3）控制胆固醇的摄入量。少食动物肝脏、蟹黄、鱼子等。

（4）增加不饱和脂肪酸的摄入。多吃富含不饱和脂肪酸的食物是有好处的，因为它有降低胆固醇的作用。各种植物油、深海鱼油等都含有不饱和脂肪酸。

（5）多食豆类食物。多吃含纤维素、维生素的食物，如粗粮、大蒜、芹菜、粗燕麦、苹果、洋葱、茄子、海带、香菇、山楂等食品可以促进胆固醇的排泄，降低血脂，有预防动脉硬化的作用。

用山楂等食物拦住血脂上升的趋势

李时珍认为，山楂能"化饮食，消肉积"，用于治疗肉类脂肪过多所致疾患。现代研究证明，山楂还可以扩张血管，降血压，强心，抗心律不齐等。因此，中医常用山楂来治疗高脂血症、动脉粥样硬化、冠心病等疾病。下面我们就来看一些和山楂有关的食疗方：

1.山楂大枣酒

材料：山楂片 300 克，大枣、红糖各 30 克，米酒 1000 毫升。

做法：将山楂片、大枣、红糖浸入米酒内，密封贮存，每日摇荡 1 次。5 日后即成。每次饮 30～50 毫升。每日 1～2 次。

功效：破气行瘀，养血活血。适用于高脂血症。

2.山楂粥

材料：山楂 30～45 克（或鲜山楂 60 克），粳米 100 克，砂糖适量。

做法：将山楂煎取浓汁，去渣，与洗净的粳米同煮，粥将熟时放入砂糖，稍煮 1～2 沸即可食用。10 日为 1 疗程。

功效：健脾胃、助消化、降血脂。适用于高血脂、高血压、冠心病，以及食积停滞，肉积不消。但不宜空腹及冷食。

3.山楂消脂饮

材料：鲜山楂 30 克（干品 15～20 克），荷叶 15 克，生槐花 5 克，草决明 10 克。

做法：上药洗净，放锅中煎煮，去渣去汁，加白糖少量调味，代茶频饮，可常服，有明显降脂作用。

功效：降低血脂。

4.山楂瓜皮饮

材料：山楂 4～5 颗，西瓜皮 50 克。

做法：山楂、西瓜皮洗净切碎，以开水泡茶饮用。

功效：降低血脂，防治"三高"。

5. 山楂荷叶茶

材料：山楂 30 克，荷叶 10 克。

做法：将上 2 味洗净，水煎取汁，代茶饮用。每日 1 ~ 2 剂。

功效：清热降脂、活血祛瘀。

除山楂外，下面这些食疗方，对高脂血症也有明显的疗效。

1. 枸杞泽泻汤

材料：枸杞子 30 克，泽泻、山楂各 15 克。

做法：水煎服，每日 1 剂，2 次分服。

功效：补肾养肝、清热降脂。

2. 素炒洋葱

材料：洋葱 150 ~ 200 克，调料适量。

做法：按常法烹制食用。每日 1 剂，常食有效。

功效：化湿去痰、和胃下气、解毒杀虫。适用于高脂血症、高血压、糖尿病等。

3. 海带豆腐汤

材料：水发海带 150 克，豆腐 200 克，调料适量。

做法：按常法煮汤服食。每日 1 剂。

功效：清热利水、化瘀软坚。

4. 大蒜萝卜汁

材料：生大蒜 60 克，生萝卜 120 克。

做法：先将生大蒜剥皮，洗净、切碎，剁成大蒜糜汁，备用。将生萝卜除去根须，洗净、切碎，放入家用果汁搅绞机中绞压取汁，洁净纱布过滤后，将大蒜与萝卜汁充分拌和均匀，也可加少许红糖调味，即成。早晚各 1 次分服。

功效：杀菌消炎、降脂，适用于各种类型的高脂血症，对中老年湿热内蕴、气血瘀滞型高脂血症患者尤为适宜。

5. 芹菜红枣饮

材料：新鲜芹菜 150 克，红枣 15 枚。

做法：先将芹菜洗净，切碎，与红枣同入砂锅，加水浸泡片刻，中火煎煮 30 分钟，过滤取汁即成。早晚 2 次分服。

功效：平肝清热、补虚降脂。主治各种类型的高血脂。

6. 绿豆萝卜灌大藕

材料：大藕 4 节，绿豆 200 克，胡萝卜 125 克。

做法：将绿豆洗净，置温水中浸泡 30 分钟后滤干。胡萝卜洗净，切碎捣成泥，用适量白糖将绿豆和胡萝卜调匀。藕洗净，用刀切开靠近藕节的一端，切下部分留作盖，将和匀的绿豆萝卜泥塞入藕洞内，塞满为止，将切下部分盖在原处，用竹签插牢，上锅隔水蒸熟，当点心吃。

功效：降低血脂。

7. 海带绿豆汤

材料：海带 150 克，绿豆 150 克，红糖 150 克。

做法：将海带浸泡，洗净，切块。绿豆淘洗净，共煮至豆烂，用红糖调服。每日 2 次，可连续食用。

功效：清热，养血，适用于高血脂、高血压症。

8. 杜仲茶

材料：杜仲叶 5 克，优质乌龙茶 5 克。

做法：用开水冲泡，加盖 5 分钟后饮用，每日 1 次。

功效：补肝肾，强筋骨，降血压。适用于高血压、高血脂、心脏病等症。

9. 泽泻粥

材料：泽泻 15 ~ 30 克，粳米 50 ~ 100 克，砂糖适量。

做法：先将泽泻洗净，煎汁去渣，入淘净的粳米共煮成稀粥，加入砂糖，稍煮即成。每日 1 或 2 次，温热服。

功效：降血脂、泻肾火、消水肿。适用于高脂血症、小便不利、水肿等。阴虚病人不宜用。

10. 菊花决明子粥

材料：菊花 10 克，决明子 10 ~ 15 克，粳米 50 克，冰糖适量。

做法：先把决明子放入砂锅内炒至微有香气，取出，待冷后与菊花煎汁，去渣取汁，放入粳米煮粥，粥将熟时，加入冰糖，再煮1～2沸即可食。每日1次，5～7日为1疗程。

功效：清肝明目，降压通便。适用于高血压、高脂血症，以及习惯性便秘等。大便泄泻者忌服。

高血脂病人的饮食禁忌

高血脂病人日常是需要一些忌口的，但不能什么都不吃，其实除了下面这些东西要少吃以外，其他的都可以吃。总不能因噎废食。那么，高脂血症病人为了有效控制胆固醇，应忌食哪些食物呢？

（1）忌食含脂肪高的食物，如肥猪肉、肥羊肉、肥鸡、肥鸭、肥鹅；忌食含胆固醇高的食物，如猪皮、猪蹄、带皮蹄、肝脏、脑髓、鱼子、蟹黄、蛋黄等。

（2）忌食精制糖，如白砂糖，绵白糖、冰糖等。食糖宜选用含灰分高的红糖、糖蜜，或用玉米糖、蜂蜜等。

（3）严格忌食富含油脂类成分的黄油、奶油、乳酪等添加类食品。